住院医师规范化培训考试用书

住院医师规范化培训考试
通关必做2000题
→ 外 科 ←

主　编　姜德颖
副主编　贾友鹏　陈　爽　黄家明　孔庆龙
编　委　（按姓氏笔画排序）
　　　　丁　锐　王浩宇　任　宇　汤义鹏
　　　　李　军　李悦萌　张天鼎　张立强
　　　　周　文　孟　仪　赵广振　赵　旭
　　　　赵　博　廉晓东　赫　相　黎容克
　　　　潘　明

中国健康传媒集团
中国医药科技出版社

内 容 提 要

本书根据国家卫健委颁布的《住院医师规范化培训结业理论考核大纲》，精选两千余道试题，题型全面，并对较难和易错题做出详细解析，以帮助住院医师了解培训考试形式和内容，融会贯通地掌握相关考点，顺利通过考核。书末附赠一套模拟试卷及其答案与解析，以供考生实战演练，有效检验复习效果。

本书主要适用于外科住院医师规范化培训基地学员和相关带教老师培训学习，也可供相关专业本科生、研究生及专科医师参考使用。

图书在版编目（CIP）数据

外科住院医师规范化培训考试通关必做 2000 题/姜德颖主编 . —北京：中国医药科技出版社，2023. 8
住院医师规范化培训考试用书
ISBN 978 - 7 - 5214 - 4042 - 3

Ⅰ. ①外… Ⅱ. ①姜… Ⅲ. ①外科 - 疾病 - 诊疗 - 资格考试 - 习题集 Ⅳ. ①R6 - 44

中国国家版本馆 CIP 数据核字（2023）第 124297 号

美术编辑　陈君杞
责任编辑　高一鹭　孟　垚
版式设计　友全图文

出版　**中国健康传媒集团** | 中国医药科技出版社
地址　北京市海淀区文慧园北路甲 22 号
邮编　100082
电话　发行：010 - 62227427　邮购：010 - 62236938
网址　www. cmstp. com
规格　787mm × 1092mm $^{1}/_{16}$
印张　26 $^{1}/_{2}$
字数　622 千字
版次　2023 年 8 月第 1 版
印次　2023 年 8 月第 1 次印刷
印刷　三河市万龙印装有限公司
经销　全国各地新华书店
书号　ISBN 978 - 7 - 5214 - 4042 - 3
定价　**88. 00 元**

获取新书信息、投稿、为图书纠错，请扫码联系我们。

◉ 前 言 ◉

根据国家卫健委、国家人力资源和社会保障部等联合发布的《关于建立住院医师规范化培训制度的指导意见》，住院医师规范化培训（简称"住培"）是近年来中国医疗卫生健康领域的一项重要工作。目前，中国医师协会已基本完成住院医师规范化培训基地标准、培训内容与统一标准的确立，参加规培对全国各地的住院医师而言已是势在必行。对于临床医学专业硕士研究生而言，必须取得住院医师规范化培训合格证书才能申请硕士专业学位。我国住培考核主要分为两个部分：第一部分是专业理论考核，试题来自国家设立的理论考核题库，题型为选择题；第二部分为临床实践能力考核，在培训基地进行，根据临床病例及模拟操作进行面试。为了能帮助住院医师更好地学习外科专业知识，顺利通过国家结业考核，特编写此书。

《外科住院医师规范化培训考试通关必做 2000 题》力求实现"三大转化"——基本理论转化为临床实践、基本知识转化为临床思维、基本技能转化为临床能力；完成"两大提升"——从执业医师到住院医师的提升，从住院医师到专科医师的提升。

《外科住院医师规范化培训考试通关必做 2000 题》由具有丰富教学和临床实践经验的老师编写而成，根据国家卫健委颁布的《住院医师规范化培训结业理论考核大纲》，精选 2000 余道试题，题型全面，并对较难和易错题做出详细解析，以帮助住院医师了解规培考试形式和内容，融会贯通地掌握相关考点，顺利通过考核，并逐步提高疾病诊断能力和解决实际问题的能力。书末附赠一套模拟试卷及其答案与解析，以供考生实战演练，有效检验复习效果。

本书内容具有实用性、权威性和先进性，主要适用于外科住院医师规范化培训基地学员和相关带教老师培训学习，也可供相关专业本科生、研究生及专科医师参考使用。

由于编者经验水平有限，书中错误和疏漏之处在所难免，恳请广大师生和读者批评指正。

题型说明

A1 型题：单句型最佳选择题

每道试题由一个题干和 A、B、C、D、E 五个备选答案组成。备选答案中只有一个答案为正确答案，其余四个均为干扰答案。

例：急性溶血反应的早期表现是

    A. 休克、黄疸

    B. 局部潮红、荨麻疹

    C. 皮肤瘀点和瘀斑

    D. 血红蛋白尿

    E. 腰背部疼痛、头痛、心前区压迫感

【答案】E

【解析】急性溶血反应一般在输血 10～15ml 后即可产生症状。早期患者主诉头痛、四肢麻木、腰背剧痛或胸闷等，继而出现黄疸和血红蛋白尿，同时伴有寒战、高热、呼吸急促和血压下降等；后期出现少尿、无尿等急性肾衰竭症状，可迅速死亡。溶血反应还可伴有出血倾向。

A2 型题：病历摘要型最佳选择题

每道试题由一个简要病历作为题干，一个引导性问题和 A、B、C、D、E 五个备选答案组成。备选答案中只有一个答案为正确答案，其余四个均为干扰答案。

例：患者，女性，28 岁，地震时被砖墙砸压致骨盆骨折，右下肢软组织广泛撕裂剥脱伤伴休克。救出后立即补液抗休克并紧急施行清创术。术后对患者的监测中，最能反映休克治疗效果的指标是

    A. 精神状态   B. 皮肤温度

    C. 脉率   D. 血压

    E. 尿量

【答案】E

【解析】尿量是反映肾血流灌注情况的重要指标，在术后对患者的监测中，最能反映休克的治疗效果。

A3 型题：病例组型最佳选择题

每道试题先叙述一个以患者为中心的临床场景，然后提出若干个相关问题，每个问题均与开始叙述的临床场景有关，但测试要点不同，且问题之间相互独立。每个问题下面都有 A、B、C、D、E 五个备选答案，备选答案中只有一个答案为正确答案，其余四个均为干扰答案。

例：（1～2 题共用题干）

    患者，男性，53 岁，高空坠落伤。查体：呼吸困难，颈部压痛，双肺可闻及痰鸣音，四肢瘫痪。X 线片提示 $C_{4\sim5}$ 骨折脱位。

1. 首先采取的治疗措施是

    A. 颌枕带牵引   B. 颈托制动

    C. 气管切开   D. 手术复位固定

    E. 应用呼吸兴奋剂

【答案】C

【解析】患者有高空坠落史，表现为颈部压痛、四肢瘫痪，呼吸困难、双肺可闻及痰鸣音（提示出现膈神经损伤），X 线片示 $C_{4\sim5}$ 骨折脱位，应诊断为 $C_{4\sim5}$ 骨折脱位、脊髓损伤。$C_{4\sim5}$ 骨折脱位，损伤的是膈神经的主要组成部分，膈神经损伤后膈肌功能瘫痪，导致呼吸困难，若不及时气管切开缓解呼吸困难，将危及生命。

2. 为明确神经损伤情况，首选的检查是

    A. ECT   B. 肌电图

C. CT　　　　　　D. MRI

E. PET－CT

【答案】D

【解析】在脊髓损伤患者中，MRI 为明确脊髓损伤平面的首选检查手段。

A4 型题：病例串型最佳选择题

每道试题先叙述一个以患者为中心的临床场景，然后提出若干个相关问题。当病情逐渐展开时，可以逐步增加新的信息。每个问题均与开始叙述的临床场景有关，也与新增加的信息有关，但测试要点不同，且问题之间相互独立。每个问题下面都有 A、B、C、D、E 五个备选答案，备选答案中只有一个答案为正确答案，其余四个均为干扰答案。

例：(1～4 题共用题干)

患者，男性，40 岁。右下肢近腘窝处被刀刺伤后出现搏动性肿块，逐渐增大伴右下肢麻木。查体：右下肢苍白，腘窝部可扪及搏动性肿块，大小为 5cm×4cm，附近有收缩期杂音。

1. 患者可能诊断为

A. 动静脉瘘

B. 腘动脉闭合性损伤

C. 腘动脉开放性损伤

D. 腘动脉假性动脉瘤

E. 腘动脉真性动脉瘤

【答案】D

【解析】患者可能诊断为腘动脉假性动脉瘤。外伤性假性动脉瘤多为刀刺伤或枪伤等锐性创伤。腘动脉瘤后期可出现腘窝处搏动性肿块。瘤体长大后压迫静脉，导致回流障碍而出现下肢肿胀，或压迫胫神经产生麻木、疼痛。

2. 产生本疾病的病因绝大多数为

A. 动脉损伤

B. 动脉粥样硬化

C. 感染

D. 动脉中层变性

E. 胸廓出口综合征

【答案】A

【解析】假性动脉瘤指动脉管壁被撕裂或穿破，血液自此破口流出被主动脉邻近的组织包裹而形成的血肿，多由于创伤所致。

3. 本疾病最常见的并发症是

A. 瘤体破裂

B. 血栓脱落，下肢动脉缺血

C. 瘤体感染

D. 静脉回流障碍，肢体肿胀

E. 神经压迫症状

【答案】B

【解析】在腘动脉假性动脉瘤的病变区域，血流较为淤滞，易形成血栓。这些血栓有时会脱落，导致下肢动脉的血流受阻，引起下肢动脉缺血。

4. 患者应采取的治疗方法为

A. 内修复治疗　　　B. 药物治疗

C. 手术治疗　　　　D. 化学治疗

E. 超声引导下压迫修复法

【答案】C

【解析】腘动脉瘤都应手术治疗，对于出现下肢动脉血栓栓塞、瘤体破裂的患者需急诊手术以挽救肢体和生命。

B1 型题：配伍题

每组试题由若干道题和 A、B、C、D、E 五个备选答案组成。所有试题共用备选答案，每个备选答案可能被选择一次、多次或不被选择。

例：(1～3 题共用备选答案)

A. 肛门周围脓肿

B. 肛瘘

C. 骨盆直肠间隙脓肿

D. 坐骨直肠间隙脓肿

E. 肛裂

1. 初起表现为肛周局部红肿、硬结，逐渐发展后疼痛加重，甚至有搏动性疼痛，触痛明显并有波动感。最可能是

【答案】A

【解析】患者应诊断为肛门周围脓肿。肛门周围脓肿起初表现为肛周局部红肿、硬结，逐渐发展后疼痛加重，甚至有搏动性疼痛，触痛明显并有波动感，全身症状轻微。

2. 局部从持续性胀痛逐渐加重为显著跳痛，早期局部体征不明显。最可能是

【答案】D

【解析】坐骨直肠间隙脓肿，感染从开始时即可出现发热等全身症状，局部从胀痛演变为跳痛，但早期局部体征不明显，可有里急后重或排尿困难的症状。

3. 局部症状、体征不明显，全身感染症状明显。最可能是

【答案】C

【解析】骨盆直肠间隙脓肿由于位置较深，空间更大，故全身感染症状更重，而局部症状、体征不明显。

X 型题：多项选择题

每道试题由一个题干和 A、B、C、D、E 五个备选答案组成。备选答案中有两个或两个以上的正确答案。多选、少选、错选均不得分。

例： 治疗白色念珠菌引起的包皮龟头炎，首选的抗生素是

    A. 卡那霉素   B. 甲硝唑

    C. 曲古霉素   D. 伊曲康唑

    E. 庆大霉素

【答案】CD

【解析】对于白色念珠菌引起的包皮龟头炎，常用曲古霉素或伊曲康唑治疗。

案例分析题

以下提供若干个案例，每个案例下设若干道考题。根据题目所提供的信息，在每道考题下面的备选答案中选出全部正确答案，其中正确答案有 1 个或几个。答题过程是不可逆的，即进入下一问后不能再返回修改所有前面的答案。

例：（1 ~ 3 题共用题干）

    患者，男性，29 岁，骶髂部被撞伤后疼痛 1 小时入院。查体：体温 36.5℃，脉搏 110 次/分，呼吸 22 次/分，血压 85/60mmHg。患者神志清楚，表情淡漠，口唇苍白。头颅、胸、腹部检查未见异常。直肠指检肛门括约肌收缩有力。右侧腹股沟和骶髂关节处压痛，骨盆挤压分离试验（＋）。双下肢感觉、运动、血液循环均正常。

1. 急诊应重点检查的项目是

    A. 血常规检查

    B. 骨盆 X 线检查

    C. 骨盆 MRI 检查

    D. 导尿和尿常规检查

    E. SPECT 检查

    F. DSA 检查

【答案】ABD

【解析】患者入院时有休克症状，骨盆挤压分离试验阳性，高度怀疑为骨盆骨折并发失血性休克，应进行血常规检查和骨盆 X 线检查。由于骨盆骨折可能引起膀胱或尿道损伤，所以应进行诊断性导尿及尿常规检查。骨盆 MRI 检查、SPECT 检查和 DSA 检查不是应首先考虑的检查项目。

2. 检查见右侧耻骨上、下支骨折伴骶髂关节完全性脱位，右侧骨盆向上移位 2cm。导尿和尿常规检查结果无异常，目前应考虑的诊断是

    A. 骨盆骨折，Tile A 型

B. 骨盆骨折，Tile B 型

C. 骨盆骨折，Tile C 型

D. 轻度失血性休克

E. 中度失血性休克

F. 重度失血性休克

【答案】CE

【解析】患者右侧耻骨上、下支骨折伴骶髂关节完全性脱位，右侧骨盆向上移位2cm，表示骨盆横向和纵向均不稳定，既有旋转移位，又有垂直移位，为 Tile C 型骨盆骨折。此外，失血性休克是骨盆骨折的严重并发症，从该患者的临床表现来判断，符合中度失血性休克的诊断。

3. 该患者入院以来一直进行抗休克治疗，经快速输注平衡液和红细胞悬液 2500ml，血压略有上升后便开始下降。该患者目前应采取

A. 紧急转入 ICU 救治

B. 继续进行液体复苏

C. 紧急手术后腹膜止血

D. 紧急动脉造影并进行髂内动脉栓塞

E. 紧急剖腹探查

F. 紧急进行骨盆骨折切开复位内固定

G. 紧急进行骨盆外固定支架固定

【答案】ABDG

【解析】重度（Tile C 型）骨盆骨折应进入 ICU 监护治疗。血压经大量输血和补液仍未好转，表示仍有失血，应紧急进行动脉造影并进行单侧或双侧髂内动脉栓塞止血。骨盆骨折禁止打开腹膜后间隙止血。不稳定性骨盆骨折一般主张手术复位和内固定，但在血压未稳定时施行手术是危险的；骨盆外固定支架可在局部麻醉下操作，可简便、快速地稳定骨盆环，减少骨盆容积，利于控制出血。

⊙ 目 录 ⊙

01

上篇　通关试题

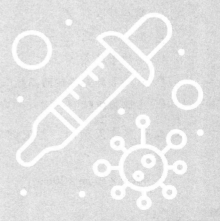

第一章 外科总论

一、A1 型题

1. 休克微循环扩张期的微循环变化为

    A. 外周血压尚正常，微循环处于低灌注、缺氧状态

    B. 循环血量显著减少，血压下降，微循环缺氧严重

    C. 血管内皮细胞肿胀，白细胞和血小板黏附

    D. 红细胞变形、聚集，加重血液淤滞

    E. 循环血容量减少，儿茶酚胺类物质分泌增多

2. 输血患者抽取静脉血，观察血浆色泽变化时，若变为哪种颜色提示溶血

    A. 绿色　　　　　　B. 红色

    C. 黄色　　　　　　D. 紫色

    E. 蓝色

3. 使用甲醛蒸气熏蒸消毒所需的时间是

    A. 15 分钟　　　　B. 20 分钟

    C. 60 分钟　　　　D. 2 小时

    E. 3 小时

4. 代谢性酸中毒最易发生于

    A. 挤压综合征

    B. 感染性休克

    C. 急性阑尾炎

    D. 支气管肺炎所致的高热

    E. 急性肠梗阻

5. 高压蒸汽灭菌时，需灭菌的包裹体积上限为

    A. 40cm×30cm×20cm

    B. 40cm×30cm×30cm

    C. 40cm×40cm×30cm

    D. 30cm×30cm×30cm

    E. 50cm×40cm×30cm

6. 对于失血性休克，其治疗主要是

    A. 密切监测血压

    B. 应用血管收缩剂

    C. 留置导尿管

    D. 补充血容量，积极处理原发病

    E. 快速输全血

7. 急性溶血反应的早期表现是

    A. 休克、黄疸

    B. 局部潮红、荨麻疹

    C. 皮肤瘀点和瘀斑

    D. 血红蛋白尿

    E. 腰背部疼痛、头痛、心前区压迫感

8. 血液中各种成分的含量大多随贮存时间的延长而下降，但不包括

    A. pH　　　　　　B. 钾离子浓度

    C. 血小板的活性　　D. 红细胞活力

    E. 红细胞携氧能力

9. 经高压蒸汽灭菌后的物品，可保持无菌的时间是

    A. 1 天　　　　　　B. 3 天

    C. 4 天　　　　　　D. 7 天

    E. 14 天

10. 关于创伤性休克的特点，下列叙述不正确的是

    A. 全血或血浆的丢失加损伤部位的内出

血、渗出、水肿而致血容量减少

  B. 严重创伤容易感染，细菌及内毒素可加重休克

  C. 多器官功能障碍综合征发生率较单纯低血容量性休克低

  D. 多器官功能障碍综合征发生率较单纯低血容量性休克高

  E. 损伤组织坏死、分解可产生具有血管抑制作用的组胺、蛋白分解酶等炎性因子

11. 在大量输血（>800ml）时，为了预防枸橼酸盐中毒，宜补充

  A. 10%葡萄糖酸钙   B. 血小板悬液

  C. 维生素 K   D. 红细胞悬液

  E. 凝血底物

12. 对低钾血症患者补钾时，其速度通常不超过

  A. 15mmol/h   B. 20mmol/h

  C. 25mmol/h   D. 30mmol/h

  E. 40mmol/h

13. 下列可以降低输血过敏反应发生率的是

  A. 减慢输血速度

  B. 选用洗涤红细胞

  C. 选用一次性输血器

  D. 采用无热原技术配置保存液

  E. 严格清洗、消毒采血和输血用具

14. 库存血保存时间不超过

  A. 3 天   B. 1 周

  C. 3 周   D. 4 周

  E. 5 周

15. 下列检查方法中，对良、恶性肿瘤鉴别最有意义的是

  A. MRI   B. PET－CT

  C. 免疫学检查   D. 病理学检查

  E. 放射性核素扫描

16. 下列选项中，不属于去甲肾上腺素作用的是

  A. 具有强烈的血管收缩作用

  B. 兴奋心肌

  C. 使全身小动脉与小静脉都收缩

  D. 使冠状血管收缩

  E. 使血压上升

17. 当同时存在水、电解质和酸碱平衡失调时，首先应

  A. 调节 Ca^{2+} 不足

  B. 调节 K^+ 不足

  C. 调节 Cl^- 不足

  D. 调节酸碱失衡

  E. 调节体液容量不足

18. 下列试剂中，可用于手术室空气消毒的是

  A. 戊二醛   B. 碘伏

  C. 乙醇   D. 甲醛

  E. 环氧乙烷

19. 急性溶血反应的典型症状于输血多少时即可出现

  A. 5～10ml   B. 10～50ml

  C. 50～80ml   D. 80～100ml

  E. 100～120ml

20. 下列血液成分中，最适合用于因多次输血而有发热反应的是

  A. 浓缩红细胞   B. 全血

  C. 冷冻红细胞   D. 少浆血

  E. 去白细胞的成分血

21. 下列与 HBV 病毒感染密切相关的是

  A. 鼻咽癌   B. 结肠癌

  C. 膀胱癌   D. 原发性肝癌

  E. 肾癌

22. 治疗高血钾引起的心脏停搏可选用

A. 阿托品　　　　　　B. 肾上腺素

C. 溴苄铵　　　　　　D. 氯化钙

E. 氯化钾

23. 使用物理方法杀灭细菌称为

A. 照射法　　　　　　B. 抗菌法

C. 无菌术　　　　　　D. 灭菌法

E. 清洁法

24. 关于休克的血流动力学监测，下列叙述错误的是

A. 中心静脉压 $<5cmH_2O$ 提示血容量不足

B. 中心静脉压 $>15cmH_2O$ 提示心功能不全

C. 中心静脉压 $>20cmH_2O$ 提示有充血性心力衰竭

D. 如有肺部疾病，$PaCO_2$ 可明显升高

E. 如有肺部疾病，$PaCO_2$ 可明显降低

25. 低钾血症出现肌无力的顺序依次为

A. 四肢肌、躯干肌、呼吸肌

B. 四肢肌、呼吸肌、躯干肌

C. 躯干肌、呼吸肌、四肢肌

D. 躯干肌、四肢肌、呼吸肌

E. 呼吸肌、四肢肌、躯干肌

26. 下列疾病中，通过输血传播的是

A. 肺结核　　　　　　B. 钩虫病

C. 乙型肝炎　　　　　D. 伤寒

E. 甲型肝炎

27. 等渗性脱水的常见病因是

A. 肺炎高热

B. 长期应用利尿药

C. 急性肠梗阻

D. 糖尿病昏迷

E. 给予高浓度要素饮食

28. 正常的尿量为

A. 10ml/h 以上

B. 20ml/h 以上

C. 30ml/h 以上

D. 40ml/h 以上

E. 50ml/h 以上

29. 下列哪项物品不宜用高压蒸汽灭菌法消毒

A. 橡胶类物品　　　　B. 敷料

C. 刀片和手术剪　　　D. 消毒衣巾

E. 器皿

30. 低渗性脱水时，体液的容量改变为

A. 细胞外液正常，细胞内液减少

B. 细胞外液轻度减少，细胞内液显著减少

C. 细胞外液减少，细胞内液正常

D. 细胞内外液按比例减少

E. 细胞外液显著减少，细胞内液轻度减少

31. 等渗性脱水多发生于

A. 水分摄入不足

B. 水分丧失过多

C. 渗透性利尿

D. 消化液急性丧失

E. 消化液长期慢性丧失

32. 下列离子中，主要维持细胞外液渗透压的是

A. Ca^{2+}　　　　　　B. Na^+

C. Mg^{2+}　　　　　　D. K^+

E. H^+

33. 等渗性脱水的血清钠为

A. 110~120mmol/L

B. 120~135mmol/L

C. 135~145mmol/L

D. 145~155mmol/L

E. 155mmol/L 以上

34. 下列哪种情况下不宜输血

A. 出血性疾病

B. 贫血

C. 急性左心衰

D. 凝血功能异常

E. 大手术出血

35. 低钾血症患者经补钾治疗后，若症状仍无改善可考虑有

A. 低钠血症　　　　B. 低磷血症

C. 低镁血症　　　　D. 低钙血症

E. 低氯血症

36. 等渗性脱水患者，大量输入生理盐水治疗可导致

A. 高钾血症　　　　B. 低钾血症

C. 低氯血症　　　　D. 高钙血症

E. 高氯血症

37. 有关轻度休克的诊断，叙述正确的是

A. 脉压增加

B. 收缩压正常或上升

C. 脉搏 <100 次/分，有力

D. 脉搏 100~120 次/分

E. 估计失血量为 800~1600ml

38. 关于有效循环血量的描述，正确的是

A. 全身血容量

B. 肝、脾循环中血量

C. 维持正常代谢所需血量

D. 单位时间内通过心血管系统进行循环的血量

E. 停滞于循环中的血量

39. 感染性休克的治疗措施中，扩充血容量主要以输入什么为主

A. 全血　　　　　　B. 血浆

C. 平衡盐溶液　　　D. 右旋糖酐

E. 10% 葡萄糖溶液

40. 幽门梗阻时血清离子浓度的变化，不可能出现的是

A. 血 K^+ 减少　　　B. 血 H^+ 减少

C. 血 Na^+ 减少　　　D. 血 Cl^- 减少

E. 血 HCO_3^- 减少

41. 高钾血症对机体有一定的危害，最危险的是

A. 低血糖　　　　　B. 心动过缓

C. 骨骼肌麻痹　　　D. 酸中毒

E. 心室纤颤和停搏

42. 低渗性脱水的实验室检查结果不包括

A. 血液浓缩

B. 血浆晶体渗透压低于 280mOsm/L

C. 血清钠低于 150mmol/L

D. 尿比重低于 1.010

E. 尿 Na^+、Cl^- 显著降低

43. 关于良性骨肿瘤生长速度及其临床特征，下列说法正确的是

A. 生长慢，有症状

B. 生长快，有症状

C. 生长慢，无症状

D. 生长快，无症状

E. 生长快，有疼痛

44. 低钾血症患者最初可表现为

A. 腹胀　　　　　　B. 恶心、呕吐

C. 肌无力　　　　　D. 肠麻痹

E. 昏迷

45. 低钾性碱中毒可能出现于下列哪种情况

A. 尿毒症　　　　　B. 胃手术后

C. 术后少尿　　　　D. 严重创伤

E. 大量输血

46. 应激性溃疡典型的症状是

A. 腹痛

B. 恶心、呕吐

C. 心前区烧灼感

D. 上消化道出血

E. 反酸、嗳气

47. 外科患者最容易发生的体液失调类型为

A. 急性水中毒　　　　B. 慢性水中毒

C. 高渗性脱水　　　　D. 等渗性脱水

E. 低渗性脱水

48. 关于术后腹胀的处理措施，不包括

A. 肛管排气

B. 再次手术

C. 局部热敷

D. 0.5mg 新斯的明肌注

E. 胃肠减压

49. 低氯性碱中毒治疗时，输入等渗盐水是为了

A. 恢复细胞外液量

B. 补充水分

C. 增加尿中 $NaHCO_3$ 的排出

D. 等渗盐水内 Na^+ 较血清 Na^+ 低

E. 等渗盐水含 Cl^- 较血清 Cl^- 含量高，纠正低氯性碱中毒

50. 高钾血症出现心律失常，首选的治疗措施为

A. 停止一切钾盐的摄入

B. 5% $NaHCO_3$ 溶液静脉推注

C. 利多卡因治疗

D. 25% 葡萄糖溶液 + 胰岛素静脉推注

E. 10% 氯化钙 20～30ml 加入 5% 葡萄糖注射液中静脉滴注

51. 以下属于特异性感染的是

A. 疖　　　　　　　　B. 急性阑尾炎

C. 气性坏疽　　　　　D. 丹毒

E. 脓性指头炎

52. 下列属于各类休克的共同特点的是

A. 烦躁不安

B. 意识障碍

C. 有效循环血容量急剧减少

D. 黏膜瘀斑

E. 谵妄、幻觉

53. 休克的一般监测不包括

A. 精神状态　　　　　B. 血压

C. 脉率　　　　　　　D. 中心静脉压

E. 尿量

54. 关于高渗性脱水的叙述，下列不正确的是

A. 细胞外液水分和钠离子同时损失

B. 失水大于失钠，细胞外液渗透压增高

C. 脱水量占体重的 2%～4%，患者以口渴为主，无其他症状

D. 脱水量占体重的 4%～6%，患者血压下降乃至休克，少尿乃至无尿

E. 脱水量占体重的 6% 以上，患者可出现烦躁、谵妄、昏迷等脑功能障碍症状

55. 创伤性休克早期通常出现的症状是

A. 酸中毒　　　　　　B. 碱中毒

C. 合并感染　　　　　D. 皮肤湿冷

E. 血压下降

56. 下列关于脱水的叙述，不正确的是

A. 高渗性脱水：细胞外脱水大于细胞内脱水

B. 低渗性脱水：又称慢性脱水或继发性脱水

C. 等渗性脱水：水和钠成比例地急剧丧失

D. 高渗性脱水：失水大于失钠

E. 低渗性脱水：细胞外脱水大于细胞内脱水

57. 血小板的功能主要是

A. 携带氧　　　　　　B. 防御作用

C. 促进凝血　　　　　D. 增加血黏度

E. 产生免疫球蛋白

58. 低钠血症常发生

A. 口渴　　　　　　B. 四肢抽搐

C. 肠麻痹　　　　　D. 尿量增加

E. 直立性低血压

59. 下列与低血钾密切相关的是

A. 酸中毒　　　　　B. 碱中毒

C. 等渗性脱水　　　D. 低渗性脱水

E. 高渗性脱水

60. 以下关于静脉补液的叙述，不正确的是

A. 等渗性脱水最好用平衡盐溶液

B. 轻度或中度低钠血症首选等渗盐水纠正

C. 高渗性脱水补充等渗或高渗溶液

D. 等渗性脱水用等渗盐水补充可致高氯血症

E. 估计脱水量后，先补计算量的 1/2，加上当天生理需要量和继续丢失量

61. 关于慢性水中毒的临床表现，下列不正确的是

A. 软弱无力

B. 恶心、呕吐

C. 嗜睡

D. 体重明显增加

E. 精神紊乱

62. 不符合静脉补钾原则的是

A. 尿量须在 40ml/h 以上

B. 输液中氯化钾浓度 <0.3%

C. 滴速 <60 滴/分

D. 每日补充钾总量 <8g

E. 可先静脉推注少量 10% 氯化钾溶液

63. 怀疑输血引起的细菌污染反应，最简单而快速的诊断方法是

A. 患者血做直接涂片

B. 患者血做细菌培养

C. 所输血做细菌培养

D. 抗菌药物治疗性诊断

E. 取供者余血做直接涂片

64. 肠外营养中最主要的能源物质是

A. 葡萄糖　　　　　B. 氨基酸

C. 脂肪乳剂　　　　D. 电解质

E. 维生素、微量元素

65. 关于水、电解质和酸碱平衡失调的治疗，正确的是

A. 重度脱水也不必补充胶体溶液

B. 10% 葡萄糖酸钙溶液不能静脉注射

C. 纠正呼吸性酸中毒的主要措施是补充碱剂

D. 5% 碳酸氢钠是临床上最常用的等渗碱性溶液

E. 低钾血症难以纠正时，应考虑在补钾的基础上补镁

66. 中心静脉压的正常值是

A. $3 \sim 5cmH_2O$　　B. $5 \sim 7cmH_2O$

C. $5 \sim 10cmH_2O$　　D. $7 \sim 10cmH_2O$

E. $10 \sim 20cmH_2O$

67. 急性肾衰竭患者少尿期或无尿期，需紧急处理的电解质失调是

A. 低氯血症　　　　B. 低钠血症

C. 低钾血症　　　　D. 高钾血症

E. 高镁血症

68. 脾破裂引起的休克属于

A. 过敏性休克

B. 心源性休克

C. 感染性休克

D. 低血容量性休克

E. 神经源性休克

69. 临床上，利用去甲肾上腺素的升压作用治

疗各种休克时，禁用于

A. 失血性休克

B. 创伤性休克

C. 感染性休克

D. 神经源性休克

E. 过敏性休克

70. 用肺动脉楔压（PAWP）指导输液、使用血管活性药物或强心药等时，应维持 PAWP 在

A. 10 ~ 12mmHg   B. 12 ~ 14mmHg

C. 14 ~ 18mmHg   D. 18 ~ 20mmHg

E. 20 ~ 22mmHg

71. 代谢性酸中毒可引起血钾增高，但在纠正酸中毒后需及时补钾，这是因为

A. 为了防止发生代谢性碱中毒

B. 钾从细胞内转移至细胞外，部分从尿中排出

C. 酸中毒时体内总钾实际上并不增高，而是减少

D. 钾从细胞外进入细胞内，钾从尿中排出，细胞外钾被稀释

E. 酸中毒纠正后，细胞内、外液 $H^+ - K^+$ 交换停止，而尿排钾仍在继续

72. 对失血性休克患者，补充血容量应当维持

A. 血红蛋白 100g/L，红细胞比容 30%

B. 血红蛋白 80g/L，红细胞比容 30%

C. 血红蛋白 100g/L，红细胞比容 25%

D. 血红蛋白 80g/L，红细胞比容 25%

E. 血红蛋白 90g/L，红细胞比容 25%

73. 在各器官移植中，效果最显著的是

A. 心脏移植   B. 肾移植

C. 肝移植   D. 骨髓移植

E. 肺移植

74. 多器官功能障碍综合征（MODS）防治急性呼吸窘迫综合征（ARDS）的治疗中，

临床最常用的通气方法是

A. 高频通气

B. 持续气道正压通气

C. 高浓度吸氧

D. 双气道正压通气

E. 呼气末正压通气

75. 以下人体对水和电解质的调节机制中，最主要的是

A. 醛固酮

B. 肾脏的调节

C. 抗利尿激素

D. 肾上腺的调节

E. 下丘脑渴觉中枢

76. 外科急性感染通常指病程范围在

A. 1 周之内   B. 2 周之内

C. 3 周之内   D. 4 周之内

E. 5 周之内

77. 关于 MODS 消化道出血的预防措施，下列叙述不正确的是

A. 常规应用 H_2 受体阻断药

B. 胃肠减压抽空胃液和反流的胆汁

C. 应用抗酸药物中和胃酸

D. 应用大剂量的维生素 A

E. 使用阿司匹林、肾上腺皮质激素等药物

78. 碘伏用于手和外科皮肤消毒的浓度为

A. 0.5% ~ 1.0%

B. 1.0% ~ 1.5%

C. 0.3% ~ 0.5%

D. 0.3% ~ 1.0%

E. 0.5% ~ 1.5%

79. 急性肾衰竭患者出现血钾 > 5.5mmol/L，应用下列哪种方法降低血钾

A. 大量补充平衡液

  B. H$_2$ 受体阻断药

  C. 输入 5% 的葡萄糖溶液 500ml

  D. 5% 的碳酸氢钠 150ml 静脉输注

  E. 静脉滴注 10% 的葡萄糖溶液 300ml，加胰岛素 10U

80. 创伤后发生 MODS，最早及最常累及的器官是

  A. 肝　　　　　　　B. 肾

  C. 肺　　　　　　　D. 心

  E. 胃肠

81. 利多卡因最常见的不良反应是

  A. 头晕　　　　　　B. 恶心、呕吐

  C. 意识不清　　　　D. 视力模糊

  E. 惊厥

82. 创伤后留置导尿管的目的不包括

  A. 尿道损伤后用作支架

  B. 诊断尿道或膀胱损伤

  C. 观察每小时尿量，作为补液的依据

  D. 观察复苏效果

  E. 将膀胱内的血凝块引出

83. 急性肾衰竭少尿时，应针对哪个因素进行纠治

  A. 肾前性　　　　　B. 肾后性

  C. 肾性　　　　　　D. 混合性

  E. 功能性

84. 代谢性酸中毒最典型的临床表现是

  A. 疲乏、眩晕或嗜睡

  B. 感觉迟钝或烦躁

  C. 呼吸深而快，典型者出现 Kussmaul 呼吸

  D. 心率快，血压低

  E. 神志不清或昏迷

85. 休克指数（脉率/收缩压）有助于判断休克的严重程度，正确的表达是

  A. 比值为 0.1 表示无休克，0.2 ~ 0.4 表示休克存在，1.2 以上表示休克严重

  B. 比值为 0.2 表示无休克，0.4 ~ 0.6 表示休克存在，1.4 以上表示休克严重

  C. 比值为 0.3 表示无休克，0.6 ~ 0.8 表示休克存在，1.6 以上表示休克严重

  D. 比值为 0.4 表示无休克，0.8 ~ 1.0 表示休克存在，1.8 以上表示休克严重

  E. 比值为 0.5 表示无休克，1.0 ~ 1.5 表示休克存在，2.0 以上表示休克严重

86. 长期进行全胃肠外营养，可导致最严重的并发症是

  A. 高渗性非酮性昏迷

  B. 凝血酶原过低

  C. 血磷过低

  D. 溶质性利尿

  E. 血压下降

87. 不属于 MODS 存在肾功能障碍诊断标准的是

  A. 少尿

  B. 尿钠降低

  C. 无尿

  D. 尿素氮水平增高

  E. 血清肌酐增高

88. 急性心肌梗死患者可施行择期手术的时间为

  A. 1 个月后　　　　B. 2 个月后

  C. 3 个月后　　　　D. 6 个月后

  E. 1 年后

89. MODS 不易早期诊断的系统或器官是

  A. 肺、肾、胃肠

  B. 心、肺、血液

  C. 肝、肾、胃肠

  D. 肝、胃肠、血液

E. 脑、胃肠、血液

E. 肾小管性酸中毒

90. 关于缝线拆除的时间，下列不正确的是

A. 头部拆线时间为 4~5 天

B. 下腹部拆线时间为 6~7 天

C. 上腹部拆线时间为 7~9 天

D. 四肢拆线时间为 10~12 天

E. 减张缝线拆线时间为 9~12 天

91. 大量输入库存血后引起的并发症不包括

A. 低体温

B. 代谢性酸中毒

C. 高钾血症

D. 急性溶血反应

E. 凝血障碍

92. 诊断急性呼吸窘迫综合征最重要的是

A. 心电描述

B. 肺部听诊有啰音

C. 一般吸氧疗法无效

D. 胸部 X 线片上广泛片状阴影

E. 血气分析为低氧血症

93. 评价营养不良最敏感的指标是

A. 总蛋白　　　B. 球蛋白

C. 白蛋白　　　D. 转铁蛋白

E. 视黄醇结合蛋白

94. 低渗性脱水的临床表现不包括

A. 尿量减少

B. 尿比重低

C. 皮肤弹性差

D. 休克、昏迷

E. 血容量不足

95. MODS 时肾脏的主要表现为

A. 急性肾衰竭

B. 慢性肾衰竭

C. 急性肾小管功能障碍

D. 肾小球滤过率急剧下降

96. 用于治疗气性坏疽应首选

A. 红霉素　　　B. 甲硝唑

C. 青霉素　　　D. 阿米卡星

E. 莫西沙星

97. 休克的治疗原则不包括

A. 纠正微循环障碍

B. 恢复有效血容量

C. 去除引起休克的原因

D. 应用血管收缩剂

E. 采用休克体位

98. 下列哪项属于闭合性创伤

A. 刺伤　　　B. 火器伤

C. 擦伤　　　D. 挫伤

E. 撕脱伤

99. 无血压、脉压及呼吸变化的失血性休克的分级为

A. Ⅰ级　　　B. Ⅱ级

C. Ⅲ级　　　D. Ⅳ级

E. Ⅴ级

100. 关于烧伤者的死亡，最常见的原因是

A. 肾衰竭　　　B. ARDS

C. 休克　　　D. 感染

E. 心力衰竭

101. 全身性水肿的原因不包括

A. 充血性心力衰竭

B. 肾病综合征

C. 肾炎

D. 肝脏疾病

E. 淋巴管阻塞

102. 等渗性脱水引起体液容量的变化为

A. 以血液浓缩为主

B. 只有组织间液减少

C. 血浆、组织间液、细胞内液都减少，

以血浆减少为主

　D. 血浆、组织间液、细胞内液都减少，
　　 以细胞内液减少为主

　E. 血浆、组织间液、细胞内液都减少，
　　 以组织间液减少为主

103. 浅 II 度烧伤创面表现为

　A. 局部红肿、疼痛

　B. 局部红肿、疼痛并伴有水疱

　C. 焦黄无水疱

　D. 血管丛栓塞

　E. 红白相间

104. MODS 防治急性肾衰竭的治疗措施中，叙述不正确的是

　A. 在中心静脉压的监测下做补液试验，进而纠正血容量不足

　B. 早期使用大剂量呋塞米或依他尼酸钠

　C. 早期呋塞米与多巴胺联合应用

　D. 适当应用血管活性药物

　E. 血尿素氮每日升高值大于 5mmol/L 应立即进行透析

105. 休克早期反射性交感神经处于哪种状态

　A. 强烈兴奋　　　　B. 强烈抑制

　C. 先兴奋后抑制　　D. 变化不明显

　E. 先抑制后兴奋

106. 下列最常见的丹毒致病菌是

　A. 金黄色葡萄球菌

　B. 表皮葡萄球菌

　C. 草绿色链球菌

　D. 乙型溶血性链球菌

　E. 大肠埃希菌

107. 关于 MODS 的营养治疗要点，叙述不正确的是

　A. 根据应激的严重程度提供相对足够的热量

　B. 降低葡萄糖的输入和负荷

　C. 总热量在 1800 ~ 2501kcal

　D. 在非蛋白热量中，提高脂/糖比值

　E. 降低蛋白质的摄入量或氨基酸的输入量

108. 治疗呼吸衰竭最有效的方法是

　A. 氧疗　　　　　　B. 机械通气

　C. 药物治疗　　　　D. 病因治疗

　E. 胸外心脏按压

109. 决定感染性休克发展的重要因素不包括

　A. 微生物的毒力

　B. 微生物的数量

　C. 机体的内环境

　D. 机体的应答

　E. 机体的外环境

110. 急性呼吸窘迫综合征患者保持呼吸道通畅最可靠的方法是

　A. 口咽通气道　　　B. 鼻咽通气道

　C. 气管内插管　　　D. 喉罩

　E. 上抬下颌

111. 心搏骤停最常见的原因是

　A. 心房颤动

　B. 心室停搏

　C. 心室颤动

　D. 房性期前收缩

　E. 心电机械分离

112. 急性肾衰竭少尿期发生水中毒的常见原因为

　A. 内生水过多

　B. 低蛋白血症

　C. 不适当输入过多水分

　D. 钠潴留

　E. 抗利尿激素增加

113. 下列疾病属于择期手术的是

A. 脾破裂   B. 胆囊结石

C. 胃穿孔   D. 急性阑尾炎

E. 嵌顿疝

114. 成人术前禁食、禁水的时间分别为

A. 24 小时；12 小时

B. 12 小时；8 小时

C. 24 小时；4 小时

D. 12 小时；8 小时

E. 8 小时；4 小时

115. MODS 必须是

A. 1 个系统的 3 个器官的急性衰竭

B. 1 个系统的 2 个器官的急性衰竭

C. 3 个系统或器官的急性衰竭

D. 1 个系统或器官为另 1 个系统或器官的发病原因

E. 1 个以上系统或器官在急性疾病过程中相继发生急性功能障碍

116. 癌症止痛的三阶梯给药原则不包括

A. 口服给药

B. 按时给药

C. 按疼痛程度给药

D. 个体化给药

E. 按半衰期给药

117. ARDS 患者形成肺水肿的主要机制是

A. 肺泡 – 毛细血管膜损伤

B. 肺淋巴回流障碍

C. 血液中胶体渗透压降低

D. 肺微血管内静水压升高

E. 肺血管收缩致肺动脉高压形成

118. 围术期预防性应用抗生素的总预防时间为

A. 12 小时   B. 24 小时

C. 48 小时   D. 3 天

E. 7 天

119. 低钾血症时，心电图的早期改变是

A. ST 段抬高

B. T 波降低、变平、倒置

C. QRS 波增宽

D. PR 间期延长

E. 出现 U 波

120. 用 5% 碳酸氢钠溶液治疗高钾血症的原因不包括

A. 增加血容量以稀释血钾浓度

B. 促使 K^+ 移入细胞内

C. 有助于酸中毒的治疗

D. Na^+ 可使肾远曲小管的 Na^+、K^+ 交换增加，使 K^+ 从尿中排出

E. 有效而长期降低血钾浓度

121. 高钾血症的病因不包括

A. 急性肾功能衰竭

B. 大量输入库存血

C. 组织损伤

D. 长期应用皮质激素

E. 酸中毒

122. 下列高钾血症的治疗原则中，叙述不正确的是

A. 继续摄入钾盐（包括药物及食物）

B. 紧急对抗心律失常

C. 迅速降低血钾浓度

D. 恢复肾脏功能

E. 血液透析或腹膜透析

123. 破伤风类毒素主动注射后，再次注射强化应间隔的时间是

A. 半年   B. 1 年

C. 2 年   D. 3 年

E. 5 ~ 10 年

124. 与幽门螺杆菌感染有关的肿瘤是

A. 胆管癌   B. 胃癌

C. 肝癌　　　　　　D. 胰腺癌

E. 大肠癌

125. 手术前准备的目的主要是

A. 便于术后护理

B. 预防术中感染

C. 预防术中各种并发症

D. 提高患者对手术的耐受力

E. 利于切口愈合

126. 关于高渗性脱水的叙述，下列错误的是

A. 缺水多于缺钠

B. 血清钠 >150mmol/L

C. 缺水量超过体重的6%，可发生谵妄、昏迷

D. 缺水量大于体重的4%，患者烦躁、尿量显著减少

E. 缺水量为体重的2%时，尿少、尿比重偏低

127. 关于休克代偿期的血压变化，下列描述正确的是

A. 收缩压降低，脉压变大

B. 收缩压正常或略升高，脉压变小

C. 舒张压降低，脉压降低

D. 舒张压正常或略升高，脉压变小

E. 收缩压和舒张压均下降

128. 对不伴有严重感染或败血症的急性呼吸窘迫综合征患者，可应用

A. 糖皮质激素　　　B. 盐皮质激素

C. 胰岛素　　　　　D. 胰高血糖素

E. 肾上腺素

129. 创伤后的局部反应主要表现为

A. 微循环障碍

B. 组织细胞变性、坏死

C. 炎症反应

D. 组织结构破坏

E. 异物存留

130. 麻醉状态下的手术患者出现溶血反应，下列对诊断最重要的是

A. 溶血性黄疸

B. 血红蛋白尿

C. 喉头水肿、呼吸困难

D. 手术野渗血，血压下降

E. 大量血性泡沫痰

131. 总外周血管阻力（SVR）的计算公式，正确的是

A. SVR =［（平均动脉压 - 中心静脉压）/ 心排血量］×80

B. SVR =［（中心静脉压 - 平均动脉压）/ 心排血量］×80

C. SVR =［（平均动脉压 - 中心静脉压）× 心排血量］/80

D. SVR =［（中心静脉压 - 平均动脉压）× 心排血量］/80

E. SVR =［（平均动脉压 - 中心静脉压）/ 心排血量］+80

132. 血管扩张剂治疗感染性休克的作用机制是

A. 扩张冠状动脉，增强心脏收缩力

B. 扩张肾动脉弓，增加肾小球的滤过率

C. 解除小动脉和小静脉痉挛，改善微循环

D. 扩张心、脑血管，保障心、脑血管的有效灌注

E. 扩张心、脑、肾及肠系膜动脉，改善微循环

133. 下列休克类型中，对微循环影响和内脏损害比较严重的是

A. 神经源性休克

B. 感染性休克

C. 低血容量性休克

D. 过敏性休克

E. 心源性休克

134. 各类休克共同的病理生理改变主要为

A. 有效循环血量减少及组织灌注不足

B. 循环血量减少和微循环障碍

C. 微循环障碍和代谢障碍

D. 组织灌注不足和细胞受损

E. 微循环障碍和组织灌注不足

135. 反映补充血容量成功的最有效临床指标是

A. 口渴减轻

B. 动脉血氧分压上升

C. 血红蛋白浓度上升

D. 尿量增加

E. 呼吸频率、脉率减慢

136. 失血性休克的基本监测项目不包括

A. 神志

B. 尿量

C. 呼吸频率、脉率

D. 血压、中心静脉压

E. 平均动脉压

137. 急性蜂窝织炎患者，炎症不易局限，扩散迅速的主要原因是细菌感染后可释放

A. 溶血素、链激酶、外毒素等

B. 细菌感染后可释放溶血素、凝固酶、链激酶等

C. 溶血素、凝固酶、内毒素等

D. 溶血素、凝固酶、透明质酸酶等

E. 溶血素、链激酶、透明质酸酶等

138. 下列哪种病原菌不是产气性皮下蜂窝织炎的常见致病菌

A. 肠球菌

B. 兼性大肠埃希菌

C. 变形杆菌

D. 表皮葡萄球菌

E. 拟杆菌

139. 导致患者出现临床症状和体征的破伤风，其细菌产生的主要毒素是

A. 内毒素，痉挛毒素

B. 外毒素，痉挛毒素

C. 内毒素，神经毒素

D. 外毒素，神经毒素

E. 内毒素，溶血毒素

140. 破伤风的典型症状是在肌紧张性收缩的基础上，阵发性强烈痉挛，最先受影响的肌群是

A. 面部表情肌   B. 四肢肌

C. 咀嚼肌   D. 膈肌

E. 颈部肌肉

141. 下列药物中，常作为腹部手术术前预防性使用的抗生素是

A. 头孢哌酮   B. 头孢唑肟

C. 头孢噻肟   D. 依替米星

E. 头孢唑林

142. 下列关于神经纤维瘤的叙述，正确的是

A. 可见牛奶咖啡样的皮肤结节

B. 象皮肿型好发于四肢

C. 可有家族聚集倾向，可伴有智力低下

D. 肿块多为单发

E. 家族性隐性遗传

二、A2 型题

143. 患者，女性，28 岁，地震时被砖墙砸压致骨盆骨折，右下肢软组织广泛撕裂剥脱伤伴休克。救出后立即补液抗休克并紧急施行清创术。术后对患者的监测中，最能反映休克治疗效果的指标是

A. 精神状态   B. 皮肤温度

C. 脉率
D. 血压

E. 尿量

144. 患者，女性，52 岁，因肝脏撞击伤入院。施行不规则肝叶切除术后并发急性肝衰竭。下列治疗措施不适宜的是

A. 静脉滴注葡萄糖

B. 静脉滴注脂肪乳

C. 静脉滴注乙酰谷酰胺

D. 静脉滴注左旋多巴

E. 口服甲硝唑

145. 患者，女性，59 岁，患风湿性心脏病二尖瓣狭窄 12 年。体外循环瓣膜置换术后 6 小时，呼吸机辅助呼吸，FiO₂ 75%，患者烦躁，PaO₂ 50mmHg，心率 100 次/分，血压 105/75mmHg。此时考虑病情应是

A. 休克

B. 循环衰竭

C. 肺栓塞

D. 急性呼吸窘迫综合征

E. 多器官功能障碍综合征

146. 患者，男性，30 岁，因外伤行剖腹探查、脾切除术后第 5 天。主诉头晕、嗜睡、烦躁、全身无力。查体：体温 39.3℃，呼吸深且快，呼出气体有烂苹果味。该患者最可能存在

A. 混合型酸碱失衡

B. 代谢性酸中毒

C. 呼吸性碱中毒

D. 呼吸性酸中毒

E. 代谢性碱中毒

147. 患者，女性，60 岁，因呕吐不能进食 3 天，今日患者自觉软弱无力，腹胀难忍，心悸就诊。查体：腱反射减弱，血压 100/60mmHg。心电图发现 U 波。该患者

发生了

A. 低钾血症

B. 高钾血症

C. 代谢性酸中毒

D. 代谢性碱中毒

E. 高渗性脱水

148. 患者，女性，49 岁，因重型急性胰腺炎并发休克 36 小时入院。抗休克治疗后行胰腺和其周围坏死组织清除、腹腔引流术。术后查体：血压 96/60mmHg，中心静脉压 10cmH₂O，呼吸 22 次/分，心率 106 次/分，动脉血氧分压 66mmHg，尿量每小时 <20ml，尿比重 1.002。患者已发生

A. 肾衰竭　　　　　B. 血容量不足

C. 心功能不全　　　D. 肺衰竭

E. 体内抗利尿激素分泌过多

149. 患者，男性，36 岁，因发生地震造成左下肢挤压，6 小时后被救出。若患者生命体征稳定，在现场应对该患者采取的主要措施是

A. 静脉滴注 5% 碳酸氢钠

B. 固定伤肢，严禁抬高、按摩、热敷

C. 尽快将伤员转移至安全地带

D. 若伤肢明显肿胀，剧烈疼痛，功能障碍，应立即切开减压

E. 镇静、止痛，早期应用抗生素

150. 患者，男性，35 岁，土墙倒塌伤右腰、腹与下肢 16 小时后入院。经抗休克治疗后，血压 140/90mmHg，脉搏 96 次/分，心肺阴性。右腰及右下腹有瘀斑。腹软、肾区无包块。导尿无肉眼血尿，尿常规：蛋白（＋＋＋），有红细胞及管型。导尿后尿色更深，平均尿量 8ml/h。应考虑为

A. 肾外合并肾血管破裂

B. 低血容量性休克

C. 急性肾衰竭

D. 膀胱破裂

E. 严重的肾挫裂伤

151. 患者，女性，35 岁，幽门梗阻性脱水，K^+ 3.1mmol/L，碱剩余 11mmol/L，$PaCO_2$ 45mmHg，pH 7.54。该患者可诊断为

A. 高渗性脱水合并低钾血症

B. 代谢性碱中毒合并低钾血症

C. 代谢性碱中毒合并呼吸性碱中毒

D. 代谢性酸中毒合并低钾血症

E. 代谢性碱中毒合并呼吸性酸中毒

152. 患者，女性，39 岁，患慢性胃溃疡，消化功能差，肠道吸收能力较好。此患者的营养支持应给予

A. 流质饮食　　　　B. 要素饮食

C. 普通饮食　　　　D. 半流质饮食

E. 中心静脉输注营养

153. 患者，男性，44 岁，主诉晨起胃痛，呕吐数次，腹胀。给予药物治疗后缓解，但腹胀加重并恶心。查体：无压痛和反跳痛，肠鸣音弱，心电图 T 波降低，该患者应诊断为

A. 低钾血症

B. 低钙血症

C. 低磷血症

D. 弥漫性腹膜炎

E. 高钾血症

154. 患者，男性，43 岁，患有小肠瘘。主诉尿少、食欲缺乏、恶心、软弱无力、脉搏快而弱。血红蛋白 160g/L、血 Na^+ 128mmol/L、CO_2CP 27mmol/L。应诊断为

A. 高渗性脱水

B. 等渗性脱水

C. 低渗性脱水

D. 代谢性酸中毒

E. 代谢性碱中毒

155. 患者，女性，45 岁，诊断为慢性失血性贫血。现准备输血，在为该患者输血时一次输血时长不宜超过

A. 3 小时　　　　　B. 4 小时

C. 5 小时　　　　　D. 6 小时

E. 8 小时

156. 患者，女性，30 岁，输血过程中出现皮肤、黏膜出血点，血尿，消化道潜血阳性或出血。经检查发现其血小板减少，活化部分凝血活酶时间（APTT）延长。此患者发生了

A. 出血倾向

B. 迟发性溶血反应

C. 细菌污染反应

D. 急性溶血反应

E. 非溶血性发热反应

157. 患者，男性，50 岁。行直肠癌根治术，术中输血 100ml 后，出现休克、高热、寒战、呼吸困难、腰痛。经检查发现误输异型血。当前的紧急处理措施中，不宜采取的是

A. 立即停止输血

B. 生理盐水维持静脉通路

C. 静脉滴注 20% 甘露醇

D. 静脉给予地塞米松

E. 立即行血液透析

158. 患者，男性，42 岁，主诉两天前开始反复呕吐，不能进食。查体：表情淡漠、疲乏无力、腱反射消失、心音低钝。最可能的诊断是

A. 代谢性碱中毒

B. 高钾血症

C. 低钾血症

D. 代谢性酸中毒

E. 呼吸性酸中毒

159. 患者，男性，54 岁，因肠梗阻入院，出现严重脱水，代谢性酸中毒，中毒性休克。抢救患者首先应

A. 尽快解除肠梗阻

B. 纠正脱水

C. 纠正休克

D. 补充碱性液体，纠正代谢性酸中毒

E. 液体复苏纠正休克的同时，解除肠梗阻

160. 患者，女性，45 岁，因子宫肌瘤、阴道出血先后在某医院输注 ABO 同型全血 2 次，共 800ml。2 次输血后均出现全身荨麻疹，且有广泛性皮肤瘙痒。此患者发生上述症状是由于体内完全或部分缺乏

A. IgA   B. IgD

C. IgE   D. IgG

E. IgM

161. 患者，男性，52 岁，重症急性弥漫性腹膜炎手术治疗后第 2 天。血压 80/60mmHg，心率 130 次/分，中心静脉压 11cmH_2O，血 pH 7.33。此时的治疗首选

A. 快速输液

B. 补充全血或血浆

C. 应用强心药

D. 纠正酸中毒

E. 应用血管收缩剂

162. 患者，男性，26 岁，因从高空坠落被送至医院救治。查体：血压 60/40mmHg、神志不清、口唇发绀、四肢厥冷。该患者最可能诊断为

A. 低血容量性休克

B. 心源性休克

C. 感染性休克

D. 颅脑损伤

E. 多发骨折疼痛性休克

163. 患者，女性，68 岁，急性弥漫性腹膜炎并感染性休克，抗感染输液治疗后脉搏 170 次/分，血压 85/60mmHg，中心静脉压 16cmH_2O。治疗选择

A. 间羟胺

B. 毛花苷丙

C. 酚妥拉明

D. 5% 碳酸氢钠溶液

E. 地塞米松

164. 患者，男性，27 岁，左臂枪弹伤致肱动脉破裂。面色苍白，肢体湿冷，痛苦表情，血压 90/70mmHg，脉搏 120 次/分。下列紧急措施中，不正确的是

A. 尽快控制活动性出血

B. 盖被并置热水袋以加强保暖

C. 吸氧，适当给予镇痛药

D. 避免过多搬动

E. 头和躯干抬高 20°，下肢抬高 15°

165. 患者，男性，42 岁，因门静脉高压症、食管胃底静脉曲张破裂出血引起休克，经放置三腔管压迫止血和快速输血、补液后，抽出胃内容物中已无血液。脉搏 50 次/分，血压 76/46mmHg，中心静脉压 2cmH_2O。表示患者已发生

A. 血容量严重不足，重度休克

B. 血容量不足，轻度休克

C. 容量血管过度收缩，重度休克

D. 容量血管过度扩张，重度休克

E. 心功能不全，中度休克

166. 患者，女性，62岁，患急性化脓性胆管炎。查体：血压75/60mmHg，脉搏134次/分，尿量＜20ml/h。用血管活性药物时宜首选
    A. 去甲肾上腺素
    B. 异丙肾上腺素
    C. 间羟胺
    D. 去氧肾上腺素
    E. 多巴胺

167. 患者，男性，50岁，因"右上腹不适"入院。腹部超声检查示肝右叶占位，医生为该患者进行甲胎蛋白检测。其目的是用于诊断
    A. 肝脓肿
    B. 继发性肝癌
    C. 原发性肝癌
    D. 肝硬化
    E. 肝血管瘤

168. 患者，男性，43岁，患有肠扭转，血压70/50mmHg，脉搏115次/分，体温35℃。正确的处理原则是
    A. 持续胃肠减压
    B. 立即行剖腹探查，切除坏死肠管
    C. 抗感染治疗
    D. 补充血容量同时行剖腹探查术，切除坏死肠管
    E. 补充血容量，待血压正常后行剖腹探查，切除坏死肠管

169. 患者，男性，44岁，诊断重症胰腺炎2天入院，其血压80/65mmHg，血清 Na^+ 133 mmol/L，K^+ 3.1mmol/L，Ca^{2+} 1.9mmol/L。其治疗首选
    A. 补钙治疗
    B. 补钠治疗
    C. 排钾治疗
    D. 补钾治疗
    E. 抗休克，补充血容量

170. 患者，女性，40岁，患有肝病，最近半个月出现肝臭、黄疸，3天前开始出现嗜

睡但可唤醒。该患者的症状属于
    A. 肝性脑病Ⅰ度
    B. 肝性脑病Ⅱ度
    C. 肝性脑病Ⅲ度
    D. 肝性脑病Ⅳ度
    E. 肝性脑病Ⅴ度

171. 患者，女性，29岁，因烧伤入院，体重50kg，行暴露疗法后诉口渴。查体：唇舌干燥、皮肤弹性差、眼窝明显凹陷。按照经验法，该患者累计失液量最少为
    A. 500ml
    B. 1000ml
    C. 1500ml
    D. 2000ml
    E. 2500ml

172. 患者，女性，32岁，闭合性肝破裂伴大出血休克入院。行紧急肝破裂修补手术后出血得到控制。术后第2天又发生ARDS。下列选项中，不属于ARDS发病基础的是
    A. 感染
    B. 全身炎症反应
    C. 休克
    D. 肝损伤
    E. 应激反应

173. 患者，男性，52岁，因股骨干骨折行切开复位内固定时误输异型血200ml后出现无尿6天，无休克表现。现在最有效的治疗为
    A. 血液透析
    B. 输注碳酸氢钠
    C. 输注甘露醇
    D. 静注呋塞米
    E. 输注地塞米松

174. 患者，男性，53岁，在心搏骤停、心肺复苏后一直呈深昏迷状态，自主呼吸存

在。该患者体温为 34℃，血糖高达 15.9mmol/L。其血糖应严格控制在

A. 3.6 ~ 5.9mmol/L

B. 4.2 ~ 6.1mmol/L

C. 6.1 ~ 7.1mmol/L

D. 7.2 ~ 8.1mmol/L

E. 8.1 ~ 9.1mmol/L

175. 患者，男性，41 岁，创伤后休克 20 小时，经抢救后血压恢复正常，但一直未排尿，导出尿液 100ml。为确定是否为急性肾衰竭，应检查的内容为

A. 血常规

B. 尿酚红排泄试验

C. 血细胞比容测定

D. 尿钠测定

E. 中心静脉压测定

176. 患者，男性，56 岁，因"急性腹痛 10 小时"就诊，初步诊断为急性胰腺炎。下列检查对诊断最有价值的是

A. 血清淀粉酶

B. 血糖

C. 血清丙氨酸氨基转移酶

D. 血清脂肪酶

E. 血脂

177. 患者，男性，31 岁，临床诊断为肝脾破裂伴失血性休克。急诊施行脾切除术和肝修补术控制出血，病情稳定，术后第 3 天患者出现巩膜黄染。实验室检查：ALT 118.3U/L，AST 140.6U/L，血总胆红素 29.2μmol/L。目前，患者发生急性肝功能损害的最可能原因是

A. 急性肝炎

B. 药物损害

C. 创伤后感染

D. 全身炎症反应

E. 休克致组织器官缺血缺氧性损害

178. 患者，女性，38 岁，在车间工作时不小心被锅炉高温蒸汽灼伤手臂。下列现场急救措施中不妥的是

A. 脱离致伤源

B. 使用盐酸哌替啶镇痛

C. 就近急救

D. 伤处立即用冷水冲洗

E. 伤处用碘伏消毒

179. 患者，女性，40 岁，因急性肠梗阻频繁呕吐，出现口渴、尿少、脱水征、血压偏低。在纠正此患者脱水的过程中，应特别注意发生

A. 低钙血症　　　　B. 低钾血症

C. 低钠血症　　　　D. 低氯血症

E. 低镁血症

180. 患者，男性，52 岁，门脉高压症引起食管胃底静脉曲张破裂出血致休克。经三腔两囊管压迫后并发吸入性肺炎，已输血，应用抗生素。后患者出现鼻出血、瘀斑。查血小板 50×10^9/L，纤维蛋白原 1g/L，凝血酶原时间比正常时间延长 4 秒，副凝试验阳性。应考虑患者的情况是

A. 肝功能严重障碍

B. 弥散性血管内凝血

C. 严重感染，毒血症

D. 血小板减少性紫癜

E. 大量输血后体内凝血因子被稀释

181. 患者，男性，35 岁，右手被铁钉扎伤 7 天后就诊。主诉头晕、头痛，咀嚼无力，右上肢肌肉发紧。根据患者描述，考虑为破伤风。破伤风最典型的症状是

A. 张口困难　　　　B. 尿潴留

C. 发热　　　　　　　D. 颈部发硬

E. 反射亢进

182. 患者，男性，28 岁，十二指肠残端瘘 15 天。目前进食少，全身乏力，直立时晕倒。血清 K^+ 3mmol/L，Na^+ 125mmol/L。其水盐代谢失调应为

　　A. 低钾血症，高渗性脱水

　　B. 高钾血症，低渗性脱水

　　C. 低钾血症，等渗性脱水

　　D. 低钾血症，低渗性脱水

　　E. 低渗性脱水

183. 患者，男性，32 岁，因甲状腺乳头状癌行手术治疗。术后应采取哪种体位

　　A. 左侧卧位

　　B. 高半坐位卧式

　　C. 右侧卧位

　　D. 平卧位

　　E. 头低脚高卧位

184. 患者，女性，43 岁，有输血史，因上消化道大出血住院。输血治疗 7 天后出现原因不明的发热、贫血，并伴黄疸、血红蛋白尿、血红蛋白降低。可能发生了

　　A. 变态反应

　　B. 延迟性溶血反应

　　C. 细菌污染反应

　　D. 急性溶血反应

　　E. 非溶血性发热反应

185. 患者，女性，68 岁，因肝功能不全入院。下列防治措施不适宜的是

　　A. 采用综合疗法，加强支持治疗

　　B. 立即采取血浆置换疗法

　　C. 抑制肝细胞坏死

　　D. 促进肝细胞再生

　　E. 及早防治肝性脑病和凝血功能障碍

186. 患者，男性，40 岁，体重 50kg，因烧伤被送入院，其躯干部、双臂及双大腿诊断为 Ⅱ 度烧伤，双小腿、双足诊断为 Ⅲ 度烧伤。该患者第一个 24 小时应补充胶体液量约为

　　A. 1000ml　　　　　B. 1300ml

　　C. 1500ml　　　　　D. 1800ml

　　E. 2400ml

187. 患者，男性，56 岁，呕血 6 小时，量约 1000ml。查体：血压 70/50mmHg，脉搏 128 次/分，呼吸 35 次/分。经抗休克治疗后，患者中心静脉压升高，血压反而较前降低。考虑原因为

　　A. 心功能不全　　　　B. 补液过多

　　C. 补液不足　　　　　D. 肾衰竭

　　E. 升压药物无效

188. 患者，男性，39 岁，肠扭转致广泛小肠坏死并休克。坏死肠切除术后休克有好转。对患者行监护时，不必要的项目是

　　A. 尿量

　　B. 皮肤温度、色泽

　　C. 血压、脉率

　　D. 精神状态

　　E. 脑电图监护

189. 患者，女性，41 岁，施行直肠癌根治术时发生骶前静脉丛大出血，持续低血压状态 1 小时。术后继续液体复苏，第 2 天患者病情平稳，血压 110/60mmHg，CVP 4cmH_2O。目前患者的 CVP 监测情况提示

　　A. 静脉血管张力较高

　　B. 静脉回心血量不足

　　C. 动脉血管张力增高

　　D. 右心功能不全

　　E. 胸腔内压力增高

190. 患者，男性，32 岁，左上臂下段外伤，肱动脉裂伤，出血量大于 1200ml。在急救现场左上臂已使用止血带。入院后查血型并静脉输入 5% 葡萄糖氯化钠溶液 1000ml，血压下降为 76/50mmHg，脉搏 110 次/分。对该患者，下一步首选治疗应是

A. 输血

B. 静脉滴注多巴胺

C. 静脉滴注血管舒张药

D. 立刻手术修补肱动脉

E. 静脉滴注碳酸氢钠溶液

191. 患者，男性，16 岁。在术中输血 25ml 后突然咳嗽，面色潮红，神志不清，上述反应考虑为输血过敏反应。应立即

A. 减慢输血速度，静脉注射地塞米松

B. 停止输血，吸氧，终止手术

C. 停止输血，四肢轮流扎止血带

D. 停止输血，边观察边继续手术

E. 停止输血，暂时终止手术，静脉滴注地塞米松

192. 患者，男性，70 岁，腹泻 2 天，未进食。入院诉头晕、乏力、恶心、呕吐。血清钠 132mmol/L，血清钾 3.51mmol/L。考虑患者为哪种水、电解质失调

A. 高钾血症　　　　B. 等渗性脱水

C. 低钾血症　　　　D. 低渗性脱水

E. 高渗性脱水

193. 患者，男性，28 岁，左胸部刀刺伤 40 分钟。血压 80/50mmHg，脉搏 150 次/分。估计其失血量为

A. 300 ~ 400ml　　　B. 500 ~ 600ml

C. 600 ~ 800ml　　　D. 800 ~ 1600ml

E. >1600ml

194. 患者，男性，28 岁，交通事故造成四肢多发性骨折，左大腿被严重挤压。患者被送到急诊室时面色苍白，口渴，脉搏 120 次/分，血压 80/60mmHg。给予紧急扩容首选的液体是

A. 全血

B. 血浆

C. 10% 葡萄糖溶液

D. 右旋糖酐

E. 5% 葡萄糖等渗氯化钠溶液

三、A3/A4 型题

(195 ~ 197 题共用题干)

患者，女性，35 岁，体重 60kg，主诉两天前开始持续性腹痛，有时疼痛加剧，并伴有恶心、呕吐症状。查体：患者口唇干燥，眼窝下陷，皮肤弹性差。体温 37.8℃，脉搏 120 次/分，呼吸 24 次/分，血压 80/50mmHg，血清钠 135mmol/L，血细胞比容 55%，尿比重 1.013。

195. 根据上述体征，该患者可诊断为

A. 中度等渗性脱水

B. 轻度高渗性脱水

C. 重度等渗性脱水

D. 轻度等渗性脱水

E. 中度低渗性脱水

196. 对患者进行抗休克治疗时，应首选

A. 3000ml 5% 葡萄糖

B. 3000ml 平衡盐溶液

C. 3000ml 5% 葡萄糖氯化钠

D. 3000ml 生理盐水

E. 3000ml 10% 葡萄糖和 3000ml 生理盐水

197. 若只选用等渗盐水补充，会出现

A. 高氯性酸中毒　　　B. 等渗性脱水

C. 低钙血症　　　　　D. 低氯血症

E. 代谢性碱中毒

(198～200 题共用题干)

患者，女性，45 岁，患有口咽食管疾病。因未补充水分已有 3 天，出现明显口渴、尿少、唇干舌燥、皮肤弹性差等症状。尿常规：尿比重 1.040；血清钠 >150mmol/L。

198. 当前患者诊断为

    A. 低渗性脱水　　　　　B. 等渗性脱水

    C. 高渗性脱水　　　　　D. 高钾血症

    E. 低钾血症

199. 患者体重为 60kg，实际缺失的水量最少为

    A. 2000ml　　　　　　B. 2400ml

    C. 3000ml　　　　　　D. 3600ml

    E. 4000ml

200. 具体在补液时，这部分液体第 1 天给

    A. 800ml　　　　　　B. 1000ml

    C. 1200ml　　　　　　D. 2500ml

    E. 4000ml

(201～205 题共用题干)

患者，男性，42 岁，因与人打架身体被刀多处扎伤，入急诊室抢救时腹部可见大片鲜血痕迹，血压 60/30mmHg，患者神志淡漠、呼之不应。

201. 抢救该患者首先应

    A. 输入红细胞

    B. 输入生理盐水

    C. 快速建立静脉通路，大量输液

    D. 输入全血

    E. 输入葡萄糖

202. 患者输血前所检查的项目中，无意义的是

    A. 抗体筛查和鉴定

    B. ABO 血型和 Rh 血型鉴定

    C. 受血者血液标本处理

    D. 甲床充盈度检查

    E. 交叉配血试验

203. 因无新鲜浓缩红细胞而给该患者输入了大量的库存血，易导致

    A. 低钾血症和代谢性碱中毒

    B. 高钾血症和代谢性碱中毒

    C. 低钾血症和代谢性酸中毒

    D. 高钾血症和代谢性酸中毒

    E. 低钾血症和呼吸性酸中毒

204. 输血 15 分钟后，该患者突然出现寒战、皮肤花斑，考虑发生了

    A. 溶血反应　　　　　B. 循环超负荷

    C. 过敏反应　　　　　D. 细菌污染

    E. 病毒感染

205. 如输血时发生了过敏反应，首先应

    A. 停止输血，保留余血，立即给予抗过敏治疗

    B. 减慢输血速度

    C. 给予热敷

    D. 通知医生

    E. 通知家属

(206～208 题共用题干)

患者，男性，40 岁，因车祸外伤入院。查体：面色苍白，血压 110/80mmHg，脉搏 100 次/分，诊断性腹腔穿刺抽出不凝血。

206. 患者此时最合适的处理措施是

    A. 输注晶体溶液

    B. 输血及晶体溶液

    C. 紧急手术

    D. 仅用升压药

    E. 输血浆代用品

207. 行腹部彩超检查发现脾破裂，同时血压下降为 90/60mmHg，此时应

A. 继续严密观察

B. 应用升压药物

C. 抗休克的同时紧急行脾切除术

D. 继续输血输液

E. 应用止血药物，输注浓缩凝血因子

208. 脾切除手术顺利，术中血压恢复至 110/70mmHg。由于出血较多，术中输血，输血过程中患者血压突然不明原因降低至 80/60mmHg，且手术野广泛渗血。考虑发生了

A. 发热反应

B. 过敏反应

C. 细菌污染反应

D. 免疫抑制

E. 急性溶血反应

（209～211 题共用题干）

患者，女性，26 岁，鼻尖部位有一直径约 1.5cm 的小硬结，表现为红、肿、热、痛。3 日后小硬结中央组织坏死软化，有黄白色的脓栓，肿痛范围扩大。

209. 导致该症状的致病菌是

A. 表皮葡萄球菌

B. 金黄色葡萄球菌

C. 草绿色链球菌

D. 大肠埃希菌

E. 梭状芽孢杆菌

210. 针对上述症状，应给予的处理方式是

A. 将脓栓挤出

B. 全身应用抗生素

C. 用针头或尖刀将脓栓剔出

D. 切开引流

E. 局部理疗

211. 患者挤破脓栓后，面部开始进行性肿胀，并出现寒战、高热，还伴有头痛、呕吐。

提示患者可能并发了

A. 急性颅内脓肿

B. 化脓性海绵状静脉窦炎

C. 急性化脓性脑膜炎

D. 脓血症

E. 感染性休克

（212～214 题共用题干）

患者，男性，25 岁，因绞窄性肠梗阻行小肠切除术，术后 4 天仍恶心、呕吐、倦怠、乏力，无明显腹痛。查体：血压 110/90mmHg，脉搏 100 次/分，体温 38℃；全腹膨隆，无肠型、压痛和肠鸣音。血白细胞 8.5×10^9/L，血清钠 140mmol/L，血清钾 3mmol/L，动脉血 pH 7.30，腹部透视可见 4～6 个气液平面。临床诊断为术后肠麻痹。

212. 发病诱因可能是

A. 腹膜炎

B. 手术创伤反应

C. 肠粘连

D. 低钾血症

E. 代谢性酸中毒，低钾血症

213. 该患者心电图可能会有的改变是

A. QT 间期缩短　　　B. T 波高而尖

C. PR 间期延长　　　D. QRS 波增宽

E. T 波低宽，ST 段降低

214. 该患者的治疗重点是

A. 胃肠减压

B. 大量抗生素

C. 手术解除肠粘连

D. 纠正碱中毒，静脉滴注氯化钾

E. 纠正酸中毒，静脉滴注氯化钾

（215～217 题共用题干）

患者，女性，47 岁，有原发性肝内胆管结石病史，主诉 12 小时前右上腹突发持续性

疼痛并伴有寒战、发热、恶心及呕吐。查体：神志淡漠，烦躁不安，全身皮肤、巩膜黄染。剑突下和右上腹有压痛、反跳痛，无明显腹肌紧张。体温 39.9℃，呼吸 25 次/分，脉搏 109 次/分，血压 79/60mmHg。尿量 <20ml/h。实验室检查：白细胞计数 3.5×10^9/L，中性粒细胞 85%，中性粒细胞核左移。血、尿淀粉酶正常，血清总胆红素 160μmol/L，碱性磷酸酶 298U/L，ALT 80U/L。

215. 该患者最可能诊断为

　　A. 急性胰腺炎

　　B. 急性胆囊炎

　　C. 胆囊结石

　　D. 急性梗阻性化脓性胆管炎（AOSC）

　　E. 胃穿孔

216. 如该患者发生休克，最可能为

　　A. 低血容量性休克

　　B. 心源性休克

　　C. 过敏性休克

　　D. 神经源性休克

　　E. 感染性休克

217. 对于该患者休克的治疗，最有效的是

　　A. 全身抗感染治疗

　　B. 手术解除梗阻、引流

　　C. 保肝治疗

　　D. 纠正酸中毒

　　E. 维持肝、肾功能

（218～219 题共用题干）

　　患者，女性，38 岁，因患肠梗阻 3 天入院。查体：血压 75/60mmHg，呼吸 28 次/分，血清钠 130mmol/L，血清钾 3.0mmol/L，CO_2CP 19mmol/L。

218. 患者的诊断中不包括

　　A. 休克　　　　　　B. 低渗性脱水

　　C. 低钾血症　　　　D. 代谢性碱

中毒

　　E. 呼吸性碱中毒

219. 首先应进行的治疗措施为

　　A. 补钾

　　B. 纠正酸中毒

　　C. 输全血

　　D. 抗休克，补充血容量

　　E. 急诊手术，解除肠梗阻

（220～222 题共用题干）

　　患者，女性，48 岁，既往有高血糖病史（11mmol/L），现因短肠综合征行全胃肠外营养治疗。在应用至 1 周时患者突然出现昏迷，但尿内无酮体。

220. 该患者发生昏迷，应首先考虑为

　　A. 高渗性非酮性昏迷

　　B. 溶质性利尿

　　C. 导管感染败血症

　　D. 糖尿病昏迷

　　E. 血磷过低

221. 此病的发病机制是

　　A. 体内胰岛素分泌不足

　　B. 肝功能损害

　　C. 感染

　　D. 等渗性脱水

　　E. 肾功能损害

222. 关于此病的预防措施，下列最关键的是

　　A. 注意葡萄糖输注的浓度、速度和与胰岛素的比例

　　B. 加强保肝

　　C. 预防感染

　　D. 预防酸中毒

　　E. 保护肾功能

（223～225 题共用题干）

　　患者，男性，42 岁，青霉素过敏出现面

色发绀，呼吸急促，四肢湿冷，神经紧张，烦躁不安，脉细弱，皮肤瘙痒。查体：血压 90/70mmHg，脉搏 100 次/分。

223. 患者的休克类型是

　　A. 低血容量性休克

　　B. 感染性休克

　　C. 过敏性休克

　　D. 神经源性休克

　　E. 心源性休克

224. 患者早期可以应用的药物是

　　A. 间羟胺　　　　B. 多巴胺

　　C. 山莨菪碱　　　D. 东莨菪碱

　　E. 异丙肾上腺素

225. 对因治疗选用的药物是

　　A. 间羟胺　　　　B. 多巴胺

　　C. 异丙嗪　　　　D. 毛花苷丙

　　E. 去甲肾上腺素

（226～228 题共用题干）

　　患者，男性，39 岁。3 天前，左侧大腿被利器扎伤予以缝合。今日突然出现左侧大腿肿胀、剧痛，伤口周围皮肤水肿、苍白，皮纹如大理石样，皮下可触及捻发音，伤口有较多淡红色液体渗出伴有气泡、恶臭。

226. 该患者最可能的诊断是

　　A. 丹毒

　　B. 急性蜂窝织炎

　　C. 破伤风

　　D. 气性坏疽

　　E. 疖

227. 该疾病最可能的致病菌是

　　A. 梭状芽孢杆菌

　　B. 破伤风梭菌

　　C. 金黄色葡萄球菌

　　D. 乙型溶血性链球菌

　　E. 铜绿假单胞菌

228. 该疾病应采取的最重要的治疗措施是

　　A. 大剂量青霉素治疗

　　B. 紧急清创

　　C. 高压氧治疗

　　D. 静脉滴注破伤风抗毒素

　　E. 肌内注射人体破伤风免疫球蛋白

四、B1 型题

（229～232 题共用备选答案）

　　A. 免疫抑制

　　B. 非溶血性发热反应

　　C. 过敏反应

　　D. 急性溶血反应

　　E. 细菌污染反应

229. 通常发生于输血开始后 15 分钟至 2 小时内的输血反应是

230. 需要重新做血型鉴定、交叉配合试验及做细菌涂片和培养的输血反应是

231. 在输血数分钟后，表现为皮肤局限性或全身性瘙痒或荨麻疹的输血反应是

232. 由于采血或输血时无菌技术有漏洞、操作不规范而引起的输血反应是

（233～234 题共用备选答案）

　　A. 高钾血症　　　　B. 低钙血症

　　C. 代谢性酸中毒　　D. 低钾血症

　　E. 代谢性碱中毒

233. 急性肾功能衰竭患者死亡，其常见原因是

234. 急性肾功能衰竭患者多尿期的并发症主要是

（235～237 题共用备选答案）

　　A. 感染性休克

　　B. 四氯化碳

C. 低血容量性休克

D. 脓毒症休克

E. 盆腔肿瘤压迫输尿管

235. 属于肾前性肾衰竭病因的是

236. 属于肾性肾衰竭病因的是

237. 属于肾后性肾衰竭病因的是

（238～239 题共用备选答案）

A. 100～150ml 左右

B. 150～200ml 左右

C. 200ml 左右

D. 200～300ml 左右

E. 250～400ml 左右

238. 采用肠内营养一次性投给输注方式时，营养液每次投给量为

239. 采用肠内营养间隙性重力输注方式时，营养液每次投给量为

（240～241 题共用备选答案）

A. 肾癌　　　　　　B. 乳腺癌

C. 结肠癌　　　　　D. 皮肤癌

E. 肺癌

240. 上述肿瘤中，可经门脉系统转移到肝的是

241. 上述肿瘤中，可经椎旁静脉系统转移到骨的是

（242～243 题共用备选答案）

A. 周围血管阻力增加，心排血量增加

B. 周围血管阻力增加，心排血量降低

C. 周围血管阻力降低，心排血量降低

D. 周围血管阻力降低，心排血量增加

E. 周围血管阻力降低，心排血量不变

242. 低动力型感染性休克的特点为

243. 高动力型感染性休克的特点为

五、X 型题

244. 下列可引起高渗性脱水的因素有

A. 高热、大量出汗

B. 静脉输入大量高渗盐水

C. 输入大量库存血

D. 输入大量浓缩血小板

E. 食管癌吞咽困难

245. 下列关于高压蒸汽灭菌的说法中，正确的是

A. 灭菌包裹体积的上限为：长 40cm、宽 30cm、高 30cm

B. 灭菌室内不宜排得过密

C. 包扎不能过紧，不用绳扎

D. 已灭菌的物品应注明有效日期，通常为 3 周

E. 下排气式蒸汽灭菌器的装载量为柜室容积的 5%～90%

246. 代谢性酸中毒的病因包括

A. 碱性物质丢失过多

B. 肾衰竭

C. 酸性物质产生过多

D. 呕吐

E. 高钾血症

247. 关于低渗性脱水，下列说法不正确的是

A. 低渗性脱水常见症状有口渴，恶心、呕吐等

B. 轻度缺钠者血钠浓度在 140mmol/L 以下

C. 中度缺钠者血钠浓度在 135mmol/L 以下

D. 重度缺钠者血钠浓度在 120mmol/L 以下

E. 重度缺钠者常发生低血容量性休克

248. 下列属于肠外营养制剂的有

A. 脂肪乳剂　　　　B. 电解质

C. 维生素　　　　　D. 葡萄糖

E. 生长激素

249. 等渗性脱水患者临床上可表现为

A. 口渴　　　　　B. 恶心

C. 乏力　　　　　D. 厌食

E. 少尿

250. 低钾血症的常见原因有

A. 消化道梗阻

B. 长期应用呋塞米或噻嗪类利尿剂

C. 严重呕吐

D. 持续胃肠减压

E. 长期禁食

251. 关于呼吸性碱中毒的治疗，下列说法不正确的是

A. 增加肺通气量

B. 危重患者呼吸急促，可用药物阻断其自主呼吸，由呼吸机进行适当的辅助呼吸

C. 急性呼吸性碱中毒患者可吸入含5%CO_2的混合气体

D. 有手足抽搐的患者可酌情使用镇静剂

E. 有手足抽搐的患者可静脉注射葡萄糖酸钙进行治疗

252. 对于感染性休克患者，其治疗措施包括

A. 改善微循环

B. 及时处理原发病灶

C. 选用合适的抗菌药物

D. 必要时应用足量的肾上腺皮质激素

E. 输入血浆或营养支持

253. 患者在大量输血后可出现的不良反应有

A. 低体温　　　　B. 碱中毒

C. 低钙血症　　　D. 高钾血症

E. 低钾血症

254. 休克患者的特殊监测包括

A. 中心静脉压

B. 血压

C. 皮肤温度、色泽

D. 尿量

E. 动脉血气分析

255. 理想的血管活性药物应能迅速提高血压，改善心脏和脑血流灌注，又能改善肾和肠道等内脏器官血流灌注，血管收缩剂包括

A. 酚妥拉明

B. 阿托品

C. 多巴胺

D. 去甲肾上腺素

E. 间羟胺

256. 治疗休克时，皮质类固醇应用不正确的是

A. 少量应用

B. 可用于感染性休克

C. 用量宜大

D. 静脉滴注，一次滴完

E. 一般可使用3~5次

257. 下列关于急性肝衰竭病因的说法中，正确的是

A. 严重的病毒性肝炎

B. 某些化学物中毒

C. 妊娠期急性脂肪肝

D. 在阻塞性黄疸、胆道感染基础上，经手术、麻醉、创伤、休克而诱发

E. 肝囊肿

258. 在急性肝衰竭的一般治疗措施中，下列正确的有

A. 腹膜透析

B. 静脉点滴乙酰谷酰胺

C. 口服乳果糖，以排软便2~3次/日为度

D. 静滴 γ－氨酪酸、左旋多巴

E. 补充血清白蛋白

259. 关于烧伤的分期，下列正确的是

    A. 组织坏死期   B. 体液渗出期

    C. 急性感染期   D. 创面修复期

    E. 康复期

260. 下列关于清创的叙述，正确的是

    A. 伤后 12 小时内清创一般都可达到一期愈合

    B. 切除失去活力的组织

    C. 彻底止血

    D. 根据情况缝合伤口

    E. 必须放置引流

261. 下列不属于特异性感染的有

    A. 破伤风杆菌感染

    B. 大肠埃希菌感染

    C. 铜绿假单胞菌感染

    D. 链球菌感染

    E. 金黄色葡萄球菌感染

262. 关于复苏时用药的目的，下列说法正确的是

    A. 激发心脏恢复自主搏动并增强心肌收缩力

    B. 防治心律失常

    C. 调整急性酸碱失衡

    D. 补充体液和电解质

    E. 预防感染

263. 肠内营养的并发症包括

    A. 酸碱代谢异常

    B. 吸入性肺炎

    C. 腹胀

    D. 气胸

    E. 高血糖

264. 按照手术的时限性，下列不属于限期手术的是

    A. 完全性肠梗阻造瘘术

    B. 胃癌根治术

    C. 慢性阑尾炎切除术

    D. 腹股沟疝修补术

    E. 急性上消化道穿孔修补术

265. 破伤风重症患者可选用的药物有

    A. 地西泮

    B. 氯丙嗪

    C. 水合氯醛

    D. 咪达唑仑

    E. 丙泊酚

266. 气性坏疽的临床表现包括

    A. 伤口恶臭

    B. 伤肢沉重或疼痛

    C. 皮肤表面可出现如大理石样斑纹

    D. 局部皮肤颜色最后变为暗红

    E. 皮下有捻发音

267. 肠外营养时需要添加水溶性和脂溶性维生素以及微量元素制剂，以避免维生素及微量元素缺乏症。下列属于脂溶性维生素的有

    A. 维生素 A   B. 维生素 B 族

    C. 维生素 C   D. 维生素 D

    E. 维生素 K

268. 下列关于失血性休克的说法中，正确的是

    A. 常见于大血管破裂

    B. 常见于肝破裂

    C. 常见于脾破裂

    D. 在外科休克中常见

    E. 常见于急性腹膜炎

269. 发热反应是最常见的早期输血不良反应之一，通常可表现为

A. 畏寒、寒战和高热

B. 头痛

C. 恶心、呕吐

D. 皮肤苍白

E. 呼吸困难

270. 引起全身性炎症反应综合征（SIRS）的因素有

A. 严重感染　　　　B. 烧伤、创伤

C. 手术　　　　　　D. 胆囊炎

E. 缺血 - 再灌注

271. 关于毛花苷丙的叙述，正确的有

A. 对心脏有高度选择性作用

B. 可降低心肌耗氧量

C. 可增强心肌收缩力

D. 可减轻心脏负荷

E. 对机体其他器官有明显影响

272. 提示血液浓缩，血容量不足的标志有

A. 血小板升高

B. 红细胞升高

C. 血红蛋白升高

D. 红细胞比容增高

E. 凝血时间延长

273. 血压是反映休克三要素的客观指标，休克三要素包括

A. 血容量

B. 心排血量

C. 外周血管阻力

D. 心率

E. 周围组织需氧量

274. 下列关于脂肪瘤的说法中，正确的是

A. 好发于四肢

B. 无痛

C. 生长缓慢

D. 可达巨大体积

E. 深部者可恶变

第二章　普通外科

1. 下列关于胃、十二指肠溃疡的临床表现，叙述不正确的是
   A. 主要症状是上腹部疼痛
   B. 可无明显症状或出现隐匿症状
   C. 病史可达数年或数十年
   D. 情绪不良或过劳不可诱发
   E. 发作与自发缓解相交替

2. 关于对无痛胃镜检查的叙述，下列不正确的是
   A. 常用麻醉药为丙泊酚
   B. 无任何禁忌
   C. 可减轻患者对检查的恐惧与紧张，减少痛苦
   D. 老年者须进行麻醉前评估
   E. 有利于检查者操作

3. 原发性腹膜炎与继发性腹膜炎的最主要区别点是
   A. 是儿童或是成人患者
   B. 是首次发病或多次发病
   C. 致病细菌的种类不同
   D. 腹腔有无原发病灶
   E. 患者全身抵抗力的好坏

4. 下列选项中，不属于溃疡性结肠炎病理表现的是
   A. 病变多累及直肠和乙状结肠
   B. 严重时可累及整个结肠
   C. 少数病变可波及末段回肠
   D. 病理变化主要在黏膜层、肌层
   E. 肠隐窝内可见大量中性粒细胞浸润，混有黏液和细菌

5. 继发性化脓性腹膜炎早期呕吐的原因为
   A. 肠麻痹　　　　　B. 肠梗阻
   C. 神经性呕吐　　　D. 反射性呕吐
   E. 胃肠痉挛

6. 口服胆囊造影术可达到的目的是
   A. 了解胆囊浓缩和收缩功能
   B. 了解胆囊切除术后胆道情况
   C. 明确梗阻性黄疸的原因和部位
   D. 明确肝内病变的范围和性质
   E. 胆道显影同时也可显示胰管

7. 继发性腹膜炎体征表现为体温升高，脉搏增快，多超过
   A. 60 次/分　　　　B. 70 次/分
   C. 80 次/分　　　　D. 90 次/分
   E. 100 次/分

8. 关于肠梗阻呕吐的说法中，不正确的是
   A. 结肠梗阻是低位梗阻，一般很晚才出现呕吐
   B. 麻痹性肠梗阻呈溢出性呕吐
   C. 低位小肠梗阻呕吐出现早而且频繁
   D. 高位小肠梗阻呕吐出现早，呕吐物为胃内容物
   E. 绞窄性肠梗阻呕吐物为血性

9. 继发性腹膜炎腹痛的特点是
   A. 进食后疼痛能缓解
   B. 发热后持续腹痛
   C. 持续性全腹痛，原发部位显著
   D. 阵发性腹痛，逐渐加重
   E. 阵发性腹痛，能自行缓解

10. 下列关于甲状腺的描述中，错误的是
    A. 是成年人体内最大的内分泌器官
    B. 结构单位为滤泡
    C. 重量约 30g
    D. 位于颈前区甲状软骨两侧
    E. 在颈部检查时不易触及

11. 胆石性肠梗阻的临床表现为单纯的
    A. 血性肠梗阻
    B. 机械性肠梗阻
    C. 闭袢性肠梗阻
    D. 中毒性肠梗阻
    E. 动力性肠梗阻

12. 表现为反复出现的慢性不全性肠梗阻或急性肠梗阻的慢性结核性腹膜炎的病理类型为
    A. 腹水型　　　　B. 粘连型
    C. 干酪型　　　　D. 包裹型
    E. 渗出型

13. 当颈部大静脉损伤出现严重空气栓塞时，紧急处理为
    A. 结扎血管
    B. 损伤部位局部加压
    C. 右心室穿刺
    D. 吻合血管
    E. 气管插管

14. 诊断出急性化脓性腹膜炎后，进一步要明确的中心环节是
    A. 引起腹膜炎的原因
    B. 是否合并酸碱平衡紊乱
    C. 有无脱水
    D. 感染的主要细菌
    E. 有无贫血

15. 直肠恶性黑色素瘤的主要转移方式为
    A. 直接浸润
    B. 淋巴转移
    C. 腹腔种植转移
    D. 血行转移
    E. 卵巢种植转移

16. 原发性腹膜后恶性淋巴瘤对放疗敏感，放疗总量以多少为最佳剂量
    A. 10 ~ 20Gy　　　B. 20 ~ 30Gy
    C. 30 ~ 50Gy　　　D. 50 ~ 60Gy
    E. 60 ~ 70Gy

17. 甲状腺组织不包括
    A. 侧叶　　　　　B. 甲状旁腺
    C. 锥状叶　　　　D. 峡部
    E. 固有被膜

18. 急性结核性腹膜炎的主要临床表现为
    A. 急性腹痛
    B. 全身感染中毒症状
    C. 腹膜刺激征
    D. 腹水
    E. 肠梗阻

19. 单纯性机械性肠梗阻的临床特点是
    A. 阵发性腹痛伴肠鸣音亢进
    B. 持续性绞痛，频繁呕吐
    C. 持续性剧痛，腹胀不对称
    D. 持续性胀痛，肠鸣音消失
    E. 腹胀明显，肛门停止排气

20. 门脉高压症患者的体征不包括
    A. 肝病面容　　　B. 黄疸
    C. 肝掌　　　　　D. 蜘蛛痣
    E. 移动性浊音阴性

21. 导致肛门失禁的常见原因不包括
    A. 先天性肛门闭锁
    B. 肛门先天性发育畸形
    C. 括约肌外伤
    D. 神经系统病变
    E. 肛管直肠疾病

22. 下列疾病中，与结肠癌关系最密切的是
    A. 溃疡性结肠炎
    B. 家族性结肠息肉病
    C. 回盲部结核
    D. 血吸虫性肉芽肿
    E. 克罗恩病

23. 关于膈下脓肿的叙述，不正确的是
    A. 多因膈下部位直接感染所引起
    B. 胸部感染和腹膜后间隙感染扩散引起的膈下脓肿较多见
    C. 膈下脓肿的病原菌主要为大肠埃希菌、链球菌和厌氧菌
    D. 膈下脓肿的病原菌一般与原发病的致病菌一致
    E. 脓肿位于膈肌以下、横结肠及其系膜以上的间隙内

24. 下肢静脉曲张的并发症主要是
    A. 小腿溃疡
    B. 小腿丹毒
    C. 深静脉瓣膜功能不全
    D. 深静脉血栓形成
    E. 足部溃疡

25. 腹膜假黏液瘤最常来源于
    A. 子宫   B. 卵巢
    C. 结肠   D. 胰腺
    E. 胃

26. 成人肠套叠的常见原因是
    A. 畸形   B. 肠肿瘤
    C. 剧烈运动   D. 饮食习惯改变
    E. 肠道炎症

27. 继发性腹膜炎的手术适应证不包括
    A. 胆囊炎穿孔
    B. 胃肠道穿孔
    C. 急性弥漫性腹膜炎已局限
    D. 绞窄性肠梗阻

E. 急性重症胰腺炎伴感染，中毒症状明显者

28. 甲状腺结节的初步检查方法是
    A. 触诊   B. 颈部 CT
    C. 颈部超声   D. 颈部 X 线
    E. 颈部 MRI

29. 引起原发性腹膜炎的原因不包括
    A. 儿童、婴儿感染的血行播散
    B. 外伤引起的肠破裂
    C. 女性生殖道的上行性感染
    D. 泌尿系感染的直接扩散
    E. 肝硬化腹水时的透壁感染

30. 肝硬化患者出现血性腹水，但无腹痛及发热，应首先考虑为
    A. 结核性腹膜炎
    B. 原发性肝癌
    C. 门静脉血栓形成
    D. 肝肾综合征
    E. 自发性腹膜炎

31. 溃疡病穿孔时，从开始即存在的体征为
    A. 肠鸣音消失
    B. 均有板状腹
    C. 用镇痛药也难以缓解的疼痛
    D. 均有膈下游离气体
    E. 腹部移动性浊音阳性

32. 膈下脓肿的治疗不包括
    A. 脓肿的引流
    B. 原发病的控制
    C. 抗生素的应用
    D. 非引流治疗
    E. 一般支持治疗

33. 诊断明确的家族性腺瘤性息肉病，最佳手术方案为
    A. 回肠造口
    B. 腹会阴联合切除

C. 次全结肠切除

D. 全结肠切除

E. 横结肠造口

34. 胃癌患者出现以下哪项临床表现应考虑发生了远处转移

A. 贫血

B. 腹水

C. 上腹部触及肿块

D. 消瘦

E. 直肠指检触及盆腔肿块

35. 血吸虫病肝硬化晚期、脾大及脾功能亢进患者，外科手术治疗的最佳术式为

A. 脾切除 + 门腔静脉吻合术

B. 脾切除 + 脾肾静脉吻合术

C. 单纯脾切除术

D. 脾切除 + 贲门周围血管离断术

E. 脾切除 + 胃冠状静脉栓塞术

36. 便血患者做直肠指检的目的是

A. 诊断内痔

B. 诊断外痔

C. 排除炎症

D. 排除直肠肿瘤

E. 排除肛瘘

37. 十二指肠血管压迫综合征的 X 线钡餐检查中不可能出现的是

A. 侧卧或俯卧时钡剂可迅速通过十二指肠水平部进入空肠

B. 近端十二指肠及胃扩张，有明显的十二指肠逆蠕动

C. 孤立胀大的肠袢，位置固定，不随时间而改变

D. 切迹远端肠腔瘪陷，钡剂在 2～4 小时内不能排空

E. 钡剂在十二指肠水平部脊柱中线处中断，有整齐的类似笔杆压迫的斜行

切迹

38. 加速甲状腺激素分泌和促进甲状腺激素合成的激素是

A. 促黄体生成素（LH）

B. 生长激素（GH）

C. 甲状旁腺素（PTH）

D. 促卵泡生成素（FSH）

E. 促甲状腺激素（TSH）

39. 瘢痕性幽门梗阻的首选手术方式是

A. 毕Ⅰ式胃大部切除术

B. 毕Ⅱ式胃大部切除术

C. 壁细胞迷走神经切断术

D. 幽门成形术

E. 迷走神经干切断术

40. 门静脉高压症腹水产生的原因不包括

A. 门静脉压力减少

B. 门静脉系统毛细血管床的滤过压增加

C. 组织液吸收减少

D. 淋巴液产生增多

E. 组织液漏入腹腔

41. 关于急性完全性输入袢梗阻的诊断标准，错误的是

A. 多发生于胃大部切除毕Ⅱ式吻合术后

B. 突发上腹剧烈疼痛

C. 上消化道造影有助于诊断

D. 查体时上腹部有压痛，扪不到包块

E. 呕吐频繁但量不大，呕吐物不含胆汁，呕吐后症状缓解

42. 甲状腺术后最危险的并发症是

A. 声音嘶哑

B. 手足、面部麻木及抽搐

C. 呼吸困难和窒息

D. 吞咽困难

E. 切口感染

43. 肿瘤减瘤方法以哪种最有效

A. 手术切除　　　　B. 化疗

C. 放疗　　　　　　D. 免疫治疗

E. 中药治疗

44. 门脉高压症的诊断标准不包括

A. 有血吸虫病、肝炎及嗜酒史

B. 白细胞及血小板增多

C. 蜘蛛痣

D. 腹壁静脉曲张

E. 腹水及下肢水肿

45. 瘢痕性幽门梗阻患者术前纠正脱水及酸碱平衡失调时，选用的液体应为

A. 1.25% 碳酸氢钠溶液 + 林格液

B. 1.25% 碳酸氢钠溶液 +5% 葡萄糖溶液

C. 5% 葡萄糖溶液 +1/6mol/L 乳酸钠溶液

D. 5% 葡萄糖盐水 + 氯化钾溶液

E. 1/6mol/L 乳酸钠溶液

46. 急性阑尾炎最主要的体征是

A. 直肠指诊直肠右前方触痛

B. 转移性右下腹痛

C. 结肠充气试验阳性

D. 右下腹局限性压痛

E. 腰大肌试验阳性

47. 瘢痕性幽门梗阻患者的术前准备，最重要的是

A. 心理准备

B. 皮肤准备

C. 补充碱性药物

D. 连续 3 天温盐水洗胃

E. 改善营养不良

48. 门静脉高压症时，受影响最早、最易曲张出血的侧支血管为

A. 脐静脉　　　　　B. 直肠上静脉

C. 腹壁上静脉　　　D. 腹膜后静脉

E. 胃冠状静脉

49. 消化道最常见的间叶源性肿瘤是

A. 平滑肌瘤

B. 肉瘤

C. 胃肠道间质瘤（GIST）

D. 神经纤维瘤

E. 脂肪瘤

50. 下列关于颈部淋巴结分区的描述，错误的是

A. Ⅰ区为颏下、颌下淋巴结

B. Ⅱ区为颈内静脉上群淋巴结

C. Ⅲ区为颈内静脉中群淋巴结

D. Ⅳ区为颈内静脉下群淋巴结

E. Ⅴ区为颈前三角淋巴结

51. 上消化道大出血最常见的原因是

A. 门静脉高压症

B. 胃癌

C. 出血性胃炎

D. 胃、十二指肠溃疡

E. 应激性溃疡

52. 以下疾病中属于门静脉高压症肝内窦前型的是

A. 缩窄性心包炎

B. 肝炎后肝硬化

C. 血吸虫性肝硬化

D. 门静脉血栓形成

E. 肝静脉血栓形成

53. 胃大部切除术后吻合口排空障碍最常见的原因是

A. 吻合口开口过小

B. 吻合口水肿

C. 功能性梗阻

D. 胃肠壁翻入过多

E. 空肠逆行套叠堵塞吻合口

54. 下列属于低位小肠梗阻临床特点的是

A. 排便、排气停止，腹胀、呕吐明显，可以吐粪

B. 无腹胀，有腹痛、呕吐，排便、排气停止

C. 排便、排气停止，无呕吐，腹痛轻微，无腹胀

D. 腹痛、呕吐不明显，无排便、排气停止

E. 以腹痛和腹胀为主，无呕吐，无排气、排便停止

55. 胃溃疡大出血最主要的治疗方式是
   A. 奥美拉唑静脉滴注
   B. 包括溃疡在内的胃大部切除术
   C. 三腔两囊管压迫
   D. 迷走神经干切断 + 半胃切除术
   E. 高选择性迷走神经切断术

56. 有关门静脉高压症上消化道出血，下列不正确的是
   A. 是门静脉高压症的主要临床表现
   B. 可有呕血、便血
   C. 有近期溃疡病症状加重现象
   D. Child – Pugh C 级患者宜采用非手术治疗
   E. 门静脉高压上消化道出血一定为食管胃底静脉曲张破裂引起

57. 腹部 X 线平片中，应考虑有绞窄性肠梗阻的指征是
   A. 扩张肠段呈阶梯形排列
   B. 近端肠管扩张，远端肠腔无气体
   C. 孤立性肠袢，位置固定
   D. 大、小肠均膨胀
   E. 扩张肠段黏膜呈鱼刺状

58. 下列关于倾倒综合征的说法中，不正确的是
   A. 胃切除范围较大时容易发生
   B. 饭后平卧可以减轻症状
   C. 主要因高渗食物快速进入十二指肠或

空肠内引起

D. 是胃大部切除术术后并发症之一

E. 毕 Ⅰ 式手术术后多见

59. 下列不需要外科手术治疗的情况为
   A. 溃疡恶变
   B. 复合溃疡，经正规内科治疗无效
   C. 胃、十二指肠瘢痕性幽门梗阻
   D. 因十二指肠溃疡引起严重腹痛
   E. 胃、十二指肠溃疡急性穿孔，腹腔污染严重

60. 下列关于甲状腺激素的描述中，不正确的是
   A. 加快全身细胞利用氧
   B. 加速蛋白质的分解
   C. 加速碳水化合物的分解
   D. 加速脂肪的合成
   E. 促进人体生长发育

61. 选择性胃迷走神经切断术治疗十二指肠溃疡时，附加幽门成形术的主要目的是
   A. 解除胃潴留
   B. 防止术后消化不良
   C. 防止术后腹泻
   D. 减少胃酸分泌
   E. 降低溃疡复发率

62. 诊断急性糜烂性出血性胃炎的主要根据是
   A. 出血的临床表现
   B. 胃液分析
   C. 急诊胃镜检查
   D. 胃钡餐造影
   E. 胃黏膜脱落细胞学检查

63. 胃大部切除术后患者出现贫血的主要原因是
   A. HCl 减少
   B. HCO_3^- 减少
   C. 黏液减少

D. 胃蛋白酶活性降低

E. 内因子减少

64. 混合痔是指

A. 痔与肛瘘同时存在

B. 环形内痔

C. 痔与肛周脓肿同时存在

D. 肛门不适伴疼痛

E. 内痔、外痔症状同时存在

65. 下列有关阑尾假性黏液瘤的说法中，不正确的是

A. 阑尾假性黏液瘤为真性肿瘤，可种植腹腔

B. 假性黏液瘤可转移到肝脏

C. 切除阑尾假性黏液瘤时，最主要的是要完整切除

D. 广泛腹膜假性黏液瘤应尽量切除，减小肿瘤体积

E. 腹腔化疗对假性黏液瘤疗效不确切

66. 下列关于痔的治疗方法，不正确的是

A. 血栓性外痔可手术切开取出血栓

B. 单纯性外痔一般不手术

C. 硬化剂注射疗法适用于有炎症、溃疡、血栓形成的内痔

D. 手术疗法适用于单纯较大的内痔及环状痔

E. 枯痔疗法适用于出血的内痔和反复脱出不易回纳的内痔

67. 胃大部切除术治疗十二指肠溃疡的机制是

A. 切除溃疡病变

B. 解除梗阻

C. 预防癌变

D. 减少胃酸分泌

E. 阻断迷走神经刺激

68. 单纯性甲状腺肿的病因不包括

A. 碘缺乏

B. 甲状腺素需要量增高

C. 甲状腺素合成障碍

D. 甲状腺素分泌障碍

E. 服用甲状腺素片

69. 溃疡的主要病因是

A. 幽门螺杆菌感染

B. 过度疲劳引起胃瘫

C. 胃酸分泌过多与黏膜屏障受损

D. 长期服用制酸类药物

E. 酗酒

70. 下列一般不会发展为肝硬化门静脉高压症的是

A. 甲型肝炎　　　B. 长期酗酒

C. 丙型肝炎　　　D. 乙型肝炎

E. 自身免疫型肝炎

71. 幽门螺杆菌（Hp）是胃癌的主要危险因素之一，感染主要与哪种胃癌有关

A. 膨胀型胃癌　　B. 弥漫型胃癌

C. 肠型胃癌　　　D. 浸润型胃癌

E. 弥散型胃癌

72. 根据淋巴结清除范围的不同，胃癌根治术分为根Ⅰ式、根Ⅱ式和根Ⅲ式。以下关于远端胃癌根Ⅱ式手术的淋巴结清扫范围，说法正确的是

A. 1、3、4、5、6、7、8、9 组淋巴结

B. 1、2、3、4、5、7、8、9、10、11 组淋巴结

C. 1、2、3、4、5、6、8、9、10、11 组淋巴结

D. 1、3、4、5、6、8、9、10、11、12 组淋巴结

E. 3、4、5、6、7、8、9、10 组淋巴结

73. 甲状腺患者术后声音改变，其主要原因是

A. 喉上神经损伤

B. 甲状旁腺功能减退

C. 呼吸道分泌物增多

D. 单侧喉返神经损伤

E. 声带水肿

74. 下列关于颈部囊状淋巴管瘤的叙述，不正确的是

A. 先天性囊状水瘤，是一种单房性囊肿

B. 常见于婴儿的颈侧部（颈后三角）皮下组织内

C. 柔软，囊性，有波动感，透光，不易压缩

D. 无疼痛，边界不清，可蔓延生长

E. 内容物透明，微黄色，有大量淋巴细胞

75. 确诊乳腺深部脓肿最可靠的依据是

A. 可触及硬块　　B. 红肿

C. 乳房胀痛　　D. 穿刺有脓液

E. 白细胞总数明显增高

76. 提高早期胃癌诊断的三项关键手段是

A. 纤维胃镜检查、胃液脱落细胞学检查、X 线钡餐检查

B. 纤维胃镜检查、胃液酸碱度测定、X 线钡餐检查

C. X 线钡餐检查、大便潜血试验、纤维胃镜检查

D. 胃液脱落细胞学检查、大便潜血试验、纤维胃镜检查

E. 胃液脱落细胞学检查、四环素荧光试验、X 线钡餐检查

77. 甲状旁腺功能亢进症（简称甲旁亢）患者术后发生低钙血症时，血清钙达到最低值的时间为

A. 术后 1~2 天　　B. 术后 2~3 天

C. 术后 3~4 天　　D. 术后 4~9 天

E. 术后 10~15 天

78. 下列关于乳腺囊性增生症的描述，正确的是

A. 多见于绝经妇女

B. 常见于单侧乳房

C. 与情绪变化有关

D. 与体内激素水平变化有关

E. 月经期后乳房疼痛加重

79. 胃、十二指肠前壁穿孔的临床表现，不正确的是

A. 上腹部阵发性绞痛

B. 腹肌板样紧张

C. 病后短期内患者处于虚脱状态

D. 立位腹部 X 线平片有助于诊断

E. 多数患者有溃疡病史

80. 甲状腺腺瘤术后可以采取平卧位的时间为

A. 术后 1 小时　　B. 术后 2 小时

C. 术后 3 小时　　D. 术后 4 小时

E. 术后 6 小时

81. 胃癌患者术后拔出腹腔引流管的时间为术后

A. 1~3 日　　B. 3~7 日

C. 1 周　　D. 2 周

E. 3 周

82. 乳头有鲜红色溢液常见于

A. 乳管内乳头状瘤

B. 乳腺囊性增生病

C. 月经期

D. 乳腺炎

E. 乳腺癌

83. 高选择性迷走神经切断术中被称为"罪恶支"，易遗漏而造成术后溃疡复发的是

A. 迷走神经腹腔支

B. 迷走神经终末"鸦爪支"

C. 迷走神经前干

D. 迷走神经后干

E. 迷走神经高位分布到胃底的分支

84. 中度甲状腺功能亢进症（简称甲亢）的基础代谢率为
    A. +10% ~ +20%
    B. +20% ~ +30%
    C. +10% ~ +30%
    D. +30% ~ +60%
    E. > +60%

85. 关于急性乳腺炎的致病菌，最常见的是
    A. 脆弱拟杆菌
    B. 金黄色葡萄球菌
    C. 溶血性链球菌
    D. 厌氧菌
    E. 铜绿假单胞菌

86. 以下不属于胃息肉的是
    A. 增生性息肉
    B. 胃底腺息肉
    C. 瘤样息肉或腺瘤
    D. 炎性纤维性息肉
    E. 错构瘤性息肉

87. 关于甲状腺功能亢进症的分型，叙述不正确的是
    A. 原发性甲亢最常见
    B. 原发性甲亢有时伴有胫前黏液性水肿
    C. 高功能腺瘤患者无眼球突出，但有胫前黏液性水肿
    D. 高功能腺瘤结节周围的甲状腺组织呈萎缩性改变
    E. 继发性甲亢的腺体呈结节状肿大，两侧多不对称，无眼球突出，也无胫前黏液性水肿

88. 关于胃癌的临床表现特点，下列叙述不正确的是
    A. 早期仅有一些不明显的上消化道症状
    B. 早期即出现明显的上消化道症状
    C. 随着病情进展，上腹疼痛、食欲缺乏、

消瘦等症状逐渐加重
    D. 病程的晚期可见局部肿块、腹水、锁骨上淋巴结肿大、恶病质等
    E. 胃窦部进展期癌有时可触及肿块

89. 乳腺纤维腺瘤一般好发于
    A. 乳房外上象限
    B. 乳房内上象限
    C. 乳房内下象限
    D. 乳房外下象限
    E. 乳晕区

90. 关于胃癌新辅助化疗，叙述不正确的是
    A. 主要用于局部晚期病例
    B. 对早期胃癌同样适用
    C. 是否能够延长生存还有争议
    D. 目的在于降低分期、提高手术切除率
    E. 不良反应以胃肠道反应、骨髓抑制、神经系统毒性较多见

91. 食管胃底静脉曲张破裂出血非手术治疗的基本措施中，不包括
    A. 完全胃肠外营养
    B. 三腔两囊管压迫止血
    C. 补液、输血
    D. 经内镜注射硬化剂急诊止血及预防再出血
    E. 应用垂体后叶素、生长抑素和 β 受体阻断药等药物

92. 胃、十二指肠溃疡穿孔典型的 X 线检查结果为
    A. 胃泡扩张
    B. 肠管扩张
    C. 胃内有液平
    D. 双侧横膈抬高
    E. 膈下游离气体

93. 甲亢术前准备应用碘剂的主要作用是
    A. 促进蛋白水解酶活性

B. 抑制甲状腺激素的合成

C. 减慢心率、保护心脏

D. 抑制甲状腺激素的释放

E. 增加甲状腺球蛋白的分解

94. 乳腺癌最常见的病理类型是

A. 髓样癌　　　　　B. 小叶癌

C. 乳头状癌　　　　D. 导管癌

E. 硬癌

95. 甲状腺切除术后出现气管塌陷导致窒息最有效的处理是

A. 进行人工呼吸

B. 立即高流量给氧

C. 立即床边气管切开

D. 急送手术室气管插管

E. 麻醉后清除血肿，仔细止血

96. 下列头颈部恶性肿瘤中，最常转移到颈部淋巴结的是

A. 唇癌　　　　　　B. 喉癌

C. 鼻咽癌　　　　　D. 口腔癌

E. 甲状腺癌

97. 血栓闭塞性脉管炎后期的主要症状是

A. 间歇性跛行

B. 患肢感觉异常

C. 静息痛

D. 坏疽

E. 出现末端缺血性溃疡

98. 甲状舌管囊肿的诊断依据，正确的是

A. 多在 1 岁时出现

B. 当肿物发生感染时，局部红肿、压痛

C. 可触及潜行的条索状物

D. 颈前光滑无痛肿物在伸舌时能上提、回缩

E. 女性多见

99. 腹主动脉瘤择期手术的适应证是瘤体直径

A. ≥2cm　　　　　B. ≥3cm

C. ≥5cm　　　　　D. ≥7cm

E. ≥8cm

100. 对于血栓闭塞性脉管炎患者，下列处理原则正确的是

A. 使用热疗，促进下肢血液循环

B. 休息时抬高患肢

C. 绝对戒烟

D. 禁止使用镇静剂和止痛剂

E. 绝对卧床

101. 下列甲亢患者不适宜施行手术治疗的是

A. 青少年患者

B. 继发性甲亢或高功能腺瘤

C. 中度以上的原发性甲亢

D. 抗甲状腺药物或 ^{131}I 治疗后复发者

E. 腺体较大，伴有压迫症状，或胸骨后甲状腺肿等类型甲亢

102. 下列选项中，属于浅静脉的是

A. 股静脉　　　　　B. 肱静脉

C. 胫静脉　　　　　D. 大隐静脉

E. 髂总静脉

103. 甲状舌管通常自行闭锁的时间为

A. 胎儿 4 周左右

B. 胎儿 6 周左右

C. 胎儿 10 周左右

D. 胎儿 12 周左右

E. 出生后 1 周左右

104. 急性阑尾炎的临床病理类型中，不包括

A. 急性单纯性阑尾炎

B. 急性化脓性阑尾炎

C. 坏疽及穿孔性阑尾炎

D. 异位急性阑尾炎

E. 阑尾周围脓肿

105. 下列损伤中，可导致瞳孔缩小的是

A. 臂丛神经损伤

B. 副神经损伤

C. 喉返神经损伤

D. 膈神经损伤

E. 颈部交感神经损伤

106. 小儿患急性阑尾炎时，白细胞计数一般在

A. $5 \times 10^9/L$ 以上

B. $20 \times 10^9/L$ 以上

C. $10 \times 10^9/L$ 以上

D. $25 \times 10^9/L$ 以上

E. $15 \times 10^9/L$ 以上

107. 外科治疗消化性溃疡主要是为了

A. 防治消化道出血

B. 去除溃疡病灶

C. 防止溃疡发生恶变

D. 彻底治愈溃疡

E. 治愈溃疡，消除症状，防止复发

108. 自乳突呈 "Z" 形向下行走于斜方肌前缘或表面，跨锁骨中前 1/3 达胸骨切迹下 2～3cm 颈中线处的切口是

A. "L" 形切口

B. 单臂弧形切口

C. 长低位弧形切口

D. 顺皮纹切口

E. "Y" 形切口

109. 治疗原发性大隐静脉曲张，最有效的方法是

A. 药物治疗

B. 穿弹力袜

C. 休息时抬高患肢

D. 手术治疗

E. 按摩

110. 阑尾炎症时，患者感右侧脐旁及右上腹痛，腹部压痛与肌紧张也以右上腹最明显，此异位急性阑尾炎是

A. 高位阑尾炎

B. 盲肠后急性阑尾炎

C. 盆腔急性阑尾炎

D. 右侧腹部、腹中部阑尾炎

E. 腹膜外急性阑尾炎

111. 下列与单纯性下肢静脉曲张的发病无关的是

A. 静脉瓣膜功能不全

B. 静脉壁薄弱

C. 静脉内压力升高

D. 静脉管狭窄

E. 工作长久站立

112. 关于颈淋巴结结核的临床表现，叙述不正确的是

A. 患者大都具有明显的全身症状如高热

B. 肿大淋巴结一般位于下颌下以及胸锁乳突肌的前、后缘或深面

C. 初期，肿大的淋巴结相互分离，较硬，无痛，可推动

D. 晚期，淋巴结发生干酪样坏死、液化，形成寒性脓肿

E. 脓肿破溃后形成经久不愈的窦道或慢性溃疡

113. 阑尾炎时，易导致阑尾坏死、穿孔的主要原因是

A. 管壁坏死

B. 阑尾系膜短易于卷曲

C. 阑尾含有丰富的淋巴组织

D. 阑尾开口小

E. 阑尾动脉为终末动脉，易发生血运障碍

114. 下列因素中，可引起肺栓塞的是

A. 下肢深静脉血栓形成

B. Cockett 综合征

C. 静脉瓣膜受阻

D. 下肢静脉曲张

E. 精索静脉曲张

115. 若甲旁亢临床上无症状，血钙或血 PTH 如何改变即可诊断为甲旁亢
A. 高于正常值 0.10mmol/L，高于 2 倍以上
B. 高于正常值 0.25mmol/L，高于 1.5 倍以上
C. 高于正常值 0.25mmol/L，高于 2 倍以上
D. 低于正常值 0.25mmol/L，低于 2 倍以上
E. 高于正常值 0.25mmol/L，低于 2 倍以上

116. 急性阑尾炎患者可能存在的体征不包括
A. 结肠充气试验阳性
B. 腰大肌试验阳性
C. 闭孔内肌试验阳性
D. 经肛门直肠指诊触痛
E. Murphy 征阳性

117. 直接导致血栓形成的因素是
A. 长期卧床 　　B. 肥胖
C. 血管壁损伤 　　D. 恶性肿瘤
E. Cockett 综合征

118. 当胆囊位置较低或阑尾位置较高时，急性阑尾炎易与哪种疾病相混淆
A. 急性胆囊炎
B. 急性胃肠炎
C. 急性肠系膜淋巴结炎
D. 胃、十二指肠溃疡穿孔
E. 右下肺肺炎

119. 若术中证实甲状腺结节为甲状腺癌而需进一步行颈部淋巴结清扫术时，可采取的切口为
A. "L" 形切口
B. 单臂弧形切口

C. 长低位弧形切口
D. 顺皮纹切口
E. "Y" 形切口

120. 对上消化道大出血不具有诊断意义的是
A. 选择性血管造影
B. CT 平扫检查
C. 纤维内镜检查
D. X 线钡餐检查
E. 三腔两囊管检查

121. 急性阑尾炎的手术适应证不包括
A. 急性单纯性阑尾炎保守治疗不理想、症状加重者
B. 慢性阑尾炎急性发作者
C. 急性阑尾炎穿孔并发局限性或弥漫性腹膜炎者
D. 阑尾周围脓肿已有局限趋势，并中毒症状不重者
E. 急性化脓性阑尾炎或坏疽性阑尾炎，发病急，症状重，伴寒战、高热者

122. 在甲状腺癌中，恶性度最低，较早便出现颈部淋巴结转移的类型是
A. 髓样癌 　　B. 未分化癌
C. 滤泡状腺癌 　　D. 乳头状腺癌
E. 嗜酸细胞癌

123. 下列各疝中，最易发生嵌顿的是
A. 直疝 　　B. 脐疝
C. 股疝 　　D. 斜疝
E. 切口疝

124. 阑尾腺癌的转移方式以什么为主
A. 血行转移 　　B. 直接浸润
C. 淋巴转移 　　D. 腹腔种植转移
E. 卵巢种植转移

125. 符合桥本甲状腺炎表现特点的是
A. 颈部淋巴结肿大
B. 表面平滑，质较软

C. 无甲状腺功能减退表现

D. 可出现重度呼吸困难或吞咽困难

E. 甲状腺逐渐增大，常为弥漫性、对称性肿大

126. 关于阑尾黏液囊肿的叙述，不正确的是

A. 是一种潴留性囊肿

B. 继发感染可表现为急性阑尾炎症状

C. 患者的症状常不典型或无不适

D. 查体部分患者可扪及右下腹无痛性类圆形包块

E. 腹部 B 超及 CT 检查有助于确诊

127. 关于上消化道大出血的手术治疗，以下叙述不正确的是

A. 多发生在胃、十二指肠的消化性溃疡出血，首选胃大部切除术

B. 食管 - 胃底静脉曲张破裂出血 Child - Pugh B 级或 Child - Pugh A 级，应采取非手术治疗

C. 急性胃黏膜病变当非手术治疗无法控制出血时，考虑手术治疗

D. 胃癌一旦诊断明确，应尽早手术，行根治性胃大部或全胃切除

E. 胆道反复大量出血可考虑手术治疗

128. 颈淋巴结结核的全身治疗，抗结核药物不包括

A. 异烟肼　　　　B. 乙胺丁醇

C. 利福平　　　　D. 阿米卡星

E. 链霉素

129. 下列关于脐疝临床特点的描述，正确的是

A. 幼儿的脐环通常在 3 岁时能自行闭锁

B. 手术原则是切除脐部

C. 成人脐疝发生嵌顿或绞窄较多

D. 由于脐环闭锁，脐部瘢痕组织坚硬所致

E. 通常发生于中老年

130. 急性阑尾炎右下腹固定性压痛，除麦氏点、Lanz 点外，还有 Morris 点，其位置是

A. 右髂前上棘与脐连线的中点处

B. 左右髂前上棘连线的右、中 1/3 交点处

C. 右髂前上棘与脐连线的中、内 1/3 处

D. 右髂前上棘与脐连线的中、外 1/3 处

E. 右髂前上棘与脐连线和腹直肌外缘交汇点

131. 关于急性腹膜炎手术指征的叙述中，不正确的是

A. 无论原发性腹膜炎或继发性腹膜炎，一经确诊均应行手术治疗

B. 继发于急性出血坏死性胰腺炎的弥漫性腹膜炎

C. 中毒症状明显，伴有休克表现

D. 经非手术治疗 12 小时，症状、体征加重

E. 弥漫性腹膜炎无局限趋势

132. 颈部疾病中最常见的甲状腺良性肿瘤是

A. 甲状腺腺瘤

B. 甲状舌管囊肿

C. 颈淋巴结结核

D. 颈部囊状淋巴管瘤

E. 单纯性甲状腺肿

133. 腹股沟管走行的方向为

A. 向外、下、浅

B. 向内、下、深

C. 向内、上、深

D. 向内、下、浅

E. 向内、上、浅

134. 下列关于阑尾类癌的临床特点，叙述不正确的是

A. 是神经内分泌肿瘤，起源于阑尾嗜银细胞

B. 典型的病变位于阑尾黏膜下，不可浸润肌层或浆膜

C. 一般累及阑尾远侧部分，可直接侵入邻近脂肪、淋巴组织

D. 可转移至肝脏、肺、脑和骨

E. 阑尾类癌很难在术前诊断，多在阑尾炎手术中偶然发现

135. 发现颈部血管损伤时的紧急处理是

A. 血管吻合　　　　B. 缝合伤口

C. 气管插管　　　　D. 伤口引流

E. 局部加压

136. 术中判断腹股沟斜疝或直疝的标准是

A. 疝块在腹壁下动脉的内侧或外侧突出

B. 疝块的大小

C. 有否冲击感

D. 疝块是否进入阴囊

E. 是否有嵌顿史

137. 下列关于甲状腺癌的描述，不正确的是

A. 对没有颈淋巴结转移的乳头状腺癌，不需同时清扫患侧淋巴结

B. 滤泡状腺癌病灶多为单发，有包膜，但不完整

C. 滤泡状腺癌彻底清除颈淋巴结可提高手术疗效

D. 髓样癌较早出现颈淋巴结转移，晚期可有血行转移

E. 未分化癌发病后 2~3 个月即出现压迫症状或远处转移

138. 对于腹部闭合性损伤，判断脏器损伤类型最有效的方法是

A. 血红蛋白及血细胞比容检查

B. 腹部 X 线检查

C. 腹部 CT

D. 诊断性腹腔穿刺

E. 腹部 B 超

139. 对桥本甲状腺炎有诊断意义的实验室检查为

A. 基础代谢率正常，甲状腺摄^{131}I 量增加

B. 基础代谢率正常，甲状腺摄^{131}I 量减少

C. 基础代谢率降低，甲状腺摄^{131}I 量增加

D. 基础代谢率升高，甲状腺摄^{131}I 量正常

E. 基础代谢率降低，甲状腺摄^{131}I 量减少

140. 腹部外伤时，实质性脏器破裂的症状主要是

A. 发热

B. 恶心、呕吐

C. 腹痛、腹胀

D. 面色苍白、脉率加快

E. 腹膜刺激征

141. 关于甲状腺肿的手术适应证，不正确的是

A. 胸骨后甲状腺肿

B. 出现气管或食管压迫症状者

C. 结节性甲状腺肿疑有恶变者

D. 20 岁前的弥漫性甲状腺肿

E. 结节性甲状腺肿继发功能亢进者

142. 腹部损伤时优先处理

A. 污染重的伤口

B. 出血性损伤

C. 穿破性损伤

D. 污染轻的伤口

E. 腹膜后器官的损伤

143. 手术后采取的卧位姿势，说法不正确的是

A. 全麻患者去枕平卧，头向一侧

B. 颈部术后取仰卧位

C. 胸、腹术后取半卧位

D. 脊柱术后一般平卧于硬板床

E. 颅脑术后可取头高斜坡卧位

144. 在腹部闭合性损伤中，损伤发生率最高的是

A. 结肠   B. 脾脏

C. 小肠   D. 肝脏

E. 十二指肠

145. 对于 B 超提示有沙砾样钙化改变的甲状腺结节应警惕哪种疾病的可能

A. 甲状腺腺瘤

B. 甲状腺癌

C. 甲状舌管囊肿

D. 颈部囊状淋巴管瘤

E. 单纯性甲状腺肿

146. 按照剖腹探查顺序，首先探查的是

A. 胃   B. 十二指肠

C. 盆腔   D. 腹膜后

E. 肝、脾

147. 下列关于乳腺纤维腺瘤的叙述，不正确的是

A. 约有 75% 表现为单发

B. 无压痛，生长缓慢

C. 表面光滑、界清、质硬、活动

D. 在青春发育期生长较快

E. 在妊娠及哺乳时生长较慢

148. 胰腺损伤术后，胰周引流管应至少放置

A. 3 天以上   B. 3~5 天

C. 7 天   D. 10 天

E. 14 天

149. 关于乳腺分叶状肿瘤的诊断，说法正确的是

A. 可根据临床症状和辅助检查结果进行明确诊断

B. 乳腺钼靶摄片和超声检查可明确诊断

C. 组织病理学检查可获得准确的诊断

D. 空芯针穿刺活检可区分分叶状肿瘤与纤维腺瘤

E. 细针穿刺可明确诊断

150. 上消化道大出血的常见病因不包括

A. 胃、十二指肠溃疡

B. 门静脉高压症

C. 急性胃黏膜病变

D. 胆道出血

E. Dieulafoy 病

151. 乳腺癌钼靶 X 线片的主要表现为

A. 密度不均匀，边界不清楚

B. 密度均匀的肿物，可见圆形及小斑片状钙化

C. 片状或结节状致密影，和周围腺体组织密度类似

D. 密度均匀的肿物，边界较清晰、整齐

E. 高密度影肿物，边缘呈毛刺状，可见小簇状、沙砾样钙化

152. 下列疾病中，常并发感染中毒性休克的是

A. 急性肠梗阻   B. 胆囊穿孔

C. 急性胆囊炎   D. 急性胰腺炎

E. 急性胆管炎

153. 乳腺癌的化疗方案中，包含蒽环类与紫杉醇类的方案为

A. CAF 方案   B. AC 方案

C. FEC 方案   D. TAC 方案

E. TC 方案

154. 急性胆囊炎，不宜行腹腔镜胆囊切除术的情况是

A. 发病时间大于 72 小时

B. 肥胖患者

C. 右上腹压痛、肌紧张，墨菲征阳性

D. 发病时间小于 72 小时

E. 高龄患者伴有糖尿病，发病48小时

155. 确诊乳腺肿块为良恶性病变的检查方法是

A. 钼靶X线检查

B. 近红外线扫描

C. B超

D. 乳腺MRI

E. 病理活组织检查

156. 阿米巴肝脓肿的特点主要是

A. 脓肿较小

B. 肝大显著

C. 起病急

D. 白细胞计数明显增加

E. 黄白色脓液

157. 乳腺囊性增生病的疼痛特点是

A. 疼痛无明显规律

B. 月经前期疼痛减轻

C. 月经前期疼痛出现或加重

D. 月经后期疼痛加重

E. 月经期疼痛较重

158. 导致原发性胆管结石的因素主要是

A. 胆固醇含量增加

B. 胆盐含量下降

C. 磷脂含量增加

D. 胆盐含量增加

E. 胆道有感染

159. 现已有经过验证的、以计算机为基础的评估模型，可依据预后因子来评估乳腺癌患者10年无病生存率和总生存率。这些预后因子不包括

A. 患者的年龄

B. 伴随疾病

C. 肿瘤大小

D. 肿瘤分级

E. 人表皮生长因子受体2（HER-2）状态

160. 肝内胆管结石最彻底的治疗方法是

A. 溶石治疗

B. 碎石治疗

C. 肝内胆管切开取石术

D. 肝部分切除术

E. 经皮窦道胆道镜取石术

161. 乳腺癌的淋巴转移途径中，较少发生但一经发生则预后较差的为

A. 经皮下淋巴管侵入另一侧乳房

B. 逆行途径转移到对侧腋窝

C. 经内侧淋巴管侵入胸骨旁淋巴结

D. 经深部淋巴网侵入腹直肌鞘

E. 经胸大肌外侧缘淋巴管侵入同侧腋窝淋巴结

162. 胃的G细胞主要分布在

A. 胃底　　　　　B. 胃体

C. 胃窦　　　　　D. 胃小弯

E. 胃大弯

163. 炎性乳癌患者的初始治疗为

A. 手术治疗

B. 全乳切除及腋窝淋巴结清扫

C. 术后胸部和局部淋巴结放射治疗

D. 内分泌治疗

E. 以蒽环类为基础、联合或不联合紫杉醇类的术前化学治疗

164. 不能手术的晚期肝癌患者，最佳治疗手段是

A. 支持治疗

B. 索拉非尼治疗

C. 全身化疗

D. 三维适形放射治疗

E. 全身化疗＋索拉非尼

165. 关于炎性乳癌的叙述，不正确的是

A. 多发生于年轻女性

B. 经临床确诊的炎性乳癌患者应最先采取手术治疗

C. 特征为 1/3 以上（包括 1/3）面积皮肤的充血水肿

D. 充血区有明显可触及的边界

E. 对术前化学治疗有反应的患者应接受全乳切除及腋窝淋巴结清扫

166. 胃、十二指肠溃疡急性穿孔通常见于

A. 十二指肠球部前壁

B. 胃窦

C. 胃幽门前壁

D. 十二指肠球部后壁

E. 胃体

167. 乳腺脓肿切开排脓的注意点不包括

A. 先穿刺抽脓

B. 用手指轻探并分离多房脓腔

C. 酌情做对口引流

D. 必须应用局部麻醉

E. 乳晕切口或放射状切口

168. 下列检查方法中，对诊断早期胃癌最有价值的是

A. X 线钡餐造影

B. 胃镜

C. 脱落细胞检查

D. 腹部 B 超

E. 腹部 CT

169. 乳腺癌局部检查中，以下体征提示预后最差的是

A. 癌块表面皮肤凹陷

B. 乳头、乳晕湿疹样改变

C. 局部皮肤"橘皮样"改变

D. 乳头抬高、内陷

E. 局部皮肤充血、发红，呈现急性炎症改变

170. 结肠癌的转移途径主要为

A. 血行转移

B. 腹腔种植转移

C. 淋巴转移

D. 直接蔓延

E. 经肠腔向小肠转移

171. 早期乳腺癌首选的治疗方法是

A. 化学治疗　　　　B. 内分泌治疗

C. 放射治疗　　　　D. 早期手术

E. 免疫疗法

172. 对于肠梗阻患者，首先要确定的是

A. 部位高低　　　　B. 是否绞窄

C. 病因　　　　　　D. 梗阻程度

E. 发生速度

173. 胆总管的探查指征不包括

A. 胆总管扩张者

B. 有梗阻性黄疸病史者

C. 胆总管摸到异物或块状物者

D. 单纯胆囊结石者

E. 术中胆囊管造影发现胆管结石者

174. 根据定义，炎性乳癌的原发病灶被归为

A. T_{4a}　　　　　　B. T_{4b}

C. T_{4c}　　　　　　D. T_{4d}

E. Tis

175. 关于乙状结肠癌的临床表现，较早出现的是

A. 恶心、呕吐

B. 排便习惯及粪便性状的改变

C. 腹痛

D. 腹部肿块

E. 消瘦、贫血

176. 关于胆道 X 线检查的叙述，不正确的是

A. X 线平片胆色素结石一般不显影

B. X 线平片胆固醇结石显影

C. 肝功能不佳，造影时往往不显影

D. 胃肠功能紊乱，可影响口服法造影

E. 胆囊功能不正常，造影时可不显影

177. 下列关于乳房疾病的叙述，不正确的是
  A. 乳腺纤维腺瘤是乳腺最常见的良性肿瘤
  B. 导管内乳头状肿瘤典型特点是多数有乳头溢液症状
  C. 良性乳腺分叶状肿瘤呈膨胀性生长，可突破包膜
  D. 急性乳腺炎多发生于产后哺乳期的妇女
  E. 手术切除是治疗乳腺纤维腺瘤唯一有效的治疗方法

178. 下列关于脾破裂的说法中，较恰当的是
  A. 一律行裂口修补术，无需放置引流
  B. 一律行保脾治疗，以免日后发生凶险感染
  C. 一律行脾切除术，以抢救患者生命
  D. 一律行脾部分切除术，同时行脾移植术
  E. 浅表或局限的脾破裂可考虑试用修补或部分脾切除术

179. 胆道探查取石术后，拔除 T 管的指征是
  A. 术后 1 周，切口拆线
  B. 术后 2 周，引流减少，造影通畅
  C. 术后 2 周，黄疸消退，肝功能正常
  D. 术后 1 周，体温正常，白细胞计数减少
  E. 术后 1 周，引流减少

180. 判断肠梗阻是否存在绞窄最可靠的依据是
  A. 药物治疗可明显改善症状
  B. 有气过水音和金属音
  C. 腹痛呈阵发性
  D. 频繁呕吐，呕吐物为胃肠液
  E. 腹肌紧张，有压痛和反跳痛

181. 急性胆囊炎的特点，不包括

  A. 腹痛伴有发热
  B. 白细胞计数减少
  C. 右上腹明显压痛
  D. 肌紧张和反跳痛
  E. Murphy 征阳性

182. 急性乳腺炎的预防方法，叙述不正确的是
  A. 哺乳前后要经常用肥皂、温水洗净
  B. 哺乳前后可用 3% 硼酸水洗净乳头
  C. 哺乳前后可用乙醇洗净乳头
  D. 已有乳头破损或皲裂存在者应停止哺乳
  E. 对于乳头内缩者，应将乳头轻轻挤出后再清洗干净

183. 临床上，急性阑尾炎常表现为
  A. 结肠充气试验阳性
  B. 右下腹压痛
  C. 反跳痛
  D. 全腹压痛
  E. 右下腹肿块

184. 实验室检查中，胆囊癌的肿瘤标志物均可升高，以哪种升高最敏感，但特异性不强
  A. CEA   B. CA19 – 9
  C. CA125   D. AFP
  E. PSA

185. 患者绝经前后均可使用的内分泌治疗药物为
  A. 他莫昔芬   B. 来曲唑
  C. 阿那曲唑   D. 依西美坦
  E. 己烯雌酚

186. 阑尾切除术后常出现的并发症是
  A. 出血
  B. 右膈下脓肿
  C. 阑尾残株炎

D. 粘连性肠梗阻

E. 切口感染

187. 胆囊息肉样病变的手术指征不包括

A. 直径大于 1cm 的单发病变

B. 多发病变，其中 1 个直径大于 1.2cm

C. 直径小于 1cm 的单发病变

D. 并发胆囊结石、胆囊炎或伴有症状的胆囊息肉样病变

E. 光团不均或呈分叶状，蒂宽或广基息肉，不论单个或多个，手术指征相对放宽

188. 乳腺结核为少见的乳腺疾病，不可经哪种途径引起

A. 肺结核

B. 肠结核

C. 肠系膜淋巴结结核

D. 血行传播

E. 淋巴管传播

189. 导致粘连性肠梗阻的主要原因是

A. 创伤性粘连

B. 出血后粘连

C. 异物性粘连

D. 炎症后粘连

E. 手术后粘连

190. 下列选项中，不符合粘连性肠梗阻腹部检查特点的是

A. 可有腹胀，且腹胀对称

B. 有腹部手术史者可见腹壁切口瘢痕

C. 多数可见肠型及蠕动波

D. 可有腹部压痛明显伴肌紧张

E. 梗阻肠袢较固定时可扪及压痛性包块

191. 关于乳腺癌的叙述，不正确的是

A. 起源于乳腺各级导管及腺泡上皮

B. 好发于中老年女性，可完全没有主观症状

C. 以导管癌居多

D. 常见的表现是无痛性肿块

E. 多为单发，好发于内上象限

192. 大肠癌好发于

A. 横结肠

B. 乙状结肠

C. 降结肠

D. 直肠

E. 升结肠

193. 血性乳头溢液最常见于

A. 乳腺叶状囊肉瘤

B. 导管内乳头状肿瘤

C. 乳腺纤维腺瘤

D. 乳腺囊性增生病

E. 乳房脂肪坏死

194. 急性阑尾炎临床症状发生的顺序通常为

A. 先低热，后上腹部痛，再右下腹疼痛

B. 先发热，后恶心、呕吐，再右下腹疼痛

C. 先上腹部痛，后恶心、呕吐，再右下腹痛

D. 先恶心，后上腹部痛，再右下腹疼痛

E. 无明确的顺序

195. 早期急性乳腺炎的处理措施，叙述正确的是

A. 停止哺乳

B. 青霉素抗感染

C. 避免热敷

D. 磺胺药抗感染

E. 早期手术切开排脓

196. 关于门静脉高压症的辅助检查方法及其临床价值，说法不正确的是

A. 细针肝穿刺活检是用于术前明确肝硬化及其类型的最重要方法

B. 纤维胃镜检查用于明确诊断，评估曲张静脉破裂出血的危险性，且可测量曲张静脉压力

C. CT 检查用于了解下腔静脉有无阻塞狭窄，门静脉系统内有无血栓形成

D. 彩色超声多普勒用于了解肝动脉血流量代偿增加情况，检查肾静脉情况及下腔静脉情况

E. 上消化道钡餐观察有无食管－胃底静脉曲张，了解病变范围和程度，有无合并消化性溃疡

197. 临床上，直肠癌症状通常不包括

A. 呕吐 　　　　　B. 便血

C. 便频 　　　　　D. 肛门痛

E. 里急后重

198. 乳头 Paget 病是指

A. 导管内癌 　　　B. 硬癌

C. 髓样癌 　　　　D. 炎性乳癌

E. 乳头湿疹样乳腺癌

199. 大肠癌的转移途径不包括

A. 直接浸润 　　　B. 淋巴转移

C. 血行转移 　　　D. 种植转移

E. 胎盘垂直转移

200. 多乳头、多乳房的乳腺始基产生于

A. 胚胎第 3 周

B. 胚胎第 6 周

C. 胚胎第 8 周

D. 胚胎第 10 周

E. 胚胎第 14 周

201. 门静脉高压症的实验室检查结果，不正确的是

A. 血浆白蛋白减少

B. 球蛋白增多

C. 白蛋白/球蛋白比例倒置

D. 血清胆红素增高

E. 转氨酶降低

202. 直肠癌便血的特点为

A. 污血、疼痛

B. 血量少、疼痛

C. 血量多、呈鲜红色

D. 血量多、呈黑色

E. 血污秽、腥臭

203. 急性乳腺炎脓肿形成后的主要治疗措施是

A. 局部热敷、理疗

B. 终止哺乳

C. 促进乳汁通畅排出

D. 及时行脓肿切开引流术

E. 应用广谱抗生素

204. 门静脉高压合并食管下段静脉曲张容易破裂出血，关于其原因，下列叙述不正确的是

A. 胃酸反流腐蚀食管黏膜和静脉

B. 肝功能差，凝血机制改变

C. 粗糙食物损伤食管黏膜和静脉

D. 离门静脉主干和腔静脉最近，压力差大

E. 食管下段静脉位于固有层而非黏膜下层

205. 锁骨下动脉瘤最常见的体征是

A. 锁骨上区搏动性肿块

B. 锁骨上区杂音

C. 上肢远端动脉搏动减弱或消失

D. Horner 综合征

E. 上肢感觉和运动异常

206. 降低门静脉压力，效果最佳的术式是

A. 腹腔－腔静脉分流术

B. 脾切除术

C. 胃底周围血管离断术

D. TIPS 手术

E. 门腔分流术

207. 胃大部切除术后当天，可有少许暗红色或咖啡色胃液自胃管抽出，一般 24 小时内不超过

A. 50ml 　　　　　B. 100ml

C. 150ml   D. 200ml

E. 300ml

208. 下肢静脉曲张的主要原因是

A. 盆腔内占位性病变

B. 慢性咳嗽、习惯性便秘

C. 长时间站立

D. 静脉壁薄弱和静脉压增高

E. 髂股静脉血栓形成

209. 细菌性肝脓肿胆管源性或门静脉播散者的致病菌以哪种最常见

A. 厌氧性链球菌

B. 大肠埃希菌

C. 金黄色葡萄球菌

D. 铜绿假单胞菌

E. 溶血性链球菌

210. 确诊急性肠系膜上动脉栓塞的可靠手段是

A. 腹部 B 超

B. 动脉造影

C. 磁共振血管成像（MRA）

D. CT 动脉成像（CTA）

E. 超声心动图

211. 为明确诊断甲状腺结节的性质，门诊常用的检查方法是

A. 甲状腺细针抽吸活检术

B. 颈部 CT 或 MRI

C. 甲状腺手术活检

D. 甲状腺空心针穿刺活检术

E. 甲状腺核素扫描

212. 汇合成门静脉主干的静脉是

A. 肠系膜下静脉和冠状静脉

B. 肠系膜下静脉和脾静脉

C. 肠系膜上静脉和肠系膜下静脉

D. 肠系膜上、下静脉和脾静脉

E. 肠系膜上静脉和冠状静脉

213. 假性周围动脉瘤最常见的病因是

A. 创伤

B. 先天性

C. 马方综合征

D. 动脉中层发育不良

E. 动脉炎

214. 成年女性乳腺有多少个腺叶

A. 5 ~ 10 个   B. 10 ~ 15 个

C. 10 ~ 20 个   D. 15 ~ 20 个

E. 20 ~ 25 个

215. 急性腹膜炎最常见的临床表现是

A. 腹痛   B. 恶心、呕吐

C. 腹胀   D. 腹泻

E. 发热

216. 游走性血栓性浅静脉炎主要侵袭的静脉为

A. 中、小浅静脉

B. 肠系膜静脉

C. 门静脉

D. 肾静脉

E. 大隐静脉

217. 腹部空腔脏器破裂最为突出的临床表现是

A. 创伤性休克

B. 腹膜刺激征

C. 急性肠梗阻

D. 急性内出血

E. 膈下游离气体

218. 判断血栓闭塞性脉管炎的闭塞部位的准确方法是

A. 肢体位置试验

B. 静脉注射硫酸镁 10ml

C. 仔细检查肢体各动脉搏动情况

D. 行交感神经阻滞

E. 行动脉造影

219. 乳晕部脓肿切开引流时，最佳的切口选择是
    A. 以乳头为中心呈放射状切口
    B. 在脓肿波动明显处做切口
    C. 乳晕边缘做弧形切口
    D. 乳房下缘做弧形切口
    E. 取对口引流切口

220. 关于肝脏的描述，不正确的是
    A. 具有很强的再生能力
    B. 按 Couinaud 分段将肝脏分为 8 段
    C. 人体最大的消化器官
    D. 肝脏位于右肋缘下
    E. 由肝动脉和门静脉双重供血

221. 肢体动脉栓塞后的最早表现为
    A. 疼痛和麻木
    B. 血压下降
    C. 休克
    D. 心脏停搏
    E. 肢体感觉消失

222. 华法林用于治疗深静脉血栓形成的作用是
    A. 扩张微血管
    B. 抑制血小板聚集
    C. 稀释血液
    D. 防止血液凝固
    E. 溶解血栓

223. 肝脏血流量为
    A. 800ml/分　　　　B. 1000ml/分
    C. 1200ml/分　　　　D. 1300ml/分
    E. 1500ml/分

224. 30% ~60% 的内脏动脉瘤与下列哪项因素有关
    A. 胰腺炎
    B. 滥用药物
    C. 胃、十二指肠穿透性溃疡

D. 结节性动脉周围炎
E. 先天性肌纤维发育不良

225. 细菌性肝脓肿的临床表现不包括
    A. 寒战、高热　　　B. 肝区疼痛
    C. 腹泻　　　　　　D. 腹膜炎
    E. 胸腔积液

226. 关于血栓闭塞性脉管炎的病理，叙述不正确的是
    A. 起于动脉，然后侵犯静脉
    B. 病变一般发生在静脉以下
    C. 晚期管壁和血管周围组织呈广泛纤维化
    D. 病变呈多节段性，长短不一
    E. 病变主要侵袭周围血管的中、小动静脉

227. 痔的形成因素不包括
    A. 静脉壁薄弱，结缔组织萎缩缺乏支持
    B. 直肠上、下静脉丛畸形
    C. 无静脉瓣
    D. 腹压增高
    E. 直肠肛管慢性感染

228. 当腹内压大于多少时，考虑发生腹腔间隔室综合征
    A. 10mmHg　　　　B. 20mmHg
    C. 30mmHg　　　　D. 40mmHg
    E. 50mmHg

229. 门静脉的正常压力范围是
    A. 5 ~7cmH$_2$O
    B. 7 ~12cmH$_2$O
    C. 13 ~24cmH$_2$O
    D. 15 ~25cmH$_2$O
    E. 20 ~29cmH$_2$O

230. 关于肢体动脉栓塞的临床特点，叙述不正确的是
    A. 栓塞部位以下动脉搏动减弱，以致消失

B. 皮肤呈苍白色，皮肤温度下降

C. 感觉减退平面低于栓塞平面

D. 栓塞远端肢体呈袜套状感觉丧失，其近端有感觉过敏区

E. 皮温改变平面与栓塞平面相一致

231. 粘连性肠梗阻通常属于

A. 麻痹性肠梗阻

B. 单纯性机械性肠梗阻

C. 绞窄性机械性肠梗阻

D. 血运性肠梗阻

E. 痉挛性肠梗阻

232. 关于麻痹性肠梗阻的临床表现，叙述不正确的是

A. 多是继发性改变

B. X 线平片有气液平面

C. 无明显腹膜刺激征

D. 腹痛不明显

E. 肠鸣音高亢，伴有高调的气过水声或金属音

233. 关于血栓闭塞性脉管炎的特征，叙述正确的是

A. 没有间歇性跛行

B. 游走性浅静脉炎

C. 累及内脏

D. 肢体皮肤正常

E. 与酒精中毒有关

234. 肝炎后肝硬化引起的门静脉高压症，其阻塞部位主要在

A. 窦前　　　　　B. 肝前

C. 窦后和肝窦　　D. 窦后

E. 肝后

235. 胸腹壁血栓性浅静脉炎的主要病变部位不包括

A. 前胸壁　　　　B. 乳房

C. 肋缘　　　　　D. 上腹部

E. 下腹部

236. 原发性肝癌最少见的类型是

A. 弥漫型　　　　B. 巨块型

C. 结节型　　　　D. 混合型

E. 卫星型

237. 确定下肢静脉曲张能否手术，必须明确

A. 股隐静脉瓣膜功能情况

B. 深浅静脉交通支瓣膜功能情况

C. 深静脉是否通畅

D. 小隐静脉瓣膜功能情况

E. 是否出现并发症

238. 以下关于原发性肝癌的临床表现，叙述不正确的是

A. 早期，多数患者没有明显的症状和体征

B. 有症状的肝癌多为中、晚期

C. 可有肝区痛、食欲缺乏、消瘦、乏力、发热及肝外转移灶等症状

D. 晚期有出血倾向、肝肾衰竭等

E. 常见的癌旁综合征为高脂血症、高钙血症

239. 下列激素中，抑制胆汁分泌的是

A. 促胰液素　　　B. 胰高血糖素

C. 生长抑素　　　D. 胃泌素

E. 血管活性肠肽

240. 血栓闭塞性脉管炎患者出现静息痛往往提示

A. 病情加重

B. 肌肉代谢增加

C. 交感神经兴奋

D. 肌肉淤血或血肿形成

E. 淋巴水肿

241. 肠系膜上动脉栓塞的早期病变特征是

A. 突发、剧烈的腹痛

B. 伴有腹膜刺激征

C. 持续性疼痛

D. X 线检查有肠梗阻表现

E. 症状与体征分离

242. 关于肝内胆管结石的叙述，下列正确的是

    A. 右侧肝较左侧肝多见

    B. 属继发性胆管结石

    C. 一侧肝内胆管阻塞可不出现黄疸

    D. 一般不合并肝外胆管结石

    E. 多有肝区疼痛和右上腹部肿物

243. 周围动脉瘤的后期临床表现不包括

    A. 瘤内附壁血栓形成

    B. 疼痛、放射痛和麻木

    C. 搏动性肿块

    D. 浅静脉怒张和肢体水肿

    E. 导致局部血肿、失血性休克和死亡

244. 急性胰腺炎最常见的致病菌是

    A. 革兰阳性杆菌

    B. 革兰阴性球菌

    C. 革兰阳性球菌

    D. 革兰阴性杆菌

    E. 铜绿假单胞菌

245. 深静脉血栓患者使用华法林抗凝，国际标准化比值（INR）应维持在 2.0 ~ 3.0，至少使用

    A. 10 ~ 15 天　　　B. 20 ~ 30 天

    C. 1 ~ 3 个月　　　D. 3 ~ 6 个月

    E. 6 ~ 12 个月

246. 绞窄性肠梗阻的体征不包括

    A. 呕吐物为血性液

    B. 有腹膜刺激征或固定压痛

    C. 全腹膨胀

    D. 腹部有孤立胀大的肠袢

    E. 疼痛为持续性，阵发加重

247. 锁骨下动脉瘤的临床表现中，比较常见的是

    A. 胸、颈、肩部位有疼痛

    B. 急、慢性上肢缺血

    C. 上肢痛和神经功能障碍

    D. 声音嘶哑

    E. 呼吸困难

248. 下列关于壶腹周围癌的说法中，不正确的是

    A. 壶腹周围癌包括壶腹癌、胆总管下端癌和十二指肠癌

    B. 壶腹周围癌恶性程度低于胰头癌

    C. 黄疸是壶腹周围癌常见症状

    D. 壶腹周围癌的组织类型主要是乳头状癌

    E. 壶腹周围癌临床症状易与胰头癌混淆

249. 胰腺癌好发的部位是

    A. 胰头部

    B. 各部分发生率基本相同

    C. 胰腺尾部

    D. 胰腺体部

    E. 异位胰腺

250. 动脉栓塞的栓子组成中，最为常见的是

    A. 血栓

    B. 动脉硬化斑块或碎片

    C. 细菌性纤维素凝集物

    D. 肿瘤组织

    E. 脂肪

251. 在胰腺炎的发病过程中，起主要作用的酶是

    A. 磷脂酶 A　　　B. 胰蛋白酶

    C. 糜蛋白酶　　　D. 弹力纤维酶

    E. 胰血管舒缓素酶

252. 腹部切口疝发生的最主要原因为

    A. 切口放置引流

B. 切口感染

C. 术中处理不当

D. 术后腹胀，长期咳嗽

E. 腹直肌强度减弱

253. 急性出血坏死性胰腺炎最常见下列哪项并发症

A. 急性肾衰竭

B. 休克

C. ARDS

D. 胰腺周围脓肿

E. 胰腺假性囊肿

254. 腹股沟疝修补术成功的关键和目标是

A. 防止疝复发

B. 防止切口感染

C. 术后创伤较小

D. 防止手术周围区域的组织受累

E. 提高患者术后生活质量并重视术后患者的舒适度

255. 肛管、直肠周围脓肿的主要病因为

A. 肛腺感染 B. 外伤

C. 药物注射 D. 肛裂

E. 全身感染性疾病

256. 关于腹股沟直疝的叙述，正确的是

A. 疝囊经过内环

B. 疝囊经过腹股沟管

C. 疝囊可坠入阴囊

D. 属于先天性疝

E. 疝囊自腹壁下动脉内侧的直疝三角（Hesselbach 三角）直接脱出

257. 急性胰腺炎的手术适应证不包括

A. 急性水肿性胰腺炎

B. 急性化脓性胆管炎并发急性胰腺炎

C. 出血性胰腺炎并发腹膜炎

D. 坏死性胰腺炎并发脓肿

E. 多次反复发作，证实胆总管下端或胰

管有狭窄

258. 检查腹股沟疝时，压迫内环的部位应在

A. 肿块隆起最明显处

B. 精索的前内方

C. 腹股沟韧带中点

D. 耻骨结节外缘

E. 腹股沟韧带中点上方 2cm

259. 下列股疝的临床表现，不正确的是

A. 女性多见，通常无特殊不适

B. 容易发生嵌顿或绞窄，可掩盖股疝局部症状

C. 疝块突发嵌顿，引起局部剧烈疼痛

D. 咳嗽冲击感明显

E. 半球形隆起，质地软，平卧回纳疝内容物后疝块并不完全消失

260. 下列关于胰腺假性囊肿的说法中，正确的是

A. 包膜由上皮细胞形成

B. 4～6 周可成熟

C. 不可能自行吸收

D. 常表现为急腹症

E. 常需外科手术切除

261. 下列关于绞窄性疝的手术治疗，叙述不正确的是

A. 一定要妥善保护好切口

B. 切除坏死肠管，同时行疝修补术

C. 坏死的疝内容物为大网膜、卵巢、输卵管时，均应切除

D. 肠管坏死较广泛，应做肠切除吻合术

E. 肠管坏死为局限性、小面积，可做局部坏死组织切除，褥式缝合

262. 预防急性胰腺炎发生的主要措施包括

A. 积极治疗十二指肠疾病

B. 忌酒

C. 积极预防和治疗胆道疾病

D. 经常服用磺胺类药或抗生素

E. 注意饮食卫生

263. 咳嗽患者接受疝手术的主要危害是

    A. 伤口疼痛   B. 影响休养

    C. 术后复发   D. 术后出血

    E. 术后伤口感染

264. 下列疾病最容易导致上消化道出血的是

    A. 消化性溃疡

    B. 痔疮、肛裂

    C. 贲门黏膜撕裂综合征

    D. 胃壁动脉瘤

    E. 胆道出血

265. 关于高位肠梗阻和低位肠梗阻的鉴别，下列说法正确的是

    A. 前者腹胀较后者明显

    B. 前者可出现粪便样呕吐物

    C. 前者呕吐较后者出现早

    D. 前者 X 线检查可见"阶梯征"

    E. 前者在梗阻初期即停止排便、排气

266. 导致腹股沟直疝发生的诱因不包括

    A. 慢性咳嗽   B. 排尿困难

    C. 慢性便秘   D. 过强的劳动

    E. 长期站立

267. 对于上消化道大出血休克的患者，首先应

    A. 行腹部 B 超检查

    B. 补充血容量

    C. 完善血常规、凝血、肝肾功能检查

    D. 纤维内镜检查

    E. 选择性腹腔动脉造影检查

268. 下列腹外疝中，发生肠管壁疝的机会较多的是

    A. 斜疝   B. 直疝

    C. 股疝   D. 脐疝

    E. 白线疝

269. 对于食管胃底静脉曲张破裂出血患者，应首先采取

    A. 三腔两囊管压迫

    B. 胃大部切除术

    C. 奥美拉唑静脉滴注

    D. 肝叶切除术

    E. 高选择性迷走神经切断术

270. 白线疝的内容物多为

    A. 大网膜   B. 膀胱

    C. 盲肠   D. 小肠

    E. 卵巢

271. 并发大出血的胃、十二指肠溃疡所在部位一般为

    A. 胃大弯或十二指肠球部外侧壁

    B. 胃小弯或十二指肠球部后壁

    C. 幽门或十二指肠球部前壁

    D. 胃底部或十二指肠球部后壁

    E. 贲门部或十二指肠球部前壁

272. 交通性鞘膜积液与腹股沟斜疝的主要鉴别要点是

    A. 交通性鞘膜积液透光试验阳性

    B. 腹股沟斜疝压迫内环时内容物不复出

    C. 交通性鞘膜积液立位时不易触及睾丸

    D. 腹股沟斜疝卧位或立位可触及睾丸

    E. 鞘膜积液挤压时不像斜疝可骤然回复

273. 有关肝内胆道出血，下列不正确的是

    A. 周期性出血

    B. 出血量大时可出现失血性休克

    C. 出血量少者通常无症状

    D. 可伴有胆绞痛

    E. 可伴有黄疸

274. 关于肝损伤，下列说法错误的是

    A. 右半肝破裂比左半肝破裂少见

    B. 主要危险是失血性休克、胆汁性腹膜炎和继发感染

C. 可能有胆汁溢出

D. 腹痛比脾破裂者更明显

E. 腹膜刺激征比脾破裂者更明显

275. 上消化道出血表现为呕血或黑便与否，主要取决于

A. 病变的性质

B. 出血部位的高低

C. 出血的速度和量

D. 凝血机制

E. 胃肠蠕动情况

276. 以下不属于腹部开放性损伤的是

A. 有腹膜破损者，多伴有内脏损伤

B. 无腹膜破损者，可伴有内脏损伤

C. 投射物有入口、出口者

D. 投射物有入口，无出口者

E. 仅局限于腹壁，同时兼有内脏损伤

277. 下列损伤中，直肠周围感染可能性最大的是

A. 直肠下段损伤

B. 直肠上段损伤

C. 后尿道损伤

D. 腹膜后血肿

E. 乙状结肠损伤

278. 腹部实质性脏器损伤突出的临床表现为

A. 血压低、心率快，腹腔穿刺可见不凝血

B. 腹痛、腹胀等肠麻痹表现

C. 恶心、呕吐等胃肠道症状

D. 肌紧张、压痛、反跳痛

E. 停止排气、排便，腹胀，肠鸣音消失

279. 血栓闭塞性脉管炎早期，主要的临床表现是

A. 游走性浅静脉炎

B. 患肢萎缩

C. 间歇性跛行

D. 足部及小腿酸痛

E. 肢端青紫

280. 单纯腹壁损伤的临床表现，叙述不正确的是

A. 症状和体征较轻

B. 表现为受伤部位疼痛

C. 局限性腹壁肿胀、压痛

D. 有时可见皮下瘀斑

E. 程度和范围随时间的推移而加重或扩大

281. 腹部闭合性损伤造成胃、空肠、回肠穿孔，手术修补顺序正确的是

A. 空肠、胃、回肠

B. 回肠、空肠、胃

C. 胃、空肠、回肠

D. 回肠、胃、空肠

E. 根据穿孔大小决定修补顺序

282. 肠阿米巴病患者的粪便呈

A. 黏液脓血样

B. 柏油样

C. 果酱样

D. 血水样

E. 米泔水样

283. 钝性肝脏损伤或表浅裂伤可试行保守治疗，其指征不包括

A. 血流动力学稳定

B. 腹部体征轻

C. 神志清楚

D. 不伴有其他脏器损伤

E. 输红细胞多于 2 个单位

284. 轻度食管静脉曲张的 X 线表现，不正确的是

A. 黏膜皱襞缩小

B. 略有凹凸不平

C. 稍有迂曲

D. 钡剂通过顺利

E. 管腔边缘略不平整，可见多发性小凹陷或锯齿状边缘

285. 十二指肠损伤的临床表现不包括

　　A. 右上腹及右腰部有明显固定压痛

　　B. 闭合伤所致的腹膜后十二指肠破裂的早期症状明显

　　C. 腹部体征相对轻微而全身情况不断恶化

　　D. 直肠指检有时可在骶前扣及捻发音

　　E. 发生在腹腔内部分，破裂后可有胰液和胆汁流入腹腔而早期引起腹膜炎

286. 最常用的直肠外脱垂检查方法是

　　A. 钡剂灌肠造影

　　B. 肛门镜检

　　C. 直肠指诊

　　D. 患者下蹲做排便动作

　　E. 排粪造影

287. 判断腹部开放性损伤有无膈下游离气体，可协助确诊有无合并空腔脏器损伤的检查方法为

　　A. 白细胞计数

　　B. 腹腔穿刺和腹腔灌洗

　　C. 腹部 B 超

　　D. 腹部 X 线检查

　　E. 腹部 MRI

288. 促使食管静脉曲张形成和破裂的最直接因素是

　　A. 食管静脉邻近门静脉

　　B. 曲张静脉位于黏膜下层

　　C. 食管静脉不受门静脉高压的影响

　　D. 胃酸反流可产生食管炎而侵蚀静脉

　　E. 粗糙食物及频繁的食管收缩，恶心、呕吐

289. 左半结肠破裂损伤患者一般选择的治疗方式为

　　A. 单纯横向缝合修补

　　B. 部分切除，端端吻合

　　C. 肠造口术或肠外置术

　　D. 保守治疗

　　E. 带蒂肠片修补术

290. 肝外胆管结石伴发急性胆管炎可出现的典型三联征是

　　A. 突发右上腹阵发性绞痛、畏寒发热、胆囊肿大

　　B. 寒战高热、肝区持续性闷胀痛、低血压

　　C. 突发剑突下偏右阵发性绞痛、畏寒发热、黄疸

　　D. 突发上腹部束带状剧痛、轻度黄疸、低血压

　　E. 腹痛、呕吐、发热

291. 腹部损伤中腹膜炎出现较晚的脏器损伤为

　　A. 胆囊损伤

　　B. 上段回肠损伤

　　C. 结肠损伤

　　D. 胃、十二指肠损伤

　　E. 下段回肠损伤

292. 血栓头部通常为

　　A. 白色血栓　　　　B. 混合血栓

　　C. 透明血栓　　　　D. 红色血栓

　　E. 延续性血栓

293. 对胃损伤有重要意义的检查是

　　A. 腹腔穿刺抽出血性液体

　　B. 腹部叩诊鼓音

　　C. 腹部 X 线检查见膈下游离气体

　　D. 腹膜刺激征明显

　　E. 腹膜刺激征较轻

294. 下述检查结果中，对鉴别单纯性肠梗阻与绞窄性肠梗阻最有帮助的是

　　A. 腹部平片可见多个气液平面

B. 腹腔穿刺抽出血性物

C. 血生化检查示电解质紊乱

D. 血气分析示血氧分压降低

E. 血白细胞计数明显增多，中性粒细胞比例超过 0.90

295. 下列关于胆囊结石的说法中，不正确的是

A. 主要见于青少年

B. 大多数胆囊结石患者通常无症状

C. 多次妊娠者易患胆囊结石

D. 肥胖患者易患胆囊结石

E. 少数患者的典型症状为胆绞痛

296. 门腔分流术术后 2 天内应注意观察的并发症是

A. 腹腔感染

B. 肠系膜血管栓塞

C. 血小板增多

D. 肝性脑病

E. 吻合口破裂出血

297. 为了防止腹部闭合性损伤漏诊和误诊，需要进行的诊断，叙述不正确的是

A. 有无内脏损伤

B. 详细询问病史

C. 是否合并腹部外器官损伤

D. 是否存在多发损伤

E. 必要的体格检查，全面而有重点的辅助检查

298. 发现早期直肠癌最有意义的检查方法是

A. 结肠镜

B. 大便潜血检查

C. B 超

D. 钡剂灌肠

E. CT

299. 腹部闭合性损伤合并腹腔内进行性大出血致失血性休克时的最佳处理原则是

A. 立即手术探查

B. 输血并予以止血药

C. 输血并给予抗生素

D. 积极抗休克，休克纠正后手术探查

E. 积极抗休克的同时手术探查

300. 有关小肠扭转的叙述，不正确的是

A. 呕吐频繁，出现较晚

B. 起病急骤，腹痛剧烈

C. 脐周疼痛，可放射至腰背部

D. 多见于从事重体力劳动的青壮年

E. 呕吐频繁，出现较早

301. 肠系膜静脉血栓形成具有何种类型的临床表现，腹腔穿刺可抽出血性液体

A. 粘连性肠梗阻

B. 绞窄性肠梗阻

C. 麻痹性肠梗阻

D. 中毒性肠梗阻

E. 机械性肠梗阻

302. 下列选项中，形成胆固醇结石的最主要原因是

A. 胆固醇绝对量增多

B. 胆盐与磷脂的微胶粒不足

C. 胆汁中的钙离子增多

D. 大肠埃希菌产生的 β - 葡萄糖醛酸酶过多

E. 胆汁酸分泌增多

303. 胰头癌伴梗阻性黄疸，手术中探查发现肿瘤切除困难，为消除黄疸，术式宜采取

A. 胆囊造瘘术

B. 胆总管 T 管引流术

C. 胆总管空肠吻合术

D. 胆囊十二指肠吻合术

E. 胆总管十二指肠吻合术

304. 关于腹部损伤行诊断性腹腔穿刺和腹腔

灌洗的描述，下列不恰当的是

A. 属于侵入性检查

B. 阳性率 40% 以上

C. 抽出液体为新鲜不凝血或血性液体，证明腹腔内脏器出血

D. 抽出液体浑浊是胃肠破裂的特征

E. 对于诊断腹腔内有无脏器损伤和哪类脏器损伤有很大帮助

305. 肝硬化伴门静脉高压症患者经非手术治疗，每天出血量在 500～800ml 或患者血液循环系统出现轻度波动时应行

A. 预防性手术

B. 择期手术

C. 急诊手术

D. 三腔两囊管压迫治疗

E. 内镜硬化剂注射治疗

306. 关于急性水肿性胰腺炎的病理表现，叙述不正确的是

A. 病变轻，多局限在体尾部

B. 胰腺肿胀变硬，充血，被膜紧张，周围可有积液

C. 腹腔内的脂肪组织，特别是大网膜可见散在粟粒状或斑块状的黄白色皂化斑

D. 红褐色腹水；镜下见间质充血、水肿并有炎性细胞浸润

E. 有时可发生局限性脂肪坏死

307. 胆总管完全断裂患者行胆管两断端无张力吻合术后，留置 T 管的时间为

A. 3～4 个月　　　B. 6 个月

C. 6～9 个月　　　D. 9～12 个月

E. 12～16 个月

308. 重症急性胰腺炎难以与绞窄性肠梗阻鉴别时，检查应选择

A. 腹部超声

B. 消化道造影

C. 腹腔穿刺

D. 血清脂肪酶测定

E. 血清淀粉酶测定

309. 下列关于盆腔脓肿的特点的描述，不正确的是

A. 里急后重、大便频而量少

B. 中毒性休克

C. 腹部术后高热不退

D. 尿频

E. 直肠指诊有触痛性肿块

310. 肝脏损伤的术后并发症中，最为常见的是

A. 感染　　　B. 胆瘘

C. 吻合口出血　　　D. 胆道出血

E. 胰腺炎

311. 急性出血坏死性胰腺炎的临床表现不包括

A. 血压下降　　　B. 脉搏加快

C. 呼吸加快　　　D. 出现休克

E. 上腹部青紫色瘀斑

312. 治疗甲状腺未分化癌采用

A. 激素治疗

B. 甲状腺局部切除术

C. 患侧甲状腺及峡部全切加对侧次全切除术

D. 外放射治疗

E. 双侧甲状腺全切除术＋放射性碘治疗

313. 急性胰腺炎最早出现的症状是

A. 上腹剧痛、频繁呕吐

B. 腹痛伴高热

C. 腹胀、便秘

D. 腹肌紧张、反跳痛

E. 休克、烦躁

314. 下列甲状腺疾病中，不容易恶变的是

59

A. 甲状腺功能亢进症

B. 结节性甲状腺肿

C. 桥本甲状腺炎

D. 青春期甲状腺肿

E. 甲状腺腺瘤

315. 关于医源性胆管损伤的叙述，不正确的是

A. 可为胆管横断性损伤或部分损伤

B. 胆管被横断结扎后，只合并胆管感染症状

C. 医源性胆管损伤多可在术中发现

D. 少数于术后出现胆汁漏或阻塞性黄疸时才被发现

E. 如为损伤性胆管狭窄，术后早期可无临床表现

316. 有关门静脉高压症经颈静脉肝内门体分流术的叙述，不正确的是

A. 展开后的支架口径通常为 7～10mm

B. 能显著地降低门静脉压，控制出血

C. 特别对顽固性腹水有较好的效果

D. 特别适用于出血等待肝移植的患者

E. 可以替代手术治疗，为门脉高压症治疗的首选

317. 小肠与肠系膜损伤的手术方法，叙述不正确的是

A. 肠管系膜缘有大量血肿，应采用肠切除术

B. 创缘新鲜的小穿孔或线状裂口，可以用丝线间断横向缝合

C. 肠段挫伤或腹腔污染特别严重的，可考虑肠外置造口

D. 在有限的小段肠管区域内有多处不规则穿孔，应采用肠切除术

E. 系膜严重挫伤横行撕脱或撕裂导致肠壁血运障碍，以保守治疗为主

318. 下列哪项不是结肠癌根治术的禁忌证

A. 肺转移

B. 腹膜多发转移结节

C. 大量癌性腹腔积液

D. 锁骨上淋巴结转移

E. 左肝外叶孤立转移结节

319. 下列解剖部位中，门静脉与腔静脉之间不存在的交通支是

A. 腹膜后交通支

B. 前腹壁交通支

C. 胃底、食管下段交通支

D. 直肠下部、肛管交通支

E. 脾门和胰体尾周围

320. 小肠损伤与结肠损伤的不同点是

A. 大肠损伤症状比较明显

B. 小肠损伤常产生膈下游离气体

C. 小肠损伤早期出现腹膜炎症状

D. 大肠损伤污染轻

E. 大肠闭合性损伤时损伤机会大

321. 下列关于阿米巴性肝脓肿的临床特点，叙述不正确的是

A. 通常并发于治疗不及时的阿米巴肠病

B. 阿米巴原虫经结肠溃疡侵入门静脉所属分支进入肝组织所致

C. 多为多发，以肝左叶多见

D. 脓液呈巧克力样，无臭味

E. 脓液内有时能找到阿米巴滋养体

322. 原发性腹膜炎的病原菌最多为

A. 溶血性链球菌或变形杆菌

B. 溶血性链球菌或肺炎双球菌

C. 大肠埃希菌或厌氧类杆菌

D. 肺炎双球菌或变形杆菌

E. 多种细菌的混合感染

323. 细菌性肝脓肿出现下列哪一体征提示预后不良

A. 胸腔积液吸收缓慢

B. 局部皮肤水肿

C. 体温持续不降

D. 肝大，触痛明显

E. 黄疸逐渐加深

324. 单纯骨盆骨折所致的腹膜后血肿的处理，最为恰当的是

A. 抗生素治疗

B. 手术探查

C. 切开血肿

D. 非手术治疗

E. 结扎单侧或双侧髂内动脉

325. 腹部开放性损伤最常选用的手术切口是

A. 右上经腹直肌切口

B. 通过开放伤口扩大

C. 左上经腹直肌切口

D. 正中切口

E. 右侧旁正中切口

326. 关于原发性肝癌的肝动脉栓塞化疗（TACE），下列叙述不正确的是

A. 是不能切除的肝癌的最主要非手术治疗方法

B. 可使部分不能手术患者获得手术治疗机会

C. Child – Pugh C 级患者不适宜行 TACE 治疗

D. TACE 联合射频消融疗效优于单用 TACE

E. 对可切除肝癌患者，术前 TACE 可以明显改善远期疗效

327. 脾脏损伤的首选辅助检查方法是

A. 超声检查

B. X 线检查

C. CT 检查

D. 选择性腹腔动脉造影

E. 腹腔镜检查

328. 腹部损伤没有大出血或确定性的器官损伤，手术探查一般从哪个部位开始

A. 结肠　　　　　　B. 胃

C. 肝、脾　　　　　D. 大网膜

E. 小肠

329. 肝棘球蚴病在术中发现囊内有淡黄色的液体，下列处理不正确的是

A. 注入 10% 甲醛

B. 注入适量高张盐溶液

C. 注入适量 3% 过氧化氢溶液

D. 可用染蓝黑色的纱布将囊肿与腹腔隔开

E. 吸净囊液和内囊后，用 3% 过氧化氢擦拭外囊壁

330. 腹外疝最重要的发病原因是

A. 长期便秘

B. 腹壁有薄弱点或腹壁缺损

C. 排尿困难

D. 慢性咳嗽

E. 经常从事导致腹腔内压增高的工作

331. 肝脏闭合性损伤的特点不包括

A. 多见于肝脏膈面

B. 可致胆道出血

C. 常合并其他脏器损伤

D. 暴力直接作用的体表有伤口

E. 较易引起低血容量性休克

332. 显示肝脏含液性病变最清晰的检查是

A. 肝脏放射性核素检查

B. 逆行胰胆管造影

C. 肝脏 B 超

D. 腹部 X 线检查

E. 肝脏 CT

333. 关于原发性肝癌的介入治疗，下列叙述不正确的是

A. 主要指肝动脉栓塞化疗（TACE）

B. 适用于门静脉主干完全阻塞，无充足的侧支循环患者

C. 严重的肝功能不全和肝硬化，Child - Pugh C 级（重度黄疸和腹水）是禁忌证

D. 肿瘤广泛转移或恶病质不可使用TACE

E. 碘化油可作为化疗药物的载体，使得化疗药物在肿瘤内缓慢释放

334. 关于腹部损伤的分类，下列叙述不正确的是

A. 根据伤道性质分为盲管伤、贯通伤

B. 根据腹壁有无伤口分为开放伤、闭合伤

C. 根据膈肌是否破裂分为复合伤和多发伤

D. 闭合伤分为单纯腹壁伤和腹腔脏器伤

E. 根据是否穿破腹膜分为贯通伤、非贯通伤

335. 腹股沟斜疝发生嵌顿的原因主要是

A. 疝环小，疝内容物有粘连

B. 疝环小，腹内压骤然增高

C. 腹壁肌肉紧张，收缩内环

D. 疝环大，但疝内容物过多粘连于疝囊内不能还纳

E. 腹壁肌肉紧张，收缩外环

336. 下列关于肝细胞腺瘤的叙述，不正确的是

A. 与女性口服避孕药有关，偶也与男性应用糖皮质激素有关

B. 70% 为多个结节，偶尔可呈单个结节

C. 肿瘤边界清楚，常有不完整的纤维包膜

D. 出现大量囊状血窦时形成肝紫癜症

E. ^{99m}Tc - PMT 扫描常为强阳性

337. 胆石形成的原因不包括

A. 胆汁中胆固醇过多

B. 胆道有感染因素

C. 胆汁中胆汁酸过多

D. 胆汁中游离胆红素过多

E. 胆汁排出不畅

338. 对于有大块肝组织破损，特别是粉碎性肝破裂，或肝组织挫伤严重的患者，应施行的手术方式为

A. 规则性肝叶切除术

B. 清创式肝切除术

C. 肝动脉结扎术

D. 肝单纯缝合术

E. 纱布块填塞法

339. 下列关于滑动疝的说法中，恰当的是

A. 滑动疝是指肠管滑入了疝囊内

B. 滑动疝是指膀胱滑入了疝囊内

C. 滑动疝是指乙状结肠滑入了疝囊内

D. 通常是难复性疝

E. 滑动疝是指大网膜与疝囊粘连并成为疝囊壁的一部分

340. 小于 5cm 而无症状的非寄生虫性肝囊肿，可进行的治疗方法为

A. 囊肿开窗术

B. 无需处理，定期复查

C. 内引流术

D. 囊肿剥除术或切除术

E. B 超或 CT 引导下经皮肝囊肿穿刺抽液

341. 急性化脓性阑尾炎的最主要病理改变是

A. 炎症局限于阑尾黏膜下层

B. 炎症局限于阑尾黏膜层

C. 炎症局限于浆膜层

D. 阑尾管壁部分坏死

E. 管壁各层有小脓肿形成，腔内也有积脓

二、A2 型题

342. 患者，男性，37 岁。因甲状腺Ⅱ度肿大行手术治疗，术中诊断为桥本甲状腺炎。此时应采取的处理措施为
　　A. 行双侧甲状腺部分切除术
　　B. 行双侧甲状腺次全切除术
　　C. 立即停止手术，缝合伤口，术后给予泼尼松治疗
　　D. 立即停止手术，缝合伤口，术后给予甲状腺制剂治疗
　　E. 立即停止手术，缝合伤口，术后给予放射治疗

343. 患者，男性，50 岁。毕Ⅱ式胃大部切除术后第 5 天，进半流食后呕吐，呕吐物为食物和胆汁。可考虑首先出现了
　　A. 吻合口梗阻
　　B. 倾倒综合征
　　C. 输出袢梗阻
　　D. 完全性输入袢梗阻
　　E. 不完全性输入袢梗阻

344. 患者，男性，50 岁。临床诊断为肝挫伤，经保守治疗已出院 2 周。今天突发上腹部剧烈绞痛，黄疸，排黑便。首先应考虑的诊断是
　　A. 胆道出血
　　B. 胃癌出血
　　C. 胃、十二指肠溃疡出血
　　D. 应激性溃疡出血
　　E. 食管 - 胃底静脉曲张破裂出血

345. 患者，男性，38 岁。2 年前患有下肢静脉曲张，平卧后下肢曲张静脉消失后，在腹股沟下方扎橡胶带阻断大隐静脉，然后让患者站立，曲张静脉迅速充盈。应考虑诊断为
　　A. 原发性下肢深静脉瓣膜功能不全
　　B. 下肢深静脉血栓形成
　　C. 交通支瓣膜功能不全
　　D. 隐股静脉瓣膜功能不全
　　E. 单纯性大隐静脉曲张

346. 患者，男性，65 岁。因半年前上腹隐痛不适伴食欲缺乏，体重下降 10kg 来诊。查体：上腹剑突下有轻压痛，移动性浊音（+），贫血貌，直肠指诊膀胱直肠陷窝可扪及结节状硬块，无压痛，不活动。应考虑为
　　A. 直肠息肉　　　　B. 盆腔脓肿
　　C. 前列腺癌　　　　D. 直肠癌
　　E. 胃癌盆腔种植性转移

347. 患者，男性，55 岁，行甲状腺癌根治术 4 小时后，主诉胸闷，并出现发绀、声嘶。检查患者伤口，发现敷料渗血且出现肿胀。该现象为
　　A. 喉返神经损伤
　　B. 声带炎
　　C. 切口内出血，血肿压迫气管
　　D. 切口感染
　　E. 喉上神经损伤

348. 患者，男性，41 岁。12 小时前上腹痛伴恶心、呕吐入院。自述吐后疼痛不减轻。查体：体温 38℃，上腹部压痛，白细胞 $15 \times 10^9/L$，血清淀粉酶 560U/L，尿淀粉酶 256U/L。患者可考虑为
　　A. 急性胰腺炎
　　B. 急性胆囊炎
　　C. 急性胃炎
　　D. 急性肠系膜淋巴结炎
　　E. 溃疡穿孔

349. 患者，男性，40 岁。6 年前因患甲亢行手术治疗。近 1 年来因肝硬化腹水入院。

住院诊断为中度甲亢。其治疗应是

A. 手术治疗

B. 保肝利尿治疗后手术

C. 放射性^{131}I 治疗

D. 抗甲状腺药物治疗

E. 保肝利尿的同时抗甲状腺药物治疗

350. 患者，男性，49 岁。3 天前呕血 3 次，均在 1500ml 以上。曾有慢性肝炎病史。查体：脉快，巩膜黄染，腹水。下列治疗方法不正确的是

A. 输血

B. 贲门周围血管离断术

C. 补液

D. 止血药物

E. 护肝药物

351. 患者，男性，17 岁。3 个月前食量增加，吃饭后短时间便出现饥饿感，近来经常与同学、父母争吵。检查发现甲状腺可见 1 个直径 2cm 结节，SPECT 检查报告为"热结节"。其他有诊断意义的检查是

A. 血脂检查

B. 血糖测定

C. 心电图

D. 血 FT_3、FT_4、TSH 水平

E. 胸部正侧位 X 线片

352. 患者，男性，44 岁，因 4 小时前进食油腻食物并饮白酒 1 斤后剧烈上腹疼痛入院。上腹部及左上腹仅有轻度深压痛。此时对患者做的最合适的化验是

A. 血淀粉酶测定

B. 尿胆红素测定

C. 血常规

D. 尿淀粉酶测定

E. 丙氨酸氨基转移酶测定

353. 患者，男性，68 岁。有 3 年胆石症病史。

24 小时前突发上腹部疼痛入院。查体：神志淡漠，呼吸 30 次/分，脉搏 116 次/分，血压 90/60mmHg，腹膨隆，两侧腹部皮下淤血，全腹压痛、反跳痛和肌紧张，移动性浊音阳性。血清淀粉酶 351.23U/L。诊断为出血性坏死性胰腺炎，决定行手术治疗。下列手术措施中，不恰当的是

A. 开放伤口引流

B. 胰腺包膜切开减压

C. 切除坏死组织时，应扩大切除周围脏器

D. 胃造瘘

E. 胆总管切开，T 管引流

354. 患者，男性，45 岁。发现甲状腺左叶包块 1 个月。查体：包块质硬，表面欠光滑，活动度较小，左颈部淋巴结肿大。最可靠的术前诊断方法是

A. 甲状腺 B 超

B. 甲状腺 CT

C. 细针穿刺细胞学检查

D. 放射性核素检查

E. 甲状腺磁共振检查

355. 患者，男性，19 岁，右侧腹股沟可复性肿物 10 年，不能还纳伴腹痛 2 小时，且伴有恶心、呕吐和停止排气排便。查体：腹胀，可见肠型，无压痛和反跳痛，右侧腹股沟梨形肿物，延伸至阴囊内，局部有压痛，透光试验阴性。首先考虑的诊断为

A. 右侧绞窄疝

B. 右侧嵌顿疝

C. 右侧滑动性疝

D. 右侧 Richter 疝

E. 右侧难复性疝

356. 患者，女性，35 岁。行甲状腺次全切除

术后出现手足抽搐发作。此时最便捷而有效的治疗措施是

A. 停食肉类、乳品和蛋类食品

B. 口服二氢速固醇油剂

C. 口服维生素 D_2 5 万 ~10 万单位

D. 口服葡萄糖酸钙或乳酸钙 2 ~4g

E. 给予 10% 葡萄糖酸钙 10ml 静脉注射

357. 患者，男性，51 岁。5 天前急性腹痛伴高热入院。查体：上腹部可扪及压痛性肿块。超声检查：液性肿物。尿淀粉酶 2048U/L。患者应考虑为

A. 胆囊积脓

B. 胰腺囊肿并发感染

C. 腹腔脓肿

D. 溃疡病穿孔后膈下脓肿

E. 肝脓肿

358. 患者，女性，33 岁，主诉从 3 年前开始每次月经前右侧乳房都会胀痛。查体：两侧乳房可触及多个结节状肿块，可推动，质不硬，边界不清。该患者最有可能诊断为

A. 乳腺癌

B. 乳管内乳头状瘤

C. 乳腺囊性增生症

D. 乳腺结核

E. 乳房肉瘤

359. 患者，女性，29 岁。妊娠 37 周，因患急性阑尾炎入院。宜采取的处理措施为

A. 尽量避免手术治疗

B. 应及时手术治疗

C. 手术时一般应放置腹腔引流

D. 应用镇静药及黄体酮等安胎措施

E. 如已临产而症状、体征轻微亦应手术治疗

360. 患者，男性，42 岁。行甲状腺次全切除

术后 3 小时突感呼吸困难、颈部肿胀、口唇发绀。首选的紧急处理措施为

A. 吸氧

B. 注射呼吸兴奋剂

C. 气管切开

D. 请麻醉医师插管

E. 立即拆开颈部缝线，去除血块

361. 患者，男性，65 岁。胃窦部癌 4cm × 3cm ×2cm 大小，已累及浆膜层。CT 检查：左肝外叶有转移灶，约 3cm，胰腺正常。治疗宜选择

A. 胃空肠吻合术

B. 根治性胃大部切除术

C. 放弃手术，全身化学疗法

D. 根治性胃大部切除 + 左肝外叶切除术

E. 根治性胃大部切除 + 左肝动脉栓塞术

362. 患者，男性，36 岁。5 天前行阑尾切除术。术后体温 38.5℃，伤口疼痛，无红肿，压痛明显，轻度水肿。根据患者的情况，应该采取的措施是

A. 更换广谱抗生素

B. 继续观察

C. 切口诊断性穿刺

D. 物理治疗

E. 拆除切口缝线，敞开伤口

363. 患者，女性，40 岁。发现甲状腺肿物 1 周。检查发现肿物质硬，同侧有淋巴结肿大。患者有心悸、面色潮红、腹泻、血钙低及降钙素异常升高等表现。最大可能为

A. 甲状腺髓样癌

B. 甲状腺滤泡状腺癌

C. 甲状腺高功能腺瘤

D. 甲状腺未分化癌

E. 甲状腺乳头状腺癌

364. 患者，女性，52 岁，因发现右侧乳房有肿块 5 天就诊，检查考虑乳腺癌。下列因素与本病无关的是
A. 家族史
B. 雌激素水平
C. 口服避孕药
D. 年龄
E. 晚育

365. 患者，男性，39 岁。2 年来反复发作右下腹痛，每次发作时伴白细胞计数增多及体温升高，钡剂灌肠阑尾不显影。导致腹痛反复发作的可能原因是
A. 阑尾腔内阻塞
B. 阑尾血运差
C. 阑尾位置异常
D. 阑尾淋巴组织丰富
E. 阑尾系膜过短

366. 患者，男性，41 岁。因颈前部逐渐增大、增粗 2 个月前来就诊。超声检查：双侧甲状腺肿大，有多个结节，彩色多普勒血流显像示血流丰富，绕结节而行。最可能诊断为
A. 桥本甲状腺炎
B. 甲状腺癌
C. 毒性甲状腺肿
D. 结节性甲状腺肿
E. 亚急性甲状腺炎

367. 患者，女性，58 岁。大便带血 1 周，肠镜确诊乙状结肠癌，CT 发现肝右后叶有 4cm 大小孤立转移灶。治疗选择
A. 全身化疗
B. 乙状结肠癌切除 + 肝动脉灌注化疗栓塞
C. 乙状结肠癌切除 + 肝转移癌切除
D. 乙状结肠癌切除 + 肝肿瘤射频消融术
E. 乙状结肠癌切除 + 肝脏瘤内注射无水乙醇

368. 患者，男性，18 岁。8 小时前间断性右下腹痛伴发热急诊入院。查体：体温 38.2℃，脉搏 90 次/分，右下腹压痛、反跳痛，并向会阴部放射，右肾区叩击痛可疑。患者进行鉴别诊断时不需要进行的检查为
A. 尿常规
B. 肾、输尿管和膀胱 X 线检查
C. 腹部 B 超
D. 肾脏及膀胱造影检查
E. 肝肾功能检测

369. 患者，女性，41 岁。因急性胰腺炎入院。经 2 周治疗体温仍在 38 ~ 39℃，左上腹压痛，可触及约 8cm × 8cm 的囊性包块，局部触痛明显。实验室检查：尿淀粉酶 256U/L，WBC 20×10^9/L，N 0.84。根据患者情况，可能性最大的是
A. 急性胰腺炎并发假性囊肿
B. 急性胰腺炎并发脓肿
C. 急性胰腺炎迁延不愈
D. 急性胰腺炎合并局限性腹膜炎
E. 急性胰腺炎合并急性胆囊炎

370. 患者，女性，25 岁，既往吸烟 6 年，平均每天一盒，少量饮酒。主诉从 5 年前开始，一到冬季在户外左小指就会发凉且苍白，入室后会逐渐缓解。对该患者除进行药物治疗外，还应
A. 嘱患者忌用阿司匹林类药物
B. 嘱患者戒辛辣刺激食物
C. 嘱患者注意保暖并戒烟
D. 嘱患者忌用阿托品类药物
E. 嘱患者戒酒

371. 患者，男性，51 岁。呕吐 12 小时，呕吐物为咖啡样物，约 1000ml。查体：脉搏 128 次/分，血压 80/45mmHg。对该患者首要的处理是

A. 胃镜检查，镜下止血

B. 抗休克治疗

C. 气管插管术

D. 腹部 B 超

E. 上消化道造影

372. 患者，女性，50 岁。患有乳腺癌，右乳外上象限有直径 4cm 肿块，与皮肤有粘连，可推动，腋窝淋巴结有 2 个散在肿大。此乳腺癌临床分期为

A. 第 Ⅰ 期　　　　B. 第 Ⅱ 期

C. 第 Ⅲ 期　　　　D. 第 Ⅳ 期

E. 第 Ⅴ 期

373. 患者，女性，56 岁。1 年前发现右侧乳房有无痛性肿块。查体：右乳外上象限可触及 3cm × 2cm 肿块，质硬，边界不清，表面皮肤凹陷，呈"酒窝征"。临床诊断为乳腺癌。其表面皮肤发生凹陷表明

A. 癌细胞浸润大片皮肤

B. 癌细胞堵塞乳房皮下淋巴管

C. 癌肿侵入乳腺导管使其收缩

D. 癌肿侵犯 Cooper 韧带使其收缩

E. 癌肿浸润乳腺小叶腺泡

374. 患者，男性，45 岁。B 超检查：右叶肝脏有一 3cm 实性占位。AFP 1000μg/L，肝功能正常。曾有 10 年肝炎病史。若患者拒绝手术切除，对该患者可以采取的治疗方法不包括

A. 继续随访

B. 经皮微波消融术

C. 经皮射频消融术

D. 肝动脉栓塞化疗术

E. 经皮无水乙醇瘤内注射术

375. 患者，女性，55 岁。乳腺癌术后化疗，静脉给药注意事项中不正确的是

A. 将药物稀释至要求浓度之后给药

B. 长期化疗，血管交替使用

C. 药液溢出应用相应药物解毒

D. 一旦药液外溢，应停止给药

E. 一旦发生血栓性静脉炎应加强热敷、按摩

376. 患者，女性，28 岁，孕 36 周，主诉左下肢突然肿胀、疼痛。查体：股三角区和腓肠肌压痛。该患者考虑诊断为

A. 下肢静脉曲张

B. 下肢动脉栓塞

C. 下肢深静脉血栓形成

D. 静脉石

E. 血栓性浅静脉炎

377. 患者，女性，40 岁。左乳有一无痛性肿块，约黄豆大小，质较软，可推动，挤压肿块时有血性液体流出。X 线检查未见异常。患者可首先考虑为

A. 乳腺纤维腺瘤

B. 乳腺囊性增生病

C. 乳管内乳头状肿瘤

D. 乳腺癌

E. 急性乳腺炎

378. 患者，女性，39 岁。慢性肝病 10 年，肝区持续性钝痛 3 个月，4 小时前突发右上腹剧痛。查体：血压 160/80mmHg，心率 100 次/分，皮肤、巩膜无黄染，肝肋下 1cm，右中上腹压痛，伴轻度肌紧张，腹腔穿刺抽出血性液体。患者最可能诊断为

A. 脾破裂

B. 十二指肠溃疡穿孔

C. 肝癌破裂出血

D. 急性出血坏死性胰腺炎

E. 肠系膜上动脉栓塞

379. 患者，女性，53岁。发现右乳肿块5天。查体：乳房外上象限有2cm×2cm肿块，细胞学检查可见癌细胞。右腋窝有1cm×1cm肿大淋巴结，固定，无远处转移。其他部位检查未发现异常。下列说法中，不正确的是

A. TNM分期为$T_2N_1M_0$

B. 根治性手术切除

C. 肥胖可增加发病机会

D. 乳腺癌发生与雌激素水平有关

E. 根治术后除高危病例一般不做常规放疗

380. 患者，男性，52岁，因下肢浅静脉迂曲扩张行大隐静脉高位结扎剥脱术，该患者应于术后多久下床活动

A. 1天   B. 2天

C. 3天   D. 5天

E. 7天

381. 患者，女性，55岁。行右乳腺癌改良根治术后，TNM分期为$T_2N_0M_0$，雌、孕激素受体均为阴性。术后第2年发现右胸壁有直径1cm的结节，手术切除后经病理检查证实为乳腺癌复发。此时采取的措施应为

A. 化学治疗

B. 放射治疗

C. 内分泌治疗

D. 扩大切除右胸壁复发结节范围

E. 门诊随访观察

382. 患者，男性，33岁。4年来间歇性上腹部隐痛伴反酸、嗳气，解柏油样便1周。昨天劳累后突然呕吐鲜红色血，约400ml。根据患者情况，出血最可能的原因是

A. 胆道出血

B. 胃癌出血

C. 食管胃底静脉曲张破裂出血

D. 应激性溃疡出血

E. 胃、十二指肠溃疡出血

383. 患者，女性，48岁，教师，患有右下肢浅静脉迂曲扩张10余年。主诉站立久了会有酸胀感，近2年小腿内侧出现局部色素沉着。检查：大隐静脉瓣膜功能试验阳性，深静脉通畅试验阴性。该患者最可能诊断为

A. 下肢深静脉血栓形成

B. 单纯性下肢静脉曲张

C. 血栓闭塞性脉管炎

D. 下肢动脉硬化闭塞症

E. 髂静脉压迫综合征

384. 患者，男性，41岁。因上腹隐痛半年就诊。ERCP检查发现主胰管粗细不均、扭曲、僵硬，胆总管下端向内移位。诊断首先考虑为

A. 胰腺癌

B. 慢性胰腺炎

C. 急性胰腺炎

D. 胰腺假性囊肿

E. 先天性肝内胆管扩张

385. 患者，男性，53岁。左侧下肢静脉曲张8年，劳动后肢体肿胀，小腿下1/3皮炎及溃疡经久不愈半年。患者目前最佳的治疗方式为

A. 免除体力劳动

B. 抗感染治疗

C. 局部换药

D. 弹性绷带包扎治疗

E. 积极治疗溃疡，愈合后手术治疗

386. 患儿男，10个月。根据其母亲描述，该患儿右侧腹股沟出现可复性包块3个月，现诊断为右腹股沟斜疝。以下适合该患

儿的治疗措施是

A. 及早手术　　　B. 药物治疗

C. 立即手术　　　D. 择期手术

E. 暂不手术

387. 患者，女性，25 岁，车床操作员。有雷诺现象样改变，累及环指、小指。最可能诊断为

A. 尺动脉瘤

B. 下肢动脉栓塞

C. 后天性动静脉瘘

D. 血栓闭塞性脉管炎

E. 大动脉炎

388. 患者，男性，65 岁，有 40 余年吸烟史，10 年慢性支气管炎病史，左侧腹股沟可复性包块 3 年。主诉 2 个月前突然开始每日咳嗽，较剧烈。该患者目前最适合的治疗措施是

A. Bassini 修补术

B. 先治疗支气管炎急性发作

C. McVay 法疝修补术

D. 无张力疝修补术

E. Halsted 修补术

389. 患者，男性，40 岁。吸烟多年，血栓闭塞性脉管炎已有 1 年余，现已发展成疼痛严重不能入睡。查体：局部苍白、干冷，肌肉萎缩，足背动脉搏动消失，跛行距离缩短。初步诊断为

A. 血栓闭塞性脉管炎（血管痉挛期）

B. 血栓闭塞性脉管炎（营养障碍期）

C. 血栓闭塞性脉管炎（坏死期）

D. 深静脉血栓形成

E. 大动脉栓塞

390. 患者，女性，25 岁，10 天前左上腹曾发生外伤，现因"突发头晕、心慌 2 小时"就诊。查体：神志清楚，左上腹部压痛明显，

脉搏 120 次/分，血压 70/50mmHg。腹部 B 超检查：腹腔积液，腹腔穿刺抽出不凝血。该患者考虑的诊断是

A. 肝破裂

B. 腹内空腔脏器损伤

C. 延迟性脾破裂

D. 肝被膜下破裂

E. 上消化道出血

391. 患者，男性，23 岁。1 年前右大腿刀刺伤，清创后如期拆线出院。近半年出现右下肢间歇性跛行，浅静脉显露，色素沉着，右胫前皮肤压之凹陷，右大腿可闻及连续性杂音。患者最可能诊断为

A. 血栓闭塞性脉管炎

B. 下肢动脉栓塞

C. 尺动脉瘤

D. 后天性动静脉瘘

E. 大动脉炎

392. 患者，男性，28 岁，因 3 小时前车祸腹部被汽车方向盘撞伤后入院。主诉腹痛及呕吐。查体：脉搏 97 次/分，血压 113/75mmHg，痛苦面容，腹平，腹肌紧张，全腹压痛明显、反跳痛明显。该患者最可能诊断为

A. 肝破裂

B. 肠系膜大血管损伤

C. 脾破裂

D. 腹内空腔脏器损伤

E. 胃破裂

393. 患者，男性，58 岁。因下肢静脉曲张行高位结扎及剥脱术，术后 4 小时因站立排尿，小腿部伤口处突然出血不止。紧急处理方法是

A. 用止血带

B. 于站立位包扎

C. 钳夹结扎止血

D. 指压止血

E. 平卧，抬高患肢，加压包扎

394. 患者，男性，26 岁，因右下腹疼痛伴发热 2 周就诊。查体：体温 38.8℃，右下腹饱满，可触及包块，大小约 7cm，边界不清，压痛明显。白细胞 $7.8 \times 10^9/L$。腹部 B 超检查：右下腹不均质低回声包块，大小为 6cm×5cm。该患者最可能诊断为

A. 阑尾周围脓肿

B. 结肠淋巴瘤

C. 急性阑尾炎

D. 升结肠癌

E. 肠间隙脓肿

395. 患者，女性，20 岁。因突发右小腿肿胀、疼痛 2 小时就诊。查体：右小腿肿胀，胫前可凹性水肿。诊断考虑为

A. 大动脉炎

B. 雷诺综合征

C. 血栓闭塞性脉管炎

D. 右下肢深静脉血栓形成

E. 右下肢动脉血栓形成

396. 患者，男性，33 岁，因脾破裂行脾切除术后第 7 天，体温逐渐升高，左下胸壁轻度水肿，有压痛。立位腹部 X 线片检查发现左膈肌影模糊。该患者最可能诊断为

A. 腹膜后血肿

B. 膈下脓肿

C. 脓胸

D. 左胸壁感染

E. 左下肺脓肿

397. 患者，男性，36 岁。久坐后下肢沉重、酸胀 3 天，且易疲劳。指导其在工作期间定时站立，活动下肢，以促进下肢血液循环。其原理是利用

A. 小腿肌泵收缩功能

B. 胸腔吸气期负压

C. 心脏舒张期负压

D. 静脉瓣膜向心单向开放

E. 地心对血柱的吸引力

398. 患者，男性，33 岁，因右下胸部损伤 5 小时伴上腹疼痛入院。查体：体温 36.5℃，脉率 122 次/分，血压 90/69mmHg，上腹压痛，有轻度肌紧张，无反跳痛。X 线检查：肝脏阴影扩大，右膈升高。该患者最可能诊断为

A. 脾破裂

B. 胃及十二指肠穿孔

C. 外伤性血气胸

D. 肝破裂

E. 腹膜炎

399. 患者，女性，57 岁。突发腹痛 1 小时，不伴恶心、呕吐。2 年前曾有腹主动脉瘤。查体：脉搏 116 次/分，血压 70/50mmHg，贫血貌，腹膨隆，无肌紧张，无固定压痛，肠鸣音弱。最有可能诊断为

A. 输尿管结石梗阻

B. 急性胰腺炎

C. 腹主动脉瘤破裂

D. 急性肠梗阻

E. 上消化道出血

400. 患者，男性，31 岁，主诉 1 年前开始出现无规律的上腹隐痛，近 3 天每天排 2 次成形黑便，量不多。体检：血压正常，血红蛋白 95g/L；钡餐检查：胃角部有 2cm 突出腔外的龛影。该患者考虑为

A. 进展期胃癌

B. 胃息肉

C. 胃角溃疡

D. 慢性浅表性胃炎

E. 胃黏膜脱出

401. 患儿男，6 个月。出生不久哭闹时右阴囊有一包块，平卧安静时包块明显缩小或消失。2 小时前因哭闹包块掉出，伴呕奶、不停哭闹、精神萎靡。右阴囊可见一似梨状包块。最有可能的诊断是

A. 交通性鞘膜积液

B. 睾丸炎

C. 嵌顿性疝

D. 睾丸发育异常

E. 睾丸扭转

402. 患者，女性，55 岁，主诉 3 个月前开始全腹胀痛，排便从每天 1 次逐渐到 2 ~ 3 天 1 次，大便间断并且伴有黏液或血液。查体：贫血面容，腹膨隆、未见肠型，肠鸣音亢进，无肿块。根据上述表现，该患者最可能诊断为

A. 结肠息肉

B. 升结肠癌

C. 溃疡性结肠炎

D. 降结肠癌

E. 回盲部结核

403. 患者，女性，39 岁。左腹股沟区可回复性肿块 2 年，不可回纳 8 小时，伴腹痛入院。拟行急诊手术。在判断嵌顿肠管是否发展成绞窄性疝时的标准不包括

A. 肠壁失去弹性

B. 肠壁失去光泽

C. 肠壁失去完整性

D. 肠壁失去蠕动能力

E. 肠系膜动脉搏动消失

404. 患者，男性，44 岁，主诉半年前开始逐渐消瘦，并伴随贫血和乏力。查体：右下腹可触及一大小约 4cm 的包块，大便

隐血试验（＋）。该患者最可能诊断为

A. 溃疡性结肠炎

B. 家族性息肉病

C. 降结肠癌

D. 升结肠癌

E. 横结肠癌

405. 患者，男性，66 岁。5 年前曾做右腹股沟斜疝高位结扎＋修补术，8 个月前出现右腹股沟可复性肿块，诊断为复发性疝。最佳的手术方式应为

A. 单纯疝囊高位结扎术

B. 疝囊高位结扎＋Ferguson 修补法

C. 疝囊高位结扎＋Bassini 修补法

D. 疝囊高位结扎＋Halsted 修补法

E. 疝囊高位结扎＋McVay 修补法

406. 患者，男性，54 岁。有嗜酒史 20 年。2 小时前因突然呕血约 800ml 入院。查体：脉率 110 次/分，血压 90/60mmHg，肝未触及。Hb 70g/L，WBC 3.1×10^9/L，血小板 56×10^9/L。患者首先应考虑的诊断为

A. 溃疡病

B. 胃癌

C. 胆道出血

D. 出血性胃炎

E. 肝硬化门静脉高压症

407. 患者，女性，34 岁，主诉 5 年前开始出现便秘，近日排便后肛门疼痛，粪便表面有少量鲜血。对该患者行直肠指诊时有剧烈疼痛。应考虑为

A. 内痔　　　　　B. 直肠癌

C. 肛裂　　　　　D. 肛瘘

E. 混合痔

408. 患者，女性，58 岁。腹痛 2 天，伴恶心、呕吐、不排气就诊。查体：左侧卵圆窝

突起半球形包块，不能推动。腹部 X 线检查：腹腔胀气，有数个液平。患者可诊断为

A. 粘连性肠梗阻

B. 肠套叠

C. 绞窄性直疝

D. 肠扭转

E. 嵌顿性股疝

409. 患者，男性，42 岁，主诉 12 天前开始，每次大便时粪便表面都有鲜血，偶尔大便后也有鲜血滴出，无腹痛和肛门疼痛，大便次数和粪便形状正常。该患者最有可能诊断为

A. 内痔   B. 肛窦炎

C. 混合痔   D. 直肠脱垂

E. 肛裂

410. 患者，男性，60 岁。右腹股沟斜疝嵌顿 1 天。查体：体温 38℃，脉搏 120 次/分，血压 100/70mmHg，局部皮肤轻度红肿，压痛明显。最适当的手术方式为

A. 疝回纳整复修补术

B. 肠外置、肠造瘘术

C. 肠切除及吻合术

D. 肠切除吻合，疝囊高位结扎

E. 肠切除及疝修补术

411. 患者，男性，24 岁，因低热和腹痛就诊。已诊断为结核性腹膜炎，患者主诉近日未解大便，并出现呕吐、腹痛和腹胀症状。查体：肠鸣音亢进。该患者最可能诊断为

A. 肠穿孔

B. 肠出血

C. 肠系膜上动脉栓塞

D. 肠梗阻

E. 中毒性肠麻痹

412. 患者，男性，48 岁。右阴囊可复性肿物 10 余年，不能回纳 2 天，伴呕吐、停止排气排便 1 天。查体：血压 150/105mmHg，心率 108 次/分，右阴囊肿大、压痛明显，腹膨隆、肠鸣音亢进。白细胞 $14 \times 10^9/L$，中性粒细胞 0.85。对该患者的最佳处理是

A. 立即剖腹探查

B. 急诊室留观

C. 镇痛，抗炎

D. 胃肠减压，择期行修补术

E. 急诊做腹股沟疝探查，并做肠切除准备

413. 患者，男性，45 岁，既往有乙型病毒性肝炎 15 余年，主诉 1 个月前开始出现右上腹隐痛。查体：右腹膨隆，可扪及肿块，质地坚硬、表面凹凸不平、有触痛。腹腔穿刺抽出血性液。该患者考虑为

A. 多发性肝囊肿

B. 原发性肝癌

C. 肝炎后肝硬化

D. 结节性肝硬化

E. 肝血管瘤

414. 患者，男性，38 岁。左腹股沟斜疝 10 年，发作时肿块可突入阴囊内。手术治疗可选用

A. Ferguson 法疝修补术

B. McVay 法疝修补术

C. Bassini 法疝修补术

D. 单纯疝囊高位结扎术

E. 疝成形术

415. 患者，男性，47 岁，患有肝硬化、门静脉高压症 10 余年，因反复呕血、黑便和腹腔积液被收入院。对其进行脾切除术、贲门周围血管离断术和脾肾静脉吻合术 1 个月后，患者主诉头晕、嗜睡，走路不稳。该患者考虑为

A. 伤口感染　　　B. 肝性脑病

C. 低血糖　　　　D. 脑供血不足

E. 肺性脑病

416. 患者，男性，32 岁。诊断为白线疝，有疝囊存在，拟行手术治疗。疝囊高位结扎手术中必须解剖出

A. 疝囊底　　　　B. 疝囊体

C. 疝囊颈　　　　D. 全部疝囊

E. 腹膜

417. 患者，女性，15 岁，7 个月前开始反复出现右上腹胀痛，近 1 个月出现皮肤、巩膜间歇性黄染，无发热症状。查体：右上腹可触及囊性肿块。该患者最可能诊断为

A. 胆囊结石

B. 胆道闭锁

C. 先天性胆管扩张症

D. 胆囊息肉

E. 胆总管结石

418. 患者，男性，49 岁。因右腹股沟斜疝急诊入院。在病史采集中必须询问的有关内容不包括

A. 慢性咳嗽史

B. 慢性便秘史

C. 慢性腹痛史

D. 尿频、尿急史

E. 工作种类

419. 患者，男性，50 岁，5 年发现患有胆囊息肉。近日行 B 超检查时，显示为单发胆囊息肉，大小为 1.2cm，基底部可见血流信号。据该患者描述，平时没有不适症状，此时应

A. 行胆囊切开息肉摘除术

B. 药物治疗

C. 继续观察

D. 行腹腔镜胆囊切除术

E. 行剖腹探查术

420. 患者，男性，32 岁。因 3 天前左下腹被拖拉机压伤入院。当时有弥漫性腹膜炎、感染性休克表现。经积极抗休克治疗后行剖腹探查术。术中发现腹腔内有约 800ml 黄色浑浊脓性渗出液，降结肠下段有直径约 0.5cm 大小穿孔，有少量肠液溢出。正确的手术方式是

A. 降结肠穿孔修补，冲洗腹腔，腹腔引流术

B. 左半结肠切除术

C. 降结肠穿孔外置，冲洗腹腔，腹腔引流术

D. 降结肠穿孔处肠段切除，端端吻合术，冲洗腹腔，腹腔引流术

E. 横结肠单腔造瘘，远端关闭，穿孔修补，冲洗腹腔，腹腔引流术

421. 患者，男性，37 岁，因腹痛伴呕吐、腹胀 2 天就诊。体检：血清淀粉酶 1600U/L，血压 80/50mmHg，脉搏 120 次/分。该患者最可能诊断为

A. 急性胃炎

B. 重症急性胰腺炎

C. 急性阑尾炎

D. 急性肠梗阻伴休克

E. 幽门不全梗阻

422. 患者，男性，31 岁。1 天前左季肋部被打伤，当时仅感伤部疼痛，仍可工作。次日伤部疼痛逐渐加重，仍勉强工作。今天下午突然出现腹部剧痛，晕倒在地。查体：脉搏 120 次/分，血压 80/60mmHg。面色苍白，痛苦面容，强迫体位。全腹压痛、反跳痛明显，以左上腹为甚。首先应考虑为

A. 急性脾破裂

B. 延迟性脾破裂

C. 肝破裂

D. 肠系膜血管破裂

E. 肾破裂

423. 患者,男性,32 岁。因关节酸痛常服水杨酸制剂,6 小时前突然大量呕血。否认溃疡病病史。查体:血压 100/70mmHg,心率 120 次/分。该患者呕血最可能的原因是

A. 急性胃炎

B. 门静脉高压,食管静脉曲张破裂出血

C. 胃癌

D. 胃、十二指肠溃疡

E. 应激性溃疡

424. 患者,男性,25 岁。2 小时前左上腹被自行车碰伤后急诊入院。伤后腹痛,呕吐 1 次,呕吐物为胃内容物,诉头晕、乏力、口渴、心悸。查体:脉搏 110 次/分,血压 85/60mmHg,面色苍白,四肢湿冷,左上腹见皮下瘀斑,约 4cm×4cm 大小,全腹压痛,轻度肌紧张和反跳痛,以左上腹为著,叩诊有移动性浊音,听诊肠鸣音较弱。根据患者症状和体征,最可能诊断为

A. 肝破裂   B. 脾破裂

C. 空回肠破裂   D. 结肠破裂

E. 胰腺损伤

425. 患者,女性,35 岁,主诉 3 年前开始出现右上腹节律性疼痛,每次进食后可缓解,伴有反酸和嗳气。近几日突然疼痛加重,大便为黑色。该患者最可能发生了

A. 胃癌出血

B. 出血性胃炎

C. 急性糜烂出血性胃炎

D. 反流性食管炎出血

E. 消化性溃疡出血

426. 患者,女性,34 岁。胃溃疡穿孔入院。修补术后第 10 天,体温 38℃,排黏液便每天 4~6 次,伴里急后重及尿急、尿频。直肠指检前壁有肿物,触痛,有波动感。此患者应考虑为

A. 细菌性痢疾

B. 肠道功能紊乱

C. 膀胱炎

D. 盆腔脓肿

E. 直肠癌

427. 患者,女性,62 岁。2 个月前因皮肤、巩膜黄染进行性加重伴消瘦、乏力入院。治疗时患者时有寒战、发热表现。在诊疗计划中,下列检查不重要的是

A. CT   B. 肿瘤标志物

C. B 超   D. ERCP

E. 肝功能检查

428. 患者,男性,51 岁。急性阑尾炎伴穿孔,手术后持续发热半个月。右上腹及右肋缘下钝痛,并向右肩部放射,深呼吸或咳嗽时加重。腹部 X 线平片:右膈肌膨隆,可见局限性液平。胸部 X 线片:右侧胸腔积液。根据患者情况,首先要考虑的术后并发症是

A. 腹腔感染

B. 右膈下脓肿

C. 右肺部感染

D. 右膈上脓肿

E. 高位肠间脓肿

429. 患者,男性,27 岁。主诉半年前开始偶有腹泻、便秘,3 个月前开始出现腹部隐痛,近几天大便表面可见大量鲜血。直肠指检和腹部体检均未见肿物。行 X 线钡剂灌肠可见降结肠壁僵直,充盈缺损。

该患者最可能诊断为

A. 升结肠癌　　　B. 直肠癌

C. 降结肠癌　　　D. 乙状结肠癌

E. 右半结肠结核

430. 患者，男性，45 岁。因十二指肠溃疡穿孔继发腹膜炎。下列最有利于预防膈下感染的护理措施是

A. 半卧位　　　　B. 补液

C. 胃肠减压　　　D. 给予镇痛药

E. 纠正电解质紊乱

431. 患者，男性，31 岁。有十二指肠球部溃疡病史多年。近日疼痛加重，今晨突然晕倒，急诊入院。查体：血压 72/49mmHg，脉搏 130 次/分。应首选的治疗措施是

A. 胃镜检查

B. 口服去甲肾上腺素

C. 冰盐水洗胃

D. 静脉应用止血药

E. 补充血容量

432. 患者，男性，30 岁。上腹疼痛伴反酸 3 年，昨日开始呕血，约 400ml。出血的原因最大可能是

A. 应激性溃疡出血

B. 胆道出血

C. 胃癌出血

D. 胃、十二指肠溃疡出血

E. 食管胃底静脉曲张破裂出血

433. 患者，男性，48 岁。急性弥漫性腹膜炎观察 3 小时后病情无缓解，但病因仍难以确定。根据患者情况，目前的治疗措施中不宜采取的是

A. 立即进行剖腹探查

B. 应用广谱抗生素

C. 通过辅助检查手段尽可能明确病因

D. 纠正水、电解质、酸碱代谢失调

E. 禁食、胃肠减压、补充能量、营养支持

434. 患者，男性，39 岁。3 年前患十二指肠球部溃疡。因近 1 个月来间断性呕吐，上腹胀痛入院。查体：上腹部膨隆，有振水音。经检查诊断为十二指肠球部溃疡并幽门梗阻。治疗措施宜采取

A. 胃肠减压，补液

B. 胃肠减压，补液，洗胃

C. 急诊胃大部切除

D. 胃肠减压，补液，洗胃，择期行胃大部切除术

E. 胃肠减压，补液，洗胃，择期行胃空肠吻合术

三、A3/A4 型题

（435~436 题共用题干）

患者，男性，40 岁。主诉在一次体检中发现颈部正中偏右有一肿物，直径为 2.0cm，无不适反应。

435. 在为患者检查时，最主要的是

A. 确定肿物大小

B. 确定肿物边界是否清楚

C. 确定肿物是否随吞咽活动

D. 确定肿物软硬度

E. 确定肿物表面是否光滑

436. 为进一步明确诊断，下列检查方法应首选

A. 超声　　　　B. 核素显像检查

C. CT　　　　　D. X 线检查

E. 全身 PET - CT

（437~439 题共用题干）

患者，女性，52 岁。反复右上腹疼痛伴寒战、发热 3 年，2 天前再次发作并较前加重。查体：嗜睡状，体温 40℃，脉搏 126 次/

分，血压 60/40mmHg，巩膜黄染，右上腹压痛、反跳痛和肌紧张，肝区明显叩击痛。

437. 患者的实验室检查，叙述正确的是

　　A. 白细胞计数明显减少，中性粒细胞比例升高

　　B. 白细胞计数明显增多，血小板计数明显减少

　　C. 白细胞计数明显增多，中性粒细胞比例下降

　　D. 白细胞计数、血小板计数明显增多

　　E. 白细胞计数、血小板计数明显减少

438. 应用活性药物后情况好转，患者的治疗措施中最重要的是

　　A. 纠正碱中毒　　　B. 大剂量抗生素

　　C. 大剂量补钾　　　D. 纠正酸中毒

　　E. 大剂量升压药

439. 若经短期保守治疗后病情无好转，患者此时应选择的手术方案为

　　A. 胆囊造瘘术

　　B. 胆囊造瘘术+胆总管探查术

　　C. 胆囊切除术+胆管空肠吻合术

　　D. 胆囊切除术+胆总管探查术

　　E. 胆囊造瘘术+胆管空肠内引流术

（440~441题共用题干）

　　患者，女性，55岁，主诉3个月前发现右侧大腿根部有肿块。查体：右侧腹股沟韧带下方卵圆窝处有一3cm大小的半球形突起，平躺后包块可缩小至1cm左右，压痛不明显。腹软，无压痛，肠鸣音正常。

440. 根据上述检查及体征，该患者考虑为

　　A. 直疝　　　　　B. 股疝

　　C. 斜疝　　　　　D. 滑动疝

　　E. 脂肪瘤

441. 对于上述诊断，应采用的手术方法是

　　A. Bassini 修补术

　　B. McVay 修补术

　　C. 配戴疝袋压迫

　　D. Ferguson 修补术

　　E. Halsted 修补术

（442~444题共用题干）

　　患者，女性，42岁。3周前开始出现牙龈肿胀、牙痛，1天前突然出现左颈部肿胀、剧痛，伴高热。查体：左颈部肿胀，张力大，压痛，无结节。

442. 患者可首先诊断为

　　A. 颈痈

　　B. 淋巴结结核

　　C. 急性化脓性淋巴结炎

　　D. 口底化脓性蜂窝织炎

　　E. 颈深部化脓性蜂窝织炎

443. 对患者的处理措施正确的是

　　A. 长期抗生素治疗

　　B. 穿刺引流

　　C. 不可行气管切开

　　D. 早期切开引流

　　E. 避免手术治疗

444. 患者可能出现的并发症为

　　A. 化脓性纵隔炎

　　B. 咽炎

　　C. 甲状腺急性化脓性感染

　　D. 支气管炎

　　E. 肺炎

（445~447题共用题干）

　　患者，男性，26岁，因6小时前从高处坠落入院，主诉腹胀及腰、背疼痛。查体：脉搏120次/分，血压 97/55mmHg，苍白面容，有较明显的腹胀，右下腹有压痛，反跳痛（±），骨盆无异常，直肠指检骶前有波动感，右腰部可见瘀斑。

445. 该患者考虑的诊断是

　　A. 脾破裂　　　　B. 腹膜后血肿

　　C. 直肠破裂　　　D. 膀胱破裂

　　E. 后尿道损伤

446. 为明确诊断，下列检查中，应首选

　　A. B 超

　　B. 腹部 CT 平扫＋增强

　　C. 腹部 X 线检查

　　D. 结肠镜

　　E. 腹腔穿刺

447. 若该患者为腹膜后血肿，对其进行手术治疗，术中最重要的处理是

　　A. 若后腹膜没有破则不应打开后腹膜

　　B. 对于两侧腰大肌外缘的血肿不应切开

　　C. 对于膈脚与骶岬之间的血肿，应切开后腹膜探查

　　D. 尽量用止血材料止血

　　E. 若腹膜后血肿无明显扩大，不应切开

（448～450 题共用题干）

　　患者，女性，38 岁。2 周前患上呼吸道感染，1 周前已痊愈。近 3 天颈前疼痛明显，低热。皮肤无汗，甲状腺Ⅱ度肿大，右叶硬，明显触痛，拒按。查体：体温 37.8℃，WBC 7.8×10^9/L。

448. 患者最可能的临床诊断为

　　A. 甲状腺右叶囊肿出血

　　B. 亚急性甲状腺炎

　　C. 甲状腺癌伴出血

　　D. 急性化脓性甲状腺炎

　　E. 桥本甲状腺炎

449. 患者进行治疗，叙述不正确的是

　　A. 使用泼尼松疼痛很快缓解，肿胀消退

　　B. 泼尼松连用 2 周后逐渐减少剂量

　　C. X 线放射性治疗的疗效较泼尼松持久

　　D. 泼尼松的疗效较 X 线放射性治疗持久

　　E. 若停药后复发，可予放射性治疗

450. 关于此疾病的叙述，不正确的是

　　A. 常发生于病毒性上呼吸道感染之前

　　B. 是颈前肿块和甲状腺疼痛的常见原因

　　C. 病变滤泡周围出现巨细胞性肉芽肿

　　D. 甲状腺肿胀、压痛，一般程度较轻

　　E. 红细胞沉降率增快，T_3、T_4 可增高，但 ^{131}I 摄取量一般减低

（451～453 题共用题干）

　　患者，男性，57 岁，主诉半年前开始出现乏力、消瘦和进行性贫血，有时右腹隐痛。查体：生命体征平稳，中度贫血貌；腹软，右中腹部可触及约 5.0×4.0cm 的肿块，较固定，压痛不明显，肠鸣音正常。

451. 为明确诊断，应进行哪项检查

　　A. 纤维结肠镜

　　B. 血清 CEA

　　C. 大便潜血试验

　　D. 腹部 B 超

　　E. 腹部 CT

452. 为患者准备手术治疗时（无手术禁忌证），与手术并发症关系密切的术前准备是

　　A. 检查与评估心、肺功能

　　B. 肠道准备于术前 2～3 天开始进行

　　C. 纠正营养不良和贫血状态

　　D. 检查肝、肾功能

　　E. 进行心理准备

453. 行标准结肠癌根治术后，该患者的病理结果显示为Ⅲ期，其 5 年生存率约为

　　A. 93%　　　　B. 80%

　　C. 60%　　　　D. 20%

　　E. 8%

（454～456 题共用题干）

　　患者，女性，40 岁。间断出现左侧乳头溢血性液 2 个月，挤捏乳头时血性溢液增多，

无痛，乳房内未扪及肿块。X 线检查未见异常。

454. 应首先考虑的诊断是

A. 乳腺囊性增生病

B. 乳腺癌

C. 导管内乳头状肿瘤

D. 乳腺纤维腺瘤

E. 乳腺结核

455. 最恰当的检查应为

A. 乳腺超声

B. 肿物穿刺活检

C. 乳腺钼靶 X 线检查

D. 乳头溢液涂片细胞学检查

E. 放射性核素扫描

456. 首选的治疗方法是

A. 全乳房切除术

B. 乳腺癌根治术

C. 乳腺癌扩大根治术

D. 乳腺区段切除术

E. 乳腺癌改良根治术

（457～459 题共用题干）

患者，女性，25 岁，主诉 1 个月前开始有发热、腹痛症状，常常有午后低热，尿少并且腹围增加。查体：腹部弥漫性压痛（＋），触诊呈揉面感，移动性浊音（＋）。

457. 下列检查中，对该患者诊断最有意义的是

A. 腹腔穿刺　　　B. 妇科盆腔检查

C. 腹部 B 超检查　D. 粪便常规

E. 生化检查

458. 如考虑腹腔结核感染，对于诊断最有意义的检查是

A. 胸腹部 CT

B. 腹部 X 线检查

C. 腹腔积液抗酸染色

D. 腹部 B 超检查

E. PPD 试验

459. 如明确诊断为结核性腹膜炎，对其治疗应选用

A. 免疫治疗

B. 静滴注射抗菌药

C. 营养支持

D. 口服利尿剂

E. 抗结核治疗

（460～463 题共用题干）

患者，女性，46 岁。发现左乳无痛性肿块 20 余天。左乳外上象限可触及肿块，约 4.0cm×3.0cm，质硬，无压痛，边界不清，与皮肤有轻度粘连。左腋下还可扪及直径 1.5cm 的淋巴结，活动，质硬。钼靶 X 线检查示左乳外上象限高密度肿块，边缘有毛刺，肿块内有密集的针尖样钙化。经入院检查，诊断为绝经后乳腺癌。

460. 患者的临床分期是

A. $T_2N_1M_0$　　　　B. $T_2N_2M_0$

C. $T_3N_1M_0$　　　　D. $T_3N_2M_0$

E. $T_4N_1M_0$

461. 早期发现和诊断乳腺癌最有效的影像学检查方法是

A. 乳腺 MRI

B. 红外线检查

C. 乳腺 B 超

D. 乳腺钼靶 X 线检查

E. 防癌普查体检

462. 患者最佳的手术方式是

A. 单纯乳房切除术

B. 保留乳房的乳腺癌切除术

C. 乳腺癌扩大根治术

D. 术前化疗后行改良根治术

E. 术前放疗后行根治术

463. 患者术后检查示雌激素受体阳性，化疗结束后内分泌治疗应首选

A. 雌二醇　　　　B. 雄激素

C. 孕激素　　　　D. 他莫昔芬

E. 卵巢切除

（464～466 题共用题干）

患者，男性，27 岁，主诉 10 天前突然出现寒战和发热，最高体温达 39.4℃，无咳嗽、咳痰。腹部 B 超检查：肝右叶大，肝内有多个形态不规则、不均匀回声区，无胆管扩张。腹部 X 线片检查：右侧膈肌抬高，未发现膈下游离气体。

464. 该患者考虑诊断为

A. 原发性肝癌

B. 细菌性肝脓肿

C. 病毒性肝炎

D. 肝囊肿

E. 结核性胸膜炎

465. 对该患者进行抗生素治疗时，应

A. 暂不用药，待药敏结果回报后决定

B. 联合使用抗真菌药物

C. 使用敏感抗生素

D. 经验性选用广谱抗生素，待药敏结果回报后及时调整

E. 为防阿米巴感染应联合使用氯喹

466. 该患者经抗感染治疗后发热未减退，腹部 B 超检查示脓肿大部分液化，此时应采取的治疗措施是

A. 经皮肝穿刺脓肿引流术

B. 手术切开引流

C. 肝叶切除术

D. 脓肿切开引流术＋胆道引流术

E. 肝叶切除术＋胆道引流术

（467～470 题共用题干）

患者，男性，40 岁。右下肢近腘窝处被刀刺伤后出现搏动性肿块，逐渐增大伴右下肢麻木。查体：右下肢苍白，腘窝部可扪及搏动性肿块，大小为 5cm×4cm，附近有收缩期杂音。

467. 患者可能诊断为

A. 动静脉瘘

B. 腘动脉闭合性损伤

C. 腘动脉开放性损伤

D. 腘动脉假性动脉瘤

E. 腘动脉真性动脉瘤

468. 产生该疾病的病因绝大多数为

A. 动脉损伤

B. 动脉粥样硬化

C. 感染

D. 动脉中层变性

E. 胸廓出口综合征

469. 该疾病最常见的并发症是

A. 瘤体破裂

B. 血栓脱落，下肢动脉缺血

C. 瘤体感染

D. 静脉回流障碍，肢体肿胀

E. 神经压迫症状

470. 患者应采取的治疗方法为

A. 内修复治疗　　B. 药物治疗

C. 手术治疗　　　D. 化学治疗

E. 超声引导下压迫修复法

（471～473 题共用题干）

患者，女性，54 岁，主诉 2 年前开始偶尔出现右上腹疼痛，因近 2 个月疼痛加重，次数增加伴发热就诊。查体：体温 39℃，皮肤、巩膜轻度黄染，右上腹深压痛，无反跳痛，肠鸣音正常。B 超检查：胆囊约 10cm×6cm 大小，壁毛糙，左、右肝管有轻度扩张，胆总管扩张，直径 1.3cm。

471. 该患者黄疸的原因首先考虑为

A. 急性结石性胆囊炎

B. 原发性硬化性胆管炎

C. 胆总管结石

D. 慢性胆囊炎

E. 胆管癌

472. 为明确诊断应首选的检查是

A. PTC B. CT

C. ERCP D. MRCP

E. 胆道镜检查

473. 对该患者行手术治疗，应选择

A. 胆囊造瘘术

B. 胆囊切除术、胆肠吻合术

C. 胆囊切除术

D. 胆总管切开取石、T 管引流术、胆囊切除术

E. 胆管空肠吻合术

（474~475 题共用题干）

患者，女性，32 岁。毕Ⅱ式胃大部切除术后 15 天，进食 30 分钟后突然感到中上腹胀痛，喷射性呕吐，吐出大量不含食物的胆汁，吐后腹痛消失。

474. 患者最可能发生了

A. 吻合口梗阻

B. 吻合口溃疡

C. 慢性不全性输入袢梗阻

D. 反流性食管炎

E. 倾倒综合征

475. 本疾病的诊断依据不包括

A. 胃大部切除毕Ⅱ式吻合术后

B. 突发上腹剧烈疼痛

C. 腹痛位于中上腹，常于呕吐前出现

D. 查体时上腹部有压痛，偶可扪及包块

E. 上消化道造影有助于诊断及鉴别诊断

（476~478 题共用题干）

患者，男性，34 岁，既往有肝硬化病史。因车祸致颅脑外伤入院，立即对其进行手术，术后患者血压、脉搏正常，但多次排出稀黑便，术后第 3 天从胃管中吸出咖啡样液体。

476. 导致该患者出现急性上消化道出血的原因是

A. 胃癌

B. 应激性溃疡

C. 食管静脉曲张破裂

D. 胃、十二指肠溃疡

E. 胆道出血

477. 为明确病因，首选的检查方法是

A. 急诊胃镜检查

B. 置入三腔两囊管

C. 行上消化道钡餐造影

D. 上腹部 CT

E. 腹腔动脉造影

478. 对患者行胃镜检查：胃黏膜糜烂，可见点状出血。其治疗应首选

A. 冰盐水反复灌洗胃腔

B. 生长抑素类似物静脉滴注

C. 质子泵抑制剂

D. 胃黏膜保护剂

E. 急诊手术治疗

（479~480 题共用题干）

患者，女性，37 岁。主诉 2 年前开始下腹部偶尔隐痛，此次因右下腹疼痛伴恶心、呕吐、发热 10 小时就诊。查体：体温 38℃，右下腹局限性压痛、反跳痛，肌紧张明显，肠鸣音减弱。实验室检查：白细胞计数 16×10^9/L，中性粒细胞 88%，尿常规（-）。

479. 根据上述症状，结合辅助检查，该患者最可能诊断为

A. 阑尾穿孔 B. 急性盆腔炎

C. 急性阑尾炎 D. 盆腔脓肿

E. 胃溃疡

480. 对该患者进行手术治疗，术后第 3 天出现肛门坠胀感和里急后重症状。考虑发生了

A. 盆腔积液

B. 化脓性门静脉炎

C. 急性肠炎

D. 肠间隙脓肿

E. 盆腔脓肿

（481～483 题共用题干）

患者，男性，54 岁，既往有肝炎病史 16 余年。主诉 2 个月前开始出现厌食、乏力、腹胀。6 小时前呕吐 3 次，呕吐物为鲜血，总量约 950ml，含有凝血块。查体：脉搏 112 次/分，血压 80/50mmHg，巩膜轻度黄染，右肋缘下 3cm 可触及肝脏，质硬，结节状，左肋缘下 3cm 可触及脾脏，边缘圆钝，质地中等。移动性浊音（＋）。实验室检查：白细胞计数 3.0×10^9/L，血红蛋白 56g/L，乙肝表面抗原（＋）。

481. 该患者发生出血的原因最可能是

A. 胆道结石并胆道出血

B. 十二指肠球部溃疡出血

C. 肝癌破裂出血

D. 胃癌合并出血

E. 食管胃底静脉曲张破裂出血

482. 为该患者紧急止血，首先应采取

A. 补液、输血

B. 胃管内注入冰盐水

C. 三腔两囊管 + 全身应用止血药

D. 应用血管收缩药

E. 立即行分流术

483. 待患者病情稳定后，应进行

A. 腹部超声检查

B. 骨髓检查

C. X 线钡餐检查

D. 纤维胃镜检查

E. CT 检查

（484～485 题共用题干）

患儿男，10 个月。在换衣服时无意中发现婴儿的脐上方有肿块，呈圆形或卵圆形。当啼哭、站立或用劲时，疝块增大、紧张，无其他症状，安静时则可消失。经诊断，为婴儿脐疝。

484. 婴儿脐疝属于

A. 易复性疝　　　B. 难复性疝

C. 滑动性疝　　　D. 嵌顿性疝

E. 绞窄性疝

485. 目前的处理宜采取

A. 限期手术　　　B. 不需要手术

C. 急诊手术　　　D. 择期手术

E. 及早手术

（486～487 题共用题干）

患者，男性，24 岁。1 天前被小汽车撞伤左下腹部，即感腹痛，以左下腹部为著，腹胀明显，伴恶心、呕吐，呕吐物为胃内容物。查体：体温 38.9℃，脉搏 120 次/分，呼吸 28 次/分，血压 90/60mmHg；痛苦面容，较烦躁，唇干，四肢稍发凉，心肺未见异常，腰部无外伤，腹式呼吸消失。全腹压痛，反跳痛，肌紧张，肝浊音界缩小，肠鸣音消失。腹腔穿刺抽出有粪臭味液体，涂片脓细胞（＋＋＋）。血白细胞 15×10^9/L，N 0.93。

486. 该患者可初步诊断为

A. 结肠破裂　　　B. 脾破裂

C. 小肠破裂　　　D. 肝破裂

E. 膈肌破裂

487. 此时应采取的治疗措施不包括

A. 积极补液抗休克治疗

B. 急诊行剖腹探查手术

C. 应用广谱抗生素

D. 密切观察患者病情变化

E. 纠正水、电解质平衡失调

（488～490 题共用题干）

患者，男性，41 岁。1 周前突发右侧腹

痛，伴皮肤、巩膜黄染。患者自述畏寒，自测体温最高 39.0℃。入院前大便呈灰白色。查体：体温 39.2℃，脉搏 90 次/分，呼吸 20 次/分，血压 110/80mmHg。腹软，右上腹压痛，胆囊触及肿大，Murphy 征阳性，肝肋下可及，腹部未扪及包块。

488. 患者首选的检查是

 A. 腹部 CT   B. PTC 检查

 C. 腹部 B 超 D. ERCP 检查

 E. MRCP 检查

489. 患者首选的治疗措施不包括

 A. 静脉注射头孢曲松钠

 B. 应用解痉镇痛药物

 C. 胃肠外营养

 D. 补充维生素 K_1

 E. 急诊手术胆管引流

490. 经过非手术治疗 48 小时后，患者情况无好转，继续寒战、发热，首选治疗是

 A. 行胆囊造瘘手术

 B. 经皮肝穿刺胆管引流

 C. 加用抗厌氧菌药物

 D. 内镜下鼻胆管引流（ENBD）

 E. 更换抗生素并应用糖皮质激素

四、B1 型题

（491～493 题共用备选答案）

 A. 肛门周围脓肿

 B. 肛瘘

 C. 骨盆直肠间隙脓肿

 D. 坐骨直肠间隙脓肿

 E. 肛裂

491. 初起表现为肛周局部红肿、硬结，逐渐发展后疼痛加重，甚至有搏动性疼痛，触痛明显并有波动感，最可能是

492. 局部从持续性胀痛逐渐加重为显著跳痛，早期局部体征不明显，最可能是

493. 局部症状、体征不明显，全身感染症状

明显，最可能是

（494～496 题共用备选答案）

 A. 呼吸困难和窒息

 B. 喉返神经损伤

 C. 喉上神经损伤

 D. 甲状旁腺功能减退

 E. 甲状腺危象

494. 甲亢术后最严重的并发症是

495. 因手术时误伤甲状旁腺所引起的并发症是

496. 因甲状腺素过量释放引起的并发症是

（497～499 题共用备选答案）

 A. 脾破裂   B. 直肠损伤

 C. 胰腺破裂 D. 十二指肠损伤

 E. 肝破裂

497. 可导致腹膜后积气的损伤是

498. 可导致尿淀粉酶升高的损伤是

499. 可导致左膈升高、胃受压右移的损伤是

（500～501 题共用备选答案）

 A. 半月线   B. 肛门白线

 C. 腹内线   D. 齿状线

 E. 半环线

500. 直肠黏膜与肛管皮肤的分界线为

501. 肛管内括约肌与外括约肌皮下部分界线为

（502～504 题共用备选答案）

 A. 十二指肠前壁 B. 胃小弯

 C. 胃窦   D. 胃大弯

 E. 十二指肠后壁

502. 胃癌通常位于

503. 胃溃疡出血通常位于

504. 十二指肠溃疡大出血通常位于

（505～507 题共用备选答案）

 A. 麻痹性肠梗阻 B. 肠套叠

 C. 消化道穿孔 D. 急性胃扩张

 E. 腹腔内出血

505. 板状腹常见的疾病是

506. 以腹痛、血便和腹部肿块为典型症状的疾病是

507. 以肠鸣音消失为典型症状的疾病是

（508～510 题共用备选答案）

    A. 充盈缺损　　　B. "杯口"征

    C. "鸟嘴"征　　　D. "鹅卵石"征

    E. "铅管"征

508. 乙状结肠扭转的典型 X 线征象是

509. 溃疡性结肠炎晚期的典型 X 线征象是

510. 肠套叠的典型 X 线征象是

（511～512 题共用备选答案）

    A. 急性胆囊炎

    B. 急性肠梗阻

    C. 胆道蛔虫病

    D. 急性胆管炎

    E. 胆囊穿孔

511. 以腹痛、寒战高热、黄疸为典型症状的疾病是

512. 以腹痛发作突然，缓解也突然为特征的疾病是

（513～515 题共用备选答案）

    A. 肝动脉结扎术

    B. 脓肿切开引流术

    C. 根治性肝切除术

    D. 经皮肝穿刺引流术

    E. B 超引导下射频消融术

513. 较大的肝脓肿已穿破引起腹膜炎、脓胸者宜行的治疗是

514. 单发的小肝癌宜行的治疗是

515. 不宜手术切除的肝癌，肿瘤的直径在 5cm 以内的肝癌宜行的治疗是

（516～517 题共用备选答案）

    A. 高位结扎及剥脱术

    B. 旁路转流术

    C. 给予肾上腺皮质激素类药物

    D. 硬化剂注射

    E. 切开取栓术

516. 大隐静脉曲张患者，其治疗应选择

517. 血栓闭塞性脉管炎患者，其治疗应选择

（518～519 题共用备选答案）

    A. 肝脏 B 超

    B. 肝脏 CT（平扫＋增强）

    C. 肝脏 X 线检查

    D. 肝脏放射性核素检查

    E. 选择性腹腔动脉造影

518. 仅对阿米巴肝脓肿定位诊断有帮助的检查方法是

519. 有助于鉴别肝海绵状血管瘤的检查是

（520～521 题共用备选答案）

    A. 右上腹绞痛及黄疸

    B. 甲胎蛋白升高

    C. 补体结合试验（＋）

    D. 穿刺抽出棕褐色脓液

    E. 突发寒战、高热、肝区疼痛、肝肿大

520. 属于细菌性肝脓肿临床表现的是

521. 属于阿米巴肝脓肿特征的是

（522～523 题共用备选答案）

    A. 甲状腺突然肿胀、发硬

    B. 无痛性弥漫性甲状腺肿

    C. 疼痛性弥漫性甲状腺肿

    D. 质软、表面光滑

    E. 恶心、呕吐

522. 亚急性甲状腺炎临床可表现为

523. 慢性淋巴细胞性甲状腺炎临床可表现为

（524～525 题共用备选答案）

    A. 急性乳腺炎

    B. 乳腺纤维腺瘤

    C. 乳腺囊性增生病

    D. 乳房脂肪瘤

    E. 乳管内乳头状瘤

524. 乳头血性溢液，呈暗棕色或黄色，肿瘤

小，常不能触及肿块的疾病是

525. 可有寒战、高热、脉搏加快，常有病侧淋巴结肿大、压痛的疾病是

五、X 型题

526. 胃十二指肠溃疡大出血通常位于

A. 胃小弯   B. 胃体

C. 胃大弯   D. 十二指肠后壁

E. 十二指肠前壁

527. 预防肝癌肝叶切除术后肝性脑病的措施包括

A. 术前使用护肝药物

B. 保持大便通畅

C. 术前用酸性液灌肠

D. 术后吸氧

E. 术前应用维生素 K

528. 胃十二指肠溃疡术后远期并发症包括

A. 倾倒综合征

B. 出血

C. 残胃癌

D. 溃疡复发

E. 碱性反流性胃炎

529. 下列关于阿米巴肝脓肿的治疗，叙述正确的是

A. 一旦确诊均应手术治疗

B. 左外叶肝脓肿不宜穿刺治疗

C. 穿刺抽脓前应先完成抗阿米巴治疗

D. 继发性细菌感染者，经综合治疗不能控制者应行切开引流手术

E. 患者体温正常，脓腔缩小为 15ml 后，可停止穿刺抽脓

530. 急性阑尾炎合并化脓性门静脉炎时，可表现为

A. 黄疸   B. 休克

C. 脾大   D. 畏寒、发热

E. 肝大

531. 原发性肝癌手术治疗的适应证有

A. 全身情况良好

B. 无明显黄疸、腹水、下肢水肿或远处转移者

C. 肝功能极差者

D. 不伴有严重的心、肺、肾功能障碍，能耐受肝脏手术者

E. 病变局限于半肝以内，未侵及肝门和下腔静脉者

532. 与腹股沟疝发病有关的因素是

A. 切口感染

B. 腹壁肌肉薄弱或缺损

C. 腹壁先天性发育异常

D. 腹内压增高

E. 腹内压降低

533. 肝腺瘤与原发性肝癌的鉴别要点是肝腺瘤

A. 多有乙肝、肝硬化的病史

B. 多有肝功能异常

C. 多有 AFP 升高

D. 有口服避孕药病史

E. 有口服雄激素药物史

534. 下列乳腺疾病中，好发于乳房外上象限的有

A. 乳腺癌

B. 乳腺囊性增生症

C. 乳腺炎

D. 乳腺纤维腺瘤

E. 乳管内乳头状瘤

535. 关于麻痹性肠梗阻的描述，正确的有

A. 常发生在腹腔手术后

B. 阵发性腹痛

C. 腹胀显著，遍及全腹

D. 腹部可见肠蠕动波

E. 腹腔积液

536. 非寄生虫性肝囊肿是常见的肝脏良性疾病，多见于

A. 潴留性肝囊肿

B. 先天性多发性肝囊肿

C. 创伤性肝囊肿

D. 炎症性肝囊肿

E. 肿瘤性肝囊肿

537. 下列关于急性胆囊炎的描述，正确的有

A. 持续性右上腹痛，阵发性加剧

B. 好发于早晨

C. 少数患者可出现黄疸

D. 常有寒战

E. 可在进食油腻食物后发作

538. 与细菌性肝脓肿进行鉴别的最主要疾病有

A. 阿米巴肝脓肿

B. 包虫性肝脓肿

C. 膈下脓肿

D. 胆道感染

E. 先天性肝囊肿合并感染

539. 诱发肝性脑病的因素有

A. 上消化道出血

B. 大量排钾利尿

C. 大量放腹水

D. 高蛋白饮食

E. 便秘

540. 下列关于甲亢手术治疗的叙述，正确的有

A. 一般可用气管插管全身麻醉

B. 通常需切除腺体的 50% ~ 60%，并同时切除峡部

C. 手术时应认真止血、注意保护甲状旁腺和喉返神经

D. 每侧残留腺体以如成人拇指末节大小为恰当

E. 对较大血管应分别采用双重结扎，防止滑脱出血

541. 下列选项中，可引起甲亢术后呼吸困难和窒息的因素有

A. 双侧喉上神经损伤

B. 喉头水肿

C. 双侧喉返神经损伤

D. 气管塌陷

E. 切口内出血

542. 关于抗甲状腺药物治疗的适应证，正确的是

A. 有高度突眼症状的患者

B. 20 岁以下的青少年和儿童

C. 有气管压迫症状的患者

D. 有胸骨后甲状腺肿的患者

E. 病程较短、病情较轻的原发性甲亢患者

543. 下列甲状腺疾病中，无须治疗的是

A. 青春期甲状腺肿

B. 甲状腺功能亢进症

C. 妊娠期生理性甲状腺肿

D. 结节性甲状腺肿

E. 甲状腺腺瘤

544. 乳腺纤维腺瘤镜下观察可包括的病理类型有

A. 管内型纤维腺瘤

B. 管周型纤维腺瘤

C. 混合型纤维腺瘤

D. 囊性增生型纤维腺瘤

E. 肉瘤型纤维腺瘤

545. 下列关于炎性乳癌的叙述，正确的是

A. 常无肿块

B. 抗生素治疗有效

C. 乳腺 B 超检查对诊断有帮助

D. 钼靶 X 线检查对诊断有帮助

E. 影像引导的对异常腺体和皮肤组织的活检可确诊本病

546. 关于乳头湿疹样乳腺癌，下列叙述正确的有

A. 表现为乳头、乳晕糜烂、湿疹样变

B. 可伴有瘙痒

C. 乳晕区皮肤增厚、粗糙、表面有灰黄色痂皮

D. 早期乳腺内有肿块

E. 多次涂片做细胞学检查以免漏诊

547. 乳腺癌术后辅助化疗的适应证有

A. 淋巴结阳性的患者

B. HER-2 阳性、淋巴结阴性的高复发风险患者

C. 组织学分级为Ⅲ级、淋巴结阴性的高复发风险患者

D. 妊娠中期患者

E. 激素受体阴性、淋巴结阴性的高复发风险患者

548. 乳腺癌患者化学治疗的禁忌证是

A. 妊娠早期患者

B. 妊娠中期患者

C. 激素受体阴性的患者

D. 未经组织病理学确诊的患者

E. 年老体弱且伴有严重内脏器质性病变的患者

549. 副乳房多见于

A. 胸壁处　　　　　B. 腋窝处

C. 会阴处　　　　　D. 膝部

E. 大腿外侧

550. 关于乳腺囊性增生症，下列叙述正确的是

A. 按导管上皮增生的形态可分为 5 级

B. 增生的乳腺呈不均匀低回声区

C. 临床症状多在月经前加剧，月经来临缓解

D. 停经后症状自动消失或减轻

E. 发生、发展与卵巢内分泌状态密切相关

551. 术后近期的股动脉吻合口假性动脉瘤主要与感染有关，常见病原菌为

A. 白色念珠菌

B. 表皮葡萄球菌

C. 大肠埃希菌

D. 金黄色葡萄球菌

E. 白色葡萄球菌

第三章 骨 科

1. 运动系统损伤最重要的体征是
   A. 肿胀　　　　　　B. 波动
   C. 肿块　　　　　　D. 压痛
   E. 运动受限

2. 根据骨折是否与外界相通,可以把骨折分为
   A. 外伤性骨折和不稳定性骨折
   B. 压缩性骨折和横行骨折
   C. 稳定性骨折和不稳定性骨折
   D. 完全性骨折和不完全性骨折
   E. 开放性骨折和闭合性骨折

3. 下列属于不稳定性骨折的是
   A. 裂缝骨折　　　　B. 横行骨折
   C. 压缩性骨折　　　D. 青枝骨折
   E. 斜形骨折

4. 耻骨及坐骨支骨折造成尿道损伤滴血,此种骨折属于
   A. 稳定性骨折　　　B. 闭合性骨折
   C. 开放性骨折　　　D. 嵌插骨折
   E. 青枝折骨

5. 下列骨折中,属于闭合性骨折的是
   A. 尾骨骨折致直肠破裂
   B. 枪伤致股骨干骨折
   C. 腰椎压缩性骨折伴腹膜后血肿形成
   D. 刀砍伤致左尺骨骨折
   E. 耻骨骨折伴膀胱或尿道破裂

6. 完全性骨折不包括
   A. 螺旋形骨折　　　B. 横行骨折
   C. 嵌插骨折　　　　D. 裂缝骨折

   E. 压缩性骨折

7. 较常见的肱骨髁上骨折为
   A. 屈曲型　　　　　B. 内收型
   C. 外展型　　　　　D. 伸直型
   E. 分离型

8. 肱骨近端最易发生骨折的部位是
   A. 解剖颈　　　　　B. 外科颈
   C. 肱骨头　　　　　D. 小结节
   E. 大结节

9. 肱骨干与肱骨髁之间的前倾角为
   A. 10°~20°　　　　B. 20°~30°
   C. 30°~50°　　　　D. 5°~10°
   E. 15°~25°

10. 肱骨干中段骨折或手术最容易造成的并发症是
    A. 桡神经损伤
    B. 肌皮神经损伤
    C. 正中神经损伤
    D. 肱动、静脉损伤
    E. 尺神经损伤

11. 股骨干容易损伤腘动脉的骨折部位是
    A. 上 1/2　　　　　B. 下 1/2
    C. 上 1/3　　　　　D. 中 1/3
    E. 下 1/3

12. 上臂部受伤后出现腕下垂,此时最可能的原因是
    A. 肱骨干骨折　　　B. 肱骨外科颈骨折
    C. 肩关节脱位　　　D. 锁骨骨折
    E. 肱骨髁上骨折

13. 股骨颈骨折后，股骨头坏死率高而多采用人工关节置换术治疗的年龄是
    A. 50 岁以上　　　　B. 65 岁以上
    C. 70 岁以上　　　　D. 75 岁以上
    E. 80 岁以上

14. 胫骨中、下 1/3 骨折愈合较慢的主要原因是
    A. 附近的周围神经损伤
    B. 骨折远端完全丧失血液供应
    C. 附近的主要血管损伤
    D. 两骨折段血液供应减少
    E. 骨折远端血液供应减少

15. 疲劳性骨折的成因是
    A. 直接暴力　　　　B. 间接暴力
    C. 肌肉牵拉力　　　D. 积累性劳损
    E. 骨骼疾病

16. 疲劳性骨折最易发生于
    A. 肱骨　　　　　　B. 尺骨和桡骨
    C. 第 2 跖骨　　　　D. 股骨
    E. 胫腓骨和跟骨

17. 下列哪项是目前肋骨骨折后最有效的镇痛方法
    A. 肋骨牵引
    B. 口服药物镇痛
    C. 胸部宽胶布固定
    D. 肋间神经阻滞
    E. 肌注药物镇痛

18. 胫骨易发生骨折的部位是
    A. 干骺端
    B. 中上 1/3 交界处
    C. 中段
    D. 中下 1/3 交界处
    E. 踝上部位

19. 大结节骨折移位超过多少的患者，都会留下永久性残疾；而移位小于多少的患者，预后则较好
    A. 0.8cm；0.5cm
    B. 1cm；0.5cm
    C. 1cm；0.8cm
    D. 1.5cm；0.5cm
    E. 1.5cm；1cm

20. 颈椎骨折最常见的类型是
    A. 屈曲型　　　　　B. 伸直型
    C. 屈曲旋转型　　　D. 垂直压缩型
    E. 椎体粉碎型

21. 诊断骨折的主要依据是
    A. 病史和体征　　　B. X 线检查结果
    C. 肢体功能障碍　　D. 全身性表现
    E. 肢体较大的血肿

22. 骨盆骨折最常见的并发症是
    A. 腹膜后血肿　　　B. 直肠损伤
    C. 尿道损伤　　　　D. 神经损伤
    E. 其他腹腔脏器损伤

23. 骨盆骨折最严重的早期并发症是
    A. 直肠损伤　　　　B. 膀胱损伤
    C. 尿道损伤　　　　D. 神经损伤
    E. 失血性休克

24. 下列哪种并发症主要出现于骨折早期
    A. 骨化性肌炎　　　B. 创伤性关节炎
    C. 关节僵硬　　　　D. 脂肪栓塞
    E. 缺血性骨坏死

25. 青枝骨折最重要的体征是
    A. 局部肿胀和瘀斑
    B. 畸形
    C. 按压疼痛
    D. 骨擦感或骨擦音
    E. 反常活动

26. 骨盆骨折最重要的体征是
    A. 骨擦音及骨擦感

B. 畸形

C. 局部压痛及挤压分离试验阳性

D. 反常活动

E. 肿胀及瘀斑

27. 下列哪一项不是导致骨折延迟愈合的因素

A. 反复多次复位

B. 清创时丢失骨片

C. 不适当的切开复位

D. 固定不牢固

E. 没有达到解剖复位

28. 长骨干骨折的临床愈合一般需要

A. 2 周 B. 3 周

C. 5 周 D. 6 周

E. 8 ~ 12 周

29. 关于骨折的叙述，下列错误的是

A. 多发性骨折容易引起休克

B. 骨折诊断必须以 X 线检查为依据

C. 瘀斑在浅表部位的骨折较多见

D. 有些骨折临床上只有疼痛、肿胀和功能障碍

E. 畸形、反常活动及骨擦音（感）是骨折的专有体征

30. 处理开放性骨折的最关键步骤为

A. 及早闭合伤口

B. 彻底清创

C. 修复软组织缺损

D. 应用抗生素

E. 固定骨折

31. 小夹板固定治疗骨折的优点不包括

A. 取材方便，操作简单，并发症少

B. 便于及时进行锻炼，防止关节僵硬

C. 治疗费用低

D. 不妨碍肌肉纵向收缩，有利于骨折愈合

E. 需要经常调整

32. 嵌插骨折最重要的体征是

A. 畸形

B. 骨擦音或骨擦感

C. 严重功能障碍

D. 间接叩击痛

E. 局部肿胀和瘀斑

33. 骨折急救的主要方法是

A. 骨折固定 B. 解除疼痛

C. 恢复功能 D. 骨折复位

E. 消除肿胀

34. 四肢骨折拆除外固定时关节活动较差，其原因是

A. 关节强直

B. 肌肉挛缩

C. 关节僵硬

D. 骨折复位不理想

E. 骨折尚未完全愈合

35. 下列哪种骨折患者需要采取手术治疗

A. 骨折成角 >45°、移位 >1cm

B. 骨折成角 >45°、移位 >1.5cm

C. 骨折成角 >30°、移位 >1cm

D. 骨折成角 >60°、移位 >1.5cm

E. 骨折成角 >30°、移位 >0.5cm

36. 容易造成骨折不愈合的原因是

A. 骨折对线不良

B. 营养不良

C. 糖尿病患者

D. 骨折断端有软组织嵌入

E. 甲状旁腺功能亢进

37. 下列哪种骨折可以出现骨折的特有体征

A. 嵌插骨折 B. 不完全性骨折

C. 裂隙骨折 D. 压缩性骨折

E. 粉碎性骨折

38. 骨折愈合时简单而迅速的过程是

A. 血肿机化演进

B. 骨样组织形成

C. 膜内化骨

D. 软骨内化骨

E. 纤维组织向软骨组织转化

39. 骨折反复整复造成的严重并发症是

A. 继发血管和神经损伤

B. 继发性血肿

C. 皮肤坏死

D. 骨折不愈合

E. 骨折移位

40. 骨折的 X 线检查通常要求

A. 照骨折局部的正位和侧位片

B. 照骨折局部的正位和健侧相应部位的对比片

C. 照骨折局部正位和侧位片，并包括邻近关节

D. 照骨折局部的正位、侧位和斜位片

E. 根据骨折的不同部位，确定不同的照片方法

41. 在治疗骨折时，下列哪种情况对骨折的愈合过程影响不大

A. 持续牵引过度，骨折端稍有分离

B. 数次手法复位，损伤软组织及骨外膜

C. 切开复位，剥离了骨外膜

D. 断端虽对位尚可，但对线不良

E. 固定不够牢固

42. 下列哪种情况骨折愈合快

A. 胫骨干中、下 1/3 骨折

B. 儿童骨折

C. 牵引过度，骨折端分离移位

D. 软组织嵌入

E. 反复手法复位

43. 股骨干上 1/3 骨折出现下列哪种畸形

A. 近端前屈，远端内收并向外成角

B. 近折端向前、外及外旋方向移位，远

折端向内、后方移位

C. 远端向后屈，而近端向后成角

D. 远端后屈，近端向后成角

E. 近端呈伸直、内旋畸形，远端向下向外移位

44. 肱骨干骨折，骨折线位于三角肌止点以下，关于远、近骨折端移位的叙述，正确的是

A. 近折端向内、向前移位

B. 近折端向前、外移位

C. 近折端向后、外移位

D. 远折端向下移位

E. 远折端向外移位

45. 关于骨折的并发症，下列哪项应优先处理

A. 神经损伤

B. 开放性骨折合并感染

C. 休克

D. 软组织血肿

E. 脊髓损伤

46. 老年人常见的骨折是

A. 肱骨髁上伸直型骨折

B. 肱骨干骨折

C. 桡骨远端骨折

D. 锁骨骨折

E. 尺骨上 1/3 骨折

47. 下列哪种骨折容易发生缺血性骨坏死

A. 股骨转子间骨折

B. 桡骨远端骨折

C. 跟骨骨折

D. 股骨颈骨折

E. 股骨干骨折

48. 关于骨折功能复位的标准，错误的是

A. 旋转及分离移位必须完全矫正

B. 向侧方成角与关节活动方向一致可自行矫正

C. 前臂双骨折要求对位对线都好

D. 长骨干要求对位至少 1/3, 干骺端对位要求达 3/4 左右

E. 成人下肢短缩大于 1cm, 前后成角大于 15°

49. 下列骨折最容易发生骨筋膜室综合征的是

A. 尺骨上 1/3 骨折

B. 肱骨干骨折

C. 锁骨骨折

D. 肱骨髁上伸直型骨折

E. 桡骨远端骨折

50. 肱骨髁上骨折损伤肱动脉未予早期处理, 后期将出现

A. Volkman 畸形　　B. 并指畸形

C. 爪形手畸形　　D. 垂腕畸形

E. 锤状指畸形

51. 新鲜骨折早期对位、对线不良, 其最可能的后果是

A. 骨折不愈合　　B. 畸形愈合

C. 延迟愈合　　D. 合并感染

E. 肢体无功能

52. 下列骨折愈合标准中, 首先检查和最重要的是

A. 局部无反常活动

B. 局部无压痛及纵向叩击痛

C. 上肢向前平举 1kg 重物, 持续 1 分钟

D. 连续观察 2 周, 骨折处不变形

E. 下肢不扶拐杖行走 3 分钟, 不少于 30 步

53. 下列哪种情况骨折愈合好

A. 骨折后持续牵引

B. 为达到骨折解剖复位, 可以进行多次手法复位

C. 切开清除骨折断端软组织, 牢固固定, 注意功能锻炼

D. 胫骨中下 1/3 骨折, 切开复位

E. 开放性骨折, 时间超过 12 小时

54. 关于骨折的治疗原则, 正确的是

A. 复位、固定及内外用药

B. 复位、固定及康复治疗

C. 复位、固定

D. 复位、固定及物理治疗

E. 固定、康复治疗及内外用药

55. 下列哪项是骨折晚期并发症

A. 休克

B. 创伤性关节炎

C. 骨筋膜室综合征

D. 脊髓损伤

E. 脂肪栓塞

56. 骨折临床愈合后, 骨痂的改造塑型主要取决于

A. 骨痂的多少

B. 肢体活动和负重所形成的应力

C. 局部血液供应情况

D. 外固定的牢固性

E. 是否很好配合理疗、按摩及药物治疗

57. 骨折愈合过程中必须经过的过程是

A. 牵引、复位、内固定

B. 现场急救、医院治疗、术后随访

C. 血肿机化、骨痂形成、骨痂改造塑型

D. 清创缝合、骨折固定

E. 复位、固定及功能锻炼

58. 造成骨折延迟愈合的局部因素是

A. 糖尿病

B. 高龄

C. 骨折部位血肿

D. 骨折固定不牢固

E. 畸形位置固定

59. 骨折整复的原则是

A. 近端对远端　　B. 远端对近端

C. 两端相互重叠　　D. 两端分离

E. 两端互对

D. 给予大剂量神经营养药物

E. 先手术吻合神经再处理骨折

60. 盖氏骨折是指

A. 尺骨远端骨折合并桡骨头脱位

B. 尺骨远端骨折合并桡骨近端骨折

C. 尺桡骨中段骨折

D. 桡骨干下 1/3 骨折合并尺骨小头脱位

E. 尺骨近端骨折合并上尺桡关节脱位

61. 肘内翻畸形多见于

A. 肱骨干骨折

B. 肱骨髁上伸直型骨折

C. 尺骨上 1/3 骨折

D. 桡骨远端骨折

E. 肱骨髁上骨折晚期

62. 前臂缺血性肌挛缩多见于

A. 肱骨髁上骨折　　B. 桡骨下端骨折

C. 桡骨骨折　　　　D. 尺桡骨双骨折

E. 尺骨骨折

63. Colles 骨折发生在

A. 桡骨的远端

B. 桡骨的近端

C. 桡骨的任何部位

D. 尺骨的远端

E. 桡骨干

64. Colles 骨折远端的典型移位是

A. 远侧端向尺、背侧移位

B. 近侧端向桡侧移位

C. 远侧端向桡、背侧移位

D. 近侧端向桡、背侧移位

E. 远侧端向桡、掌侧移位

65. 肱骨闭合性骨折并伴有桡神经损伤的处理原则是

A. 物理疗法

B. 处理骨折后观察 2~3 个月

C. 立即手术探查松解神经

66. 前臂双骨折易导致

A. 骨筋膜室综合征

B. 神经损伤

C. 肌腱断裂

D. 血管损伤

E. 旋转功能障碍

67. 肱骨髁上骨折最严重的并发症为

A. 肘内翻

B. 正中神经损伤

C. 前臂缺血性肌挛缩

D. 骨化性肌炎

E. 肘关节僵硬

68. 肱骨髁上骨折伸直型的最严重并发症是

A. 关节僵硬

B. 畸形愈合形成肘内翻

C. 前臂肌肉缺血性挛缩

D. 骨化性肌炎

E. 正中神经损伤

69. 胫骨干骨折选择髓内针固定的最常见并发症是

A. 感染　　　　　　B. 脂肪栓塞

C. 骨折不愈合　　　D. 膝关节疼痛

E. 骨筋膜室综合征

70. 不是关节功能位的是

A. 肘关节屈曲 90°

B. 腕关节伸直 0°

C. 踝关节跖屈 90°

D. 髋关节伸直 0°

E. 膝关节伸直 0°

71. 关于新鲜关节脱位的叙述，最正确的是

A. 未满 1 个月　　　B. 未满 1 周

C. 未满 2 周　　　　D. 未满 3 周

E. 未满 2 个月

72. 下列各种肩关节脱位中，最常见的是
　　A. 喙突下脱位　　　B. 冈下脱位
　　C. 盂下脱位　　　　D. 盂上脱位
　　E. 肩峰下脱位

73. 在肩关节前脱位的患者中，可以做为确诊依据的是
　　A. 功能障碍　　　　B. 反常活动
　　C. 疼痛　　　　　　D. 肿胀
　　E. 关节弹性固定伴关节囊空虚感

74. 腕关节的功能位，是背伸
　　A. 5°～10°　　　　B. 20°～25°
　　C. 30°～40°　　　　D. 40°～50°
　　E. 10°～15°

75. 肘关节脱位常为
　　A. 右脱位　　　　　B. 后脱位
　　C. 左脱位　　　　　D. 前脱位
　　E. 桡侧侧方脱位

76. 桡神经损伤的典型体征为
　　A. 爪形手　　　　　B. 垂腕
　　C. 猿手　　　　　　D. 屈腕无力
　　E. 锤状指

77. 尺桡骨骨折易造成的专有畸形是
　　A. 爪形手　　　　　B. 垂腕畸形
　　C. 猿手畸形　　　　D. 锤状指
　　E. 银叉畸形

78. 髋关节后脱位时，患肢呈现的典型畸形是
　　A. 患肢缩短，髋关节呈屈曲、内收、内旋畸形
　　B. 髋关节呈过屈畸形
　　C. 患肢缩短，髋关节呈屈曲、外展、外旋畸形
　　D. 患肢增长，髋关节呈外展、外旋畸形
　　E. 患肢增长，髋关节呈过伸畸形

79. 判断肌肉活力的标准中，最可靠的是
　　A. 颜色　　　　　　B. 出血
　　C. 收缩　　　　　　D. 张力
　　E. 完整性

80. 肘关节提携角为
　　A. 1°～5°　　　　　B. 6°～9°
　　C. 10°～15°　　　　D. 16°～19°
　　E. 20°～25°

81. 化脓性关节炎最常累及的关节是
　　A. 髋关节和膝关节
　　B. 肩关节和肘关节
　　C. 膝关节和踝关节
　　D. 肘关节和腕关节
　　E. 踝关节和髋关节

82. 膝关节骨关节炎，最常见的畸形是
　　A. 伸直畸形　　　　B. 屈曲畸形
　　C. 内翻畸形　　　　D. 外翻畸形
　　E. 过伸畸形

83. 了解下肢和足部的血液循环，最重要的检查是
　　A. 腹部动脉触诊
　　B. 足趾能主动活动
　　C. 足趾被动活动是否疼痛
　　D. 足背动脉触诊
　　E. 足部是否肿胀或发凉

84. 骨筋膜室综合征一旦确诊，应进行的处理是
　　A. 立即手术切开深筋膜减压
　　B. 立即开放复位，解除对血管的压迫
　　C. 继续观察1小时，如无好转再行处理
　　D. 施行矫形手术，如肌腱延长术
　　E. 立即撤除外固定

85. 对骨关节结核诊断和疗效判断简单而又具有重要价值的是
　　A. 局部症状　　　　B. 局部体征
　　C. X线摄片　　　　D. 实验室检查

    E. CT 检查

86. 颈椎病最常见的类型是

    A. 神经根型   B. 脊髓型

    C. 交感型   D. 食管型

    E. 椎动脉型

87. 关于骨筋膜室综合征，最主要的治疗措施是

    A. 给予血管舒张剂，消除血管痉挛

    B. 做臂位麻醉，解除血管痉挛

    C. 抬高患肢，以利消肿

    D. 被动按摩，以利消肿

    E. 解除包扎固定物，经观察不见好转，切开筋膜减压

88. 脊柱结核最严重的并发症是

    A. 窦道形成

    B. 病理性骨折

    C. 脊柱运动功能障碍

    D. 截瘫

    E. 骨骺受累时影响生长发育

89. 关于脊柱结核的叙述，下列错误的是

    A. 胸椎结核合并截瘫较多见

    B. 脊椎附件结核少见

    C. 一旦发生脊柱附件结核，易发生截瘫

    D. 脊柱结核合并截瘫的发生率大约是 10%

    E. 腰椎结核易合并马尾神经受压症状

90. "竹节"样脊柱改变主要见于

    A. 脊柱结核   B. 脊柱侧凸

    C. 脊柱骨折   D. 脊柱肿瘤

    E. 强直性脊柱炎

91. 腰椎间盘突出症最常见的发生部位是

    A. $T_{12} \sim L_1$ B. $L_1 \sim L_2$

    C. $L_2 \sim L_3$ D. $L_3 \sim L_4$

    E. $L_4 \sim L_5$

92. 关于腰椎间盘突出症病因的叙述，下列正确的是

    A. 高处坠落伤是腰椎间盘突出症的常见原因

    B. 发病无遗传因素

    C. 椎间盘退行性变是根本因素

    D. 腰椎间融合有利于预防相邻节段椎间盘突出

    E. 老年人发病率高是因为退变发生于 50 岁以后

93. 腰椎间盘最常见的突出和退变间隙依次排列为

    A. $L_3 \sim L_4$、$L_5 \sim S_1$、$L_4 \sim L_5$

    B. $L_3 \sim L_4$、$L_4 \sim L_5$、$L_5 \sim S_1$

    C. $L_5 \sim S_1$、$L_4 \sim L_5$、$L_3 \sim L_4$

    D. $L_4 \sim L_5$、$L_5 \sim S_1$、$L_3 \sim L_4$

    E. $L_4 \sim L_5$、$L_3 \sim L_4$、$L_5 \sim S_1$

94. 关于腰椎间盘突出症的叙述，错误的是

    A. 纤维环破裂

    B. 椎间盘变性

    C. 髓核突出刺激或压迫神经根

    D. 以腰 5 ~ 骶 1 间隙发病最高

    E. 损伤和退行性变是最常见病因

95. 首次急性发作的腰椎间盘突出症的治疗方法应首选

    A. 完全卧床，同时行牵引治疗

    B. 推拿按摩，适当锻炼腰部肌肉

    C. 予镇痛药物，必要时局部封闭

    D. 手术治疗，摘除髓核，解除压迫

    E. 卧床休息，可适量活动

96. 3 级肌力是指

    A. 完全瘫痪

    B. 可见肌肉收缩，但无肢体运动

    C. 有肢体运动，但不能克服地心引力，即肢体能在床上轻微移动，但不能抬

离床面

　　D. 能克服地心引力，而做主动运动，即
　　　 肢体能抬离床面，但不能抵抗阻力

　　E. 能做抵抗阻力的运动

97. 对早期确诊血源性骨髓炎具有重要意义
　 的是

　　A. 全身中毒症状

　　B. 干骺端疼痛及深压痛

　　C. 白细胞总数及中性粒细胞增高

　　D. 局部分层穿刺在骨膜下或骨髓腔内抽
　　　 到脓液

　　E. X 线检查示有虫蛀样骨质破坏及骨膜
　　　 增生

98. 骨关节炎疼痛最主要的特点是

　　A. 不定时痛　　　　B. 静止痛

　　C. 寒冷痛　　　　　D. 阴雨天痛

　　E. 运动痛

99. 下列临床表现，最有助于确诊肘关节后脱
　 位的是

　　A. 剧痛　　　　　　B. 不定时痛

　　C. 关节囊空虚　　　D. 局部瘀斑

　　E. 功能障碍

100. 在类风湿关节炎中，最先受累的关节组
　　 织是

　　A. 韧带　　　　　　B. 骨组织

　　C. 滑膜组织　　　　D. 软骨组织

　　E. 血管翳

101. 类风湿关节炎的主要诊断依据是

　　A. 类风湿因子阳性

　　B. 双手晨僵、小关节肿胀 8 个月，双膝
　　　 关节肿痛 6 个月

　　C. 皮下结节

　　D. 关节液纤维蛋白凝固力差

　　E. 双手 X 线平片见骨质疏松

102. 导致下腰痛的诱因不包括

　　A. 感染

　　B. 急、慢性损伤

　　C. 骨质疏松、代谢紊乱

　　D. 高位截瘫

　　E. 下肢不等长、扁平足

103. 颈椎病的手术指征是

　　A. 头痛、头晕、眩晕

　　B. 颈肩痛伴手麻木

　　C. 颈肩痛较重，手握力减退，X 线检查
　　　 有骨棘生成，椎间隙狭窄

　　D. 反复发作，症状严重，长期保守疗法
　　　 无效，有脊髓受压或瘫痪

　　E. 颈肩痛，手部肌力减弱，头痛、头
　　　 晕，耳鸣

104. 对脊髓型颈椎病最有意义的检查是

　　A. 侧位过伸过屈位 X 线片

　　B. 正侧位 X 线片了解椎间隙是否变窄

　　C. 侧位 X 线片了解椎间孔有无缩小

　　D. 脊髓碘油造影

　　E. 颈椎 MRI

105. 在转移性骨肿瘤中，下列原发病灶哪种
　　 最多见

　　A. 乳腺癌　　　　　B. 前列腺癌

　　C. 肾癌　　　　　　D. 膀胱癌

　　E. 甲状腺癌

106. 骨巨细胞瘤的性质属于

　　A. 恶性　　　　　　B. 潜在恶性

　　C. 良性　　　　　　D. 高度恶性

　　E. 性质不明

107. 肱骨干骨折患者行切开复位内固定术的
　　 手术指征不包括

　　A. 手法复位失败，骨折端对位对线不
　　　 良，愈合后影响功能

　　B. 骨折有分离移位

　　C. 合并神经血管损伤

D. 陈旧骨折不愈合

E. 20 ~ 24 小时以内污染不重的开放性骨折

108. 鹰嘴滑囊炎又称为

A. 学生肘   B. 网球肘

C. 无功能肘   D. 高尔夫球肘

E. 矿工肘

109. 发生骨筋膜室综合征的主要原因是

A. 静脉血栓

B. 主要神经损伤

C. 筋膜间隙内高压

D. 病变以下血供受阻

E. 肌肉痉挛

110. 第 10 胸椎压缩性骨折合并脊髓损伤，损伤的脊髓节段是

A. 胸段脊髓

B. 胸腰段脊髓

C. 骶段脊髓

D. 腰骶段脊髓

E. 腰段脊髓

111. 最轻微的脊髓损伤是

A. 脊髓震荡

B. 脊髓挫伤出血

C. 脊髓断裂

D. 脊髓受压

E. 马尾神经损伤

112. 关于脊柱外伤与脊髓损伤关系的叙述，下列错误的是

A. 胸椎较固定，所以胸椎的脱位多无脊髓损伤

B. 脊髓损伤节段与椎骨受伤平面不一定一致

C. 有的病例表现为明显脊髓损伤，但 X 线检查却无骨折脱位

D. 屈曲型骨折脱位造成脊髓损伤最多见

E. 椎管狭窄患者，脊柱骨折创伤更易发生脊髓损伤

113. 高位脊髓损伤可引起

A. 脱水性休克

B. 心源性休克

C. 过敏性休克

D. 低血容量性休克

E. 神经源性休克

114. 脊髓损伤早期处理的关键是

A. 早期解除脊髓压迫

B. 早期功能锻炼

C. 营养神经的药物

D. 预防压力性损伤

E. 石膏固定

115. 脊髓损伤容易发生

A. 损伤性骨化   B. 缺血性肌挛缩

C. 尿道损伤   D. 压力性损伤

E. 脂肪栓塞

116. 脊髓损伤严重程度评定采用

A. ASIA 分级   B. Brunnstrom 法

C. McCormick 分级   D. MMT 法

E. MMSE 法

117. 脊髓损伤患者早期最常用的是

A. 硬板床   B. 气垫床

C. 水床   D. 翻身床

E. 抢救床

118. 胸段脊髓损伤最常见的平面是

A. T_1 B. T_2

C. T_4 D. T_6

E. T_{12}

119. 在脊髓损伤中，下列选项最可能出现的是

A. 四肢瘫   B. 双上肢瘫

C. 双下肢瘫   D. 截瘫

E. 节段性瘫痪

120. 应用关节腔内镜检查时的注意事项，可不考虑的是

　　A. 年龄因素　　　B. 性别因素

　　C. 滑膜充血现象　D. 定方位

　　E. 关节内部结构的个体差异

121. 脊柱骨折造成脊髓半横切损伤，其损伤平面以下的改变是

　　A. 同侧肢体痛温觉消失，对侧肢体运动及深感觉消失

　　B. 同侧肢体运动消失，双侧肢体深浅感觉消失

　　C. 同侧肢体运动和深感觉消失，对侧肢体痛温觉消失

　　D. 同侧肢体运动和痛温觉消失，对侧肢体深感觉消失

　　E. 双侧肢体完全截瘫

122. 高处坠落致脊髓损伤的患者，来院后检查。最能准确地确定脊髓损伤部位与程度的检查是

　　A. MRI 检查

　　B. X 线平片

　　C. 肢体的温度

　　D. 有无病理反射

　　E. 感觉与运动

123. 拾物试验阳性提示

　　A. 髋关节结核　　B. 腰椎结核

　　C. 肘关节结核　　D. 踝关节结核

　　E. 膝关节结核

124. 下列哪个部位骨与关节结核发生率最低

　　A. 肘关节　　　　B. 腕关节

　　C. 髋关节　　　　D. 膝关节

　　E. 脊柱

125. 全关节结核是指

　　A. 血沉明显增快

B. 关节内积液增多

C. 关节疼痛严重

D. X 线片可见骨质破坏

E. 病变累及骨、软骨及滑膜

126. 一般多采用非手术治疗的骨关节结核是

　　A. 病灶内有较大死骨

　　B. 单纯滑膜型

　　C. 窦道长期不愈合

　　D. 全关节型

　　E. 破坏较明显，进展快，又很靠近关节软骨的单纯骨型

127. 对强直性脊柱炎髋关节已强直者，手术治疗能达到术后不太痛且活动度较好的术式是

　　A. 贝氏截骨术

　　B. 金属杯成形术

　　C. 髋臼成形术

　　D. 全髋人工关节置换术

　　E. 双杯成形术

128. 骨巨细胞瘤的 X 线表现特征是

　　A. 外生性，可见明显破坏

　　B. 偏心性，位于骨端，溶骨性破坏

　　C. 位于干骺端，可见分格

　　D. 骨破坏，可见 Codman 三角

　　E. 骨性破坏，可见片状钙化

129. 尤因肉瘤 X 线特征是

　　A. 骨端膨胀性、溶骨性破坏

　　B. 自长骨干骺端突出的骨性病损

　　C. 长骨干骺端骨破坏和日光射线现象，有 Codman 三角

　　D. 骨膜板层状或葱皮状，反应性骨形成和骨破坏

　　E. 短骨膨胀，有蜂窝状骨吸收区夹杂钙化斑块

130. 关于骨软骨瘤的临床表现，说法正确

的是

A. 生长较快，伴明显疼痛

B. 肿块明显，并可见其表面静脉怒张

C. X 线检查见骨膜反应

D. 本身可无症状，但压迫周围组织可影响功能

E. 肿块与周围界限不清

131. 滑膜骨软骨瘤病属于

A. 骨组织肿瘤

B. 骨髓组织肿瘤

C. 纤维组织肿瘤

D. 软骨组织肿瘤

E. 滑膜组织肿瘤

132. 膝关节处于半屈状态，此时突然将膝关节伸直，并伴有旋转动作，可能损伤

A. 膝关节前交叉韧带

B. 膝关节后交叉韧带

C. 膝关节内侧副韧带

D. 膝关节外侧副韧带

E. 膝关节半月板

133. 恶性骨肿瘤的最主要诊断依据是

A. 局部疼痛，夜间重

B. 患者消瘦

C. 肿块突然生长迅速

D. 病理学检查和远处转移

E. 切除后复发

134. 软骨瘤好发于

A. 手和足的管状骨

B. 颅骨和下颌骨

C. 骶尾椎和颅底蝶枕部

D. 股骨下端、胫骨或腓骨上端和肱骨上端

E. 下肢长骨骨干

135. 腓骨上端骨折后足不能背伸、外翻，提示有可能合并的神经损伤是

A. 腓浅神经损伤

B. 腓深神经损伤

C. 股神经损伤

D. 闭孔神经损伤

E. 腓总神经损伤

136. 骨肉瘤 X 线检查的影像学特征是

A. 以短管状骨多见

B. 发生于骨端

C. 可见"日光射线"现象

D. 可为膨胀性生长

E. 与正常组织界限清楚

137. 骨巨细胞瘤 X 线片特点是

A. 骨膜被掀起形成三角

B. 骨端突起，无明显骨破坏

C. 骨端膨胀破坏，呈肥皂泡样改变

D. 骨端骨皮质呈葱皮样改变

E. 骨干中心透明影中有钙化

二、A2 型题

138. 患儿，女，10 岁。半小时前从自行车后座上摔下，右肘撑地，后肘上肿痛。医师检查发现下列情况即诊断为肱骨髁上骨折，其主要依据是

A. 压痛明显

B. 肘上明显肿胀

C. 肘部有皮下淤血

D. 肘部反常活动

E. 肘关节活动障碍

139. 患者，女性，48 岁，左胫腓骨下 1/3 开放性骨折，行清创缝合石膏固定治疗。3 个月后局部仍有压痛，X 线显示骨折线尚存在，有少量外骨痂，骨折对位良好。下列哪项是导致骨折延迟愈合或不愈合的主要因素

A. 年龄大

B. 软组织损伤

C. 骨折部血液供应差

D. 开放性骨折

E. 石膏固定

140. 患者，男性，29 岁，被汽车压伤后立即送来急诊。查体：神志清楚，面色苍白，右上、下肢不能活动，明显肿胀及压痛。X 线片示右肱骨、右股骨、右胫腓骨骨折。对此患者，应密切注意的并发症是

A. 休克　　　　　B. 缺血性骨坏死

C. 泌尿系感染　　D. 骨折部位感染

E. 重要动脉损伤

141. 患者，男性，29 岁，因外伤造成左肱骨干骨折，上臂较对侧短 4cm，有轻度成角畸形，听诊骨传导音明显减弱。骨折的移位是

A. 侧方移位　　　B. 混合移位

C. 短缩移位　　　D. 成角移位

E. 分离移位

142. 患者，男性，44 岁，12 小时前左小腿碾压伤。摄片胫腓骨未发现骨折，目前左小腿明显肿胀、疼痛，皮肤有张力性水疱，足趾屈曲，伸趾受限，皮肤感觉减退。为明确诊断，需立即安排的检查是

A. 下肢 CT 检查

B. 左小腿、足部血管多普勒超声测定

C. 肌电图神经传导速度测定

D. 尿肌红蛋白测定

E. 皮温测定

143. 患者，女性，42 岁，1 小时前跌伤右腕部。查体：右腕关节肿胀，呈"银叉"样畸形，压痛并活动受限。可能的诊断为

A. 桡神经损伤　　　B. Smith 骨折

C. 右腕关节脱位　　D. Colles 骨折

E. 右腕舟状骨骨折

144. 患儿，男，5 岁。因右肩部摔伤 2 小时就诊，哭闹，查体不配合。肩部无畸形，患儿不愿活动上肢，拒绝将手伸入衣袖。最可能诊断为

A. 锁骨骨折

B. 桡骨小头半脱位

C. 肱骨干骨折

D. 臂丛神经损伤

E. 肱骨髁上骨折

145. 患者，女性，32 岁，不慎跌倒后诉左侧胸痛，咳嗽时加剧。体格检查：无反常呼吸，左肺呼吸音减弱，无啰音，左侧胸廓前后挤压试验阳性。下列叙述正确的是

A. 诊断以左侧肋骨骨折可能性大，好发于第 1～3 肋

B. 诊断以左侧肋骨骨折可能性大，好发于第 4～7 肋

C. 若为多根单处肋骨骨折，因肋间肌的牵拉，易发生上下移位

D. 诊断以左侧肋骨骨折可能性大，一般好发于第 9～12 肋

E. 若为第 12 肋骨骨折，通常不伴随脏器损伤

146. 患者，男性，42 岁，肩前方疼痛，肩关节活动受限，X 线检查阴性。在下列治疗措施中，最重要的是

A. 针灸按摩

B. 理疗、热疗

C. 肩关节主动功能锻炼

D. 局部注射醋酸氢化可的松

E. 肩关节被动活动

147. 患者，男性，35 岁。因车祸导致左小腿中下段疼痛、流血、异常活动入院。经检查诊断为左小腿中下段开放性骨折，伤口长 1.2cm，为骨折断端刺破皮肤所

致。X 线片提示骨折为短斜形骨折。正确而又最简单的处理方法是

A. 清创后小夹板固定

B. 清创后交锁髓内针固定

C. 清创后外固定架固定

D. 清创后钢板固定

E. 清创后按照闭合性骨折处理，石膏固定

148. 患者，女性，39 岁，坠楼后臀部着地，两下肢完全不能活动，双侧腹股沟平面以下感觉丧失，小便不能自解。最可能的诊断是

A. 骨盆骨折　　　B. 第 5 腰椎骨折

C. 颈椎骨折　　　D. 第 6 胸椎骨折

E. 第 10 胸椎骨折

149. 患者，男性，21 岁。大腿中下 1/3 被砸伤，局部肿胀、疼痛。按顺序进行检查，首先应该发现的是

A. 有无畸形

B. 是否扣及足背动脉搏动

C. 有无压痛

D. 检查有无骨擦音

E. 检查有无异常活动

150. 患者，男性，50 岁。左小腿被砸伤 24 小时，左小腿肿胀、压痛、异常活动，皮温略高于对侧，体温 37.9℃。最可能的诊断为

A. 左胫骨骨髓炎

B. 左胫骨干骨折

C. 左小腿软组织蜂窝织炎

D. 左小腿血肿

E. 左小腿软组织挫伤

151. 患者，男性，29 岁。骑车后摔倒，X 线检查示右腓骨上端骨折，未予处理，后右足逐渐下垂，不能背伸。最可能的原因是

A. 伤及腓总神经　　B. 伤及胫神经

C. 伤及腓肠神经　　D. 伤及隐神经

E. 伤及腓神经交通支

152. 患者，女性，60 岁，不慎摔倒，左髋部着地，当即左髋剧痛，不能站立，急诊来院。检查见左下肢缩短、外旋畸形。其最可能的诊断是

A. 左髋关节前脱位

B. 左髋关节后脱位

C. 左髋关节中心性脱位

D. 左股骨颈骨折

E. 左股骨干骨折

153. 患者，男性，52 岁，跌伤后到医院就诊。对该患者最基本的检查是

A. X 线检查　　　B. 物理学检查

C. 肌电图　　　　D. 化验检查

E. 关节镜检查

154. 患者，女性，23 岁，高处坠落伤致双下肢不全瘫痪而急诊入院。X 线及 CT 证实椎体爆裂骨折，碎骨片挤入椎管内并压迫脊髓，T_{12} 椎板骨折、轻度移位。治疗方案最合理的是

A. 立即脱水、给予神经营养药物，3 周后根据神经恢复情况再考虑是否手术

B. 经椎弓根外固定架复位及固定

C. 除给予脱水及营养神经药物外，立即行大重量复位牵引

D. 行椎板切除并摘除挤入椎管内的碎骨片、脊柱植骨内固定

E. 行椎关节前外侧减压，切除挤入椎管内的碎骨片，脊柱植骨、内固定

155. 患者，女性，35 岁。左上肢外展位跌倒，手掌着地，左肩肿痛。查体：左肩部饱满，局部稍下方有明显压痛，患肩活动障碍。最可能诊断为

A. 左肩关节后脱位

B. 左肩关节前脱位

C.　左肩软组织挫伤

D.　肱骨外科颈骨折

E.　肱骨外科颈骨折合并肩关节脱位

156.　患者，男性，37岁。不慎从二楼坠落，当即感到腰剧痛，双下肢感觉运动障碍，大小便功能障碍。经临床物理检查和X线检查，诊断为胸腰段屈曲型压缩性骨折合并脊髓损伤。为进一步明确骨折片向椎管内的移位情况，下列检查最有价值的是

A.　MRI检查　　　　B.　CT检查

C.　ECT检查　　　　D.　脊髓造影

E.　X线断层摄影

157.　患者，男性，37岁。右大腿被砸伤，当即不能站立，局部剧痛。下列可以最安全迅速地判断有无骨折的是

A.　检查有否骨擦音

B.　检查有否异常活动

C.　有否纵向压痛

D.　骨传导音是否减弱

E.　移动式小型X线机摄相

158.　患者，女性，31岁，4小时前摔伤左前臂，检查发现前臂肿胀，瘀斑，剧痛，并有短缩成角畸形。诊断首先考虑为

A.　尺桡骨双骨折

B.　桡骨骨折

C.　尺神经损伤

D.　前臂软组织挫伤

E.　尺骨骨折

159.　患者，男性，38岁，右侧Colles骨折石膏固定后20周。复查X线片示：骨皮质不连续，骨折间隙清楚，骨折断端骨密度增高。应考虑为

A.　骨折不愈合　　　B.　骨折延迟愈合

C.　骨折畸形愈合　　D.　骨折已愈合

E.　以上都不是

160.　患者，男性，30岁，前臂骨折。经手法复位，小夹板固定5小时，感觉剧痛，手指麻木，肿胀，活动不灵。其主要原因是

A.　神经损伤

B.　神经受压和静脉受压

C.　动脉受压和静脉受压

D.　静脉受压

E.　动脉受压

161.　患者，男性，29岁。外伤后右上臂明显肿胀畸形，肢体短缩，右腕不能背伸，伸指无力。最适合的治疗方案是

A.　手法复位悬垂石膏固定

B.　手法复位外展架固定

C.　手法复位小夹板固定

D.　尺骨鹰嘴牵引，观察手部功能恢复情况

E.　切开复位内固定，同时探查桡神经

162.　患儿，女，10岁。右肘关节外伤，当地做X线检查诊断为肱骨髁上骨折，经两次手法复位未成功，来院时为伤后48小时，查体右肘关节半屈位，肿胀较重，压痛明显，手指活动障碍，桡动脉搏动弱，手指凉，麻木。应诊断为肱骨髁上骨折合并下列哪项损伤

A.　肱动脉损伤

B.　主要静脉损伤

C.　广泛软组织挫伤

D.　肌肉断裂伤

E.　正中、尺、桡神经均损伤

163.　患者，男性，33岁。外伤致肱骨中下1/3骨折，伴有桡神经损伤。临床上除骨折体征外，还可出现下列的体征是

A.　手指不能靠拢

B.　伸指、伸腕功能丧失

C.　屈指、伸指功能丧失

D. 屈指、屈腕功能丧失

E. 伸腕功能存在，伸指功能丧失

164. 患者，女性，64 岁，1 个月前滑倒，右手撑地，随后腕部肿痛，活动障碍。X线摄片证实为右桡骨远端粉碎性骨折。经闭合复位后石膏固定，但拆除石膏后右手各手指屈伸均明显受限。其主要原因为

A. 石膏压迫引起右手缺血挛缩

B. 骨折时合并正中神经、尺神经损伤

C. 骨折时合并右手屈、伸肌腱损伤

D. 石膏固定期间右手各手指主动、被动屈伸锻炼不够，造成关节僵硬

E. 骨折合并右手各关节的损伤

165. 患儿，女，6 岁。肘关节半屈位跌倒，手掌着地，致肱骨髁上伸直型骨折，远骨折断端向后上方、桡侧移位。手法复位时，下列操作错误的是

A. 仰卧，屈肘 50°，前臂置于中立位，沿前臂轴牵引

B. 拔伸牵引，充分矫正短缩移位与成角移位

C. 充分矫正远侧段的向后移位

D. 以同侧腋窝部向上做反牵引

E. 必须完全矫正桡侧方移位

166. 患儿，女，4 岁。摔倒后肩部疼痛，检查患肩下沉，患肢活动障碍，头向患侧偏斜，杜加（Dugas）征阴性。最可能诊断是

A. 肩关节脱位

B. 臂丛神经损伤

C. 锁骨骨折

D. 肱骨外科颈骨折

E. 桡骨小头半脱位

167. 患者，女性，65 岁。跌倒后右手掌着地，腕部疼痛，肿胀，压痛，无反常活动，

但餐叉状畸形明显。该患者最可能诊断为

A. 右舟状骨骨折

B. 右腕关节脱位

C. 右侧 Colles 骨折

D. 尺骨茎突骨折

E. 右腕关节挫伤

168. 患者，男性，24 岁。前臂尺、桡骨双骨折，经手法复位失败。此时应采取的治疗措施是

A. 持续骨牵引治疗

B. 石膏管型固定，三周后再手术治疗

C. 小夹板固定，三周后再手术治疗

D. 手术切开复位内固定

E. 待骨折愈合后，再行矫形手术

169. 患者，男性，25 岁，被汽车撞伤，左大腿下段肿胀，疼痛，功能障碍。X 线片提示：左股骨干下 1/3 骨折，远骨折端明显向后移位，造成此种骨折移位的因素主要是

A. 暴力的性质

B. 暴力的大小

C. 肌肉牵拉力

D. 肢体远侧段的重量

E. 搬运不当

170. 患者，男性，40 岁，1 年前右股骨颈骨折行三翼钉内固定。1 个月前拔钉后右髋部疼痛不能负重。摄片提示骨不连，但股骨头外形尚未改变。应首选的治疗方案为

A. 髋"人"字形石膏固定 3 个月

B. 闭合复位，加压螺丝钉内固定

C. 人工全髋关节置换

D. 超关节外固定支架固定

E. 内固定＋带血管的骨移植

171. 患者，女性，39 岁。膝关节外侧撞伤。

X 线检查提示为左侧腓骨小头骨折，查体发现踝关节不能主动背伸。最有可能发生的损伤是

A. 胫前肌损伤　　B. 胫神经损伤

C. 腓总神经损伤　D. 坐骨神经损伤

E. 腓骨长短肌撕裂伤

172. 患者，女性，71 岁。滑倒后左髋部先着地，伤后感到左髋部疼痛，但仍然可以行走，次日疼痛加重。检查：左下肢外旋。最可能诊断为

A. 外伤性椎间盘突出

B. 腰部扭伤

C. 大粗隆骨折

D. 股骨颈骨折

E. 软组织挫伤

173. 患者，男性，24 岁。外伤致尺骨上 1/3 骨折并桡骨头脱位。检查发现患侧手掌指关节不能主动伸直。由此判断该患者合并有

A. 尺神经损伤

B. 正中神经损伤

C. 正中神经、尺神经同时损伤

D. 桡神经浅支损伤

E. 桡神经深支损伤

174. 患者，男性，46 岁。10 个月前外伤致肱骨干骨折，行手法复位，夹板外固定治疗。现来院检查发现肱骨干骨折部位有反常活动，X 线检查示骨折线存在，断端有 0.4cm 的间隙，断端骨髓腔已封闭硬化。此时应选择的治疗是

A. 改为牵引固定

B. 手术切除硬化骨，钢板固定，植骨，加牢固的外固定

C. 继续夹板固定

D. 改为石膏外固定

E. 手术切除硬化骨，钢板固定加牢固的

外固定

175. 患儿，女，5 岁。因肘部外伤并肿胀，活动障碍急诊入院。查体：肘部肿胀明显，可见皮下瘀斑。X 线检查诊断为肱骨髁上骨折。患者手部尺侧皮肤感觉消失，拇指不能内收，余四指并指无力。考虑诊断为

A. 桡神经损伤

B. 尺神经损伤

C. 正中神经损伤

D. 正中神经返支损伤

E. 桡神经浅支损伤

176. 患者，男性，70 岁。乘车急刹车时摔倒，左桡骨 Colles 骨折伴明显移位。下列错误的是

A. 骨折断端血肿越大对膜内化骨越有利，骨折愈合速度越快

B. 查体时能见"银叉"样畸形

C. 手法复位最好在局麻下完成

D. 整复时应将患腕固定在掌屈尺偏的位置

E. 整复后可用石膏托或小夹板固定

177. 患儿，男，11 岁，左肱骨髁上骨折已行手法复位，石膏托外固定。患肢肿胀较明显，为了早期观察是否有骨筋膜室综合征，要特别注意的是

A. 手及前臂皮肤、温度及颜色

B. 桡动脉搏动是否消失

C. 患肢肿胀程度

D. 有无感觉障碍

E. 患肢有无静息痛，手指被动伸直有无障碍，伸指时是否加剧疼痛

178. 患者，男性，60 岁。外伤后致右 Colles 骨折。骨折对位对线良好，并有嵌插。该患者应选择的治疗是

A. 对症治疗　　　B. 牵引治疗

C. 手术治疗　　　　D. 消肿治疗

E. 夹板固定或石膏固定

179. 患者，男性，29 岁，以前有右肩外伤史。今天转身开门时，突感右肩部疼痛，不敢活动。用左手托住右上肢来医院就诊。最可能的诊断是

A. 肘关节脱位

B. 肩锁关节Ⅰ度脱位

C. 肩关节脱位

D. 锁骨骨折

E. 肱骨大结节撕脱骨折

180. 患者，男性，27 岁，因车祸致脊髓损伤后，跟腱反射消失，膝反射正常。可能的脊髓损伤节段是

A. S_1 以下　　　　B. S_2 以下

C. L_5 以下　　　　D. L_2 以下

E. T_{12} 以下

181. 患者，男性，29 岁。颈椎外伤截瘫。查体：双上肢屈肘位，屈肘屈腕功能存在，伸肘伸腕功能丧失。损伤脊柱平面部位可能在

A. C_3　　　　　　B. C_4

C. C_5　　　　　　D. C_6

E. C_7

182. 患者，男性，45 岁，自诉左侧胸部以下感觉麻木 3 个月。病变最可能累及

A. 脊神经节　　　　B. 后角

C. 中央灰质　　　　D. 脊神经后根

E. 脊髓感觉传导束

183. 患者，男性，39 岁，高处坠落导致胸背部疼痛，下肢感觉障碍，5 小时后逐渐恢复。最可能的诊断是

A. 脊髓损伤　　　　B. 脊髓震荡

C. 脊髓休克　　　　D. 脊髓截断

E. 脊髓水肿

184. 患者，男性，22 岁，左腕掌侧切割伤，小指和环指尺侧半感觉消失，夹纸试验阳性。可能损伤的神经是

A. 桡神经

B. 尺神经

C. 正中神经

D. 前臂内侧皮神经

E. 前臂骨间背神经

185. 患者，男性，23 岁。双下肢发紧，继而双手持物力弱，行走困难。查体：有不规则感觉减弱区，肌张力增高，肌力弱，Hoffmann 征阳性。可能的诊断是

A. 肌萎缩侧索硬化症

B. 横断性脊髓炎

C. 脊髓型颈椎病

D. 原发性神经炎

E. 脊髓空洞症

186. 患者，男性，33 岁，从马车上摔下，伤后双下肢正常活动，但腰痛不能排尿 1 天。最可能损伤的部位是

A. 马尾神经

B. 骶段脊髓

C. 腹膜后血肿刺激自主神经

D. 骶段脊髓及马尾神经

E. 腰段脊髓

187. 患者，女性，34 岁，颈椎外伤不全瘫，行手术后 3 个月。复查时患者肌力测定为抗地心引力时有完全运动幅度，其肌力为

A. 1 级　　　　　　B. 2 级

C. 3 级　　　　　　D. 4 级

E. 5 级

188. 患者，男性，下台阶时扭伤右足部，疼痛剧烈，尚能步行上班。第 2 天发现右踝肿胀，踝关节前外侧足背青紫。检查：外踝前下方压痛，被动内翻时疼痛。最

可能的诊断是

A. 外踝骨折

B. 踝关节外侧副韧带损伤

C. 第 5 跖骨基底部骨折

D. 胫骨前唇骨折

E. 腓骨肌腱脱位

189. 患儿，男，5 岁，2 个月来经常夜啼，哭诉右膝关节痛，右腿拒动，不敢行走及站立。曾去医院检查并拍片，未见右膝明显异常。首先应考虑哪个部位有问题

A. 右踝关节   B. 右髋关节

C. 右膝关节   D. 右股骨

E. 右胫骨

190. 患儿，女，3 岁，半小时前下车时不慎滑倒，其母用力提拉该女孩左手，随后患儿哭闹，左手拒绝取物。查体：左肘外侧有轻度压痛，未见畸形及肿胀，X 线摄片未发现阳性征象。该患儿最可能的诊断为

A. 肘部肌肉肌腱损伤

B. 桡骨头半脱位

C. 肘关节扭伤

D. 肱骨髁上骨折

E. 肱骨髁间骨折

191. 患者，男性，34 岁，手、腕、膝等诸关节疼痛、肿胀反复发作 6 年，指关节呈梭形肿大，有压痛，诊断为类风湿关节炎。下列特征性临床表现，错误的是

A. 关节痛   B. 晨僵

C. 反复肿胀   D. 关节畸形

E. 单侧关节受累

192. 患者，男性，55 岁，肩痛，僵硬，活动受限，颈部无症状 3 个月。最可能的诊断是

A. 胸廓出口综合征

B. 臂丛神经炎

C. 颈椎病

D. 肩关节周围炎

E. 脊髓空洞症

193. 患者，男性，39 岁。车祸伤致右髋关节疼痛、活动受限 3 天就诊，经检查诊断为右髋关节后脱位。在硬膜外麻醉下行手法复位。伤后 1 年开始出现右髋关节疼痛，行走跛行。最可能的诊断是

A. 右坐骨神经炎

B. 右股骨头缺血坏死

C. 右髋关节感染

D. 右髋关节僵硬

E. 右髋关节创伤性关节炎

194. 患儿，男，4 岁，驼背，疼痛 5 个月。消瘦，贫血，无神经系统症状，经检查双肺浸润性结核，6～8 胸椎结核，伴椎旁脓肿，血沉 112mm/h。在支持疗法及全身抗结核治疗同时应首选

A. 石膏背心   B. 病灶清除术

C. 卧硬板床   D. 冷脓肿穿刺

E. 矫正驼背

195. 患者，男性，54 岁，右肩部疼痛，活动受限 1 个月，无外伤史。体格检查发现右肱二头肌腱、三角肌及冈下肌处压痛明显，右肩关节外展及后伸受限。X 线片未见异常，最可能诊断为

A. 肩周炎

B. 颈椎病

C. 胸廓出口综合征

D. 肱骨外上髁炎

E. 肩关节脱位

196. 患者，女性，55 岁，右肩痛，右上肢上举、外展受限 8 个月，无肩周红、肿、热等表现，疼痛向颈、耳、前臂及手放射。最可能的诊断是

A. 肩关节骨关节炎

B. 肩周炎

C. 类风湿关节炎

D. 肩关节结核

E. 颈椎病

197. 患者，女性，27 岁，无意中发现左膝内下有一硬性肿物，触之不痛 2 周。X 线提示左胫骨上端内侧有一边缘清楚，杵形肿块。最可能的诊断是

A. 骨髓瘤　　　　B. 骨肉瘤

C. 骨软骨瘤　　　D. 成骨细胞瘤

E. 骨巨细胞瘤

198. 患者，男性，28 岁，右侧股骨下端疼痛 4 天就诊。X 线片提示右股骨下端呈膨胀性，偏心性，肥皂泡样改变。初步诊断是

A. 骨髓瘤　　　　B. 骨囊肿

C. 慢性骨髓炎　　D. 骨软骨瘤

E. 骨巨细胞瘤

199. 患儿，男，10 岁。病理证实为右股骨下端骨肉瘤，病变局限在骨内。其分期是

A. 2 期　　　　　B. 3 期

C. Ⅰ B 期　　　　D. Ⅱ A 期

E. Ⅱ B 期

200. 患儿，女，9 岁，右臂疼痛 2 个月。常发热，38℃ 左右，白细胞总数高，血沉 32mm/h，X 线片显示右肱骨干皮质骨虫蚀样破坏，有葱皮样改变。最可能诊断为

A. 急性化脓性骨髓炎

B. 慢性化脓性骨髓炎

C. 骨巨细胞瘤

D. 尤因肉瘤

E. 骨干结核

201. 患者，男性，39 岁，1 个月前右膝被铁锹撞伤，此后即感局部疼痛，来院检查。右胫骨上端轻微肿胀并且压痛，X 线片

示胫骨上端外侧有膨胀的肥皂泡样透明阴影。最可能诊断为

A. 骨巨细胞瘤　　B. 骨样骨瘤

C. 内生软骨瘤　　D. 骨肉瘤

E. 骨脓肿

202. 患者，女性，65 岁。腰背痛，全身无力，体重减轻 1 个月，症状加重伴低热 1 周。X 线片显示：腰椎、肋骨、颅骨均有圆形的溶骨样病损，考虑为骨髓瘤。下列支持诊断的是

A. 血沉加快

B. 尿本周蛋白（＋）

C. 白细胞计数升高

D. 碱性磷酸酶升高

E. 酸性磷酸酶升高

203. 患者，男性，右大腿下端肿痛 3 个月余。X 线片提示：股骨下端有境界不清的骨质破坏区，有放射状阴影，两端可见骨膜三角。最可能的诊断是

A. 骨结核　　　　B. 骨髓炎

C. 骨肉瘤　　　　D. 骨转移瘤

E. 骨巨细胞瘤

204. 患者，女性，58 岁，1 年前因左乳腺癌行根治性手术，近 1 个月出现两侧胸前及腰背部疼痛，逐渐加重，难以忍受。考虑为乳腺癌骨转移可能，确诊应采取的检查是

A. MRI 检查

B. CT 检查

C. X 线平片检查

D. 脊髓造影

E. 放射性核素骨扫描

205. 患儿，女，11 岁，无意中发现左膝下内侧有一突出骨性肿块。该患儿最可能是

A. 骨结核　　　　B. 半月板囊肿

C. 骨巨细胞瘤　　D. 骨软骨瘤

E. 骨囊肿

206. 患者，男性，48 岁。猛抬重物后腰剧痛并向右下肢放射，咳嗽时加重。最可能诊断为

A. 腰椎骨折

B. 腰椎滑脱

C. 腰部肌筋膜炎

D. 腰椎间盘突出症

E. 腰扭伤

207. 患者，男性，57 岁，出现腰痛 6 个月。行走时双手扶腰，伴有盗汗，午后潮热、消瘦、食欲缺乏、全身乏力。应首先考虑的诊断是

A. 腰肌劳损

B. 腰椎间盘突出症

C. 腰椎结核

D. 髋关节结核

E. 脊柱退行性变

208. 患者，男性，44 岁。腰扭伤后腰痛向左下肢放射 2 周，大小便正常。查体：腰椎右凸畸形，腰 4、5 椎体左侧压痛，放射至左小腿，左下肢直腿抬高试验阳性，左小腿外侧皮肤感觉迟钝，第一足趾背伸力弱。腰椎平片提示：腰椎右凸畸形，余无异常。CT 扫描示腰 4、5 椎间隙，椎体左后软组织阴影 1.0cm×0.6cm，左侧神经根受压。目前最佳的治疗措施是

A. 平卧硬板床，理疗，药物治疗

B. 加强腰椎被动活动锻炼

C. 应用抗生素

D. 立即手术治疗

E. 应用抗结核药物

209. 患者，男性，60 岁，腰痛伴右下肢放射痛 3 个月，反复发作，与劳累有关，咳嗽，用力排便时可加重疼痛。查体：右直腿抬高试验 40° 阳性，加强试验阳性，

X 线片提示：$L_{4~5}$ 椎间隙变窄。其最可能的诊断为

A. 急性腰扭伤

B. 第三腰椎横突综合征

C. 腰椎管狭窄症

D. 腰椎间盘突出症

E. 腰椎滑脱症

210. 患者，男性，57 岁，双下肢无力半年，右腿明显，近 3 个月行走不稳，右手不能扣纽扣，无外伤史，无发热。体格检查：颈背部无明显压痛，两上肢拇指、示指皮肤感觉均减退，右侧尤其明显，四肢肌张力增高，肱二头肌反射亢进，双侧膝、踝反射亢进，右髌阵挛阳性，右巴宾斯基征阳性。最可能的诊断为

A. 颈椎结核

B. 缺血性脑卒中

C. 脊髓型颈椎病

D. 周围神经炎

E. 颈部软组织损伤

211. 患者，男性，40 岁，有单侧坐骨神经痛及腰痛。查体：直腿抬高试验及加强试验阳性，脊柱侧弯，踝反射异常，足踇趾跖屈力减退。最可能诊断是

A. 腰椎间盘突出症

B. 骶椎裂

C. 腰椎骶化

D. 类风湿脊柱炎

E. 慢性腰肌劳损

212. 患者，男性，50 岁，腰腿痛 10 年。查体：$L_{4~5}$ 椎体间压痛，并放射至小腿外侧，左侧直腿抬高试验阳性，加强试验阳性。最可能的诊断是

A. 棘上韧带炎　　B. 棘突炎

C. 棘间韧带炎　　D. 腰椎管狭窄症

E. 腰椎间盘突出症

213. 患者，男性，不慎摔倒，伤后感到右髋部疼痛，送往医院检查。X 线片提示：右股骨颈经颈型骨折，移位明显。如果该患者年龄为 80 岁，身体健康，最合适的治疗方法为

A. 牵引治疗

B. 切开复位，内固定，植骨

C. 全髋关节置换术

D. 人工股骨头置换术

E. 闭合复位

214. 患者，男性，34 岁，搬重物后腰痛。检查发现腰部活动明显受限，右侧骶棘肌痉挛伴压痛，右直腿抬高 45° 时，诉腰痛，加强试验（-），感觉、肌力、反射均正常。诊断应最先考虑

A. 髋关节扭伤

B. 腰扭伤

C. 腰椎间盘突出症

D. 梨状肌综合征

E. 第三腰椎横突综合征

三、A3/A4 型题

（215～216 题共用题干）

患者，男性，53 岁，高空坠落伤。查体：呼吸困难，颈部压痛，双肺闻及痰鸣音，四肢瘫痪。X 线片提示 C_{4-5} 骨折脱位。

215. 首先采取的治疗措施是

A. 颌枕带牵引　　　B. 颈托制动

C. 气管切开　　　　D. 手术复位内固定

E. 应用呼吸兴奋剂

216. 为明确神经根损伤情况，首选的检查是

A. ECT　　　　　　B. 肌电图

C. CT　　　　　　 D. MRI

E. PET - CT

（217～219 题共用题干）

患者，男性，42 岁，摔倒后膝部疼痛伴活动受限 2 小时至医院就诊。

217. X 线片提示胫骨平台骨折，骨折累及双侧平台，对于进一步诊治最有帮助的检查是

A. 查体　　　　　　B. CT

C. MRI　　　　　　D. 超声

E. 血管造影

218. 该患者骨折属于 Schatzker 分型的

A. Ⅰ型　　　　　　B. Ⅱ型

C. Ⅲ型　　　　　　D. Ⅳ型

E. Ⅴ型

219. 最适合的治疗方法是

A. 无须特殊治疗

B. 手法复位石膏固定

C. 外固定架固定

D. 切开复位内固定手术

E. 关节置换

（220～222 题共用题干）

患儿，男，7 岁，突发寒战、高热，体温可至 39.5℃，诉左膝部疼痛剧烈，不敢活动 2 天。查体：局部皮温高，无明显肿胀。

220. 首先考虑的诊断为

A. 慢性骨髓炎

B. 化脓性关节炎

C. 类风湿关节炎

D. 急性血源性骨髓炎

E. 胫骨结节骨软骨病

221. 该疾病发展至晚期的主要病理特点是

A. 骨质破坏、死骨形成

B. 窦道形成

C. 既有骨质破坏、死骨形成，又有新生骨

D. 病理性骨折

E. 新生骨和骨性包壳形成

222. 行膝关节穿刺，抽出浑浊液体并送细菌培养，最可能的结果是

A. 肺炎链球菌

B. 金黄色葡萄球菌

C. 大肠埃希菌

D. 乙型链球菌

E. 结核分枝杆菌

(223~224 题共用题干)

患者，男性，47 岁，反复发作第一跖趾关节及踝关节疼痛，多在夜间突然发病，受累关节剧痛，全身无力、发热、头痛等。上述症状可持续 3~11 天。饮酒、暴食、过劳、着凉、手术刺激、精神紧张均可成为发作诱因。

223. 该患者最可能的诊断是

A. 风湿性关节炎

B. 痛风性关节炎

C. 强直性脊柱炎

D. 反应性关节炎

E. 骨关节炎

224. 关于该疾病急性期的治疗，下列正确的是

A. 秋水仙碱为首选止痛药，从大剂量开始使用

B. 非甾体抗炎药为首选止痛药

C. 常规应用糖皮质激素

D. 秋水仙碱为首选止痛药，从小剂量开始使用

E. 长期常规应用秋水仙碱治疗

(225~227 题共用题干)

患者，男性，60 岁，长期从事文秘工作，慢性颈肩痛 10 年，伴双上肢麻木、双手笨拙、行走不稳 3 个月，休息后不能缓解。X 线片示颈椎退行性病变，$C_{5 \sim 6}$ 椎间隙狭窄，后缘骨质增生明显。

225. 颈椎病根据临床表现分为多种类型，该患者是下列哪个类型

A. 脊髓型　　　B. 交感型

C. 椎动脉型　　D. 神经根型

E. 混合型

226. 该患者的症状是由于下列哪个结构受累所致

A. 脊髓　　　　B. 交感神经

C. 椎动脉　　　D. 颈神经根

E. 基底动脉

227. 该型颈椎病的治疗原则是

A. 首选保守治疗，若疗效不佳可手术治疗

B. 只能保守治疗，包括药物治疗、物理治疗等

C. 保守或手术均可，让患者自行选择

D. 保守治疗无效，首选手术治疗

E. 只能手术治疗，根据具体情况决定手术方式

(228~229 题共用题干)

患者，男性，57 岁，双下肢行走不稳 1 年，双手笨拙、不能持筷、排尿费力半年。查体：四肢锥体束征阳性，双侧 T_4 以下针刺觉减退。颈椎 X 线平片见颈椎管狭窄，MRI 见 $C_{4 \sim 7}$ 脊髓腹背侧受压。

228. 患者应诊断为

A. 脑血栓形成

B. 脊髓型颈椎病

C. 神经根型颈椎病

D. 交感型颈椎病

E. 椎动脉型颈椎病

229. 治疗应选择

A. 枕颌带牵引

B. 理疗

C. 静脉药物溶栓

D. 颈椎后路手术

E. 颈椎前路手术

(230~231 题共用题干)

患者，女性，39 岁。步行时后仰跌倒，右手掌撑地。伤后 1 小时，右肩痛，不敢活动。检查：右肩方肩畸形，Dugas 征 (+)。

230. 临床诊断首先考虑

    A. 肩锁关节脱位

    B. 右肩关节前脱位

    C. 右肩周软组织损伤

    D. 肱骨解剖颈骨折

    E. 肱骨外科颈骨折

231. 需要对右肩关节做的辅助检查是

    A. B 超

    B. CT 扫描

    C. 正位及穿胸位平片

    D. 磁共振成像扫描

    E. 肩关节镜

（232~233 题共用题干）

    患者，男性，26 岁。1 个月前因锐器刺伤左肘前方，经清创缝合，创口已愈合，但左手逐渐成"猿手"畸形，不能握笔写字。

232. 患者可能发生下列哪项损伤

    A. 正中神经损伤

    B. 尺神经损伤

    C. 拇长屈肌断裂

    D. 拇长屈肌粘连

    E. 左手诸关节废用性强直

233. 查体时可发现

    A. 手指夹纸试验阳性

    B. 拇指对掌功能障碍

    C. 尺侧一半皮肤感觉消失

    D. 指间关节主动屈曲障碍

    E. 1~5 指主动屈曲障碍

（234~235 题共用题干）

    患者，男性，45 岁，腰痛多年，时轻时重，伴双下肢后外侧痛。半个月前搬重物后腰腿痛加剧，出现鞍区麻木与排尿困难。查体：腰 5 椎旁压痛并向下肢放射，直腿抬高试验与加强试验阳性，鞍区痛觉减退。

234. 出现排尿困难、鞍区麻木的原因是

    A. L_3 神经根受压   B. L_4 神经根受压

    C. 马尾神经受压   D. L_5 神经根受压

    E. S_1 神经根受压

235. 最佳治疗措施是

    A. 卧硬板床休息

    B. 牵引治疗

    C. 硬脊膜外腔泼尼松龙注射

    D. 手术治疗

    E. 药物治疗

（236~237 题共用题干）

    患者，女性，54 岁，左中指发僵、疼痛，屈伸中指时有弹响。

236. 最可能的诊断是

    A. 狭窄性腱鞘炎

    B. 类风湿关节炎

    C. 腱鞘囊肿

    D. 滑囊炎

    E. 创伤性关节炎

237. 疗效较好的处置方法是

    A. 理疗

    B. 伤湿止痛膏局部贴敷

    C. 理疗加内服药物

    D. 限制活动和石膏固定

    E. 醋酸泼尼松龙局部封闭

四、B1 型题

（238~239 题共用备选答案）

    A. 四肢硬瘫

    B. 四肢软瘫

    C. 上肢软瘫，下肢硬瘫

    D. 上肢完好，下肢软瘫

    E. 上肢完好，下肢硬瘫

238. 脊柱胸 2 水平损伤可引起

239. 脊柱腰 3 水平损伤可引起

（240~243 题共用备选答案）

    A. 前脊髓综合征

    B. 后脊髓综合征

C. 脊髓中央管周围综合征

D. 脊髓半切综合征

E. 脊髓圆椎损伤

240. 颈脊髓前方受压严重，有时可引起脊髓前中央动脉闭塞，出现四肢瘫痪，下肢瘫痪重于上肢瘫痪，但下肢和会阴部仍保持位置觉和深感觉，有时甚至还保留有浅感觉。此型损伤为

241. 脊髓受损平面以下运动功能和痛温觉、触觉存在，但深感觉全部或部分消失。此型损伤为

242. 颈椎管因颈椎过伸而发生急剧性容积减小，脊髓受黄韧带皱褶、椎间盘或骨刺的前后挤压，使脊髓中央管周围的传导束受到损伤，表现为损伤平面以下的四肢瘫，上肢重于下肢，没有感觉分离。此型损伤为

243. 损伤平面以下同侧肢体的运动及深感觉消失，对侧肢体痛觉和温觉消失。此型损伤为

(244～248 题共用备选答案)

A. 膨出型　　　　B. 突出型

C. 脱出型　　　　D. 游离型

E. 经骨突出型

腰椎间盘突出症的分型：

244. 纤维环有部分破裂，但表层完整，此时髓核因压力向椎管内局限性隆起，但表面光滑。这种分型是

245. 纤维环完全破裂，髓核突向椎管，但后纵韧带仍然完整。这种分型是

246. 髓核穿破后纵韧带，形同菜花状，但其根部仍然在椎间隙内。这种分型是

247. 大块髓核组织穿破纤维环和后纵韧带，完全突入椎管，与原间盘脱离。这种分型是

248. 髓核沿椎体软骨终板和椎体之间的血管通道向前纵韧带方向突出，形成椎体前

缘的游离骨块。这种分型是

(249～253 题共用备选答案)

A. Ⅰ型　　　　B. Ⅱ型

C. Ⅲ型　　　　D. Ⅳ型

E. Ⅴ型

胫骨平台骨折 Schatzker 分型：

249. 骨折移位时常伴有外侧半月板撕裂，或向四周移位或半月板嵌入骨折间隙。此型属于

250. 外侧平台劈裂，关节面塌陷，多发生于 40 岁以上的患者。此型属于

251. 压缩部分常位于关节中心部分，由于压缩部位大小和压缩程度的不同及外侧半月板损伤情况的不同，这种损伤可以是稳定或不稳定骨折。此型属于

252. 多由中等至高能量暴力致伤，常合并膝关节脱位、血管损伤。此型属于

253. 双侧平台骨折，高能量暴力损伤所致，易合并血管神经损伤。此型属于

(254～257 题共用备选答案)

A. Lindner 试验　　B. Allis 征

C. Dugas 征　　　　D. Pivot Shift 试验

E. Gaenslen 征

254. 肩关节前脱位检查

255. 腰椎间盘突出症检查

256. 髋关节脱位检查

257. 膝关节损伤检查

(258～261 题共用备选答案)

A. 神经根型颈椎病

B. 脊髓型颈椎病

C. 椎动脉型颈椎病

D. 交感型颈椎病

E. 混合型颈椎病

258. 由于突出的椎间盘、增生的钩椎关节压迫相应的神经根，引起神经根性刺激症状，且发病率最高的颈椎病是

259. 由于颈椎退变机械性压迫因素或颈椎退变所致颈椎节段性不稳定，致使椎动脉遭受压迫或刺激，椎动脉狭窄、迂曲或痉挛造成椎 - 基底动脉供血不全，出现头晕、恶心、耳鸣、偏头痛等症状的颈椎病是

260. 由于颈椎退变结构压迫脊髓或压迫供应脊髓的血管而出现一系列症状，包括四肢感觉、运动、反射以及二便功能障碍的综合征，为最严重类型的颈椎病是

261. 多与长期低头、伏案工作有关，有交感神经抑制或兴奋的症状。表现为症状多，体征少。患者可感到颈项痛、头痛、头晕；面部或躯干麻木发凉，痛觉迟饨；感心悸、心律失常；亦可有耳鸣、听力减退，或诉记忆力减退、失眠等症状。这种类型的颈椎病是

(262~263 题共用备选答案)

    A. 骨髓瘤   B. 骨巨细胞瘤

    C. 骨样骨瘤   D. 骨软骨瘤

    E. 黏液样纤维瘤

262. 属于恶性骨肿瘤的是

263. 属于交界性骨肿瘤的是

(264~265 题共用备选答案)

    A. 滑膜   B. 肌肉及肌腱

    C. 软骨   D. 骨

    E. 关节囊

264. 类风湿关节炎病变始于

265. 成人股骨头无菌性坏死病变始于

五、X 型题

266. 肋骨骨折的临床表现是

    A. 局部压痛

    B. 畸形

    C. 骨擦感

    D. 指（挤）压试验阳性

    E. 皮下气肿

267. 关于骨折的局部表现，下列叙述错误的是

    A. 只有压痛、肿胀者不是骨折

    B. 有肢体功能障碍者可确诊为骨折

    C. 没有畸形者可排除骨折

    D. 同时存在肿胀、瘀斑、功能障碍者可诊断为骨折

    E. 有异常活动和骨擦音者可确诊为骨折

268. 脊髓损伤的常见并发症是

    A. 压力性损伤   B. 静脉血栓

    C. 损伤性骨化   D. 缺血性肌挛缩

    E. 坠积性肺炎

269. 关于屈曲型肱骨髁上骨折的叙述，正确的是

    A. 多为间接暴力引起

    B. 典型骨折移位是近折端向后下移位，远折端向前移位

    C. 常合并神经血管损伤

    D. 骨折线常呈斜形骨折

    E. 治疗可采用手法复位外固定

270. 关于骨折 CT 检查的叙述，正确的是

    A. 骨和关节解剖部位越复杂、越难以检查的部位，越能提供更多的诊断信息

    B. 能清晰地显示椎体爆裂骨折碎裂的后方骨片突入椎管的情况

    C. 对软组织层次的显示和观察椎体周围韧带、脊髓损伤情况及椎体挫伤较好

    D. 可清晰显示椎体及脊髓损伤情况

    E. 可观察椎管内是否有出血

271. 属于手外伤现场急救处理原则的是

    A. 止血   B. 创口包扎

    C. 局部固定   D. 迅速转运

    E. 迅速手术

272. 关于骨折的愈合，正确的是

    A. 多次手法复位不利于骨折愈合

    B. 手术复位比手法复位更能正确整复，

增加愈合机会

C. 骨牵引过度可以造成骨折延迟愈合或不愈合

D. 内固定或外固定不充分，不利于愈合

E. 适当功能锻炼有利于愈合

273. 关于骨折临床愈合的标准，正确的是

A. 基本无压痛及纵向叩击痛

B. 无异常活动

C. X线片示骨折线消失

D. 伤肢已具有规定的初步功能

E. 连续功能锻炼2周，骨折处不变形

274. 关于骨折愈合过程中的原始骨痂形成期，下列叙述正确的是

A. 膜内化骨形成的骨痂有内骨痂和外骨痂

B. 膜内化骨是骨折端内、外骨膜生成的骨样组织钙化

C. 成人一般约需3~6个月

D. 成骨细胞大量增生，合成并分泌骨基质

E. 原始骨痂形成期X线片上骨折线已消失

275. 关于急性腰扭伤的叙述，下列正确的是

A. 主要症状是腰痛，活动受限

B. 局部封闭常有效

C. 常伴坐骨神经痛

D. 卧硬板床休息有效

E. 需要制动及解痉镇痛药物治疗

276. 骨关节炎的X线表现是

A. 有骨赘形成

B. 关节间隙狭窄

C. 软骨下骨有硬化

D. 关节面凹凸不平

E. 软骨下骨有囊性变

277. 关于肩周炎的叙述，下列正确的是

A. 多发生于40岁以上中老年人

B. 为肩周肌、肌腱、滑囊、关节囊的慢性损伤性炎症

C. 活动时疼痛，并牵涉到上臂

D. 影响梳头、洗面和扣腰带

E. 本病能自愈，且不遗留功能障碍

278. 关于骨折后急救固定的目的，正确的是

A. 便于运输

B. 防止在搬运时更多地损伤软组织

C. 有助于减少疼痛

D. 防止断端更多移位

E. 便于患者进行早期功能锻炼

279. 关于压缩性骨折的叙述，错误的是

A. 较为多见

B. X线侧位片为椎体前缘骨皮质嵌插成角，或为椎体上终板破裂压缩

C. 病理变化除有椎体骨折外，还有不同程度后方韧带结构损伤

D. 部分病例可有小关节突骨折

E. 大部分病例有颈脊髓损伤

280. 可供类风湿关节炎选择的手术方法有

A. 滑膜切除术   B. 关节清理术

C. 截骨术   D. 关节融合术

E. 关节成形术

281. 关于中心型椎体结核的叙述，正确的是

A. 好发于腰椎

B. 病变进展快

C. 一般只侵犯1个椎体

D. 多见于10岁以下的儿童

E. 椎体常被压缩成楔形

282. 可能发生于骨折晚期的并发症是

A. 创伤性关节炎   B. 缺血性骨坏死

C. 损伤性骨化   D. 关节僵硬

E. 脂肪栓塞

283. 关于骨筋膜室综合征的叙述，下列正确的是

A. 组织压测定为诊断依据

B. 肢体远端动脉搏动早期可存在

C. 局部剧烈疼痛为紧急信号，应及早明确诊断并做恰当处理

D. 骨筋膜室综合征是四肢筋膜室内肌肉和神经严重缺血所致

E. 不应抬高患肢，需立即切开深筋膜，解除室内高压

284. 关于骨折复位的叙述，正确的是

A. 粉碎性骨折复位，骨块应该尽量保留

B. 前臂双骨折必须解剖复位

C. 干骺端骨折侧方移位经复位后，至少应对位达 3/4 左右

D. 长骨干横行骨折，复位如能端端对接，对位应至少达 1/3 左右

E. 儿童任何部位骨折都不必要行解剖复位

第四章 泌尿外科

1. 急性细菌性前列腺炎是主要致病菌

    A. 经血行感染所致

    B. 经呼吸道感染所致

    C. 经中间宿主传播所致

    D. 由尿道上行感染所致

    E. 经上尿路感染下行感染所致

2. 急性前列腺炎患者直肠指诊的特点是

    A. 前列腺增大，无压痛

    B. 前列腺增大，压痛明显

    C. 前列腺质地变硬

    D. 前列腺表面扪及结节

    E. 前列腺按摩后尿道可见血性液体

3. 关于慢性细菌性前列腺炎的特点，以下错误的是

    A. 主要由急性炎症转变而来

    B. 致病菌既有革兰阴性菌，也有革兰阳性菌

    C. 前列腺液白细胞 > 10 个/HP，卵磷脂小体减少，可作为诊断的指标

    D. 前列腺上皮的类脂质膜是多种抗生素进入腺泡的屏障

    E. 反复的尿路感染发作

4. 以下哪项不是慢性细菌性前列腺炎的临床表现

    A. 尿频、尿急、尿痛，灼热感，有白色分泌物自尿道口溢出

    B. 会阴部、下腹隐痛不适

    C. 勃起功能障碍、早泄、遗精或射精痛

    D. 头昏、乏力、疲惫、失眠、疑虑

    E. 尿潴留，残余尿量增加

5. 慢性细菌性前列腺炎进行前列腺液镜检时，表现为

    A. 白细胞 > 20 个/HP，无卵磷脂小体

    B. 白细胞 < 5 个/HP，无卵磷脂小体

    C. 白细胞 > 30 个/HP，卵磷脂小体较少

    D. 白细胞 > 10 个/HP，卵磷脂小体减少

    E. 白细胞 < 15 个/HP，无卵磷脂小体

6. 治疗急性前列腺炎的方法不包括

    A. 前列腺按摩   B. 卧床休息

    C. 加强营养   D. 大量饮水，利尿

    E. 抗生素应用

7. 下列选项中，哪项不是女性尿道炎发病率高于男性的原因

    A. 女性对细菌的抵抗力低于男性

    B. 女性尿道短，直而宽，尿道括约肌薄弱

    C. 妇科炎症可直接蔓延导致尿道炎

    D. 老年女性常发生尿道肉阜导致尿流不畅

    E. 尿道口与阴道口和肛门接近

8. 淋菌性尿道炎的病原菌为淋病奈瑟双球菌，在光镜下为典型的

    A. 革兰阳性单球菌

    B. 革兰阳性双球菌

    C. 葡萄球菌样

    D. 大肠埃希菌样

    E. 革兰阴性双球菌

9. 尿道炎时，尿痛的特点表现为

    A. 排尿开始时出现疼痛

    B. 排尿终末时尿痛加重

    C. 常伴有尿线中断

D. 伴有终末血尿

E. 伴有耻骨上区疼痛

10. 临床上怀疑为急性淋菌性尿道炎，经尿道分泌物涂片检查，以下哪项可做出诊断
    A. 涂片中可见革兰阳性菌
    B. 涂片中可见革兰阴性菌
    C. 涂片中满视野革兰阳性双球菌
    D. 白细胞中发现革兰阴性双球菌
    E. 白细胞外发现革兰阴性双球菌

11. 慢性淋菌性尿道炎患者尿道狭窄、排尿困难可用尿道扩张术，对扩张无效的严重尿道狭窄的患者可行
    A. 膀胱内切开术
    B. 输尿管外切开术
    C. 尿道内切开术
    D. 尿道外切开术
    E. 输尿管内切开术

12. 非淋病性尿道炎最常见的病原体是
    A. 解脲支原体   B. 沙眼衣原体
    C. 白色念珠菌   D. 单纯疱疹病毒
    E. 腺病毒

13. 急性附睾炎最常见的致病菌为
    A. 葡萄球菌   B. 大肠埃希菌
    C. 变形杆菌   D. 肠球菌
    E. 铜绿假单胞菌

14. 膀胱感染途径最常见的是
    A. 上行感染   B. 淋巴感染
    C. 直接感染   D. 血行感染
    E. 下行感染

15. 急性膀胱炎一般不会有以下哪项症状
    A. 尿频   B. 血尿
    C. 尿痛   D. 发热
    E. 尿急

16. 血尿伴膀胱刺激症最常见于

A. 膀胱肿瘤   B. 急性前列腺炎
C. 急性肾盂肾炎   D. 急性膀胱炎
E. 肾癌

17. 下列疾病中的尿液检查，不会出现管型尿的是
    A. 急进性肾小球肾炎
    B. 急性肾小球肾炎
    C. 急性肾盂肾炎
    D. 急性膀胱炎
    E. 肾功能衰竭

18. 关于急性细菌性膀胱炎的临床表现，下列叙述错误的是
    A. 耻骨上膀胱区无任何压痛
    B. 排尿时尿道有烧灼样疼痛
    C. 尿浑浊、尿液中有脓细胞
    D. 有时出现血尿，常在排尿终末时明显
    E. 急性膀胱炎可突然发生

19. 包皮龟头炎的临床表现不包括
    A. 包皮红肿
    B. 包皮灼痛
    C. 脓性分泌物自包皮口流出
    D. 血尿
    E. 灼痛排尿时加重

20. 治疗滴虫性包皮龟头炎首选的抗生素是
    A. 卡那霉素   B. 甲硝唑
    D. 伊曲康唑   C. 曲古霉素
    E. 庆大霉素

21. 血精是下列哪种疾病的特征性表现
    A. 前列腺炎   B. 精囊炎
    C. 膀胱炎   D. 泌尿系结核
    E. 前列腺结石

22. 肾结核最早出现的症状是
    A. 血尿
    B. 尿中排出干酪样坏死物
    C. 腰部疼痛

D. 尿频

E. 发热

23. 肾结核存在肾切除指征，需要行患肾切除，之前至少需要抗结核治疗

　　A. 1 周　　　　　　　B. 2 周

　　C. 1 个月　　　　　　D. 6 个月

　　E. 至尿常规正常

24. 下列睾丸肿瘤中，属于非生殖细胞肿瘤的是

　　A. 精原细胞瘤

　　B. 卵黄囊瘤

　　C. 畸胎瘤

　　D. 间质细胞瘤

　　E. 绒毛膜上皮细胞癌

25. 关于鞘膜积液的治疗，下列哪项措施疗效最不理想

　　A. 婴儿鞘膜积液、成人较小的鞘膜积液无需手术治疗

　　B. 穿刺抽液治疗

　　C. 交通性鞘膜积液应在内环处高位结扎鞘状突

　　D. 精索鞘膜积液应将积液囊全部切除

　　E. 鞘膜翻转术

26. 关于小儿隐睾的处理，错误的是

　　A. 1 岁以后的隐睾患者，可应用绒毛膜促性腺激素治疗

　　B. 4 周岁以后行睾丸下降固定术

　　C. 合并斜疝者，同时做高位结扎

　　D. 手术中如睾丸萎缩疑有恶变者，应予切除

　　E. 如睾丸位于腹主动脉旁，不能下降复位者，可用显微外科技术做睾丸自体移植术

27. 单侧隐睾对患者的生育能力有影响，其主要是因为

A. 患侧睾丸发育不良

B. 先天性不育

C. 对侧睾丸发育不良

D. 患侧睾丸产生抗睾丸因子影响对侧睾丸

E. 双侧睾丸发育不良

28. 隐睾的简便检查方法是

　　A. 体格检查　　　　　B. CT 检查

　　C. 腹腔镜检查　　　　D. B 超检查

　　E. MRI 检查

29. 隐睾的最大危害是发生恶变，发生恶变的肿瘤最常见的是

　　A. 精原细胞瘤　　　　B. 透明细胞癌

　　C. 移行细胞癌　　　　D. 恶性淋巴瘤

　　E. 绒毛膜上皮癌

30. 精索静脉曲张的发生原因不包括

　　A. 长时间站立

　　B. 左精索内静脉呈直角注入左肾静脉

　　C. 精索内静脉静脉瓣发育不全，静脉丛壁的平滑肌或弹力纤维薄弱

　　D. 左精索内静脉下段位于乙状结肠后面

　　E. 腹膜后肿瘤压迫精索内静脉或癌栓阻塞肾静脉

31. 精索静脉曲张最常发生的侧别是

　　A. 左侧

　　B. 右侧

　　C. 左右侧发生率一样

　　D. 与个人解剖变异有关

　　E. 与伴随疾病有关

32. 与活动有关的疼痛和血尿，首先应考虑哪种情况

　　A. 泌尿系感染　　　　B. 泌尿系畸形

　　C. 泌尿系异物　　　　D. 泌尿系结石

　　E. 泌尿系肿瘤

33. 原发尿路结石形成的部位是

A. 肾和尿道   B. 输尿管和膀胱

C. 肾和输尿管   D. 膀胱和尿道

E. 肾和膀胱

34. 上尿路结石的血尿特点是

A. 初期血尿   B. 活动后血尿

C. 无痛性血尿   D. 终末血尿

E. 血尿伴血块

35. 关于上尿路结石的临床表现，下列错误的是

A. 可引起肉眼和镜下血尿

B. 伴感染时可有尿频、尿痛等症状

C. 结石可引起钝痛或酸痛

D. 结石越大，引起的疼痛就越剧烈

E. 双侧上尿路结石引起双侧尿路完全性梗阻，或孤立肾上尿路结石完全梗阻可致无尿

36. 在上尿路结石的预防措施中，错误的是

A. 足够的饮水，保持尿量在 2000ml 以上

B. 少食用富含草酸的食物

C. 少饮用牛奶

D. 多饮浓茶以起到利尿作用

E. 少吃动物内脏

37. 关于体外冲击波碎石（ESWL）的叙述，错误的是

A. ESWL 是上尿路结石最常用的治疗方法

B. ESWL 对胱氨酸结石疗效差

C. 上尿路结石合并结石远端尿路梗阻者禁用

D. <2cm 的肾结石碎石效果较好

E. 如需再次治疗，间隔时间需少于 5 天

38. 膀胱结石典型的临床症状为

A. 尿频、尿急

B. 排尿突然中断

C. 排尿困难

D. 血尿

E. 尿痛

39. 膀胱结石的最佳确诊方法是

A. 依据典型症状尿流中断

B. 腹部平片检查

C. 金属尿道探子检查

D. 膀胱镜检查

E. 双合诊检查

40. 关于输尿管结石，以下叙述错误的是

A. 结石以上输尿管部分常有扩张

B. 输尿管结石多继发于肾结石

C. 结石位于输尿管下 1/3 处最为多见

D. 单侧输尿管结石、对侧肾结石，应先处理对肾功能影响较大的肾结石

E. 结石常停留或嵌顿于肾盂输尿管连接处、输尿管跨越髂血管处及输尿管膀胱连接处

41. 下列泌尿系结石中，最适合行输尿管镜碎石取石术（URL）的是

A. 输尿管中、下段结石

B. 输尿管上段结石

C. 膀胱结石

D. 肾盏结石

E. 肾盂结石

42. 对侧肾功能良好的肾结石患者，下列情况可做患侧肾切除的是

A. 肾盏结石

B. 鹿角形结石合并肾积水

C. 肾下极多发结石

D. 肾多发结石合并积水，肾功能丧失

E. 肾盂结石，肾功能尚好

43. 下列关于尿道结石的叙述，错误的是

A. 绝大多数来自肾和膀胱

B. 重者可发生急性尿潴留伴会阴部剧痛

C. 前尿道结石可通过扣诊发现

D. 直肠指诊能扪及后尿道结石

E. 尿道结石尽量做尿道切开取石术

44. 引起男性老年人排尿障碍的原因中，最常见的是

A. 尿道狭窄　　　B. 膀胱颈硬化

C. 前列腺增生　　D. 膀胱结石

E. 神经性膀胱尿道功能障碍

45. 前列腺增生症最常见的早期表现是

A. 尿线细　　　　B. 夜尿增多

C. 尿等待　　　　D. 下肢水肿

E. 尿不尽感

46. 下列前列腺增生引起的并发症中，最严重的是

A. 下尿路感染　　B. 镜下血尿

C. 膀胱憩室　　　D. 肾积水

E. 膀胱结石

47. 下列选项中，不属于前列腺增生引起的膀胱出口梗阻症状的是

A. 排尿迟缓　　　B. 尿急

C. 尿后滴沥　　　D. 射程变短

E. 尿线细而无力

48. 尿流动力学检查的目的是

A. 了解排尿通畅情况

B. 了解前列腺体积

C. 了解括约肌收缩力

D. 了解逼尿肌收缩力

E. 了解膀胱形态

49. 下列不属于肾积水常用辅助检查的是

A. 逆行尿路造影

B. 静脉尿路造影

C. 利尿肾动态显像

D. 排尿压力 – 流率测定

E. 超声

50. 前列腺增生症因残余尿过多，膀胱过度充

盈，使少量尿液从尿道不自主流出，属于

A. 真性尿失禁

B. 压力性尿失禁

C. 混合性尿失禁

D. 充溢性尿失禁

E. 急迫性尿失禁

51. 非那雄胺治疗前列腺增生的机制是

A. 抑制 H_2 受体

B. 抑制 5α 还原酶

C. 抑制 α 受体

D. 抑制 β 受体

E. 抑制雄性激素受体

52. 在良性前列腺增生的治疗药物中，容易引起体位性低血压的是

A. 5α 还原酶抑制剂

B. 植物类制剂

C. α 受体阻滞剂

D. 中成药

E. M 受体阻滞剂

53. 关于良性前列腺增生症药物治疗的选择，最恰当的是

A. 适用于轻度症状的前列腺增生症患者

B. α 受体阻滞药作用于前列腺腺细胞上，抑制前列腺增生

C. 5α 还原酶抑制药降低前列腺内平滑肌张力

D. 5α 还原酶抑制药抑制双氢睾酮生成而使前列腺体积部分缩小

E. 5α 还原酶抑制药抑制睾酮生成而降低前列腺内平滑肌张力

54. 目前临床上手术治疗前列腺增生的方法，用得最好、最多的是

A. 耻骨上经膀胱前列腺切除术

B. 耻骨后前列腺切除术

C. 经尿道前列腺切除术

D. 经会阴前列腺切除术

E. 微波治疗前列腺增生

55. 关于前列腺增生症的手术适应证，哪一项是不恰当的

A. 膀胱内残余尿 > 30ml

B. 有急性尿潴留病史

C. 反复的尿路感染

D. 并发膀胱结石

E. 合并腹股沟疝

56. 压力性尿失禁的确诊性诊断方法是

A. 压力诱发试验

B. 尿流动力学检查

C. 膀胱镜检查

D. 尿道长度测定

E. 膀胱尿道造影

57. 采集尿液标本时，错误的方法是

A. 女性患者最好用导尿法收集

B. 明显的尿路感染患者也应先采集尿液再控制感染

C. 截瘫患者多采用耻骨上膀胱穿刺法留取尿液

D. 尿液标本应在 12 小时内处理，以避免污染和杂菌生长

E. 一般应留取中段尿液送检

58. 未使用抗菌药物的患者，尿细菌培养和菌落计数可以诊断尿路感染的依据是

A. 菌落计数 $\geq 10^3$/ml

B. 菌落计数 $\geq 10^4$/ml

C. 菌落计数 $\geq 10^5$/ml

D. 菌落计数 $\geq 10^6$/ml

E. 菌落计数为 $10^4 \sim 10^5$/ml

59. 下列选项中，不属于肾外伤临床表现的是

A. 血尿　　　　　B. 休克

C. 肾绞痛　　　　D. 腰腹部肿块

E. 尿痛

60. 关于肾外伤的晚期病理改变，以下错误的是

A. 肾积水

B. 尿毒症

C. 动静脉瘘

D. 肾性高血压

E. 假性动脉瘤

61. 最严重的肾损伤类型是

A. 肾挫伤　　　　B. 肾全层裂伤

C. 肾蒂断裂　　　D. 肾部分损伤

E. 肾皮质裂伤

62. 肾蒂损伤的主要临床表现为

A. 腰部肿块　　　B. 腹膜刺激征

C. 膀胱刺激症　　D. 大量肉眼血尿

E. 严重的出血性休克

63. 关于 CT 尿路成像对诊断肾损伤的价值，下列叙述错误的是

A. 能显示肾挫伤

B. 可有患肾造影剂外溢

C. 发现患肾造影剂排泄减少

D. 评价肾外伤的范围

E. 评价肾外伤的程度

64. 判断肾实质损伤的严重程度，最有意义的检查是

A. B 超　　　　　B. CT

C. IVP　　　　　D. 肾动脉造影

E. 肾脏核素扫描

65. 以下不属于肾外伤手术适应证的是

A. 开放性肾外伤者

B. 合并有腹腔其他脏器损伤者

C. 诊断明确的肾挫裂伤者

D. 腰部肿块增大，出现高热、腰痛加重者

E. 抗休克治疗，血压不升或升而复降者

66. 输尿管损伤最常见的原因是

A. 开放性损伤　　　B. 闭合性损伤

C. 医源性损伤　　　D. 放射性损伤

E. 自发性破裂

67. 输尿管损伤最少见的原因是

A. 腹会阴联合切口手术

B. 交通事故

C. 宫颈癌放射治疗

D. 经腹乙状结肠切除术

E. 根治性子宫切除术

68. 医源性输尿管损伤多发生在

A. 输尿管腰段

B. 输尿管入盆腔处

C. 肾盂输尿管交界处

D. 输尿管膀胱壁段

E. 输尿管盆腔段

69. 术中怀疑输尿管损伤，以下不恰当的处理措施是

A. 行逆行肾盂造影，输尿管插管插至损伤部位受阻

B. 术中发现输尿管被误扎，应立即松解，并放置双 J 形输尿管支架引流管 3 ~ 4 周

C. 如发现输尿管被结扎，应立即去除结扎线，无需其他处理

D. 静脉注射靛胭脂，伤侧输尿管裂口处有蓝色尿液渗出即明确诊断

E. 膀胱镜检查，静脉注射靛胭脂，伤侧输尿管口无蓝色尿液排出

70. 下腹部暴力外伤造成膀胱破裂最容易发生于以下哪一种情况

A. 膀胱憩室

B. 膀胱结石

C. 膀胱充盈

D. 神经源性膀胱

E. 前列腺增生伴膀胱慢性尿潴留

71. 导尿管插入膀胱后，如引流出多少清亮尿液，基本上可排除膀胱破裂

A. 50ml 以上　　　B. 100ml 以上

C. 150ml 以上　　　D. 200ml 以上

E. 300ml 以上

72. 诊断膀胱破裂的类型，最可靠的方法是

A. 腹腔穿刺

B. 用金属探子试探

C. 耻骨上膀胱穿刺

D. 膀胱造影

E. 导尿并做注水试验

73. 以下临床表现提示可能有膀胱损伤的是

A. 排尿障碍而膀胱空虚

B. 导尿管不易插入

C. 假性尿失禁

D. 血尿

E. 下腹部腹膜刺激征阳性

74. 疑有膀胱破裂行导尿试验，为明确诊断主要观察

A. 导尿管能否插入膀胱

B. 有无引流出血尿

C. 注入大量生理盐水后膀胱能否膨隆

D. 液体进出量的差异

E. 注水后行腹部 B 超检查时，腹腔或腹膜后液体量有无增加

75. 球部尿道损伤后尿外渗的部位是

A. 膀胱周围　　　B. 会阴浅袋

C. 会阴深袋　　　D. 阴茎部

E. 阴囊部

76. 尿道断裂后用力排尿时，尿液可从裂口处渗入周围组织，形成

A. 乳糜尿　　　B. 尿外渗

C. 尿失禁　　　D. 分泌物外渗

E. 尿潴留

77. 协助诊断肾挫伤，首要的检查是

A. 尿常规   B. 血肌酐

C. 静脉尿路造影   D. 腹部 CT 平扫

E. 血细胞比容

78. 骨盆骨折易伤及

     A. 膀胱颈部   B. 尿道膜部

     C. 尿道悬垂部   D. 尿道前列腺部

     E. 尿道球部

79. 骑跨伤易伤及

     A. 尿道球部   B. 尿道悬垂部

     C. 尿道膜部   D. 尿道前列腺部

     E. 膀胱颈部

80. 肾细胞癌最常见的病理类型是

     A. 透明细胞癌   B. 腺癌

     C. 鳞状细胞癌   D. 未分化癌

     E. 移行细胞癌

81. 肾细胞癌最常见的转移部位是

     A. 肾上腺   B. 肺

     C. 骨骼   D. 肝

     E. 脑

82. "肾癌三联征"是指

     A. 血尿、发热、消瘦

     B. 腰痛、血尿、消瘦

     C. 血尿、腰痛、肿块

     D. 腰痛、发热、消瘦

     E. 肿块、发热、消瘦

83. 治疗肾癌的主要方法是

     A. 单纯肾切除

     B. 根治性肾切除

     C. 肾部分切除

     D. 放疗

     E. 化疗

84. 肾癌血尿特点是

     A. 镜下血尿

     B. 肉眼血尿

C. 持续性全程血尿

D. 腰痛伴血尿

E. 间歇性无痛性肉眼血尿

85. 肾癌出现血尿时，肿瘤已

     A. 累及肾包膜

     B. 转移至膀胱

     C. 累及肾周脂肪囊

     D. 血行转移

     E. 侵及肾盂、肾盏

86. 能用于常规查体并且能发现早期肾癌的最简便的方法是

     A. 排泄性尿路造影

     B. 逆行性肾盂造影

     C. B 超检查

     D. X 线检查

     E. MRI 检查

87. 关于肾癌的 B 超检查，以下叙述不正确的是

     A. 表现为不均质的中低回声实性肿块

     B. 部分囊性肾癌可表现为无回声的囊性肿块

     C. 早期肾癌在肾门旁，腹膜后见有大小不等圆形或椭圆形低回声结节

     D. 部分囊性肾癌合并钙化时可伴局部强回声

     E. 能显示肾癌的范围、癌肿有无侵入邻近器官

88. 鉴别肾癌和肾囊肿最可靠的检查方法是

     A. 静脉尿路造影

     B. 逆行肾盂造影

     C. B 超

     D. 肾动脉造影

     E. 增强 CT

89. 婴幼儿最常见的腹部肿瘤是

     A. 错构瘤   B. 畸胎瘤

C. 透明细胞癌　　D. 肾母细胞瘤

E. 肾上腺神经母细胞瘤

90. 关于肾母细胞瘤的叙述，正确的是

A. 腹部肿块、疼痛是最常见的症状，见于 90% 以上患儿

B. 多在 5 岁以后发病

C. 与正常的肾组织没有明显界限

D. 是儿童最常见的肾脏恶性肿瘤

E. 发生于胚胎性肾组织，是上皮源性的恶性肿瘤

91. 肾母细胞瘤最常见的临床表现是

A. 血尿　　B. 腰痛

C. 腹部肿块　　D. 高血压

E. 发热

92. 肾血管平滑肌脂肪瘤的影像学特点是

A. B 超为液性暗区

B. B 超为强回声团块或混合回声光团

C. CT 示肿瘤为均匀高密度肿块

D. CT 示肿瘤为均匀低密度肿块

E. CT 示肿瘤内有 10HU 的低密度区域

93. 泌尿系最常见的肿瘤为

A. 肾脏肿瘤　　B. 输尿管肿瘤

C. 膀胱肿瘤　　D. 睾丸肿瘤

E. 阴茎肿瘤

94. 可能与膀胱肿瘤的发生有关的是

A. 饮酒　　B. 饮茶

C. 吸烟　　D. 运动

E. 喜食动物蛋白

95. T_3 期膀胱肿瘤表明侵犯

A. 黏膜层　　B. 固有层

C. 浅肌层　　D. 深肌层

E. 膀胱周围组织

96. 膀胱癌的恶性程度取决于

A. 浸润膀胱的深度及组织学等级

B. 患者年龄

C. 治疗方法

D. 血尿的程度

E. 肿瘤的大小和数目

97. 无浸润膀胱原位癌的病变为

A. 达膀胱浅肌层

B. 达膀胱深肌层

C. 局限于膀胱黏膜层

D. 局限于固有层

E. 侵犯膀胱壁外

98. 膀胱癌最常见的临床表现是

A. 排尿困难

B. 尿中有腐肉样物排出

C. 无痛性血尿

D. 尿频

E. 尿流中断

99. 关于膀胱癌的叙述，下列错误的是

A. 首先发生盆腔淋巴结转移

B. 50% 患者 5 年内复发

C. 复发者往往更为恶性

D. 首先出现的症状是肾功能不全

E. 膀胱灌注是主要的辅助和姑息治疗

100. 关于膀胱肿瘤所致的血尿，下列叙述正确的是

A. 通常为持续性

B. 大多数伴有尿痛

C. 一般为全程肉眼血尿

D. 血尿程度与肿瘤大小一致

E. 血尿程度与肿瘤恶性程度一致

101. 膀胱肿瘤的 T_{2a} 期是指

A. 乳头状无浸润

B. 局限于固有层内

C. 肿瘤浸润肌层深度小于 1/2

D. 肿瘤浸润肌层深度大于 1/2

E. 已有局部淋巴结转移

102. 确诊膀胱癌的方法是
    A. 尿沉渣找肿瘤细胞
    B. 超声
    C. IVP
    D. 增强 CT
    E. 膀胱镜检 + 活组织病理检查

103. 对怀疑有膀胱癌的患者，下列哪一项检查是错误的
    A. 尿脱落细胞学检查
    B. 泌尿系 B 超检查
    C. 静脉肾盂造影
    D. 膀胱镜检查
    E. 膀胱肿瘤切除活检

104. 膀胱移行上皮癌患者，经膀胱部分切除术后进一步治疗应首选
    A. 髂内动脉灌注化疗
    B. 局部放疗
    C. 膀胱腔内灌注治疗
    D. 静脉化疗
    E. 对症治疗

105. 早期前列腺癌最常见的临床症状是
    A. 尿频
    B. 排尿困难
    C. 血尿
    D. 腰痛
    E. 无症状

106. 前列腺癌最常见的远处转移部位是
    A. 肺
    B. 肝
    C. 脑
    D. 骨骼
    E. 肾上腺

107. 临床诊断前列腺癌的基本方法是
    A. CT
    B. MRI
    C. 全身放射性核素骨扫描
    D. 排泄性尿路造影
    E. 直肠指诊、经直肠超声和血 PSA 测定

108. 病理确诊前列腺癌的主要方法是
    A. 直肠指检
    B. B 超检查

C. PSA 测定
D. 血清酸性磷酸酶测定
E. 前列腺穿刺活检

109. 前列腺癌与前列腺增生的鉴别依据是
    A. 发病年龄
    B. 排尿困难程度
    C. 残余尿量测定
    D. 前列腺特异性抗原（PSA）
    E. 膀胱造影

110. 排除前列腺癌可根据
    A. 正常酸性磷酸酶
    B. 尿道细胞学检查阴性
    C. 前列腺特异性抗原
    D. 先前已做耻骨上前列腺摘除
    E. 经直肠 B 超活检阴性

111. 下列检查方法中，能早期发现前列腺癌骨转移灶的是
    A. CT 检查
    B. B 超检查
    C. 直肠指检
    D. 骨骼 X 线检查
    E. 全身核素显像

112. 前列腺癌患者已有骨转移，不应采取的治疗方法是
    A. 皮下注射促黄体素释放激素类似物
    B. 根治性前列腺切除和盆腔淋巴结清扫术
    C. 雄激素去除治疗
    D. 双侧睾丸切除术
    E. 发生急性尿潴留可留置导尿管

113. 下列尿液检查项目中，对诊断泌尿系结核没有意义的是
    A. 尿液显微镜检查
    B. 尿结核菌检查
    C. 尿 pH 检查
    D. 尿比重
    E. 尿结核菌 PCR 检测

114. 急性尿潴留最常用的有效治疗方法是
    A. 膀胱造瘘
    B. 留置导尿

C. 膀胱穿刺　　　D. 前列腺切除术

E. 尿道扩张术

115. 血清 PSA 是目前前列腺癌的生物学指标，其正常值为 0～4ng/ml，下列哪种情况应高度怀疑前列腺癌

A. 血清 PSA >5ng/ml

B. 血清 PSA >10ng/ml

C. 血清 PSA <5ng/ml

D. 血清 PSA <10ng/ml

E. 血清 PSA <15ng/ml

116. 正常前列腺液呈淡乳白色，较稀薄，涂片镜检可见多量卵磷脂小体，白细胞应

A. <5 个/高倍视野

B. <10 个/高倍视野

C. <15 个/高倍视野

D. >5 个/高倍视野

E. >10 个/高倍视野

二、A2 型题

117. 患者，男性，33 岁，渐进性尿频。近 1 年来每日尿频十余次，每次尿量不足 50ml。尿常规红细胞（＋＋），白细胞（＋＋）。患者首选的检查是

A. 前列腺液常规检查

B. 膀胱镜

C. KUB＋IVP

D. 肾图

E. 双肾、膀胱 CT 扫描

118. 患者，男性，47 岁。尿频、尿急、尿痛 1 个月余。根据所示图像，该患者最可能诊断为

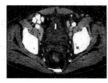 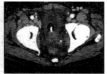

A. 膀胱血块　　　B. 膀胱结石

C. 膀胱息肉　　　D. 膀胱癌

E. 膀胱炎

119. 患者，男性，18 岁，诊断为右侧睾丸鞘膜少量积液。最佳处理方案是

A. 睾丸鞘膜翻转术

B. 不需要手术治疗，观察

C. 药物治疗

D. 立即引流

E. 穿刺抽吸

120. 患儿男，1 岁。诊断为右侧睾丸鞘膜积液。最佳处理方案是

A. 可不急于手术治疗

B. 立即引流

C. 药物治疗

D. 鞘膜翻转术

E. 穿刺抽吸

121. 患者，男性，62 岁，近来发现左阴囊逐渐增大但不痛，与体位无关，触不到左睾丸和附睾，透光试验阳性。该患者应当诊断为

A. 睾丸鞘膜积液

B. 精索鞘膜积液

C. 交通性鞘膜积液

D. 附睾囊肿

E. 嵌顿性腹股沟斜疝

122. 患者，男性，66 岁，右侧睾丸进行性增大 2 周，无明显不适。最有可能的诊断为

A. 睾丸胚胎癌

B. 睾丸鞘膜积液

C. 附睾炎

D. 精索静脉曲张

E. 睾丸淋巴瘤

123. 患者，男性，20 岁。发现右侧隐睾位于后腹膜处。B 超提示右睾丸明显萎缩变小，左睾丸正常。下一步的处理措施为

A. 行睾丸固定手术

B. 用 HCG 和雄激素联合治疗

C. HCG 治疗

D. 促黄体素释放激素（LHRH）治疗

E. 行睾丸切除手术

124. 患儿，男，2 岁，诊断为左侧隐睾。最佳治疗方案为

A. 睾丸酮治疗

B. 绒毛膜促性腺激素治疗

C. 等待自发下降

D. 先试用绒毛膜促性腺激素治疗，无效则行睾丸松解固定术

E. 先给予绒毛膜促性腺激素治疗，无效则等到青春期前手术治疗

125. 患者，男性，32 岁，长跑后发生腰部绞痛，继而出现肉眼血尿。最大的可能是

A. 肾肿瘤

B. 输尿管肿瘤

C. 膀胱肿瘤

D. 上尿路结石

E. 下尿路结石

126. 患者，男性，29 岁。诊断左肾结核，右输尿管结石，直径 0.8cm。静脉肾盂造影提示左肾未显示；右肾轻度积水，结石以下输尿管显示正常。右侧肾功能检查正常。宜先行的治疗是

A. 急诊右输尿管切开取石

B. 引流右肾积水

C. 切除左肾

D. 抗结核的同时等待结石自然排出

E. 抗结核的同时行输尿管结石体外冲击波碎石

127. 患者，男性，35 岁。左肾结石 1.2cm，轻度肾积水，尿检有红细胞。应采取的治疗方法是

A. 肾镜取石

B. 肾盂切开取石

C. 药物排石治疗

D. 肾盂、肾窦切开取石

E. 体外冲击波碎石

128. 患者，男性，46 岁，反复发作右肾绞痛 1 年。近两年来常于进食肉类尤其是动物内脏后，出现脚趾关节红肿、疼痛，泌尿系统平片检查未发现异常。对患者应进行下列哪项检查以明确诊断

A. 血尿酸检查和 B 超检查

B. 尿常规检查和尿细菌培养

C. 24 小时尿液分析和血钙、磷、尿酸检查

D. 反复复查泌尿系统平片

E. 小关节摄片

129. 患者，男性，36 岁。左腰部绞痛 1 天，尿常规示红细胞（+++），B 超提示左肾积水。该肾积水的原因最可能是

A. 左肾肿瘤

B. 左输尿管结石

C. 左肾结核

D. 左输尿管肿瘤

E. 肾盂输尿管连接部狭窄

130. 患者，女性，33 岁。因右肾结石行体外冲击波碎石 3 天后排出结石，2 周后复查右肾结石已排净，结石成分分析为磷酸盐结石。其预防方法为

A. 口服维生素 B_6 或氧化镁

B. 口服别嘌醇

C. 碱化尿液，少食动物内脏

D. 碱化尿液，服用卡托普利

E. 控制感染，服用氢氧化铝凝胶

131. 患者，男性，47 岁，跑步后出现右腰疼痛 1 天，尿呈淡洗肉水样。首先应进行的检查是

A. CT 和 MRI

B. 血常规和肾功能检查

C. 肝功能和肾功能检查

D. 尿常规检查和泌尿系 X 线平片

E. 24 小时尿钙分析

132. 患者，男性，35 岁。B 超可见肾上盏结石，大小 0.6cm，经解痉、中西药治疗和大量饮水，现出现尿频、尿急、尿痛。目前结石的位置可能在

A. 膀胱

B. 尿道

C. 肾盂

D. 输尿管膀胱入口段

E. 输尿管中段

133. 患者，男性，31 岁。右肾绞痛后尿闭 1 天，腹部平片可见双侧输尿管中段各有一枚结石，大小约 1cm，左肾内还有鹿角形结石。急诊处理应先采用

A. 应用利尿药物

B. 立即手术输尿管切开取石

C. 膀胱镜下输尿管插管缓解肾功能，引流尿液

D. 服用中药排石

E. 中西医结合解痉排石

134. 患者，男性，46 岁，右腰痛 5 年。B 超提示右肾中度积水；腹部平片可见右侧输尿管中段结石 1.2cm；静脉肾盂造影提示左肾显示正常，右肾盏显示扩张，肾盂未显示；行右肾穿刺造影提示右肾中度积水，输尿管上段扩张 2cm，结石下输尿管有狭窄。对该患者最好的治疗方法是

A. 经输尿管镜取石

B. 右肾切除术

C. 继续中西药排石

D. 右肾盂造瘘

E. 右输尿管切开取石，输尿管成形

135. 患者，男性，36 岁。右腰部剧痛 1 小时，

伴恶心、呕吐，疼痛向大腿内侧放射，尿常规提示红细胞 10～20 个/HP，白细胞偶见。应考虑

A. 肾肿瘤　　　　B. 肾结核

C. 膀胱结石　　　D. 输尿管结石

E. 前尿道结石

136. 患者，女性，42 岁。做家务时突然发生右下腹痛 3 小时，伴恶心。近年来有多次同样发作史。查体：腹柔软，右下腹深压痛。尿常规：白细胞少数，红细胞（＋＋＋）。诊断首先考虑

A. 梅克尔憩室炎

B. 急性阑尾炎

C. 不完全性肠梗阻

D. 右侧附件炎

E. 右输尿管下段结石

137. 患者，女性，27 岁。左输尿管上段结石 1.1cm×1.0cm，左肾轻度积水，非手术治疗后结石下移 1cm，无明显不适。下一步处理应是

A. 非手术治疗半年后复查

B. 输尿管切开取石

C. 中药排石

D. 左肾造瘘

E. 体外冲击波碎石

138. 患者，男性，40 岁。偶有膀胱刺激症状，伴排尿困难及尿流中断，改变体位后可继续排尿。应先考虑的诊断是

A. 急性膀胱炎　　B. 急性肾盂肾炎

C. 泌尿系结核　　D. 膀胱结石

E. 膀胱肿瘤

139. 患者，男性，42 岁。膀胱结石直径 2cm，尿常规白细胞 3～5 个/HP。最佳的治疗方法是

A. 经尿道膀胱镜碎石

B. 膀胱切开取石

C. 非手术治疗半年后复查

D. 体外冲击波碎石

E. 中药排石

140. 患者，男性，63 岁。主诉尿频、夜尿次数增多，排尿迟缓、无力。初步诊断应考虑是
  A. 尿道狭窄 　　 B. 前列腺增生
  C. 前列腺炎 　　 D. 前列腺癌
  E. 神经源性膀胱

141. 患者，男性，64 岁，尿频伴排尿困难 3 年，间断全程肉眼血尿 1 个月。直肠指诊提示：前列腺增大，表面光滑，无结节。B 超显示：左肾轻度积水，前列腺体积 5.0cm×4.0cm×4.5cm，膀胱内残余尿 60ml。PSA 3.5ng/ml，最大尿流率 9ml/s。下一步检查应首先考虑
  A. 肾功能
  B. 前列腺 MRI
  C. 尿流动力学检查
  D. 泌尿系统增强 CT
  E. 膀胱镜

142. 患者，男性，76 岁。排尿困难 2 年，近 1 年常出现排尿中断现象，伴有疼痛向阴茎头部放射，平卧后疼痛减轻，并能够恢复排尿。最可能的诊断是
  A. 前列腺增生
  B. 前列腺增生合并膀胱结石
  C. 前列腺增生合并膀胱感染
  D. 慢性前列腺炎
  E. 慢性尿道炎

143. 患者，男性，72 岁。尿频、进行性排尿困难 1 年，无尿痛及血尿，无外伤史，无糖尿病病史。查体：直肠指检前列腺增大，质韧有弹性，表面光滑，残余尿

为 110ml。膀胱造影发现膀胱颈部有弧形充盈缺损，颈口抬高。最可能的诊断是
  A. 膀胱癌
  B. 尿道狭窄
  C. 膀胱颈口纤维化
  D. 良性前列腺增生
  E. 神经性膀胱功能障碍

144. 患者，男性，22 岁，自幼排尿不畅，加重 2 年，近日出现尿失禁。超声提示双肾严重积水，双侧输尿管扩张，膀胱大量残余尿。下列诊断及治疗措施中，最迫切的是
  A. 静脉尿路造影
  B. MRI 水成像
  C. 尿流动力学检查
  D. 双肾穿刺造瘘引流
  E. 留置导尿管

145. 患者，男性，62 岁。因排尿困难 6 年，不能排尿 1 天来诊。查体：下腹部扪及囊性包块，直肠指诊前列腺 Ⅱ 度肿大，质地韧，表面光滑，中央沟消失。血 PSA 2.2ng/ml，Scr 267μmol/L。可能诊断为
  A. 前列腺癌 　　 B. 前列腺增生
  C. 前列腺肉瘤 　　 D. 前列腺炎
  E. 慢性尿道炎

146. 患者，女性，53 岁，绝经后常出现打喷嚏、咳嗽后漏尿，近来起立动作时也有漏尿，自行排尿通畅。该患者最可能的诊断是
  A. 压力性尿失禁 　　 B. 泌尿系统感染
  C. 膀胱阴道瘘 　　 D. 神经源性膀胱
  E. 急迫性尿失禁

147. 患者，女性，59 岁，无明显诱因出现尿频、尿急、尿痛 1 天余。尿中可见血尿，

不伴发热，不伴腰腹疼痛。应首先进行的检查是

A. 尿常规　　　　B. 超声检查

C. 膀胱镜检查　　D. IVP

E. KUB

148. 患者，女性，58 岁，尿频、尿急、尿痛，下腹痛伴有终末血尿 2 天，尿常规可见大量红、白细胞。该患者最适宜的检查是

A. 静脉肾盂造影　　B. 泌尿系 B 超

C. 膀胱镜检查　　　D. 逆行肾盂造影

E. 中段尿细菌培养加药敏试验

149. 患者，女性，29 岁。左腰部受伤后出现腰痛和镜下血尿，生命体征稳定。应考虑诊断为

A. 肾挫伤

B. 肾盂裂伤

C. 肾部分裂伤

D. 肾实质全层裂伤

E. 肾蒂损伤

150. 患者，男性，38 岁。大量饮酒，4 小时未排尿，回家途中向前摔倒，立即出现下腹部剧痛，无法自解小便，急诊入院。查体：BP 110/75mmHg，P 85 次/分，腹肌紧张，有压痛，下腹部较重，移动性浊音阳性。导尿管可顺利插入，引流出少量血性液，注入 100ml 无菌生理盐水，可回抽出 40ml。腹腔穿刺抽出血性液。应考虑诊断为

A. 膀胱损伤

B. 输尿管损伤

C. 脾损伤合并肾损伤

D. 后尿道断裂

E. 肾挫伤

151. 患者，男性，43 岁。因"车祸后下腹部疼痛伴少量肉眼血尿 3 小时"来诊。置导尿管顺利。注水试验：进出水量差异极大。应考虑的诊断是

A. 肾损伤　　　　B. 输尿管损伤

C. 膀胱损伤　　　D. 前尿道损伤

E. 后尿道损伤

152. 患者，男性，77 岁。尿频、尿不尽感 5 年余。近 1 年来有明显排尿困难，门诊查血清前列腺特异性抗原（PSA）明显增高。该患者的诊断首先考虑

A. 前列腺增生

B. 前列腺癌

C. 细菌性前列腺炎

D. 前列腺结核

E. 非细菌性前列腺炎

153. 患者，男性，59 岁。6 个月前出现全程无痛性肉眼血尿 3 次，未经诊治而自行消失，1 周来肉眼血尿重新出现，并有小血块。为明确诊断，下列最适宜作为初步筛选的尿液检查是

A. 尿常规检查

B. 尿找结核杆菌

C. 尿红细胞位相检查

D. 尿脱落细胞学检查

E. 尿三杯试验

154. 患者，男性，46 岁，间歇性无痛肉眼血尿 3 个月余，IVP 见左肾盂内有不规则充盈缺损，膀胱镜检查可见左侧输尿管口喷血。应首先考虑

A. 肾炎　　　　　B. 肾癌

C. 肾结石　　　　D. 肾盂癌

E. 肾结核

155. 患者，男性，64 岁，间断肉眼血尿 3 个月余，血尿时尿中偶有血块。IVU 提示左肾上盏拉长并向内侧移位。超声提示

左肾上极 3cm 低回声实性占位。该患者最可能的诊断是

A. 左肾细胞癌

B. 左肾被膜下血肿

C. 左肾盂癌

D. 左肾血管平滑肌脂肪瘤

E. 左肾囊肿

156. 患者，男性，74 岁，尿频、排尿困难 6 年余。直肠指诊：前列腺增大，有不规则质硬结节，怀疑前列腺癌。下列对明确诊断最有帮助的辅助检查是

A. 前列腺特异性抗原

B. 甲胎蛋白

C. 前列腺酸性磷酸酶

D. 癌胚抗原

E. 总酸性磷酸酶

157. 患者，女性，33 岁，体检 B 超发现右肾有一 4cm×3cm 的实性占位。为进一步明确诊断，下列检查最有帮助的是

A. CT

B. 尿查脱落细胞

C. 逆行肾盂造影

D. 核素肾显像

E. 排泄性尿路造影

158. 患者，男性，67 岁，近几个月以来有不明原因的低热，37.5℃ 左右，未诊治。1 周前无痛性肉眼血尿 1 次前来就诊。血压 170/100mmHg，查体未发现异常，查血红蛋白 97g/L，尿常规（−）。其最可能的病因是

A. 肾小球肾炎　　B. 肾病综合征

C. 肾细胞癌　　　D. 肾盂癌

E. 原发性高血压

159. 患者，男性，44 岁，诊断为肾癌。下列症状中，不是肾癌的肾外表现的是

A. 低热

B. 头痛

C. 红细胞增多症、高血钙

D. 血沉快、高血压

E. 精索静脉曲张

160. 患者，女性，47 岁，间歇性无痛性肉眼血尿 2 个月，伴蚯蚓状血块。膀胱镜检查：膀胱内未见肿瘤，左输尿管口喷血。为尽快明确诊断，下列检查最有价值的是

A. 增强 CT

B. B 超

C. MRI

D. 左肾穿刺顺行造影

E. 左肾盂输尿管逆行造影

三、A3/A4 型题

（161～162 题共用题干）

患者，女性，27 岁，突然出现尿频、尿急、尿痛，伴全程肉眼血尿。查体：体温 37℃，双肾区无叩击痛，耻骨上区轻压痛。尿常规：白细胞 50～80 个/HP，红细胞 30～50 个/HP。经抗生素治疗 3 天后症状有缓解。

161. 该患者最可能的诊断是

A. 泌尿系统结核

B. 急性细菌性膀胱炎

C. 慢性细菌性膀胱炎

D. 急性肾炎

E. 膀胱肿瘤

162. 本病最常见的感染途径是

A. 腹腔内蔓延　　B. 尿路逆行感染

C. 血行感染　　　D. 淋巴感染

E. 医源性感染

（163～164 题共用题干）

患者，男性，44 岁，被车撞伤致骨盆骨折，不能排尿 1 天。抬入病室。查体：脉搏

120 次/分，血压 70/50mmHg。

163. 患者目前不能排尿的原因，应首先考虑是

    A. 膀胱破裂

    B. 尿道球部损伤

    C. 尿道膜部损伤

    D. 尿道前列腺部损伤

    E. 尿道悬垂部损伤

164. 该患者入院后紧急治疗的最好方法是

    A. 尿道缝合术

    B. 尿道会师术

    C. 抗休克治疗后膀胱造瘘术

    D. 止痛、止血、镇静、抗感染

    E. 膀胱造瘘术

（165～167 题共用题干）

    患者，男性，15 岁，夜间突发右侧睾丸疼痛 2 小时，呈持续性，急诊就诊。查体：阴囊红肿，右侧睾丸肿大，位置升高，触痛明显。

165. 下列检查中，对鉴别诊断有意义的是

    A. 阴囊抬高试验　　B. 阴囊透光试验

    C. Valsalva 试验　　D. 直肠指诊

    E. 球海绵体反射

166. 为确诊必须进行的检查为

    A. 血常规

    B. 尿常规

    C. 中段尿培养

    D. 阴囊多普勒超声

    E. 睾丸穿刺

167. 若根据症状、体征、辅助检查确诊该病，需要进行的治疗措施是

    A. 切开引流

    B. 抬高阴囊，止痛

    C. 手术探查

    D. 静脉滴注广谱抗生素

    E. 根治性睾丸切除术

（168～170 题共用题干）

    患儿男，18 个月。因"出生至今右侧阴囊空虚"来诊。B 超提示：右侧腹股沟皮下见直径为 0.6cm 团块，有血供。

168. 最可能的诊断是

    A. 右侧隐睾

    B. 右侧腹股沟淋巴结肿大

    C. 右侧腹股沟疝

    D. 右侧腹股沟皮下肿物

    E. 右侧精索静脉曲张

169. 隐睾不会导致

    A. 睾丸萎缩

    B. 丧失生育能力

    C. 恶变为睾丸肿瘤

    D. 性征发育异常

    E. 智力发育障碍

170. 隐睾的最适宜手术年龄为

    A. 2 岁　　　　　　B. 3～6 岁

    C. 10～13 岁　　　D. 7～9 岁

    E. 18 岁

（171～173 题共用题干）

    患儿男，6 个月。出生后即发现左侧睾丸未下降至阴囊内。查体：左阴囊空虚，未触及睾丸，右侧睾丸发育正常。

171. 目前的处理宜采取

    A. 睾酮治疗

    B. 左侧睾丸切除术

    C. 左侧睾丸下降固定术

    D. 绒毛膜促性腺激素治疗

    E. 临床观察，至 1 岁仍不下降，则采用绒毛膜促性腺激素治疗

172. 若患儿 2 岁隐睾仍未下降，应采取的治疗是

    A. 睾酮治疗

B. 左侧睾丸切除术

C. 左侧睾丸下降固定术

D. 绒毛膜促性腺激素治疗

E. 内科保守治疗至 6 岁，如仍不下降，
行左侧睾丸下降固定术

173. 若手术中发现左睾丸发育极差，应采取的治疗是

A. 左睾丸切除术

B. 左睾丸下降固定术

C. 左睾丸切除术 + 睾酮治疗

D. 左睾丸下降固定术 + 睾酮治疗

E. 左睾丸下降固定术 + 绒毛膜促性腺激素治疗

（174 ~ 176 题共用题干）

患者，女性，21 岁。近 1 年来，时有右下腹疼痛伴膀胱刺激症状。查体：腹软、右下腹深压痛，右腰部轻叩痛。尿常规：红细胞（＋＋），白细胞（＋）。

174. 应进行哪项检查进一步确诊

A. 泌尿系统超声　　B. 膀胱镜

C. 血常规　　　　　D. 肾脏 CT

E. MRI 水成像

175. 肾图检查：右侧呈梗阻型曲线，应考虑为

A. 慢性膀胱炎

B. 急性阑尾炎

C. 慢性附件炎

D. 急性肾盂肾炎

E. 右输尿管下段结石

176. 针对以上检查结果，可以采取的治疗方法为

A. 输尿管镜碎石取石术

B. 口服中药排石

C. 经皮肾镜碎石

D. 抗生素

E. 大量饮水

（177 ~ 178 题共用题干）

患者，男性，47 岁。左肾区疼痛，间歇性肾绞痛 1 个月，尿常规示红细胞 10 ~ 15 个/HP，B 超可见左肾积水轻 - 中度，静脉肾盂造影：左肾中段有直径 1cm 的高密度影，形状似桑葚状。

177. 患者结石成分最可能的是

A. 尿酸盐结石　　B. 磷酸盐结石

C. 胱氨酸结石　　D. 草酸盐结石

E. 碳酸盐结石

178. 为预防结石的复发，应该告知患者尽量少吃以下哪一种蔬菜

A. 芹菜　　　　B. 洋葱

C. 菠菜　　　　D. 菜花

E. 南瓜

（179 ~ 181 题共用题干）

患者，男性，43 岁。B 超发现左肾结石 1cm 大小，平时无明显症状，偶有腰部酸胀不适感，既往体健，无排石史。

179. 为明确诊断还应做

A. 尿培养　　　　B. 膀胱镜检查

C. CT 检查　　　 D. KUB + IVP

E. 尿流率检查

180. 上尿路结石最常见的症状是

A. 疼痛和血尿

B. 尿频、尿急、尿痛

C. 尿频和血尿

D. 间歇无痛性血尿

E. 排出结石及疼痛

181. 患者的首选治疗为

A. 肾盂切开取石

B. 经皮肾镜取石

C. 口服排石药物

D. 体外冲击波碎石

E. 大量饮水

(182～184 题共用题干)

患者，男性，34 岁，左腰痛伴高热、寒战 1 天入院。5 个月前因左肾结石行体外冲击波碎石，未见结石排出。血常规：白细胞 15×10⁹/L。尿常规：红细胞 20 个/HP，白细胞满视野。超声检查发现左肾积水，左输尿管上段明显扩张，输尿管中下段观察不清楚。

182. 根据上述资料，目前最准确的初步诊断是

    A. 急性肾盂肾炎

    B. 左肾结核合并细菌感染

    C. 左输尿管结石、左肾积水

    D. 左输尿管结石、左肾积水并发感染

    E. 左肾脓肿

183. 为明确诊断，下列检查措施中，应首选

    A. 泌尿系统平片和静脉尿路造影

    B. MRI 水成像

    C. CT 检查

    D. 逆行尿路造影

    E. 肾图

184. 下列治疗措施中，应首选

    A. 静脉应用广谱抗生素

    B. 体外冲击波碎石

    C. 手术探查，解除梗阻

    D. 输尿管镜碎石取石术

    E. 经皮肾穿刺造瘘引流

(185～187 题共用题干)

患儿男，11 岁。1 年来时有尿频、尿急、尿痛和排尿困难、尿流中断，改变体位后又能继续排尿。

185. 首先应考虑

    A. 急性膀胱炎   B. 前列腺炎

    C. 尿道狭窄   D. 膀胱结石

    E. 输尿管结石

186. 为明确诊断，应采取的检查为

    A. 膀胱超声   B. 膀胱镜

    C. 血常规   D. 肾脏 CT

    E. 以上均可

187. 在超声检查中发现膀胱内有一直径 5cm 强回声，考虑为膀胱结石。应采取的治疗措施是

    A. 体外冲击波碎石

    B. 口服中药排石

    C. 经皮肾镜碎石

    D. 手术取石

    E. 大量饮水

(188～189 题共用题干)

患者，男性，74 岁，进行性排尿困难 3 年，加重 1 个月就诊。查体：双下肢可凹性水肿。超声提示双肾积水，最大径约 3cm。

188. 该患者还需完善的检查是

    A. 膀胱镜   B. 血管彩超

    C. 增强 CT   D. 利尿肾动态

    E. 血生化检查

189. 该患者合理的处理措施是

    A. 口服坦索罗辛 + 非那雄胺

    B. 双肾造瘘

    C. 留置双侧输尿管 DJ 管

    D. 留置导尿管

    E. 应用呋塞米利尿

(190～192 题共用题干)

患者，男性，72 岁。因尿频、排尿困难就诊，曾出现过 3 次急性尿潴留。直肠指检：前列腺 Ⅱ 度增大，质地韧，右叶可及一个小结节，质地偏硬。超声显示，前列腺 6cm×5cm×4cm，向膀胱内突入。残余尿 165ml，最大尿流率 7.8ml/s，国际前列腺症状评分（IPSS）为 32，PSA 3.4μg/L。

190. 应先考虑的诊断是

A. 前列腺增生　　B. 前列腺炎

C. 尿道狭窄　　D. 前列腺癌

E. 神经源性膀胱

191. 进行鉴别诊断，最有意义的检查是

A. CT 检查

B. MRI 检查

C. 经直肠前列腺彩超

D. 经尿道前列腺电切活检

E. 经直肠前列腺穿刺活检

192. 患者的治疗方法是

A. 药物治疗　　B. 留置尿管

C. 尿道内切开术　　D. 前列腺癌根治术

E. 经尿道前列腺切除术

（193～195 题共用题干）

患者，男性，63 岁。进行性排尿困难 4 年，间断性排尿中断 10 天。腹部平片提示膀胱区有直径 2.5cm 圆形致密影。

193. 确诊最有意义的辅助检查是

A. CT 检查　　B. MRI 检查

C. 膀胱镜检查　　D. 静脉肾盂造影

E. 侧位腹平片

194. 患者最可能的诊断为

A. 膀胱结石　　B. 前列腺增生

C. 尿道狭窄　　D. 前列腺炎

E. 前列腺增生合并膀胱结石

195. 患者应采取的治疗方法为

A. 药物排石

B. 经尿道碎石术

C. 体外冲击波碎石术

D. 经尿道前列腺电切术

E. 经尿道前列腺电切＋膀胱钬激光碎石取石术

（196～197 题共用题干）

患者，男性，71 岁。进行性排尿困难 3 年，半年前残余尿测定为 180ml。3 天来排尿

困难加重，不能自解小便 1 天。既往患糖尿病 10 余年。查体：下腹膨胀，浊音界位于脐下 2 指，经导尿后患者入院。

196. 在行经尿道前列腺电切术（TURP）手术中应注意切除范围不要超出前列腺包膜，关于包膜的形成，正确的是

A. 增生的前列腺腺体将外周带腺体压扁形成

B. 增生的前列腺腺体将中央带腺体压扁形成

C. 增生的前列腺腺体将移行带腺体压扁形成

D. 正常前列腺周围即存在

E. 由前列腺周围脂肪组织形成

197. 经检查患者心、肺、肝、肾功能正常，拟定行经尿道前列腺电切术（TURP），术前哪一项检查对判断患者有无神经源性膀胱没有帮助

A. 直肠指检　　B. 膀胱造影

C. 提睾肌反射　　D. 膀胱镜

E. 尿流动力学

（198～199 题共用题干）

患者，男性，42 岁。醉酒后于楼梯处摔伤 1 小时，腹痛、肉眼血尿入院。查体：BP 100/60mmHg，P 100 次/分，面色苍白，下腹部广泛压痛，并有肌紧张及反跳痛。B 超示肝、脾正常，少量腹腔积液。腹穿有淡红色液体。顺利留置导尿管有少量血性尿液流出，色较淡。Hb 120g/L。

198. 该患者内脏损伤可能性大的是

A. 肾损伤　　B. 膀胱损伤

C. 输尿管损伤　　D. 直肠损伤

E. 尿道损伤

199. 下列哪项检查诊断此泌尿系损伤为首选

A. 腹腔动脉造影　　B. B 超

C. CT　　D. 膀胱造影

E. 尿道造影

(200～202 题共用题干)

患者，男性，34 岁。墙倒砸伤下腹部。查体：BP 110/75mmHg，HR 78 次/分，下腹轻压痛，导尿有少量血性尿液，4 小时后尿量仅 120ml，淡红色。患者下腹痛加重，延及全腹，移动性浊音阳性。

200. 患者较为可能的诊断为

    A. 尿道球部损伤　　B. 尿道膜部损伤

    C. 膀胱损伤　　　　D. 输尿管损伤

    E. 前列腺损伤

201. 为明确诊断，以下哪一项为简单、有效的检查方法

    A. 腹部平片　　　　B. 利尿试验

    C. 膀胱镜检查　　　D. 静脉肾盂造影

    E. 膀胱注水试验

202. 患者首选的治疗方法为

    A. 紧急手术探查

    B. 耻骨上膀胱造瘘术

    C. 药物控制出血和感染

    D. 抗感染治疗

    E. 待全面进行泌尿系检查后，行手术治疗

(203～206 题共用题干)

患者，男性，36 岁，右腰部被踢伤 1 小时，全程肉眼血尿，右腰部疼痛明显。腹软，右肾区略隆起，有叩痛，血压 100/70mmHg，心率 88 次/分，血红蛋白 139g/L。

203. 下列检查应首选

    A. 动脉造影　　　　B. B 超

    C. CT　　　　　　　D. 腹部平片

    E. IVP

204. 若 CT 显示右肾裂伤、肾包膜下血肿，患者行何种处理不妥当

    A. 手术探查，修补肾裂口

    B. 补液治疗

    C. 应用抗生素

    D. 应用止血药

    E. 绝对卧床

205. 若患者行保守治疗，下列观察指标中重要性较小的是

    A. 右肾区叩痛程度

    B. 血红蛋白

    C. 血尿程度的变化

    D. 右肾区肿块大小的改变

    E. 血压、脉搏

206. 经以上治疗，患者血尿消失，出院后第 5 天无诱因突然再发全程肉眼血尿，在此后的一个月内无规则的先后出现肉眼血尿伴血块，血尿常突然出现，其间无血尿时尿液清亮。首选何种处置

    A. CT 检查　　　　B. 手术探查

    C. 继续保守治疗　　D. 肾动脉造影

    E. 膀胱镜检查

(207～208 题共用题干)

患者，男性，74 岁，因反复无痛性肉眼血尿 2 个月入院。膀胱镜提示右侧输尿管喷血，尿细胞学可见癌细胞。

207. IVP 检查最有诊断价值的叙述是

    A. 右肾不显影

    B. 右肾盏破坏

    C. 右肾萎缩

    D. 右肾盂充盈缺损

    E. 右肾积水

208. 明确诊断后首选的治疗措施是

    A. 肾切除术

    B. 肾盂肿瘤切除术

    C. 化疗

    D. 右肾输尿管全切除术

    E. 继续观察

(209～211 题共用题干)

患者，男性，67 岁，以间歇性无痛性全

程肉眼血尿 1 周来院就诊。经超声及膀胱镜检查证实，膀胱右侧壁有一个直径 1.5cm 的占位性病变。

209. 首先考虑的诊断是

    A. 膀胱癌   B. 膀胱憩室

    C. 膀胱滤泡   D. 膀胱肉瘤

    E. 输尿管口囊肿

210. 治疗原则是

    A. 化疗   B. 放疗

    C. 局部注射化疗   D. 手术治疗

    E. 冷冻治疗

211. 预防复发最合适的方法是

    A. 全身化疗

    B. 放疗

    C. 口服卡介苗

    D. 膀胱灌注化疗药物或卡介苗

    E. 免疫治疗

（212~213 题共用题干）

    患者，男性，22 岁。半年前发现右阴囊内鸡蛋大小肿块，不痛，平卧不消失。扪之囊性感，透光试验（＋）。

212. 该患者最可能的诊断为

    A. 睾丸鞘膜积液

    B. 精索鞘膜积液

    C. 交通性鞘膜积液

    D. 腹股沟斜疝

    E. 睾丸肿瘤

213. 首选的治疗为

    A. 热敷   B. 穿弹力内裤

    C. 手术治疗   D. 理疗

    E. 阴囊托起

（214~215 题共用题干）

    患者，男性，52 岁，2 个月来间歇性无痛性全程血尿。近 3 天来加重并伴有血块。B 超提示双肾正常，膀胱内有 1.5cm × 2.0cm × 1.0cm 新生物，有蒂。

214. 为明确诊断，最重要的检查是

    A. CT 检查   B. MRI

    C. 膀胱镜检查   D. 静脉尿路造影

    E. 尿脱落细胞学检查

215. 目前，该患者最常用的治疗方法是

    A. 开放手术   B. 经尿道电切术

    C. 膀胱灌注化疗   D. 放射治疗

    E. 全身化疗

四、B1 型题

（216~220 题共用备选答案）

    A. 尿道球部损伤   B. 尿道膜部损伤

    C. 膀胱损伤   D. 输尿管损伤

    E. 肾损伤

216. 骨盆骨折多引起

217. 骑跨伤多引起

218. 妇科或直肠手术多引起

219. 憋尿时下腹部被踢伤多引起

220. 腰部撞击伤多引起

（221~225 题共用备选答案）

    A. 尿道吻合术

    B. 经会阴尿道修补术

    C. 绝对卧床，密切观察

    D. 膀胱造瘘术

    E. 留置尿管

221. 尿道挫伤时，行

222. 前尿道断裂时，行

223. 肾挫伤时，行

224. 后尿道损伤合并严重休克时，行

225. 有尿道部分裂伤时，应即行

（226~228 题共用备选答案）

    A. 肾结核的血尿特点

    B. 肾肿瘤的血尿特点

    C. 肾结石的血尿特点

    D. 肾盂肾炎的血尿特点

    E. 膀胱炎的血尿特点

226. 终末血尿伴尿频、尿急、尿痛是

227. 无痛性肉眼血尿是

228. 血尿伴肾绞痛是

（229～230 题共用备选答案）

A. 体外冲击波碎石

B. 膀胱切开取石

C. 膀胱镜碎石

D. 中药排石

E. 自行排石

229. 患者，男性，55 岁，B 超发现膀胱内结石（直径 1cm）。适用于何种治疗

230. 患者，男性，68 岁，B 超发现膀胱内结石（直径 1.5cm），合并膀胱憩室。适用于何种治疗

（231～232 题共用备选答案）

A. 前列腺增生症

B. 盆腔内疾病

C. 先天性畸形

D. 包皮过长

E. 结石、损伤、肿瘤或炎症

231. 小儿泌尿系统梗阻的常见原因是

232. 成人泌尿系统梗阻的常见原因是

（233～234 题共用备选答案）

A. 直肠指检

B. 血清 PSA

C. 经直肠超声检查

D. 经直肠前列腺穿刺活检

E. CT 检查

233. 诊断前列腺癌、评估各种治疗效果和预测预后的一个重要且可靠的肿瘤学标志物是

234. 前列腺癌影像学检查的首选方法是

（235～236 题共用备选答案）

A. 逆行尿道造影

B. B 超检查

C. CT 检查

D. 膀胱尿道镜检查

E. 尿道探子检查

235. 怀疑前尿道损伤时，首选的诊断方法是

236. 诊断尿道损伤最为直观的方法是

（237～240 题共用备选答案）

A. 前列腺癌

B. 膀胱颈挛缩

C. 尿道狭窄

D. 神经源性膀胱功能障碍

E. 前列腺增生

237. 好发于老年男性，随着肿瘤生长，表现为下尿路梗阻症状，出现骨骼转移时可以引起骨痛、脊髓压迫症状及病理性骨折的是

238. 多为慢性炎症、结核或手术后瘢痕形成所致，发病年龄较轻，多在 40～50 岁出现排尿不畅症状，但前列腺体积不增大，膀胱镜检查可以确诊的是

239. 多有尿道损伤及感染病史，行尿道膀胱造影与尿道镜检查可以确诊的是

240. 临床表现排尿困难、残余尿量较多、肾积水和肾功能不全，但前列腺不增大，为动力性梗阻。常有中枢或周围神经系统损害的病史和体征，静脉尿路造影常显示上尿路有扩张积水，膀胱常呈"圣诞树"形的是

（241～242 题共用备选答案）

A. 前列腺癌　　　B. 肾细胞癌

C. 膀胱癌　　　　D. 输尿管息肉

E. 输尿管癌

241. 进行 CT 检查常表现为外生性生长的圆形或类圆形具有假包膜、注射造影剂为"快进快退"影像学表现的富血供肿瘤是

242. 易复发，肿瘤扩散主要向膀胱壁浸润，可突破浆膜层侵及邻近器官，淋巴转移是最主要的转移途径，主要转移到闭孔

及髂血管等处盆腔淋巴结的是

五、X 型题

243. 按照 NIH 的分类方法，前列腺炎可分为四类，即
    A. 急性细菌性前列腺炎
    B. 慢性细菌性前列腺炎
    C. 慢性前列腺炎/慢性骨盆疼痛综合征
    D. 前列腺综合征
    E. 无症状性前列腺炎

244. 关于急性前列腺炎的治疗措施，正确的是
    A. 应用抗菌药物
    B. 多饮水，保持大便通畅
    C. 前列腺按摩，引流前列腺液
    D. 形成前列腺脓肿后，应切开引流
    E. 出现排尿困难，可行耻骨上膀胱穿刺造瘘

245. 关于慢性细菌性膀胱炎的临床特点，下列叙述正确的是
    A. 可诱发或继发于某些下尿路病变
    B. 上尿路急性感染的迁移或慢性感染的结果
    C. 膀胱癌的重要诱发因素
    D. 反复发作或持续存在尿频、尿急、尿痛，尿液浑浊
    E. 治疗原则为应用抗菌药物，保持排尿通畅，处理诱发尿路感染的病因

246. 关于包皮龟头炎的概念，叙述正确的是
    A. 包皮龟头炎是龟头与包皮间的弥漫性炎症
    B. 常常由未行包皮环切术的包皮下的酵母菌引起
    C. 包皮龟头炎分为包皮炎和龟头炎
    D. 包皮龟头炎是龟头与包皮间的恶性炎症

    E. 常常由已行包皮环切术的包皮下的酵母菌引起

247. 治疗白色念珠菌引起的包皮龟头炎，首选的抗生素是
    A. 卡那霉素　　B. 甲硝唑
    C. 曲古霉素　　D. 伊曲康唑
    E. 庆大霉素

248. 在下列情况下，可出现睾丸鞘膜积液的是
    A. 睾丸肿瘤　　B. 附睾炎
    C. 丝虫病　　　D. 睾丸外伤
    E. 精索囊肿

249. 下列关于隐睾的叙述，正确的是
    A. 1 岁以内的隐睾仍有自行下降可能
    B. 隐睾发生睾丸癌的概率明显高于正常人
    C. 睾丸下降固定术应在 10 周岁左右进行
    D. 腹膜后睾丸受体温的影响致使不育
    E. 临床常用 HCG 或 LHRH 治疗

250. 隐睾对人体的危害包括
    A. 影响睾丸发育
    B. 影响精子生长
    C. 发生肿瘤机会大
    D. 双侧者影响生育能力
    E. 影响患儿的生长发育

251. 隐睾的精子生成缺陷和以下哪些情况有关
    A. 温度调节差
    B. 原发性性腺功能不足（先天性）
    C. 垂体功能不足
    D. 免疫屏障作用
    E. 精神心理因素

252. 隐睾可选择腹腔镜手术的情况是
    A. 不可触及的睾丸
    B. 可触及的睾丸

C. 腹腔内高位睾丸切除

D. 腹膜粘连

E. 辅助检查未发现睾丸，怀疑无睾症

253. 青春期后双侧隐睾的后果是

A. 睾丸经松解固定术后尚能恢复正常生育功能

B. 丧失生育能力

C. 易恶变为睾丸肿瘤

D. 生精上皮萎缩

E. 间质组织不受影响

254. 关于体外冲击波碎石的禁忌证，下列正确的是

A. 结石远段尿路有梗阻

B. 装有心脏起搏器者

C. 妊娠

D. 血尿

E. 骨关节严重畸形者

255. 体外冲击波碎石的并发症有

A. 血尿

B. 肾、输尿管绞痛

C. 尿源性败血症

D. 腹痛

E. 肾功能损害

256. 输尿管结石的好发部位是

A. 输尿管肾盂连接部

B. 女性输尿管经过子宫阔韧带的基底部

C. 男性输精管跨越输尿管处

D. 输尿管膀胱壁段包括膀胱开口处

E. 输尿管中上段

257. 输尿管镜取石的并发症有

A. 感染

B. 尿失禁

C. 输尿管穿孔

D. 输尿管狭窄

E. 输尿管裂伤或断裂伤

258. 输尿管镜碎石术的适应证有

A. 输尿管下段结石

B. 未控制的泌尿系统感染

C. ESWL 后的 "石街"

D. ESWL 失败的输尿管上段结石

E. 停留时间长的嵌顿性结石

259. 输尿管镜碎石术的禁忌证有

A. 不能控制的全身出血性疾病

B. 严重的心肺功能不全，无法耐受手术

C. 结石并发可疑的尿路上皮肿瘤

D. 严重髋关节畸形，截石位困难

E. 严重的尿道狭窄

260. 关于尿路结石的预防机制，下列叙述错误的是

A. 服用维生素 B_6 以增加尿中草酸盐溶解

B. 服用氧化镁以减少尿中草酸盐排出

C. 碱化尿液以利于磷酸盐的溶解

D. 患有草酸盐结石应多吃菠菜、番茄、高蛋白、高糖饮食

E. 别嘌醇可使尿酸形成减少

261. 以下与原发性膀胱结石有关的是

A. 营养不良　　　B. 低蛋白质饮食

C. 下尿路梗阻　　D. 膀胱异物

E. 反复尿路感染

262. 继发性膀胱结石常见于

A. 良性前列腺增生

B. 膀胱憩室

C. 神经源性膀胱

D. 肾、输尿管结石排入膀胱

E. 下尿路梗阻

263. 膀胱结石的治疗原则是

A. 镇痛治疗

B. 取出结石

C. 去除结石形成的病因

D. 保守治疗

E. 同时处理上尿路梗阻性病变

264. 以下与尿道结石有关的是
A. 低蛋白质饮食　　B. 营养不良
C. 尿道狭窄　　　　D. 尿道憩室
E. 尿道有异物存在

265. 关于尿道结石的治疗方法，正确的是
A. 结石位于尿道舟状窝，可以向尿道内注入无菌液体石蜡，然后将结石推挤出尿道口
B. 前尿道结石时应做尿道切开取石
C. 前尿道结石采用阴茎根阻滞麻醉下，压迫结石近端尿道，注入无菌液体石蜡，向尿道远端推挤，钩取或钳出
D. 后尿道结石可用尿道探条将结石轻轻地推入膀胱，然后按膀胱结石进行处理
E. 尽量不做尿道切开取石

266. 关于良性前列腺增生的叙述，错误的是
A. 良性前列腺增生随年龄增高而发病率增加
B. 良性前列腺增生行开放手术切除后不会再复发
C. 良性前列腺增生多发生于围绕尿道周围的中央带
D. 良性前列腺增生长期存在会导致膀胱逼尿肌功能障碍
E. 良性前列腺增生发生与性激素代谢有关

267. 前列腺增生（BPH）的鉴别诊断包括
A. 神经源性膀胱功能障碍
B. 膀胱颈挛缩
C. 前列腺癌
D. 尿道狭窄
E. 膀胱憩室

268. 肾损伤的治疗原则包括

A. 肾挫伤、肾实质轻微裂伤，可行非手术治疗
B. 实质严重裂伤，应彻底止血，引流血肿和尿液，尽量保存肾组织
C. 抗生素应早用，联合用药及针对性用药
D. 在保证生命安全前提下尽可能保肾
E. 无需观察有无后期的各种并发症

269. 输尿管损伤的临床表现包括
A. 尿外渗或尿瘘
B. 镜下血尿或肉眼血尿
C. 多尿或夜尿
D. 感染症状
E. 尿路梗阻症状

270. 下列关于输尿管损伤的叙述，正确的是
A. 开放性输尿管损伤多见于锐器穿刺伤
B. 术中发现输尿管被结扎，立即松解结扎线即可
C. 开放性输尿管外伤的处理原则：如有休克等严重合并症时应先抗休克，处理其他严重的合并外伤，而后再处理输尿管外伤
D. 尿外渗应彻底引流，如全身情况差不能耐受手术，可先行伤侧肾穿刺造瘘
E. 输尿管镜碎石术中如果发现输尿管外伤，应及时应用利尿剂，并注意血液中电解质变化

271. 患者，女性，36 岁。因子宫癌根治术后 2 个月余，发现左肾积水 2 天就诊。2 个多月前曾行子宫癌根治术。2 天前行腹部彩色多普勒超声检查，提示左肾重度积水。考虑有输尿管损伤可能，为进一步明确诊断，需进行的检查是
A. 腹部 CT 平扫
B. 静脉尿路造影
C. 逆行肾盂造影

D. 放射性核素肾显像

E. PET – CT 检查

272. 关于肾癌的 CT 检查，以下叙述正确的是

A. 典型的肾癌呈圆形、椭圆形或不规则占位

B. 平扫时肾癌的密度大多略低于肾实质，少数高于肾实质

C. 直径 <2cm 的淋巴结多为肿瘤转移淋巴结

D. CT 增强血管造影及三维重建可以见到增粗、增多和紊乱的肿瘤血管

E. 增强扫描后，肿瘤出现明显强化

273. 下列属于经腰腹腔镜左肾根治性切除术常见并发症的是

A. 胸膜破裂

B. 左半结肠损伤

C. 肾上腺中央静脉撕裂

D. 胰腺损伤

E. 下腔静脉损伤

274. 患者，男性，58 岁，出现间歇性无痛性肉眼血尿 5 天。肾脏超声检查提示右肾上极有一直径约 3cm 的无回声肿物。对于该患者的下一步处理，正确的是

A. 应进一步行膀胱、前列腺超声检查

B. 应进行泌尿系 CT 检查

C. 行尿脱落细胞学 + FISH 检查

D. 行尿红细胞位相检查

E. 行右肾局限肿物射频消融术改善症状

275. 下列关于放疗在前列腺癌治疗中的应用，叙述正确的是

A. 早期前列腺癌可以通过根治性手术或者根治性放疗等方式达到良好的治疗效果

B. 对于器官局限性肿瘤，根治性放疗能达到近似治愈的效果

C. 外放射治疗与内放射治疗不应同时进行

D. 放疗可联合内分泌治疗一起开展

E. 术前新辅助放疗可常规应用

第五章　胸心外科

一、A1 型题

1. 产生连枷胸的原因是
  A. 胸骨骨折
  B. 胸壁内陷
  C. 开放性气胸
  D. 多根多处肋骨骨折
  E. 张力性气胸

2. 张力性气胸的临床表现是
  A. 低血容量性休克
  B. Beck 三联征
  C. 纵隔摆动
  D. 胸腔严重积气，肺完全萎陷
  E. 反常呼吸

3. 皮下气肿是下列哪种疾病的特征性表现
  A. 闭合性气胸　　　B. 开放性气胸
  C. 张力性气胸　　　D. 血气胸
  E. 多发性肋骨骨折

4. 根据胸部损伤分类，属于开放性损伤的是
  A. 胸部穿透伤
  B. 胸壁皮肤伤口
  C. 张力性气胸
  D. 心脏大血管挫裂伤
  E. 肋骨骨折并血气胸

5. 开放性气胸的典型临床表现是
  A. 伤侧胸部叩诊呈鼓音
  B. 纵隔移位
  C. 呼吸困难、发绀
  D. 胸部可见吸吮性伤口
  E. 皮下气肿

6. 纵隔扑动发生于
  A. 张力性气胸　　　B. 胸壁塌陷
  C. 单根肋骨骨折　　D. 开放性气胸
  E. 单纯性肋骨骨折

7. 张力性气胸不会出现以下哪种情况
  A. 颈静脉怒张　　　B. 皮下气肿
  C. 气管移位　　　　D. 纵隔扑动
  E. 胸廓膨隆

8. 张力性气胸的急救处理是
  A. 气管切开
  B. 迅速用粗针头穿刺胸膜腔减压
  C. 开胸探查
  D. 输血、输液抗休克
  E. 吸氧

9. 进行性血胸最重要的处理原则是
  A. 及时开胸探查
  B. 胸腔穿刺抽血
  C. 开放静脉通道，补液
  D. 人工或机械辅助呼吸
  E. 胸腔闭式引流

10. 胸外伤时，下列哪种情况不是立即开胸探查术的指征
  A. 闭合性气胸
  B. 食管裂伤
  C. 胸内异物存留，有咯血等临床症状
  D. 气管、支气管断裂
  E. 进行性血胸

11. 开放性气胸的紧急现场处理为
  A. 胸腔闭式引流术
  B. 气管内插管，呼吸机呼气末正压通气
  C. 迅速封闭胸壁创口

D. 吸氧

E. 开胸探查术

12. 目前诊断支气管扩张最常用的检查是

　　A. 胸部 X 线平片

　　B. 支气管镜检查

　　C. 支气管断层扫描

　　D. 胸部高分辨 CT

　　E. 支气管碘油造影

13. 关于急性脓胸的治疗，下列错误的是

　　A. 胸腔穿刺　　　　　B. 胸腔闭式引流

　　C. 抗感染治疗　　　　D. 尽早开放引流

　　E. 全身支持治疗

14. 治疗阿米巴性脓胸，首选的药物为

　　A. 甲硝唑　　　　　　B. 氧氟沙星

　　C. 诺氟沙星　　　　　D. 氟康唑

　　E. 庆大霉素

15. 下列肺癌与吸烟关系最密切的两种病理类型是

　　A. 大细胞癌和小细胞癌

　　B. 非小细胞癌和小细胞癌

　　C. 鳞状细胞癌和腺癌

　　D. 腺癌和小细胞癌

　　E. 小细胞癌和鳞状细胞癌

16. 下列关于肺癌的病理叙述，正确的是

　　A. 肺癌中以肺泡细胞癌最常见

　　B. 起源于肺叶支气管以下的肺癌称为周围型肺癌

　　C. 腺癌发生率比鳞癌低，但在各型肺癌中预后最差

　　D. 大细胞癌最常见，一般属于周围型肺癌

　　E. 小细胞癌对放疗和化学疗法较敏感

17. 中心型肺癌的定义是

　　A. 肿瘤起源于段支气管以上，位置靠近肺门

　　B. 肿瘤起源于主支气管以下，位置靠近肺门

　　C. 肿瘤起源于叶支气管以上，位置靠近肺门

　　D. 肿瘤起源于主支气管以上，位置靠近肺门

　　E. 肿瘤起源于叶支气管以下，位置靠近肺门

18. 在肺癌的几种病理类型中，最常见的是

　　A. 小细胞癌　　　　　B. 腺癌

　　C. 腺鳞癌　　　　　　D. 大细胞癌

　　E. 鳞癌

19. 关于大细胞肺癌的叙述，错误的是

　　A. 侵袭力强

　　B. 多为周围型

　　C. 分化程度低

　　D. 淋巴及血行转移发生较晚

　　E. 肿瘤细胞形态较大

20. 肺鳞癌的临床病理特点是

　　A. 多起源于段支气管以下

　　B. 生长速度快，病程短

　　C. 发病年龄较小

　　D. 对放疗和化疗较敏感

　　E. 较早出现淋巴和血行转移

21. 疾病早期即可有气短症状的是

　　A. 鳞癌　　　　　　　B. 腺癌

　　C. 大细胞癌　　　　　D. 小细胞癌

　　E. 肺泡细胞癌

22. 小细胞肺癌最重要的临床病理特点是

　　A. 以女性常见

　　B. 发病率最高

　　C. 以周围型多见

　　D. 恶性程度最高、转移早

　　E. 对放疗和化疗不敏感

23. 诊断肺癌最可靠的依据是

A. 大量胸腔积液

B. 造影示支气管狭窄

C. 痰中找到癌细胞

D. 胸片发现肿块阴影

E. 放射性核素扫描阳性

24. 肺癌常见的远处转移部位不包括

A. 脑　　　　　　B. 肝

C. 骨　　　　　　D. 甲状腺

E. 肾上腺

25. 中心型肺癌最常见的临床表现是

A. 胸痛　　　　　B. 刺激性咳嗽

C. 咯血　　　　　D. 气促

E. 无症状

26. 下列哪种肺癌预后最差

A. 腺癌　　　　　B. 鳞癌

C. 小细胞癌　　　D. 大细胞癌

E. 细支气管肺泡癌

27. 低磷血症多发于下列哪种类型的肺癌

A. 小细胞癌

B. 细支气管肺泡癌

C. 腺癌

D. 鳞癌

E. 大细胞癌

28. 可以通过肺泡孔直接在气道内播散的是

A. 大细胞癌　　　B. 小细胞癌

C. 腺癌　　　　　D. 鳞癌

E. 肺泡细胞癌

29. 胸部 CT 图像显示含气支气管征多见于

A. 鳞癌

B. 细支气管肺泡癌

C. 腺癌

D. 小细胞癌

E. 大细胞癌

30. 关于穿透性心脏损伤伤员的治疗，下列叙

述错误的是

A. 有心脏压塞或失血性休克表现，应立即在急诊手术室施行开胸手术

B. 在气管插管全身麻醉下，切开心包缓解压塞，控制出血，并且迅速补充血容量

C. 大量失血情况不稳定者，应采用无损伤线加垫片修补心脏的裂口

D. 有心脏压塞表现者，应积极开胸手术修复

E. 对于心脏裂口复杂、患者循环难以维持、需要同时处理基础心脏疾病者，可以建立体外循环，完成心脏裂口修补

31. 为防止术中、术后并发窒息或吸入性肺炎，支气管扩张症术前应尽量将痰量控制在每天

A. 200ml 以下　　B. 150ml 以下

C. 100ml 以下　　D. 50ml 以下

E. 10ml 以下

32. 胸部损伤后咯血或痰中带血提示发生了

A. 气胸

B. 血胸

C. 食管损伤

D. 肺或支气管损伤

E. 损伤性窒息

33. 贲门失弛缓症的首选检查是

A. 胸部 CT（平扫＋增强）

B. 腹部 CT

C. 纤维内镜及细胞学检查

D. 食管压力测定

E. 食管造影

34. 下列因素中与食管癌发病无关的是

A. 食物被多种真菌污染

B. 食物慢性刺激

C. 水及土壤中钼的含量低，硝酸盐含量高

D. 口腔不洁或龋齿

E. 大气污染

35. 食管癌好发部位是

    A. 颈部食管

    B. 胸部食管上段

    C. 胸部食管中段

    D. 胸部食管下段

    E. 腹部食管

36. 关于食管癌的叙述，正确的是

    A. 好发于下段

    B. 原位癌指病灶局限于黏膜肌层

    C. 以血行转移最常见

    D. 一般不侵犯主动脉

    E. 早期病变可累及食管整个周径的黏膜

37. 早期食管癌的症状是

    A. 进行性吞咽困难

    B. 持续胸背痛

    C. 声音嘶哑

    D. 进食时呛咳

    E. 进食时胸骨后烧灼感或针刺样疼痛

38. 中晚期食管癌最典型的症状是

    A. 胸骨后烧灼感

    B. 食管内异物感

    C. 咽下食物哽噎感

    D. 胸骨后针刺样疼痛

    E. 进行性吞咽困难

39. 食管癌患者有持续性胸背痛，多表示

    A. 癌肿部有炎症

    B. 癌已侵犯食管外组织

    C. 有远处血行转移

    D. 癌肿较长

    E. 食管 – 气管瘘

40. 食管癌患者出现声音嘶哑，说明肿瘤侵及

的结构是

    A. 迷走神经　　　　B. 声带

    C. 气管隆突　　　　D. 喉返神经

    E. 喉上神经

41. 早期食管癌有效的诊断方法是

    A. 色素内镜检查

    B. 颈部淋巴结活检

    C. 钡剂检查

    D. 食管超声内镜检查

    E. 支气管镜检查

42. 食管癌放射治疗的禁忌证是

    A. 食管癌病变长度9cm

    B. 病变上方食管高度扩张

    C. 食管壁有窄而深的溃疡

    D. 食管壁明显增厚

    E. 合并气管隆突下淋巴结肿大

43. 食管癌组织用碘液染色呈

    A. 棕色　　　　　　B. 黄色

    C. 红色　　　　　　D. 绿色

    E. 粉色

44. 神经源性肿瘤多见于

    A. 前纵隔　　　　　B. 后纵隔

    C. 上纵隔　　　　　D. 下纵隔

    E. 中纵隔

45. 动脉导管未闭患者出现差异性发绀最可能的原因是

    A. 导管为漏斗型

    B. 患者为婴儿

    C. 伴发细菌性心内膜炎

    D. 重度肺动脉高压双向分流

    E. 动脉导管瘤

46. 心房间隔先天性发育不全导致的左、右心房间异常交通的儿童先天性心脏病是

    A. 房间隔缺损

    B. 室间隔缺损

C. 动脉导管未闭

D. 法洛四联症

E. 肺动脉瓣狭窄

47. 房间隔缺损常见的心脏杂音为

A. 胸骨左缘第2~4肋间闻及3级以上粗糙、响亮的全收缩期杂音，肺动脉瓣区第二心音亢进

B. 胸骨左缘第2~3肋间闻及2~3级吹风样收缩期杂音，肺动脉瓣区第二心音亢进伴固定分裂

C. 胸骨左缘第2~4肋间闻及全收缩期杂音，肺动脉瓣区第二心音亢进

D. 胸骨右缘第2~4肋间闻及收缩期杂音，肺动脉瓣区第二心音减弱

E. 胸骨右缘第2~4肋间闻及收缩期杂音，肺动脉瓣区第二心音亢进

48. 右心房、右心室、肺循环、左心房血流量增多，而左心室、体循环血流量减少，这是哪种先天性心脏病的血流动力学改变

A. 室间隔缺损   B. 动脉导管未闭

C. 肺动脉瓣狭窄   D. 法洛四联症

E. 房间隔缺损

49. 室间隔缺损常见的心脏杂音为

A. 胸骨左缘第2~4肋间闻及3级以上粗糙、响亮的全收缩期杂音，肺动脉瓣区第二心音亢进

B. 胸骨左缘第2~4肋间收缩期杂音，肺动脉瓣区第二心音减弱

C. 胸骨右缘第3~4肋间3~4级全收缩期杂音，肺动脉瓣区第二心音亢进

D. 胸骨右缘第2~4肋间收缩期杂音，肺动脉瓣区第二心音减弱

E. 胸骨右缘第2~4肋间收缩期杂音，肺动脉瓣区第二心音亢进

50. 由于第二房间隔未能闭合而形成的房间隔缺损称为

A. 下腔型房缺   B. 原发孔型房缺

C. 继发孔型房缺   D. 中央型房缺

E. 上腔型房缺

51. 法洛四联症常见合并畸形不包括

A. 房间隔缺损   B. 右位主动脉弓

C. 动脉导管未闭   D. 左位上腔静脉

E. 肺动脉口狭窄

52. 关于法洛四联症的姑息手术目的，说法错误的是

A. 增加肺血流量

B. 改善发绀症状

C. 促进左心室发育

D. 促进肺动脉发育

E. 为根治手术做准备不是其目的

53. 关于法洛四联症室间隔缺损修补，下列叙述错误的是

A. 均应用补片修补

B. 圆锥乳头肌右前下方为传导束通过的危险区

C. 圆锥乳头肌为传导缝合的安全区

D. 缺损的前上缘为传导缝合的安全区

E. 三尖瓣环为缝合转移针的部位

54. 出现股动脉枪击音的疾病是

A. 动脉导管未闭   B. 法洛四联症

C. 房间隔缺损   D. 主动脉瓣狭窄

E. 室间隔缺损

55. 主动脉瓣关闭不全时主要引起的改变是

A. 右心室压力负荷过重

B. 左心室容量负荷过重

C. 左心室压力负荷过重

D. 右心室容量负荷过重

E. 心肌代谢障碍

56. 在我国，二尖瓣狭窄和关闭不全最常见的病因是

A. 风湿热　　　　　B. 先天因素

C. 外伤　　　　　　D. 心肌梗死后

E. 细菌性心内膜炎

57. 二尖瓣狭窄最重要的体征是

A. 二尖瓣面容

B. 开瓣音

C. 心尖区第一心音亢进

D. 肺动脉瓣区第二心音亢进

E. 心尖部舒张中期隆隆样杂音

58. 当二尖瓣口面积减少到多少时即产生明显的血流改变

A. $3cm^2$　　　　　B. $4cm^2$

C. $5cm^2$　　　　　D. $1.5cm^2$

E. $1cm^2$

59. 对诊断二尖瓣狭窄最有意义的是

A. X 线检查

B. 体检听诊心尖部舒张中期隆隆样杂音

C. 心电图检查

D. 超声心动图检查

E. 询问病史

60. 关于二尖瓣狭窄的早期病理生理改变，下列错误的是

A. 左心房压升高

B. 肺静脉压升高

C. 肺毛细血管楔压升高

D. 低心排血量

E. 肺淤血征象

61. 主动脉瓣狭窄最常见的并发症是

A. 体循环栓塞　　　B. 右心衰竭

C. 心律失常　　　　D. 心源性猝死

E. 感染性心内膜炎

62. 下列哪种病变可产生左心室向心性肥厚

A. 二尖瓣狭窄

B. 二尖瓣关闭不全

C. 主动脉瓣狭窄

D. 二尖瓣狭窄合并三尖瓣关闭不全

E. 主动脉瓣关闭不全

63. 冠心病的典型症状是

A. 心悸　　　　　　B. 心绞痛

C. 头晕、晕厥　　　D. 端坐呼吸

E. 下肢水肿

64. 下列不属于冠心病危险因素的是

A. 高血压　　　　　B. 糖尿病

C. 饮酒　　　　　　D. 肥胖

E. 吸烟

65. 冠状动脉旁路移植术（CABG）后最常见的心律失常是

A. 室性心律失常

B. 心房颤动

C. 传导阻滞

D. 窦性心律失常

E. 预激综合征

66. 关于慢性缩窄性心包炎的临床表现，下列哪项应除外

A. 奇脉

B. 肝 - 颈静脉回流征阳性

C. 心音弱而遥远

D. 脉压增大

E. 常合并心房颤动

67. 缩窄性心包炎的临床治疗原则是

A. 抗结核药物治疗

B. 强心、利尿

C. 尽早施行手术治疗

D. 心包穿刺或胸腔穿刺

E. 全身支持治疗，不需手术治疗

68. 怀疑主动脉夹层的患者，最应进行的检查是

A. 心电图　　　　　B. 心肌酶

C. 超声心动图　　　D. CTA

E. MRI

69. 胸主动脉瘤最常见的病因是
   A. 主动脉中层囊性坏死
   B. 梅毒
   C. 创伤
   D. 动脉粥样硬化
   E. 先天性主动脉窦瘤

70. 冠心病搭桥术后早期出现急剧血压下降、心率减慢，最可能是因为
   A. 传导阻滞
   B. 搭桥血管堵塞
   C. 室性心律失常
   D. 未用血管活性药物
   E. 低血容量

71. 后纵隔最常见的肿瘤是
   A. 神经纤维瘤　　　B. 心包囊肿
   C. 非霍奇金淋巴瘤　D. 畸胎瘤
   E. 胸腺瘤

二、A2 型题

72. 患者，男性，24 岁，诊断为张力性气胸，出现严重呼吸困难。最重要的治疗措施是
   A. 吸氧
   B. 开胸手术
   C. 呼吸机辅助呼吸
   D. 立即安放闭式引流管
   E. 胸腔穿刺抽气

73. 患者，男性，26 岁，伤后 12 小时。脉搏 100 次/分，血压 120/75mmHg，呼吸 30 次/分，伤侧胸腔有积液征，胸穿抽出血液，静置后血液不凝固。其主要治疗措施是
   A. 输血、输液
   B. 立即开胸手术止血
   C. 胸腔穿刺排除积血
   D. 用抗生素防治感染
   E. 胸腔闭式引流术

74. 患者，男性，33 岁，左胸壁刀刺伤 1 小时，呼吸困难。体格检查：伤口长 6cm，伴胸内活动性出血，并有气体随呼吸进出，患者烦躁，血压 75/45mmHg，左肺呼吸音低，心率 140 次/分，心音正常。胸部 X 线检查提示：左肺压缩 100%，气管向右移位。正确处理为
   A. 心包穿刺
   B. 左侧胸腔闭式引流
   C. 左锁骨中线第 2 肋间粗针穿刺
   D. 清创缝合
   E. 输液，输血，剖胸探查

75. 患者，男性，23 岁。半小时前被人用刀刺伤。就诊时烦躁不安，面色苍白，随后出现意识淡漠。查体：脉搏细弱，血压测不到。左胸第 4 肋间胸骨旁可见 2cm 创口。心音遥远、微弱。最可能诊断为
   A. 心脏损伤　　　　B. 左侧气胸
   C. 左侧血胸　　　　D. 左肺损伤
   E. 左胸腹联合伤

76. 患者，男性，24 岁，瘦高体形，吸烟 1 年，每天 5~10 支。休息时突发左侧胸痛、憋气，伴咳嗽，脉搏 110 次/分，呼吸 26 次/分，血压 110/75mmHg。最可能的诊断是
   A. 心绞痛　　　　　B. 肋间神经痛
   C. 肋骨骨折　　　　D. 自发性气胸
   E. 急性肺炎

77. 患者，女性，73 岁，无吸烟史。咳嗽 2 个月，胸痛 2 周。胸部 X 线及 CT 示：右下肺周围型占位，伴胸膜凹陷征；头颅 CT 示：颅腔占位，转移性肿瘤可能，考虑肺癌脑转移。其肺部肿瘤最可能的病理类型为
   A. 腺癌　　　　　　B. 鳞癌
   C. 小细胞未分化癌　D. 类癌

E. 大细胞癌

78. 患者，男性，34 岁，主因"咳嗽 1 周"就诊。行胸部 CT 检查发现左肺下叶分叶状肿物，大小 2.0cm×2.0cm×1.8cm，边缘光滑，可见"爆米花"样钙化。首先考虑为

A. 肺错构瘤　　　　B. 肺脓肿

C. 肺部结核球　　　D. 肺炎

E. 肺癌

79. 患者，男性，65 岁，咳血痰 1 个月。既往慢性支气管炎病史 20 年，吸烟 25 年。胸部 X 线片提示：右侧膈肌抬高，右上肺肿块影，右下肺过度通气。辅助检查：白细胞计数 $11×10^9/L$，中性粒细胞百分比 75%，痰找结核杆菌阴性。下列检查中，应首选的是

A. 经皮穿刺肺活检

B. 放射性核素肺扫描

C. 痰培养 + 药敏试验

D. 纤维支气管镜检查

E. 结核菌素试验

80. 患者，男性，63 岁，肺门肿物切除后病理诊断为肺鳞癌。其组织来源可能是

A. 肺泡上皮

B. 支气管黏膜下腺体

C. 支气管黏膜上皮

D. 支气管黏膜的 Kulchitsky 细胞

E. Clara 细胞

81. 患者，女性，37 岁，间歇性吞咽困难 3 个月。最有助于诊断的检查是

A. 食管纤维内镜检查

B. 胸部 X 线

C. 上消化道造影

D. 胸部 CT

E. 胸部 MRI

82. 患者，女性，57 岁。胃 – 食管主动脉弓上吻合术术后第 6 天，体温突然上升至 39℃。应首先考虑

A. 泌尿系感染　　　B. 吻合口瘘

C. 急性胆囊炎　　　D. 肺炎

E. 败血症

83. 患者，男性，64 岁，进食后胸骨后烧灼感 3 周。上消化道钡餐造影检查示：食管中段黏膜紊乱、中断，长约 3cm。此时首选考虑的诊断是

A. 食管裂孔疝　　　B. 食管囊肿

C. 食管癌　　　　　D. 食管平滑肌瘤

E. 食管憩室

84. 患者，男性，46 岁。平时喜欢饮热开水及热粥，近 6 个月出现进食困难，并逐渐加重。食管吞钡造影：食管中段有 5cm 狭窄，黏膜断裂。最可能诊断为

A. 食管癌

B. 食管腐蚀性狭窄

C. 贲门失弛缓症

D. 食管炎

E. 食管痉挛

85. 患者，女性，61 岁，进行性吞咽困难 3 个月，目前能进食半流质食物。体检：锁骨上未触及肿大淋巴结。为明确诊断首先应选择哪项检查

A. 胸部及纵隔 CT

B. 纤维食管镜

C. 食管 X 线钡餐造影

D. 胸部 X 线摄片

E. 胸部 MRI

86. 患者，女性，52 岁，进行性吞咽困难半年，无胸痛。上消化道造影见中段食管有 5cm 长的狭窄，管壁僵硬，黏膜破坏，诊断为食管中段癌。首先考虑的治疗方式是

A. 放射疗法　　　　B. 化学疗法

C. 激光疗法　　　　D. 手术切除

E. 胃造瘘术

87. 患者，男性，33 岁，进食后胸骨后疼痛及间歇性吞咽困难约 1 年。上消化道造影示食管中段"半月状"压迹，黏膜尚完整。为明确诊断，最合适的检查是

A. 胸部 CT

B. 胃镜检查

C. 胸部 MRI

D. 纤维支气管镜检查

E. 食管超声内镜检查

88. 患者，女性，45 岁，进食后胸骨后刺痛伴哽噎感 2 个月。X 线食管钡餐检查提示：钡剂通过贲门时受阻。最可能的诊断是

A. 贲门癌　　　　　B. 食管良性肿瘤

C. 神经官能症　　　D. 食管炎

E. 贲门失弛缓症

89. 患者，女性，40 岁，间歇性吞咽困难半年。食管钡餐造影见食管下段"半月状"压迹，黏膜完整，可见"瀑布征"。提示最可能的诊断是

A. 食管癌　　　　　B. 食管裂孔疝

C. 食管平滑肌瘤　　D. 贲门失弛缓症

E. 食管良性狭窄

90. 患者，男性，47 岁，胸部 CT 发现后纵隔肿物，位于脊柱旁。最可能的诊断是

A. 胸腺瘤　　　　　B. 淋巴瘤

C. 畸胎瘤　　　　　D. 心包囊肿

E. 神经源性肿瘤

91. 患者，男性，22 岁。胸部 X 线发现左侧胸腔第 6 胸椎旁有直径约 6cm 的圆形肿块影。最可能的诊断是

A. 淋巴源性肿瘤　　B. 畸胎瘤

C. 胸腺瘤　　　　　D. 神经源性肿瘤

E. 中央型肺癌

92. 患者，男性，48 岁，考虑纵隔肿瘤。临床上初步判断纵隔良性肿瘤类型的主要依据是

A. 临床症状

B. 胸部超声检查

C. 病变在胸片上所处的位置及肿瘤形态

D. 经皮肤穿刺活组织检查

E. 试验性治疗观察疗效

93. 患儿，女，2 岁，患先天性心脏病，无发绀。X 线检查示左心室增大，主动脉影增宽，肺血增多。最可能的诊断为

A. 动脉导管未闭　　B. 房间隔缺损

C. 室间隔缺损　　　D. 法洛四联症

E. 艾森曼格综合征

94. 患儿，男，6 岁，出生后即发现心脏杂音，无明显症状。体格检查：无紫绀，胸骨左缘第 3~4 肋间全收缩期杂音，较响且粗糙，肺动脉瓣区第二心音增强。最可能的诊断是

A. 室间隔缺损

B. 房间隔缺损

C. 先天性二尖瓣关闭不全

D. 动脉导管未闭

E. 肺动脉瓣狭窄

95. 患儿，男，2 岁，诊断为室间隔缺损。其最常发生的并发症为

A. 心力衰竭　　　　B. 心律失常

C. 脑栓塞　　　　　D. 感染性心内膜炎

E. 支气管肺炎

96. 患儿，女，5 月龄。因发现心脏杂音 5 天来诊。查体：营养发育良好，无发绀，胸骨左缘第 3、4 肋间可闻及 3 级收缩期杂音，无震颤。超声心动图检查提示：各房室内径正常，室间隔膜部回声中断 3 分

钟，可探及左向右过隔血流，诊断为室间隔缺损。根据上述检查，给家长的建议应是

A. 立即手术　　　B. 介入治疗

C. 不必治疗　　　D. 服药治疗

E. 随诊观察病情进展

97. 患者，女性，47 岁，劳累后心悸、气促 5 年，渐加重。3 个月前曾突发咳血性泡沫样痰及端坐呼吸。既往有四肢关节酸痛史。查体：心尖区舒张期隆隆样杂音，肺动脉瓣区第二心音增强。最符合的诊断是

A. 二尖瓣关闭不全

B. 二尖瓣狭窄

C. 二尖瓣狭窄伴关闭不全

D. 主动脉瓣关闭不全

E. 主动脉瓣狭窄

98. 患者，男性，43 岁，10 年前被告知有风湿性心脏病，目前心功能尚好。查体：胸骨左缘第 2～3 肋间闻及舒张期叹气样杂音。拟诊风湿性心脏病合并主动脉瓣关闭不全，但最需鉴别的是

A. Austin - Flint 杂音

B. Graham - Steell 杂音

C. 器质性肺动脉瓣狭窄杂音

D. 器质性肺动脉瓣关闭不全杂音

E. 二尖瓣关闭不全杂音

99. 患者，男性，62 岁，冠心病，稍活动后即可有心悸、气短。根据其临床表现可诊断为

A. 心功能Ⅰ级　　B. 心功能Ⅱ级

C. 心功能Ⅲ级　　D. 心功能Ⅳ级

E. 心功能 0 级伴老年性肺气肿

100. 患者，男性，66 岁，突感胸部剧痛 2 小时，呈撕裂样，并向背部放射。有高血压病史 10 年，含服硝酸甘油 3 片不能缓

解。首先应考虑的疾病是

A. 主动脉夹层

B. 急性胆囊炎

C. 急性心肌梗死

D. 急性胸膜炎

E. 急性胰腺炎

101. 患者，男性，20 岁。寒战、发热、咳脓痰 3 天，体温 40.3℃。X 线胸片提示右肺下叶大片状致密影，右侧胸腔积液。体格检查中不应该有的体征是

A. 气管移向健侧

B. 右胸叩诊浊音

C. 右胸呼吸动度变小

D. 右胸肋间隙变窄

E. 右肺呼吸音减弱

102. 患者，女性，57 岁。慢性咳、喘 20 年，剧烈咳嗽 3 天，无咳痰、咯血及发热。半小时前突发胸痛、呼吸困难，不能平卧，伴发绀。体检：血压 150/100mmHg，呼吸 40 次/分。右胸语颤减弱，呼吸音减低，心率 110 次/分。应考虑的疾病是

A. 肺梗死　　　　B. 急性心肌梗死

C. 自发性气胸　　D. 阻塞性肺气肿

E. 反流性食管炎

103. 患者，男性，67 岁，因左肺中心型肺癌行左全肺切除术。术后 2 小时患者出现气急，大汗淋漓，阵发性咳嗽并咳出白色泡沫痰，心率 110 次/分，右肺闻及哮鸣音及细湿啰音。此时，首先要考虑的诊断是

A. 急性肺炎

B. 肺梗死

C. 急性右心功能衰竭

D. 急性肺水肿

E. 支气管胸膜瘘

三、A3/A4 型题

(104～105 题共用题干)

患者，男性，31 岁，左前胸刀刺伤半小时，胸部 X 线片示左侧气胸伴大量胸腔积液，胸穿抽出不凝血。

104. 该患者胸腔积血不凝固是因为

A. 脏层胸膜分泌抗凝物质

B. 短期内大量出血所致

C. 肺、心和膈肌运动的去纤维蛋白作用

D. 反应性胸腔积液的稀释作用

E. 凝血因子减少

105. 下一步的诊疗方案应首选

A. 胸部 CT   B. 心包穿刺

C. 动脉造影   D. 开胸探查

E. 胸腔闭式引流

(106～108 题共用题干)

患者，男性，62 岁，刺激性咳嗽 2 个月，痰中带血 1 周。既往吸烟 30 年，每天 10～20 支。胸片发现右肺上叶周围型结节，大小 1.5cm，边界不清，有短毛刺。

106. 最可能的诊断是

A. 肺结核   B. 肺炎性假瘤

C. 肺脓肿   D. 肺癌

E. 肺错构瘤

107. 为明确诊断，进一步检查首选

A. 胸部超声   B. 胸部 CT

C. 胸部 MRI   D. PET-CT

E. 支气管镜

108. 如患者需手术，不必要进行下列哪项检查

A. 头颅 MRI   B. 肺功能检查

C. 超声心动图   D. 全身骨显像

E. CT 引导下肺穿刺活检

(109～110 题共用题干)

患者，男性，68 岁。活动后突发左侧胸痛伴呼吸困难 2 天。既往慢性阻塞性肺疾病病史 10 余年。查体：呼吸 26 次/分，血压 95/60mmHg。口唇发绀，左肺呼吸音明显减弱，心率 105 次/分，律齐。

109. 该患者最可能的诊断是

A. 急性心肌梗死   B. 肺栓塞

C. 阻塞性肺不张   D. 胸腔积液

E. 自发性气胸

110. 为明确诊断，应先采取的检查措施是

A. 胸腔穿刺   B. CT 肺动脉造影

C. 心电图   D. 胸部 X 线片

E. 支气管镜

(111～112 题共用题干)

患者，男性，56 岁，进行性吞咽困难 3 个月，体重下降 5kg，查体无阳性所见。

111. 该患者最可能的诊断是

A. 食管灼伤狭窄   B. 食管平滑肌瘤

C. 食管癌   D. 贲门失弛缓症

E. 食管憩室

112. 该患者首选的检查方式是

A. 胸部 CT

B. 食管超声检查

C. 食管气钡双重造影

D. 食管拉网脱落细胞学检查

E. 胸部 MRI

(113～117 题共用题干)

患者，女性，56 岁，进行性吞咽困难 3 个月。

113. 首先考虑的诊断是

A. 食管裂孔疝   B. 贲门失弛缓症

C. 反流性食管炎   D. 食管癌

E. 食管憩室

114. 首先需要进行的检查是

A. 上消化道造影   B. 胸部 CT

C. PET-CT   D. 胸部 MRI

E. 血液肿瘤标志物

115. 如果造影检查提示食管中段黏膜紊乱、中断、管壁僵硬，长约4cm。下列症状常常提示预后不良的是

A. 持续性胸背痛

B. 胸骨后烧灼感

C. 进食困难

D. 反酸明显

E. 胸骨后针刺样疼痛

116. 如果检查结果显示治疗前分期为 $T_1N_0M_0$，下一步的治疗计划是

A. 放疗

B. 化疗

C. 食管癌根治手术

D. 介入食管内支架 + 放疗

E. 联合放化疗

117. 选择代食管的最佳器官是

A. 胃　　　　　B. 结肠

C. 空肠　　　　D. 回肠

E. 十二指肠

(118～120题共用题干)

患者，女性，15岁，自幼发现心脏杂音，未治疗。近几年活动后气促并出现发绀。查体：轻度发绀及杵状指，胸骨左缘第3～4肋间极轻度收缩期杂音、P_2明显亢进。动脉血氧饱和度87%。超声心动图示室间隔回声脱失18mm，双向分流。

118. 最可能的诊断是

A. 艾森曼格综合征

B. 主动脉瓣上狭窄综合征

C. 马方综合征

D. 预激综合征

E. 鲁登巴赫综合征

119. 对确定手术适应证最有意义的检查是

A. 右心室造影　　B. 左心室造影

C. 主动脉造影　　D. 肺动脉造影

E. 右心导管检查

120. 上述检查的目的是

A. 了解左心室形态及功能

B. 了解右心室形态及功能

C. 了解主动脉形态

D. 了解肺动脉发育情况

E. 了解肺动脉压力和阻力情况

(121～123题共用题干)

患者，男性，55岁，2年来每次在剧烈活动时发作剑突下疼痛，向咽部放射，持续数分钟可自行缓解。2周来发作频繁且有夜间睡眠中发作。2小时前出现剑突下剧烈疼痛，向胸部放射，伴胸闷、大汗，症状持续不缓解，急诊入院。既往高血压病史10年，糖尿病病史5年，有吸烟史。查体：体温正常，血压160/60mmHg，心率103次/分，律不齐，早搏15次/分，急性病容，口唇无发绀，双肺呼吸音清。

121. 接诊时首先需要考虑的诊断是

A. 急性胰腺炎　　B. 急性心肌梗死

C. 消化性溃疡　　D. 急性胆囊炎

E. 急性肺栓塞

122. 接诊时该患者需要首先完成的检查是

A. 血气分析

B. 急诊胃镜

C. 血和尿淀粉酶测定

D. 心电图

E. 急诊腹部超声

123. 最可能引起该患者死亡的原因是

A. 感染性休克

B. 弥散性血管内凝血

C. 上消化道出血

D. 恶性心律失常

E. 急性腹膜炎

（124～126题共用题干）

患者，男性，49岁。心慌、气短3年，伴肝大、腹水1年余。查体：血压130/90mmHg，颈静脉怒张，心律不齐，心音遥远，肝大肋缘下4cm，移动性浊音阳性，双下肢轻度水肿。

124. 该患者最先考虑的疾病是

   A. 缩窄性心包炎   B. 心肌病

   C. 心脏瓣膜病   D. 肝硬化

   E. 结核性腹膜炎

125. 患者住院后检查结果如下，最有诊断意义的是

   A. 心电图：房颤，低电压，ST段下降，T波倒置

   B. 肝功能异常，总蛋白65g/L，A/G 0.8，血沉20mm/h

   C. 胸部X线：心影略大，左右心缘变直，侧位片示心包钙化

   D. 超声心动图：心包增厚，心包腔内少量积液，各瓣膜活动未见异常

   E. 中心静脉压27cmH$_2$O

126. 该患者的治疗方案是

   A. 手术治疗

   B. 抗结核治疗

   C. 强心利尿剂

   D. 抗心律失常药物治疗

   E. 保肝治疗

四、B1型题

（127～130题共用备选答案）

   A. 感染性血胸   B. 开放性气胸

   C. 进行性血胸   D. 非进行性血胸

   E. 凝固性血胸

127. 应及时开胸探查的是

128. 可采用胸腔穿刺及时排出积血的是

129. 应待伤员情况稳定后尽早手术，清除血块，并剥除胸膜表面血凝块和机化形成的纤维包膜的是

130. 应及时改善胸腔引流，排尽感染性积血、积脓的是

（131～133题共用备选答案）

   A. 大细胞癌   B. 小细胞癌

   C. 鳞状细胞癌   D. 腺癌

   E. 非小细胞癌

131. 大多起源于较大的支气管，分化程度不一，生长速度较缓慢，常为中心型肺癌的是

132. 近年来发病率上升明显，已超越鳞癌成为最常见肺癌的是

133. 老年男性、中心型多见，为神经内分泌起源，恶性程度高、生长快的肺癌是

（134～137题共用备选答案）

   A. 髓质型   B. 蕈伞型

   C. 溃疡型   D. 缩窄型

   E. 菜花型

按病理形态，临床上食管癌分型：

134. 较早出现梗阻症状的食管癌类型是

135. 出现阻塞程度较轻的食管癌类型是

136. 切面呈灰白色均匀致密实体肿块的食管癌类型是

137. 瘤体呈卵圆形扁平肿块状，向腔内呈蘑菇样突起的食管癌类型是

（138～141题共用备选答案）

   A. 缩窄段切除及端端吻合术

   B. 左锁骨下动脉蒂片成形术

   C. 缩窄段切除及人工血管移植术

   D. 人工血管旁路移植术

   E. 补片成形术

138. 治疗主动脉缩窄的手术方法中，适合于缩窄段局限，切除后能无张力地吻合切缘者的手术方式是

139. 治疗主动脉缩窄的手术方法中，适用于左锁骨下动脉较粗、缩窄段较长的婴幼儿的手术方式是

140. 治疗主动脉缩窄的手术方法中，适用于缩窄段较长但狭窄不太严重、端端吻合困难者的手术方式是

141. 治疗主动脉缩窄的手术方法中，适用于缩窄部位不易显露、切除有困难以及再缩窄需再次手术者的手术方式是

五、X型题

142. 进行性血胸的特征是

A. 血压进行性下降、脉搏逐渐加快

B. 闭式引流量超过 200ml/h，持续 3 小时

C. 胸穿抽出血液很快凝固

D. 胸穿后积液又复升

E. 血红蛋白量、红细胞计数、血细胞比容持续下降

143. 在张力性气胸的病理生理改变中，下列正确的是

A. 严重呼吸循环障碍

B. 严重皮下气肿形成

C. 纵隔左右摆动

D. 伤侧和健侧肺被严重挤伤

E. 较大较深的肺裂伤，裂口形成活瓣

144. 关于血胸的治疗，下列正确的是

A. 凝固性血胸可采用胸腔穿刺及时排出积血

B. 非进行性血胸，胸腔积血量少，可采用胸腔穿刺排出积血

C. 进行性血胸应及时开胸探查

D. 积血量较多时应早期胸穿或闭式引流

E. 凝固性血胸应在出血停止数日内开胸清除血块

145. 关于闭合性气胸的叙述，下列正确的是

A. 伤侧胸膜腔内压力升高，但仍低于大气压

B. 进气少、肺萎陷在50%以下者，常无明显症状，可自行吸收，不需特殊治疗

C. X线检查显示伤侧肺萎陷和胸膜腔积气，纵隔向健侧移位

D. 大量进气则将纵隔推向健侧，患者胸闷、气促，伤侧肺叩诊鼓音，听诊呼吸音减弱或消失

E. 重者需于伤侧锁骨中线第2肋间穿刺抽尽积气，或行胸腔闭式引流

146. 闭合性单处肋骨骨折的处理原则是

A. 有效控制疼痛

B. 控制感染

C. 肺部物理治疗

D. 尽可能卧床休息

E. 早期活动

147. 下列不属于肺癌晚期表现的是

A. 头面部肿胀　　B. 吞咽困难

C. 胸腔积液　　　D. 杵状指

E. 关节肿痛

148. 关于肺癌远处转移的临床表现，正确的是

A. 脑转移可引起头痛、恶心

B. 骨转移可引起骨痛、血液碱性磷酸酶或血钙升高

C. 肝转移可导致肝大、碱性磷酸酶、天门冬氨酸氨基转移酶、乳酸脱氢酶或胆红素升高等

D. 肺转移可引起其他的神经系统症状和体征

E. 皮下转移时可在皮下触及结节

149. 属于副瘤综合征的是

A. 杵状指　　　　B. 骨关节痛

C. 骨膜增生　　　D. Cushing 综合征

E. 多发性肌肉神经痛

150. 关于食管癌的叙述，下列错误的是

A. 上段食管癌多见

B. 溃疡型食管癌可引起早期梗阻

C. 血行转移多见

D. 中段食管癌的切除率不高

E. 食管镜对食管癌确诊率可达 100%

151. 下列纵隔肿瘤的治疗方法，错误的是

    A. 胸腺瘤均需要放射治疗

    B. 淋巴瘤需要进行手术切除

    C. 胸骨后甲状腺肿均需开胸切除

    D. 胸腔镜下行神经源性肿瘤切除

    E. 支气管囊肿无需手术治疗

152. 胸外科血胸最常见的出血来源是

    A. 肺组织

    B. 肋间血管

    C. 胸廓内血管

    D. 心脏及主、肺动脉等大血管

    E. 食管

153. 关于食管癌术后吻合口瘘的叙述，正确的是

    A. X 线检查可明确诊断

    B. 吻合口血运差是主要原因

    C. 胸胃坏死穿孔，由于胃血运丰富，故多可保守治疗

    D. 多发生在术后 5~7 天

    E. 一旦发生，需立即应用广谱抗生素

154. 主动脉瓣关闭不全的病因是

    A. 风湿性心脏病

    B. 主动脉夹层

    C. 马方综合征

    D. 细菌性心内膜炎

    E. 先天性主动脉瓣畸形

155. 冠心病中通常所说的三支病变，主要累及的血管是

    A. 右冠状动脉   B. 对角支

    C. 回旋支   D. 前降支

    E. 左冠状动脉

156. 二尖瓣脱垂综合征多继发于

    A. 冠心病

    B. 系统性红斑狼疮

    C. 先天性心脏病

    D. 马方综合征

    E. 高血压

157. 法洛四联症的病理生理改变是

    A. 双侧心室收缩压峰值相等

    B. 继发性红细胞增多

    C. 肺循环血量增多

    D. 右心室功能不全

    E. 肺的侧支循环增多

第六章　神经外科

一、A1 型题

1. 下列选项中，可以引起颅内压增高的局灶性病变是
    A. 蛛网膜下腔出血
    B. 颅底蛛网膜粘连
    C. 狭颅症
    D. 右大脑额颞叶顶部占位性病变
    E. 右侧乙状窦狭窄

2. 最易早期出现颅内压增高的病变部位是
    A. 颞叶　　　　　B. 额叶
    C. 第四脑室　　　D. 鞍区
    E. 桥小脑角

3. 颅内压增高的"三主征"是
    A. 血压升高、脉搏细弱、呼吸微弱
    B. 头痛、呕吐、视神经乳头水肿
    C. 意识不清、呕吐、行走不稳
    D. 头晕、头痛、呕吐
    E. 血压下降、脉搏缓慢、呼吸微弱

4. 急性颅内压增高常见于
    A. 脑脓肿
    B. 巨大脑膜瘤
    C. 恶性程度较高的颅内肿瘤
    D. 外伤性硬脑膜外血肿
    E. 结核性脑膜炎

5. 急性颅内压增高时患者早期生命体征改变为
    A. 血压降低，脉搏变缓，脉压变小
    B. 血压升高，脉搏增快，脉压增大
    C. 血压升高，脉搏变缓，脉压变小
    D. 血压降低，脉搏增快，脉压变小
    E. 血压升高，脉搏变缓，脉压增大

6. 良性颅内压增高是指颅内压增高伴有
    A. 共济失调
    B. 头痛、视神经乳头水肿等症状
    C. 脑积水
    D. 脑脊液蛋白增高
    E. 视野缺损及偏瘫

7. 颅内压增高引起的头痛的特点是
    A. 夜间明显
    B. 为阵发性疼痛
    C. 多位于顶枕部
    D. 疼痛部位和性质与原发病无关
    E. 疼痛是脑膜、血管和神经受刺激与牵张所致

8. 颅内压增高昏迷患者，治疗呼吸道梗阻最有效的措施是
    A. 气管插管呼吸机辅助呼吸
    B. 无创呼吸机辅助呼吸
    C. 通过鼻腔、口腔吸痰
    D. 放置口咽通气道
    E. 气管切开

9. 下列因素中，不会引起病理性颅内压增高的是
    A. 脑震荡　　　　B. 脑积水
    C. 狭颅症　　　　D. 颅内出血
    E. 颅内肿瘤

10. 治疗脑水肿，临床最常用的脱水剂是
    A. 20% 甘露醇　　B. 3% 氯化钠
    C. 25% 葡萄糖　　D. 50% 高渗糖
    E. 25% 山梨醇溶液

11. 单纯小脑幕切迹疝的临床症状不包括

    A. 昏迷

    B. 呕吐

    C. 对侧肢体肌力减弱

    D. 双侧瞳孔大小多变

    E. 病侧瞳孔散大

12. 下列哪项不是枕骨大孔疝的临床表现

    A. 呕吐

    B. 昏迷

    C. 颈项强直

    D. 双侧瞳孔大小多变

    E. 尿崩

13. 小脑幕切迹疝与枕骨大孔疝的根本区别是

    A. 频繁呕吐

    B. 剧烈头痛

    C. 呼吸骤停发生较早

    D. 意识障碍发生较早

    E. 血压、脉搏、呼吸改变

14. 下列病变中，最容易引起枕骨大孔疝的颅内占位性病变是

    A. 额顶叶肿瘤   B. 颞叶脑脓肿

    C. 侧脑室肿瘤   D. 鞍区肿瘤

    E. 第四脑室肿瘤

15. 脑疝确诊后最先采取的治疗措施应是

    A. 立即钻孔探查

    B. 立即静脉给予降颅压药物

    C. 立即行 CT 检查

    D. 立即行 MRI 检查

    E. 立即行脑室穿刺引流脑脊液

16. 脑疝发生后，下列哪项措施是禁忌的

    A. 脑室穿刺引流脑脊液

    B. 腰椎穿刺引流脑脊液

    C. 立即静滴甘露醇

    D. 积极明确病因，尽早去除病因

    E. 保持呼吸道通畅

17. 一般头皮裂伤清创的时限不应超过

    A. 24 小时   B. 12 小时

    C. 10 小时   D. 48 小时

    E. 8 小时

18. 关于颅底骨折，下列叙述错误的是

    A. 大多数为线形骨折，也有粉碎骨折

    B. 按其发生部位分为颅前窝、颅中窝、颅后窝骨折

    C. 若伤及颈内动脉，形成颈动脉 – 海绵窦瘘

    D. 可表现为中枢性面瘫

    E. X 线片仅显示 30% ~50% 的骨折线

19. 颅底骨折的诊断主要依靠

    A. 病史   B. 临床表现

    C. X 线摄片   D. B 超检查

    E. MRI 检查

20. 颅底骨折通常诊断依据是

    A. 脑脊液鼻、耳漏   B. 头痛伴呕吐

    C. 偏瘫   D. 头皮血肿

    E. 昏迷

21. 临床诊断为脑震荡的患者，可存在

    A. 有逆行性遗忘，昏迷时间常大于 30 分钟

    B. 神经系统检查一定有病理反射

    C. 脑脊液常规、生化有异常

    D. CT 检查可有阳性表现

    E. 脑干听觉诱发电位可有异常

22. 关于脑震荡临床表现的叙述，错误的是

    A. 伤后立即出现短暂的意识丧失

    B. 伴有面色苍白、瞳孔改变、出冷汗、血压下降、脉弱、呼吸浅慢等自主神经和脑干功能紊乱的表现

    C. 意识恢复后，对受伤当时和伤前近期的情况能够记忆

    D. 多有头痛、头晕、疲乏无力、失眠、

耳鸣、心悸、畏光、情绪不稳、记忆力减退等症状

E. 有的仅表现为瞬间意识混乱或恍惚，并无昏迷

23. 脑震荡最有诊断价值的表现是

A. 头痛、头晕和呕吐等剧烈症状

B. 伤后有短时生命体征变化

C. 近事遗忘

D. 伤后昏迷时间未超过 30 分钟

E. CT 检查未见异常

24. 关于脑震荡的治疗，错误的是

A. 消除患者的畏惧心理

B. 需卧床休息数日

C. 头痛剧烈者可用吗啡类药物

D. 多数情况下无需特殊治疗

E. 失眠患者可用地西泮、氯氮卓等药物

25. 关于脑挫裂伤的临床表现，错误的是

A. 伤后立即昏迷，可超过半小时

B. 伤后立即出现局灶性神经系统症状及体征

C. 可有头痛、恶心、呕吐等表现

D. 有迟发性瞳孔散大而无脑疝表现

E. 腰穿脑脊液可有红细胞

26. 脑挫裂伤后脑水肿高峰期出现于伤后

A. 24 小时内　　　B. 1~2 天

C. 2~4 天　　　　D. 4~6 天

E. 7 天后

27. 脑弥漫性轴索损伤的诊断标准不包括

A. 伤后持续昏迷（>6 小时）

B. CT 示脑组织撕裂出血或正常

C. 颅内压升高

D. 无明确脑结构异常的伤后持续植物状态

E. 创伤后期弥漫性脑萎缩

28. 脑干损伤的早期特征性临床表现是

A. 中枢性高热　　　B. 瞳孔不等大

C. 去大脑强直　　　D. 深度昏迷

E. 生命功能紊乱

29. 脑挫裂伤是脑挫伤和脑裂伤的统称，关于脑挫裂伤的叙述，错误的是

A. 损伤可发生于暴力打击部位和对冲部位

B. 脑组织内力传导和血液扰动引起损伤

C. 轻者仅见局部软膜下脑皮质散在点片状出血点

D. 较重者损伤范围较广泛，常有软膜撕裂，深部白质亦受累

E. 严重者脑皮质及其深部的白质广泛挫碎、破裂、坏死，局部出血、水肿，甚至形成脑内血肿

30. 急性硬膜外血肿最常见下列哪种出血来源

A. 脑膜中动脉　　　B. 脑膜中静脉

C. 静脉窦　　　　　D. 板障静脉

E. 脑膜前动脉

31. 硬膜外血肿的好发部位是

A. 额顶部　　　　　B. 枕顶部

C. 颞部　　　　　　D. 矢状窦旁

E. 额极部

32. 急性硬脑膜外血肿患者中间清醒期的长短主要取决于

A. 血肿的部位

B. 出血的来源

C. 原发性脑损伤的轻重

D. 血肿形成的速度

E. 血肿量的大小

33. 硬脑膜外血肿的主要症状是

A. 颅内压增高

B. 瞳孔改变

C. 局灶性神经功能障碍

D. 进行性意识障碍

E. 对侧锥体束征

34. 下列关于慢性硬脑膜下血肿的叙述，错误的是

    A. 老年男性多见

    B. 好发于额、顶、枕区

    C. 血肿增大缓慢

    D. 对于需要手术者，可行硬脑膜下钻孔引流术

    E. 伤后3天~1周出现临床症状

35. 关于急性硬脑膜外血肿的手术治疗，说法错误的是

    A. 一般不做去骨瓣减压

    B. 对骨折线出血应寻找来源并彻底止血

    C. 如脑减压满意无需做硬膜下探查

    D. 对与硬膜粘连的小血肿块无需清除

    E. 血肿清除后周边硬膜应悬吊缝合于骨缘

36. 下列疾病预后较好的是

    A. 急性硬脑膜下血肿

    B. 重型脑挫裂伤

    C. 急性硬脑膜外血肿

    D. 原发脑干损伤

    E. 弥漫性轴索损伤

37. 脑部受伤后出现中间清醒期常见于哪种损伤

    A. 脑内血肿   B. 硬脑膜下血肿

    C. 脑挫裂伤   D. 硬脑膜外血肿

    E. 脑疝

38. 急性硬脑膜下血肿最常见下列哪种血管损伤

    A. 脑皮质破裂的小动脉

    B. 注入上矢状窦的桥静脉

    C. 注入蝶顶窦的大脑中静脉

    D. 注入横窦的Labbe静脉

    E. 大脑大静脉

39. 亚急性硬脑膜下血肿是指伤后

    A. 24小时至3周   B. 3天至3周

    C. 1天至3周   D. 24小时至2周

    E. 2天至2周

40. 关于慢性硬脑膜下血肿的叙述，错误的是

    A. 受伤3周后出现症状

    B. 外伤后可出现短暂的昏迷甚至无症状，血肿达一定量后症状加重，易误诊

    C. 老年人绝大多数有轻微头部外伤史

    D. 老年患者血肿增大的机制目前认为是脑萎缩、低颅压、桥静脉张力大和出血纤溶亢进

    E. 常有厚薄不一的包膜

41. 开放性颅脑损伤的标志是

    A. 头皮裂伤

    B. 颅骨开放性骨折

    C. 硬脑膜破裂

    D. 头皮、颅骨和硬脑膜都有裂伤

    E. 颅骨粉碎性骨折

42. 关于开放性颅脑损伤清创手术的叙述，错误的是

    A. 在6~8小时内施行清创术

    B. 在无明显污染并应用抗生素的前提下，早期清创的时限可延长到24小时

    C. 清创由浅入深，逐层进行，彻底清除头发、碎骨片等异物，吸除血肿和破碎的脑组织，彻底止血

    D. 如开放伤累及脑室，术中应尽可能清除脑室中的血块、脑碎屑和异物等

    E. 术后加强抗感染

43. 颅脑外伤后，在意识方面，常出现昏迷→清醒→昏迷，即所谓中间清醒期。下列关于中间清醒期的叙述不恰当的是

    A. 颅脑外伤后，由硬脑膜外血肿导致的昏迷，均存在中间清醒期

B. 第一次昏迷为原发性颅脑损伤所致，
第二次昏迷为继发性颅脑损伤所致

C. 急性硬脑膜外血肿的中间清醒期比急性硬脑膜下血肿的表现更为典型

D. 急性硬脑膜下血肿患者可不出现中间清醒期

E. 急性硬脑膜下血肿患者可出现中间清醒期

44. 头部外伤后致脑脊液耳漏，应诊断为

A. 闭合性颅骨骨折

B. 闭合性颅脑损伤

C. 外伤性中耳损伤

D. 开放性颅脑损伤

E. 开放性颅骨骨折

45. 对于开放性颅脑损伤患者，预防颅内感染的主要措施是

A. 严密观察病情变化

B. 应用广谱抗生素

C. 理疗，改善局部血液循环

D. 早期施行清创术

E. 加强营养，增强创口愈合能力

46. 硬脑膜动静脉瘘最主要的临床表现是

A. 头痛　　　　　B. 蛛网膜下腔出血

C. 癫痫　　　　　D. 血管杂音

E. 神经功能缺失

47. 有关火器性颅脑损伤的手术，说法错误的是

A. 术中应用抗生素水冲洗

B. 碎骨片应力争彻底清除

C. 术中应适当扩大射入口

D. 深部小弹片更应清除

E. 清创应尽早进行

48. 多数脑干内胶质瘤患者的最初表现为

A. 脑神经功能缺损

B. 头痛

C. 脑积水

D. 恶心及呕吐

E. 视神经乳头水肿

49. 关于脑肿瘤患者癫痫的叙述，错误的是

A. 发病率高达30%～50%

B. 缓慢生长的脑肿瘤癫痫发生率明显高于迅速生长的恶性脑肿瘤

C. 瘤性癫痫的发生、发作类型与肿瘤的组织生物学特性有关

D. 运动功能区胶质瘤癫痫发生率高达90%，多为局灶性发作

E. 长程视频脑电图监测到癫痫发作期的棘波、棘尖波具有诊断价值

50. 关于老年和儿童颅内肿瘤的特点，下列叙述错误的是

A. 老年人脑萎缩，颅内空间相对增大，发生颅脑肿瘤时颅内压增高不明显易误诊

B. 老年以幕上脑膜瘤和转移瘤多见

C. 儿童以发生于中线区的肿瘤多见

D. 儿童颅内肿瘤幕上以视神经胶质瘤为多

E. 儿童颅内肿瘤常出现脑积水症状而掩盖肿瘤定位体征，易误诊为胃肠道疾病

51. 关于低级别星形细胞瘤（WHO Ⅱ级）的叙述，正确的是

A. 主要发生于中老年

B. 多位于大脑半球，以额叶、枕叶多见

C. 病情呈缓慢进行性发展

D. 发作性眩晕常为首发症状

E. CT上常表现为低密度脑内病灶，占位效应明显

52. 关于低级别星形细胞瘤（WHO Ⅱ级）的治疗，错误的是

A. 主张早期手术治疗

B. 手术治疗可明确组织学和分子病理诊断

C. 手术治疗可降低瘤负荷，延缓生长

D. 以化疗为主

E. 肿瘤未能完整切除时，术后应辅助性放疗

53. 关于少突胶质细胞瘤（WHO Ⅱ/Ⅲ级）的叙述，错误的是

A. 肿瘤生长较缓慢

B. 常以癫痫为首发症状

C. 最显著的影像学特征是钙化

D. 女性患者多于男性患者

E. 肿瘤有浸润性生长倾向

54. 关于垂体腺瘤临床表现的叙述，错误的是

A. 常因垂体或靶腺功能亢进或减退导致相应内分泌症状

B. 腺瘤体积较大时可压迫视神经

C. 腺瘤膨胀性生长推挤硬膜引起恶心、呕吐

D. 可引起视力下降、视野缺损

E. 肿瘤内出血、坏死导致垂体卒中，出现突然头痛，视力急剧下降

55. 垂体腺瘤手术治疗的指征不包括

A. 非分泌性肿瘤体积较大引起占位症状

B. 垂体卒中

C. 溴隐亭治疗无效或药物副作用不能耐受的 PRL 细胞腺瘤

D. PRL 细胞瘤

E. ACTH 细胞腺瘤

56. 儿童鞍区最常见的肿瘤是

A. 颅咽管瘤 　　 B. 垂体瘤

C. 生殖细胞瘤 　 D. 畸胎瘤

E. 视神经胶质瘤

57. 颅咽管瘤造成颅内压增高的主要原因是

A. 肿瘤的占位效应

B. 肿瘤阻塞室间孔引起脑积水

C. 电解质紊乱导致的脑水肿

D. 脑脊液分泌增多

E. 丘脑受刺激，引起脑血管扩张，脑血容量急剧增加所致

58. 关于颅内室管膜瘤的叙述，错误的是

A. 室管膜瘤多见于儿童

B. 肿瘤常起源于Ⅳ脑室侵犯闩部

C. 恶性程度较髓母细胞瘤高

D. 多伴有颅内压增高，眩晕，共济失调

E. 预后差

59. 属于先天性脊髓肿瘤的是

A. 神经鞘瘤 　　 B. 皮样囊肿

C. 星形细胞瘤 　 D. 室管膜瘤

E. 脊膜瘤

60. 关于表皮样囊肿和皮样囊肿的叙述，错误的是

A. 表皮样囊肿好发于桥脑小脑角、鞍上

B. 表皮样囊肿破裂会出现无菌性脑膜炎

C. 皮样囊肿多位于中线如囟门、Ⅳ脑室、鞍上和椎管

D. CT 表现肿瘤低密度，略高于脑脊液，不被强化，有脑水肿

E. 表皮样囊肿刺激性强，会导致化学性脑膜炎，应尽量全切除

61. 脑内转移瘤最常出现在

A. 灰白质交界处 　 B. 丘脑

C. 后颅凹 　　 D. 尾状核

E. 鞍区

62. 髓外肿瘤最常见的首发症状是

A. 根性痛

B. 感觉异常

C. 肢体运动障碍及反射异常

D. 膀胱和直肠功能障碍

E. 蛛网膜下腔出血

63. 关于脑转移瘤的叙述，错误的是
    A. 80% 位于大脑中动脉分布区
    B. 肺癌、黑色素瘤、肉瘤是脑转移瘤最常见的原发肿瘤类型
    C. 黑色素瘤、绒毛膜癌和支气管肺癌所致脑转移瘤常伴瘤内出血
    D. 15% 既往无肿瘤病史，以脑转移灶为首发症状
    E. 75% 脑转移瘤因肿瘤压迫出现肢体运动障碍或癌性脑膜炎

64. 听神经瘤多起源于
    A. 耳蜗神经　　　　B. 前庭上神经
    C. 面神经　　　　　D. 前庭下神经
    E. 三叉神经

65. 听神经瘤的首发症状多为
    A. 后组脑神经麻痹
    B. 小脑症状
    C. 耳鸣或发作性眩晕
    D. 锥体束征
    E. 高颅压症状

66. 老年人脊髓压迫症最常见的病因是
    A. 胶质瘤　　　　　B. 脊索瘤
    C. 脊膜瘤　　　　　D. 转移癌
    E. 淋巴瘤

67. 海绵窦综合征表现为
    A. 第Ⅲ、Ⅳ、Ⅴ、Ⅵ脑神经受累
    B. 第Ⅲ、Ⅳ、Ⅵ脑神经受累
    C. 第Ⅱ、Ⅲ、Ⅳ、Ⅴ、Ⅵ脑神经受累
    D. 第Ⅱ、Ⅲ、Ⅳ、Ⅵ脑神经受累
    E. 第Ⅱ、Ⅳ、Ⅵ脑神经受累

68. 下列不属于帕金森病的外科治疗方式的是
    A. 丘脑损毁术
    B. 尾状核损毁术
    C. 神经组织移植

D. 慢性深部脑刺激
E. 苍白球损毁术

69. 在运动障碍性疾病的分类中，运动减少的典型代表性疾病是
    A. 肌张力障碍　　　B. 僵人综合征
    C. 自动症　　　　　D. 帕金森病
    E. 亨廷顿病

70. 椎管内肿瘤最常见的为
    A. 脊膜瘤　　　　　B. 胶质瘤
    C. 神经鞘瘤　　　　D. 转移瘤
    E. 皮样囊肿

71. 左侧偏瘫、右侧展神经和面神经麻痹，病灶在
    A. 右内囊　　　　　B. 左中脑
    C. 右脑桥　　　　　D. 右延髓
    E. 左延髓

72. 腰椎间盘突出症与椎管内肿瘤最有鉴别意义的辅助检查方法是
    A. X 线片　　　　　B. MRI
    C. CT　　　　　　　D. 肌电图
    E. 脊髓造影

73. 最常见的神经上皮肿瘤是
    A. 星形细胞来源的肿瘤
    B. 胶质母细胞瘤
    C. 少突胶质细胞瘤
    D. 脑膜瘤
    E. 室管膜瘤

74. 以下部位的肿瘤，不属于椎管内肿瘤的是
    A. 脊髓　　　　　　B. 脊膜
    C. 锥体　　　　　　D. 脊神经根
    E. 椎管壁组织

75. 节段放射性疼痛的病损部位在
    A. 觉区　　　　　　B. 脊丘束
    C. 前角细胞　　　　D. 前根

E. 后根

76. 诊断动脉瘤和血管畸形的首选无创检查，对蛛网膜下腔出血的鉴别很有帮助的是
    A. CTA 检查
    B. MRI 检查
    C. 数字减影血管造影
    D. 腰椎穿刺
    E. X 线检查

77. 自发性蛛网膜下腔出血最常见的病因是
    A. 脑血管畸形   B. 颅内动脉瘤
    C. 脑动脉硬化   D. 烟雾病
    E. 脑肿瘤卒中

78. 关于颅内动静脉畸形的叙述，错误的是
    A. 畸形血管破裂出血多发生在脑内，也可导致脑室内或蛛网膜下腔出血
    B. 妇女妊娠期 AVM 出血风险较高
    C. 额、颞部 AVM 的患者多以出血为首发症状
    D. 间断性局部或全头痛，可能与供血动脉、引流静脉以及静脉窦扩张，或因 AVM 小量出血、脑积水和颅内压增高有关
    E. 儿童大脑大静脉畸形可以导致心力衰竭和脑积水

79. 急性脑积水是指病程在
    A. 3 天内   B. 1 周内
    C. 2 周内   D. 1 个月内
    E. 半年以上

80. 关于脑积水的叙述，正确的是
    A. 出血后高压性脑积水常常在 1 周内出现
    B. 高压性脑积水，坐位不可缓解
    C. 正压性脑积水的主要症状是步态不稳、智能障碍、尿失禁
    D. 儿童脑脊液每日分泌量与成人不相同

E. 脑室 – 腹腔分流术最常见的并发症是感染

81. 脑脊液产生于
    A. 所有脑室脉络丛   B. 第三脑室前角
    C. 侧脑室前角   D. 蛛网膜颗粒
    E. 脊髓中央管

82. 脑脊液每小时分泌量约为
    A. 10ml   B. 15ml
    C. 20ml   D. 25ml
    E. 30ml

83. 颈动脉内膜切除术的手术适应证不包括
    A. 暂时缺血性发作
    B. 无症状颈动脉狭窄
    C. 斑块严重钙化或血栓形成，狭窄在颈内动脉 C_2 段以下
    D. 颈内动脉严重偏心型狭窄
    E. 颈动脉闭塞，且闭塞远端颈内动脉不显影

84. 可择期行颈动脉内膜切除术的是
    A. 暂时性缺血发作
    B. 中度急性卒中
    C. 症状波动的卒中
    D. 颈动脉高度狭窄、伴血流延迟
    E. 颈部杂音突然消失

二、A2 型题

85. 患儿因脑积水、颅内压增高入院后，突然出现剧烈头痛、呕吐后昏迷，此时最有效的措施是
    A. 紧急行气管切开术
    B. 急诊行开颅减压术
    C. 立即行侧脑室穿刺外引流术
    D. 快速输 20% 甘露醇溶液
    E. 紧急行气管插管术

86. 患者，女性，19 岁，枕部外伤 2 小时入

院。X 线片提示枕骨骨折，行 MRI 检查时，突然呼吸停止，昏迷，瞳孔散大。患者最可能的诊断为

A. 休克　　　　　B. 脑挫裂伤

C. 脑干损伤　　　D. 小脑幕切迹疝

E. 枕骨大孔疝

87. 患儿，男，5 岁，阵发性头痛 3 个月。因突然剧烈头痛、反复呕吐半天急诊入院。检查：神志清醒，双瞳孔正常，颈项强直，半小时后突然呼吸停止，心跳存在。其诊断为

A. 枕骨大孔疝

B. 小脑幕切迹疝

C. 急性脑膜炎

D. 垂体腺瘤

E. 急性脑水肿

88. 患者，女性，33 岁，半个小时前自汽车上跌下，左枕部着地，伤后昏迷不醒，枕部头皮挫伤，双瞳孔散大，对光反射弱，四肢强直，双下肢病理征阳性。在急诊室输入 20% 甘露醇 250ml 后，左瞳孔缩小。进一步急救措施是

A. 右侧颞肌下减压术

B. 左额开颅血肿清除术

C. 枕部开颅减压术

D. 左侧颞肌下减压术

E. 右额开颅血肿清除术

89. 患者，女性，28 岁。入院 3 天，头部受伤后立即昏迷，10 分钟后清醒，有呕吐，对受伤情况不能回忆。最可能诊断为

A. 脑震荡　　　　B. 脑挫裂伤

C. 颅内血肿　　　D. 脑干损伤

E. 脑供血不全

90. 患者，女性，30 岁，头部受伤后昏迷半小时，清醒后左侧肢体肌力弱。腰穿引出血

性脑脊液，以后逐渐好转。最可能诊断为

A. 脑震荡

B. 急性硬脑膜外血肿

C. 脑挫裂伤

D. 急性硬脑膜下血肿

E. 脑内血肿

91. 患者，男性，30 岁，车祸致头部受伤，深昏迷，刺激有去脑强直发作，CT 未见脑内血肿及脑挫裂伤，环池未受压。最可能诊断为

A. 脑震荡　　　　B. 脑挫裂伤

C. 轴索损伤　　　D. 脑干损伤

E. 颅底骨折

92. 患者，男性，65 岁，2 个月前有头颅外伤史。头痛，CT 提示右额、颞、顶部新月状低密度影像。应考虑的诊断是

A. 急性硬脑膜外血肿

B. 急性硬脑膜下血肿

C. 慢性硬脑膜下血肿

D. 脑内血肿

E. 高血压脑出血

93. 患者，男性，40 岁。摔伤头部，左颞部着力，昏迷，左瞳孔散大。X 线摄片示左颞骨骨折线跨过脑膜中动脉。最可能的诊断是

A. 急性硬脑膜外血肿

B. 急性硬脑膜下血肿

C. 原发脑干损伤

D. 左颞部脑挫裂伤

E. 弥漫性轴索损伤

94. 患者，女性，54 岁。头部受到棍击伤，无昏迷及意识障碍，无颅骨骨折。1 个月后出现颅内高压症状。最可能的诊断是

A. 脑震荡后遗症

B. 慢性硬脑膜外血肿

C. 慢性硬脑膜下血肿

D. 多发脑内血肿

E. 急性脑内血肿

95. 患者，男性，27 岁，头部外伤昏迷 5 分钟后清醒，送医院途中再度陷入昏迷，伴呕吐。体检：浅昏迷，双侧瞳孔等大等圆、对光反射迟钝，左侧肢体肌力 4 级，巴宾斯基征阳性。最可能的诊断是

A. 脑震荡　　　　B. 脑挫裂伤

C. 硬脑膜下血肿　D. 硬脑膜外血肿

E. 脑内血肿

96. 患者，男性，伤后 4 小时出现头痛、呕吐。下列哪一项可以肯定血肿存在

A. 颞部外伤局部有头皮血肿

B. 枕部受伤，有软组织肿胀

C. 伤后立即出现神经功能障碍

D. 意识障碍进行性加重

E. 头颅 CT 检查结果

97. 患者，男性，29 岁。头部受伤后立即昏迷，5 分钟后清醒，3 小时后再度昏迷。X 线提示颅骨线状骨折，且骨折线越过脑膜中动脉沟。最可能的诊断是

A. 脑挫裂伤

B. 急性硬脑膜外血肿

C. 急性硬脑膜下血肿

D. 外伤性脑内血肿

E. 脑水肿

98. 患者，男性，61 岁，右肩背部疼痛 1 年，进行性加重，伴右上肢肌力弱。经磁共振检查诊断为椎管内神经鞘瘤，首选的治疗是

A. 单纯放疗　　　B. 化疗

C. 手术治疗　　　D. 放疗加化疗

E. 伽玛刀治疗

99. 患者，女性，25 岁。开放性颅脑损伤术后右侧额颞部颅骨缺损 1 个月。术后伤口出现感染，现感染已控制，伤口刚愈合。患者拟行颅骨修补术，其修补时机为

A. 术后 1 个月后

B. 术后 2 个月后

C. 伤口愈合后 3 个月

D. 伤口愈合后 6 个月

E. 伤口愈合后 9 个月

100. 患者，男性，23 岁，头痛、呕吐、视力下降 2 个月。6 个月前曾患开放性颅脑外伤、颅内感染，已治愈。腰穿测压 280mmH$_2$O，脑脊液清亮透明。头颅 CT 提示双侧脑室及第三、四脑室扩大。最可能的诊断是

A. 梗阻性脑积水

B. 慢性小脑扁桃体下疝畸形

C. 交通性脑积水

D. 颅内感染

E. 脑占位性病变

101. 患者，女性，74 岁，四肢强直伴静止性震颤 10 余年，口服左旋多巴治疗有效。最可能的诊断为

A. 特发性震颤

B. 肝性脑病

C. 舞蹈病

D. 抽动 - 秽语综合征

E. 帕金森病

102. 患者，男性，77 岁，双下肢静止性震颤伴强直 15 年，诊断为帕金森病。对于初次服药的患者，最可能给予的药物为

A. 左旋多巴　　　B. 金刚烷胺

C. 司来吉兰　　　D. 恩他卡朋

E. 左乙拉西坦

103. 患者，男性，25 岁，发作性肢体抽搐伴意识丧失 3 年，每个月发作 1～2 次，发

作前有眼前火花、闪光等感觉,并有吞咽、摸索等表现,继而出现全身强直阵挛发作,持续 2～3 分钟。该患者最可能的诊断为

A. 癔症　　　　B. 颞叶癫痫

C. 额叶癫痫　　D. 枕叶癫痫

E. 岛叶癫痫

104. 患者,女性,22 岁,外伤后有血性脑脊液自鼻腔溢出。应采取的处置是

A. 鼻腔填塞压迫止血

B. 鼻腔冲洗

C. 腰穿放血性脑脊液

D. 给予抗生素治疗

E. 头低位以利引流

三、A3/A4 型题

(105～107 题共用题干)

患者,男性,32 岁,病程 4 个月,头痛起病,入院前出现左侧肢体无力和呕吐。入院检查:意识清醒,眼底视神经乳头水肿;左侧上、下肢肌力 4 级,腱反射活跃,病理征(+)。

105. 最确定的诊断是

A. 缺血性脑卒中

B. 脑出血

C. 蛛网膜下腔出血

D. 脑水肿

E. 颅内压增高

106. 最有助于明确病因的首选检查是

A. 头颅 X 线片　　B. 脑电图

C. 脑血管造影　　D. 头颅 CT

E. 超声

107. 根本治疗原则是

A. 脱水治疗

B. 给予镇痛剂

C. 冬眠药物降温

D. 去病因治疗

E. 去骨瓣开颅减压

(108～109 题共用题干)

患者,男性,61 岁,突然头痛、呕吐,伴意识丧失 30 分钟。查体:神志清楚,颈部抵抗,克氏征阳性。右侧眼睑下垂,右侧瞳孔直径 4mm,对光反射消失。

108. 最可能的诊断是

A. 缺血性脑卒中

B. 脑动静脉畸形出血

C. 高血压脑出血

D. 蛛网膜下腔出血

E. 颅脑肿瘤

109. 最佳的诊断措施是

A. 腰椎穿刺　　B. 脑电图

C. 视力检查　　D. 头颅 CT

E. 视神经孔 X 线摄片

(110～111 题共用题干)

患者,女性,33 岁,因车祸头顶枕部着地,有 10 分钟意识不清。醒后头痛,左耳流出血性脑脊液,四肢活动好,病理征(-)。

110. 最可能诊断是

A. 脑震荡　　B. 脑挫裂伤

C. 颅前窝骨折　　D. 颅中窝骨折

E. 颅后窝骨折

111. 下列治疗措施中,错误的是

A. 卧床休息　　B. 观察病情

C. 头高位　　D. 给予抗生素

E. 左外耳道冲洗

(112～114 题共用题干)

患者,男性,47 岁,主因"头痛、头晕 20 余天,加重伴烦躁、频繁呕吐 1 天"入院。查体:痛苦面容,意识烦躁,查体不合作,呼吸不规则,血压下降。头部 MRI 检查显示第四脑室肿瘤伴幕上脑室扩大。

112. 患者最可能发生的脑疝是

A. 小脑幕切迹疝

B. 大脑中心疝

C. 小脑幕切迹上疝

D. 枕骨大孔疝

E. 大脑镰疝

113. 如术前突发脑疝，最有效的处理措施是

A. 高压灌肠

B. 使用脱水药

C. 腰椎穿刺放脑脊液

D. 给予镇静、止痛药

E. 脑室穿刺引流

114. 脑脊液快速流出后患者突然昏迷。双侧瞳孔散大，对光反射迟钝。首先考虑的原因可能为

A. 肿瘤卒中

B. 穿刺损伤

C. 小脑幕切迹上疝

D. 休克

E. 低颅压

(115 ~ 116 题共用题干)

患者，男性，59 岁，患有心房颤动，突然发生常见物品命名困难，2 周来共发生过 5 次，每次持续 2 ~ 15 秒。查体无神经系统异常。头颅 CT 无异常。

115. 可能的诊断是

A. 脑动脉瘤   B. 脑血栓形成

C. 脑出血   D. 脑血管畸形

E. 短暂性脑缺血发作

116. 主要累及的血管是

A. 基底动脉系   B. 椎动脉系

C. 颈内动脉系   D. 大脑后动脉

E. 大脑前动脉

(117 ~ 119 题共用题干)

患者，女性，46 岁，主因"头痛伴呕吐、双眼视物不清 4 个月"收入院。查体：神清，语言流利，精神可；嗅觉丧失；视力：左侧眼前数指，右侧大致正常；眼底：左侧视盘边缘

色淡，右侧视盘边缘不清。

117. 患者应考虑为

A. 视神经炎   B. 多发性硬化

C. 颅前窝肿瘤   D. 枕叶梗死

E. 鼻咽癌

118. 为明确诊断首先应安排的检查是

A. 视觉诱发电位

B. 脑电图

C. 脑脊液免疫球蛋白

D. 头部 CT 及 MRI

E. 视力、视野检查

119. 如果检查有阳性发现，需采取的治疗是

A. 转往眼科进行相应治疗

B. 脱水降颅内压治疗

C. 开颅病灶切除

D. 激素治疗

E. 转往神经内科进行相应治疗

(120 ~ 123 题共用题干)

患儿，男，7 岁，间断头痛、头晕、恶心呕吐 3 个月，多于改变体位时出现，近期出现吞咽困难、声音嘶哑。查体：精神萎靡不振，懒言少动，双侧视神经乳头水肿，咽反射迟钝，共济失调阳性。

120. 该患者的病变部位可能是

A. 侧脑室   B. 额叶

C. 第四脑室   D. 第三脑室

E. 脑干

121. 进一步的检查首选

A. 脑脊液检查   B. 脑室造影

C. 头颅 MRI   D. 脑血管造影

E. 颅脑 X 线片

122. 该患者可能性最大的定性诊断为

A. 室管膜瘤   B. 星形细胞瘤

C. 脉络丛乳头状瘤   D. 胶样囊肿

E. 髓母细胞瘤

123. 关于第四脑室室管膜瘤的叙述，说法错

误的是

A. 室管膜瘤起源于室管膜组织

B. 肿瘤增大累及小脑蚓部或半球时，可出现平衡障碍、步态不稳和共济失调等症状

C. 位于第四脑室内的肿瘤因易阻塞脑脊液循环，产生颅内高压症状较早

D. 当肿瘤压迫脑干或脑神经时，可出现相应的脑神经障碍

E. 不会出现肿瘤细胞种植转移

(124～126题共用题干)

患者，男性，22岁，突发意识障碍2小时。查体：呼吸慢，血压增高，右侧瞳孔散大，双侧对光反射消失。头颅CT示右侧颞叶血肿。

124. 首先应采取的治疗措施为

A. 脱水治疗

B. 气管插管保持呼吸道通畅

C. 止血治疗

D. 抗炎治疗

E. 血管造影

125. 最可能的诊断为

A. 颅脑肿瘤出血

B. 脑动脉瘤破裂出血

C. 脑动静脉畸形出血

D. 烟雾病

E. 出血性脑梗死

126. 病情平稳后首先应该进行的检查是

A. MRI B. MRA

C. DSA D. 增强CT

E. PET－CT

(127～128题共用题干)

患者，女性，44岁，左上肢疼痛1年，双上肢肌力弱3个月。经MRI检查发现$C_{3\sim4}$节段髓内占位性病变，边界清楚，病变上下可见空洞，T_1加权像上肿瘤信号高于脊髓，肿瘤

有不均匀强化。

127. 最可能的诊断是

A. 星形细胞瘤 B. 室管膜瘤

C. 神经鞘瘤 D. 淋巴瘤

E. 脊膜瘤

128. 对该患者应选择的治疗是

A. 手术切除肿瘤

B. 可单纯放疗

C. 可单纯化疗

D. 可行放疗＋化疗

E. 可行伽玛刀治疗

四、B1型题

(129～130题共用备选答案)

A. 1400～1500ml B. 100～150ml

C. 45～50ml D. 1000～1200ml

E. 70～75ml

129. 在正常生理情况下，成人颅腔的容积是

130. 在正常生理情况下，成人的脑脊液量是

(131～135题共用备选答案)

A. 星形细胞瘤

B. 颅内室管膜下瘤

C. 髓母细胞瘤

D. 听神经瘤

E. 少突胶质细胞瘤

131. 在神经上皮性肿瘤中最多见的是

132. 在神经上皮性肿瘤中次多见的是

133. 好发于小脑蚓部的是

134. 常发生于脑室室管膜下胶质细胞，分化好，生长缓慢，预后较好的是

135. 头颅CT常见钙化的是

(136～139题共用备选答案)

A. 闭经、泌乳、不育

B. 向心性肥胖

C. 肢端肥大

D. 神经根性疼痛

E. 咖啡样色素斑

136. 促肾上腺皮质激素腺瘤的临床特征是

137. 生长激素腺瘤的临床特征是

138. 神经鞘瘤的临床特征是

139. 神经纤维瘤病的临床特征是

（140～141 题共用备选答案）

    A. 颈内 – 后交通动脉瘤

    B. 前交通动脉瘤

    C. 大脑后动脉瘤

    D. 大脑中动脉瘤

    E. 椎 – 基底动脉瘤

140. 最常见的颅内动脉瘤是

141. 破裂形成血肿的部位在颞上、中回的动脉瘤是

（142～144 题共用备选答案）

    A. 先天性脑积水   B. 梗阻性脑积水

    C. 交通性脑积水   D. 外伤后脑积水

    E. 感染性脑积水

142. 蛛网膜下腔出血后常见

143. "落日眼" 常见于

144. 先天性中脑导水管阻塞引起

（145～147 题共用备选答案）

    A. 高血压性脑出血

    B. 颅内动脉瘤

    C. 颅内转移瘤

    D. 垂体腺瘤

    E. 大脑半球巨大脑膜瘤

下列各类型颅高压多见于上述哪种情况：

145. 急性颅内压增高

146. 亚急性颅内压增高

147. 慢性颅内压增高

（148～150 题共用备选答案）

    A. 鼻出血

    B. 双眼睑皮下青紫，逐渐加重，出现 "熊猫眼" 征

    C. 乳突部皮下瘀斑出现（Battle 征）

    D. 脑脊液耳漏

    E. 颞部头皮肿胀、淤血

148. 颅前窝骨折的临床特征是

149. 颅中窝骨折的临床特征是

150. 颅后窝骨折的临床特征是

五、X 型题

151. 下列因素中，对颅内压增高速度有影响的是

    A. 年龄   B. 病变部位

    C. 性别   D. 病变进展速度

    E. 伴发脑水肿的程度

152. 小脑幕切迹疝的典型表现为

    A. 患侧瞳孔先缩小，继之散大

    B. 病变对侧锥体束征阳性

    C. 昏迷

    D. 病变同侧锥体束征阳性

    E. 生命体征变化

153. 下列神经，属于颈丛分支的是

    A. 耳大神经   B. 颈横神经

    C. 枕小神经   D. 锁骨上神经

    E. 膈神经

154. 颅中窝骨折易损伤的神经是

    A. 视神经

    B. 嗅神经

    C. 第 IX ～ XII 对脑神经

    D. 面神经

    E. 听神经

155. 关于脑挫裂伤的叙述，说法正确的是

    A. 意识障碍常是最突出的症状之一，持续时间长短不一

    B. 可呈间歇或持续性全头性疼痛，伤后 1～2 周内最明显

    C. 腰椎穿刺可检查脑脊液是否含有血液

    D. 多数患者伤后昏迷有中间清醒期

    E. 确诊常需进行头部 CT 扫描检查

156. 头皮裂伤，关于现场急救的首选措施，错误的是

A. 抗休克　　　　B. 止痛

C. 安慰　　　　　D. 压迫止血包扎

E. 后送

157. 关于神经鞘瘤的叙述，下列正确的是

　　A. 神经鞘瘤占椎管内良性肿瘤的一半

　　B. 以腰骶段最常见

　　C. 本病发展缓慢，瘤内囊变或出血可呈急性发病

　　D. 首发症状多为神经根性疼痛

　　E. 运动障碍从远端开始

158. 放射治疗是多数恶性肿瘤切除术后的辅助治疗或少数特殊肿瘤的主要治疗手段。下列关于颅内肿瘤对放射线敏感的叙述，正确的是

　　A. 生殖细胞瘤对放射线不敏感

　　B. 淋巴瘤对放射线高度敏感

　　C. 垂体腺瘤对放射线高度敏感

　　D. 颅咽管瘤对放射线低度敏感

　　E. 星形细胞瘤对放射线高度敏感

159. 硬脑膜外血肿的出血来源主要有

　　A. 脑膜中动脉　　B. 静脉窦

　　C. 桥静脉　　　　D. 皮层静脉

　　E. 板障静脉

160. 关于髓母细胞瘤的叙述，正确的是

　　A. 髓母细胞瘤是儿童常见恶性肿瘤

　　B. 肿瘤多起自小脑蚓部，位于第四脑室顶

　　C. 易引起梗阻性脑积水

　　D. 5%的患者发生颅外、淋巴结核肺转移，不会发生骨转移

　　E. 表现为颅内压增高和共济失调

161. 先天性脑积水手术后的并发症有

　　A. 穿刺道出血、脑内血肿

　　B. 感染

　　C. 尿崩症

　　D. 裂隙脑室综合征

　　E. 分流管梗阻

162. 椎管内肿瘤的临床表现是

　　A. 根性痛

　　B. 感觉障碍

　　C. 肢体运动障碍及反射异常

　　D. 自主神经功能障碍

　　E. 压迫视神经

第七章　麻醉学

1. 手术患者术前 8 小时禁食、2 小时禁水是为了
   A. 减少术后感染
   B. 防止术后腹胀
   C. 防止吻合口瘘
   D. 防止术后伤口裂开
   E. 防止麻醉或手术中呕吐

2. 椎管内麻醉时，哪一种神经功能最后被阻滞
   A. 随意运动
   B. 温度觉
   C. 本体感觉
   D. 自主神经功能
   E. 痛觉

3. 臂丛神经的组成是
   A. $C_{5\sim8}$脊神经的前支
   B. $C_{5\sim8}$及 T_1脊神经的后支
   C. $C_{5\sim8}$及 T_1脊神经的前支
   D. $C_{5\sim8}$及 T_1脊神经的前支和后支
   E. $C_{5\sim8}$脊神经的前支和后支及 T_1脊神经的前支

4. 下列选项中，不属于局部麻醉的是
   A. 表面麻醉
   B. 局部浸润麻醉
   C. 区域阻滞
   D. 骶管阻滞
   E. 神经阻滞

5. 下列吸入麻醉药中，麻醉效能最强的是
   A. 氟烷
   B. 恩氟烷
   C. 地氟烷
   D. 氧化亚氮
   E. 异氟烷

6. 下列选项中，不是麻醉前用药目的的是
   A. 解除术前紧张和恐惧
   B. 消除不良反射
   C. 增强麻醉效果
   D. 延长麻醉有效时间
   E. 拮抗麻醉药副作用

7. 下列关于麻醉前患者准备的叙述，错误的是
   A. 合并高血压者应控制在 160/100mmHg 以下较为安全
   B. 合并急、慢性肺部感染者，应用有效抗生素 5~7 天
   C. 有心衰史、房颤或心脏明显扩大者，术前 3 天应停用洋地黄类药物
   D. 糖尿病患者空腹血糖不高于 8.3mmol/L
   E. 小儿术前应禁食 4~6 小时，禁水 2 小时

8. 术前应用抗胆碱药主要是为了
   A. 镇静
   B. 消除焦虑
   C. 降低心率
   D. 维持血压平稳
   E. 减少呼吸道分泌物

9. 下列选项中，不属于全身麻醉给药途径的是
   A. 肌内注射麻醉
   B. 静脉麻醉
   C. 吸入麻醉
   D. 蛛网膜下腔阻滞
   E. 直肠灌注麻醉

10. 关于全脊椎麻醉的叙述，正确的是
    A. 是硬膜外麻醉特有的并发症
    B. 是硬膜外麻醉所用局麻药误注入蛛网膜下腔所致
    C. 主要表现为呼吸兴奋、血压升高

D. 发生缓慢

E. 死亡率低

11. 影响蛛网膜下腔阻滞平面的因素不包括

A. 药物种类   B. 药液比重

C. 药液剂量   D. 穿刺间隙

E. 注射速度

12. 下列哪项不是蛛网膜下腔阻滞的常见并发症

A. 恶心、呕吐   B. 低血压

C. 头痛   D. 呼吸抑制

E. 多尿

13. 腰麻术后最常见的并发症是

A. 恶心、呕吐   B. 背痛

C. 脑脊髓膜炎   D. 颅神经麻痹

E. 头痛

14. 蛛网膜下腔阻滞麻醉的绝对禁忌证是

A. 老年人和儿童   B. 高血压

C. 孕妇   D. 哮喘病患者

E. 脑脊膜炎患者

15. 蛛网膜下腔阻滞的适应证不包括

A. 上腹部手术

B. 2～3 小时以内的下腹部手术

C. 短时间的盆腔手术

D. 下肢手术

E. 肛门或会阴部手术

16. 硬膜外麻醉最严重的并发症是

A. 头痛   B. 尿潴留

C. 血压下降   D. 局麻药毒性反应

E. 全脊椎麻醉

17. 施行局部麻醉前，镇静药首选

A. 肾上腺素   B. 苯巴比妥钠

C. 尼可刹米   D. 硫喷妥钠

E. 吗啡

18. 硬膜外阻滞麻醉的严重并发症截瘫，最常

见的原因是

A. 穿刺损伤脊髓

B. 脊髓炎

C. 硬膜外间隙感染

D. 硬膜外血肿

E. 药物神经毒性

19. 全麻术后苏醒延迟的原因不包括

A. 麻醉药物体内蓄积

B. 高碳酸血症

C. 术中发生电解质紊乱

D. 术前有饮酒史

E. 术中长期低体温

20. 局麻药中加入少量肾上腺素的目的是

A. 调节患者血压

B. 延长局麻药的作用时效

C. 增强麻醉药作用

D. 减少麻醉药用量

E. 使患者情绪稳定

21. 阿托品作为麻醉前用药的主要目的是

A. 减少肠道分泌

B. 抑制呼吸道分泌

C. 镇静、安眠

D. 稳定心率

E. 抑制平滑肌收缩

22. 下列药物中，心肺复苏时应首选

A. 阿托品   B. 胺碘酮

C. 肾上腺素   D. 利多卡因

E. 异丙肾上腺素

23. 利多卡因用于局部浸润麻醉时的浓度为

A. 0.1%～0.2%

B. 0.25%～0.5%

C. 0.5%～0.65%

D. 0.75%～1.0%

E. 1.0%～2.0%

24. 为门诊癌症疼痛患者开具麻醉药品注射

剂，每张处方不得超过

A. 1 日用量　　　　B. 3 日用量

C. 5 日用量　　　　D. 7 日用量

E. 15 日用量

25. 麻醉状态下的手术患者，出现溶血反应。下列对诊断最重要的是

A. 溶血性黄疸

B. 血红蛋白尿

C. 喉头水肿、呼吸困难

D. 手术野渗血，血压下降

E. 大量血性泡沫痰

26. 肠梗阻患者不宜使用的麻醉药是

A. 氧化亚氮　　　　B. 恩氟烷

C. 异氟烷　　　　　D. 七氟烷

E. 地氟烷

27. 下列关于肌松药的叙述，正确的是

A. 只能使骨骼肌麻痹

B. 有部分麻醉作用

C. 有轻度使患者感觉消失的作用

D. 能产生遗忘作用

E. 体温降低不能延长该药物的肌松作用

28. 全麻时采用气管内插管术进行气道管理，导管插入气管内的深度，成人应为

A. <2cm　　　　　B. 2～3cm

C. 4～5cm　　　　D. >5cm

E. >8cm

29. 施行腹部手术时，全身麻醉深度应为

A. Ⅰ期　　　　　　B. Ⅱ期

C. Ⅲ期一级　　　　D. Ⅲ期二级

E. Ⅲ期三级

30. 利多卡因用于局部浸润麻醉或神经阻滞时，成人一次限量为

A. 100mg　　　　　B. 200mg

C. 300mg　　　　　D. 400mg

E. 500mg

31. 伤口清创中做局部浸润麻醉，正确的麻醉部位选择在

A. 紧靠伤口边缘

B. 距伤口边缘 1～2cm

C. 伤口清洗干净后在伤口内

D. 伤口内外均可

E. 直接喷于伤口

32. 下列局麻药中，毒性最大的是

A. 利多卡因　　　　B. 普鲁卡因

C. 依替卡因　　　　D. 丁卡因

E. 布比卡因

33. 臂丛神经阻滞引起霍纳综合征的主要原因是

A. 膈神经被阻滞

B. 锁骨上神经被阻滞

C. 星状神经节被阻滞

D. 喉返神经被阻滞

E. 局麻药的浓度过高

34. 关于局麻药的成人一次限量，下列正确的是

A. 普鲁卡因 800mg

B. 丁卡因 80mg

C. 布比卡因 100mg

D. 罗哌卡因 200mg

E. 利多卡因 500mg

35. 下列选项中，属于酰胺类局麻药的是

A. 普鲁卡因、布比卡因、丁卡因

B. 普鲁卡因、利多卡因、丁卡因

C. 普鲁卡因、罗哌卡因、丁卡因

D. 利多卡因、布比卡因、罗哌卡因

E. 利多卡因、布比卡因、丁卡因

36. 关于"全身麻醉"定义的叙述，错误的是

A. 麻醉药物可经静脉注射

B. 麻醉药物可经呼吸道吸入

C. 一般不包括肌内给药途径

D. 药物产生中枢神经系统抑制

E. 患者神志消失

37. 手术后早期发生恶心、呕吐，常见的原因是

A. 术后腹胀　　B. 麻醉反应

C. 颅内压增高　D. 肠梗阻

E. 低血钾

38. 对呼吸道无刺激性，不增加呼吸道的分泌物，对呼吸的抑制作用比较强，对气道平滑肌有舒张作用的药物是

A. 七氟烷　　　B. 布比卡因

C. 地氟烷　　　D. 丙泊酚

E. 瑞芬太尼

39. 关于七氟烷的临床应用，错误的是

A. 用面罩诱导时，呛咳和屏气的发生率很低

B. 维持麻醉浓度为 1.5% ~ 2.5% 时，循环稳定

C. 麻醉后清醒迅速，清醒时间在成人平均为 10 分钟，小儿为 8.6 分钟

D. 可用于麻醉诱导和维持

E. 麻醉后恶心、呕吐的发生率约为 10% ~ 15%

40. 关于地氟烷的叙述，正确的是

A. 可抑制大脑皮层的电活动，降低脑氧代谢率

B. 对心率、血压和心排血量都有明显影响

C. 增加心肌对外源性儿茶酚胺的敏感性

D. 对呼吸道无刺激作用

E. 可减弱非去极化肌松药的效应

41. 关于氧化亚氮（笑气）的叙述，下列错误的是

A. 是麻醉性能较强的吸入麻醉药

B. 对心肌有一定的直接抑制作用

C. 对心排血量、心率和血压均无明显影响

D. 对呼吸有轻度抑制作用

E. 常与其他全麻药复合应用于麻醉维持

42. 下列选项中，哪一种不是目前临床常用的吸入麻醉药

A. 乙醚　　　　B. 恩氟烷

C. 异氟烷　　　D. 七氟烷

E. 氧化亚氮

43. 关于氯胺酮的叙述，错误的是

A. 镇痛作用显著

B. 可增加脑血流量、颅内压及脑代谢率

C. 具有兴奋交感神经作用

D. 对呼吸的影响较轻，通常不会引起呼吸抑制

E. 对支气管平滑肌有松弛作用

44. 可引起一过性呼吸暂停，幻觉、噩梦及精神症状，使眼内压和颅内压升高的麻醉药物是

A. 硫喷妥钠　　B. 依托咪酯

C. 氯胺酮　　　D. 咪唑安定

E. 异丙酚

45. 下列哪项不是硬膜外阻滞的常见并发症

A. 硬膜外血肿　B. 神经损伤

C. 硬膜外脓肿　D. 血压下降

E. 气胸

46. 下列选项中，不是局麻药中毒的常见原因的是

A. 患者耐受力降低

B. 作用部位血管丰富

C. 药物误入血管内

D. 一次用量超过患者的耐量

E. 药物注射速度过快

47. 关于丙泊酚的叙述，错误的是

A. 可降低脑血流量、颅内压和脑代谢率

B. 可导致明显的血压下降、心率减慢、外周阻力和心排血量降低

C. 可导致潮气量降低和呼吸频率减慢

D. 对肝肾功能影响较大

E. 经肝脏代谢，代谢产物无生物活性

48. 关于去极化肌松药琥珀胆碱的叙述，错误的是

    A. 静脉注射后 15~20 秒即出现肌纤维震颤，在 1 分钟内肌松作用达高峰

    B. 有引起心动过缓及心律失常的可能

    C. 引起组胺释放

    D. 可被血浆胆碱酯酶迅速水解

    E. 肌强直收缩时可引起眼内压、颅内压及胃内压升高

49. 臂丛神经阻滞的常见并发症不包括

    A. 膈神经麻痹   B. 喉返神经麻痹

    C. 霍纳综合征   D. 全脊椎麻痹

    E. 空气栓塞

50. 常作为麻醉前用药或急性疼痛治疗，与异丙嗪或氟哌利多合用可作为区域麻醉辅助用药的是

    A. 吗啡   B. 哌替啶

    C. 氯胺酮   D. 芬太尼

    E. 异丙酚

51. 关于瑞芬太尼的叙述，错误的是

    A. 小剂量时不会引起组胺释放

    B. 可产生剂量依赖性呼吸抑制

    C. 停药后 10~15 分钟自主呼吸可恢复

    D. 引起肌强直的发生率较高

    E. 可用于麻醉诱导和术中维持镇痛作用，抑制气管插管时的反应

52. 关于气管内插管的并发症，下列叙述错误的是

    A. 气管内插管时有引起口腔、咽喉部和鼻腔的黏膜损伤导致出血的可能

B. 浅麻醉下行气管内插管可引起剧烈呛咳、屏气、喉头及支气管痉挛，心率增快及血压剧烈波动可导致心肌缺血或脑血管意外

C. 气管导管内径过小时，可引起呼吸道梗阻

D. 气管导管内径过大或质地过硬时，容易损伤呼吸道黏膜，可形成慢性肉芽肿

E. 导管插入过深可误入一侧主支气管内，引起通气不足、缺氧或术后肺不张

53. 关于全身麻醉过程中反流与误吸的预防，下列叙述错误的是

    A. 择期手术患者，麻醉前应禁食禁水

    B. 饱食后又必须进行手术者，可采用局部麻醉或椎管内麻醉，并保持患者清醒

    C. 急诊饱胃患者必须行全身麻醉时，手术前可给予降低胃液 pH 的药物

    D. 麻醉诱导时采用快速顺序诱导的方法，并给予环状软骨按压以降低反流误吸的风险

    E. 麻醉苏醒期，等患者完全清醒且咽喉部保护性反射恢复以后再尝试拔管

54. 麻醉后患者需去枕平卧 6 小时的是

    A. 骶管阻滞

    B. 局麻加强化

    C. 全身麻醉后患者完全清醒拔除气管插管后

    D. 硬脊膜外麻醉

    E. 腰麻

55. 关于全身麻醉过程中低氧血症的叙述，下列错误的是

    A. 气管内导管插入一侧支气管或脱出气管外以及呼吸道梗阻均可引起低氧血症，应及时发现和纠正

B. 弥散性缺氧可见于 N_2O 吸入麻醉

C. 肺不张可通过吸痰、增大通气量及肺复张等措施纠正

D. 严重误吸者应用氧治疗

E. 肺水肿可发生于急性左心衰竭或肺毛细血管通透性增加，应增加吸入氧浓度，同时积极治疗原发病

56. 临床麻醉中很少用作局部浸润的局麻药是

A. 普鲁卡因　　　B. 丁卡因

C. 布比卡因　　　D. 利多卡因

E. 罗哌卡因

57. 术中患者发生呕吐和反流时，下列哪项处理是正确的

A. 立即压迫环状软骨以闭塞食管，防止胃内容物进一步进入咽部

B. 立即将患者置于头低脚高位，并将头转向一侧，同时将反流物吸出

C. 立即将患者置于头高脚低位，并将头转向一侧，同时将反流物吸出

D. 立即给予支气管解痉药及抗生素

E. 立即进行辅助呼吸

二、A2 型题

58. 患者，女性，27 岁。因心脏手术，麻醉药过量，患者出现呼吸、心搏停止。此时除进行人工呼吸及心脏按压外，应采取哪项急救措施

A. 静脉滴注去甲肾上腺素

B. 静脉注射毛花苷丙

C. 心内注射阿托品

D. 心内注射肾上腺素

E. 异丙肾上腺素静脉注射

59. 患者，女性，48 岁。肌间沟臂丛阻滞，使用 1.5% 利多卡因 20ml 加 0.5% 丁卡因 20ml，患者出现抽搐，烦躁，心率增快。该患者应考虑为

A. 喉返神经阻滞　　B. 局麻药毒性反应

C. 硬膜下神经阻滞　D. 过敏反应

E. 气胸

60. 患者，男性，32 岁。行阑尾切除术，硬膜外麻醉时发生轻度的局麻药毒性反应。下列处理措施错误的是

A. 立即吸氧

B. 停止注射局麻药

C. 肌注麻黄碱

D. 肌注苯巴比妥钠

E. 肌注地西泮

61. 患者，男性，48 岁，急诊行腹主动脉瘤破裂修补术。使用氯胺酮 2mg/kg 静脉注射行全麻诱导，静脉注射琥珀酰胆碱 1.5mg/kg，气管插管后即刻患者血压从 110/80mmHg 降至 50/20mmHg。患者突然出现血压剧烈下降的最可能原因是

A. 血容量不足

B. 氯胺酮对心肌的直接抑制作用

C. 琥珀酰胆碱介导的组胺释放引起小动脉舒张

D. 直接喉镜引起的迷走神经反射

E. 监护不严

62. 患者，男性，72 岁，因前列腺癌择期行睾丸切除术。选择蛛网膜下腔阻滞麻醉，为满足手术需要的麻醉平面，至少要达到的水平是

A. T_4　　　　　B. T_{10}

C. L_3　　　　　D. S_1

E. S_2

63. 患者，男性，33 岁，存在急性间歇性卟啉病病史，拟于全身麻醉下行膝关节镜检查术。下列药物中，该患者禁用的是

A. 芬太尼　　　　B. 异氟醚

C. 丙泊酚　　　　D. 依托咪酯

E. 阿司匹林

64. 患者，男性，21 岁，ASA Ⅰ～Ⅱ级，门诊行右手背腱鞘囊肿切除术。合理的麻醉前用药是

A. 哌替啶 100mg 肌注

B. 无需任何麻醉前用药

C. 咪达唑仑 10mg 肌注

D. 阿托品 + 苯巴比妥钠肌注

E. 地西泮 10mg 肌注

65. 患者，男性，75 岁，有心肌梗死病史，心功能Ⅳ级。由于胃穿孔拟在全麻下行胃穿孔修补术，最适宜的麻醉诱导药是

A. 氯胺酮 B. 羟丁酸钠

C. 硫喷妥钠 D. 依托咪酯

E. 阿托品

66. 患者，男性，52 岁，因肝内外胆管结石，在全麻下行肝内外胆管切开取石术。既往有冠心病病史，长期服用 β 受体阻滞剂。术中心率 49～51 次/分左右，但血压尚能维持，这种情况应

A. 给予阿托品

B. 给予东莨菪碱

C. 给予麻黄碱

D. 给予多巴胺

E. 给予肾上腺素

67. 患者，男性，42 岁。半年前接受泼尼松治疗 8 周。现因胃部肿瘤拟行胃癌根治术。术前用药，下列哪种应禁用

A. 吗啡 B. 普萘洛尔

C. 阿托品 D. 东莨菪碱

E. 咪达唑仑

三、A3/A4 型题

（68～71 题共用题干）

患者，男性，34 岁，因"酒后打架腹部刀扎伤 2 小时"入院，拟于全身麻醉下行剖

腹探查，肠修补术。查体：身高 178cm，体重 94kg，意识淡漠；BP 83/42mmHg，HR 129 次/分。

68. 急诊气道管理的核心技术为

A. 纤维支气管镜插管技术

B. 慢诱导插管技术

C. 快速顺序诱导插管技术

D. 经鼻气管内插管技术

E. 清醒插管技术

69. 下列措施中，不能减少患者反流、误吸的是

A. 麻醉前催吐

B. 麻醉前下胃管吸引

C. 若发生呕吐，患者呈头低脚高位

D. 充分的表面麻醉

E. 麻醉后按压环状软骨

70. 诱导后患者面罩通气困难，不能改善该患者通气效果的是

A. 置入口咽通气道

B. 置入喉罩

C. 双人加压辅助通气

D. 置入鼻咽通气道

E. 加大氧流量

71. 该患者气管内插管后，以下检查中最可靠的证实气管内插管成功的是

A. 双肺听诊

B. 胸廓起伏动作

C. 出现呼气末二氧化碳波形

D. 没有腹部膨隆

E. SpO_2 没有下降

（72～73 题共用题干）

患者，女性，60 岁，因"食管中下段癌"拟行食管癌根治术。患者平时体质虚弱。ASA Ⅱ级。查体：体重 56.5kg。室温 20℃。全凭静脉麻醉诱导和维持。手术历时 4.5 小时，术

中出血 200ml，输液 2500ml，尿量 600ml。术后苏醒延迟。置入温度探测头测肛温 33.2℃。迅速升高室温至 28℃，强制气流加温系统。1 小时后患者肛温升至 36.1℃，患者清醒。

72. 患者体温下降的原因不包括

   A. 患者平素体质虚弱

   B. 患者为女性

   C. 全身麻醉药均抑制体温调节中枢

   D. 肌肉松弛药降低肌肉张力

   E. 食管癌根治术时间长，手术创伤大

73. 关于低体温导致苏醒延迟的预防和处理方法，错误的是

   A. 麻醉前保持皮肤温暖

   B. 控制环境温度 18～20℃

   C. 热电阻加温毯

   D. 强制气流加温系统

   E. 尽量减少暴露面积，注意保存患者热量

（74～75 题共用题干）

患者，女性，29 岁。因背部发现肿块前来就诊，查体肿块活动度好，大小约 1.5cm × 1.0cm，拟行局麻下肿块切除术。

74. 常用的局部麻醉方法是

   A. 局部静脉麻醉   B. 局部浸润麻醉

   C. 区域阻滞麻醉   D. 神经干阻滞

   E. 表面麻醉

75. 该患者可以选用的局麻药不包括

   A. 0.25%～1%普鲁卡因

   B. 0.2%丁卡因

   C. 0.2%罗哌卡因

   D. 0.2%～0.25%布比卡因

   E. 0.25%～0.5%利多卡因

四、B1 型题

（76～77 题共用备选答案）

   A. 吗啡   B. 罗通定

   C. 纳洛酮   D. 曲马多

   E. 可待因

76. 有明显的镇静、催眠及镇痛作用，其镇痛作用与阿片受体无关的是

77. 成瘾性低，对呼吸抑制弱，适用于呼吸道疾病患者镇痛的是

（78～80 题共用备选答案）

   A. 硬脊膜外麻醉

   B. 腰麻

   C. 硫喷妥钠麻醉

   D. 氯胺酮麻醉

   E. 乙醚吸入麻醉

78. 休克患者选用

79. 糖尿病患者慎用

80. 急性呼吸道感染患者禁用

（81～82 题共用备选答案）

   A. 表面麻醉

   B. 局部浸润麻醉

   C. 硬膜外麻醉

   D. 蛛网膜下腔麻醉

   E. 全身麻醉

81. 背部脂肪瘤切除术时，适用

82. 冠状动脉搭桥手术时，适用

五、X 型题

83. 关于麻醉前焦虑，下列叙述正确的是

   A. 手术前多数患者处于不同程度焦虑状态

   B. 解除焦虑有药物性和非药物性两类方法

   C. 术前焦虑状态并不能全部都在手术前解除

   D. 术前焦虑状态对术后康复无任何影响

   E. 应以关心和鼓励的方法消除其思想顾虑和焦虑心情

84. 麻醉前用药的目的是

   A. 缓解或解除术前疼痛

B. 减少不良的神经反射

C. 使患者情绪安定而合作

D. 减少口腔及呼吸道分泌物

E. 缓解、稳定病情

85. 硬膜外阻滞的麻醉平面与下列哪项因素有关

    A. 穿刺间隙   B. 麻药容积

    C. 麻药种类   D. 导管方向

    E. 注药方式

86. 麻醉前必须做的化验及检查包括

    A. 心电图   B. 血生化

    C. 血常规   D. 尿常规

    E. 血气分析

87. 下列关于七氟烷的叙述, 错误的是

    A. 对中枢神经系统有抑制作用, 对脑血管有舒张作用, 可引起颅内压升高

    B. 可降低外周血管阻力, 引起动脉压和心排血量升高

    C. 对心肌传导系统有影响

    D. 不增加心肌对外源性儿茶酚胺的敏感性

    E. 对呼吸道无刺激性, 不增加呼吸道的分泌物

88. 下列关于氧化亚氮的叙述, 错误的是

    A. 对心肌具有一定的直接抑制作用

    B. 对心排血量、心率和血压具有明显影响

    C. 对肺血管平滑肌有收缩作用, 使肺血管阻力增加而导致右房压力升高, 使外周血管阻力升高

    D. 对呼吸有轻度抑制作用, 使潮气量降低和呼吸频率加快, 但对呼吸道无刺激性, 对肺组织无损害

    E. 可引起脑血流量增加而使颅内压轻度升高

89. 下列关于依托咪酯的叙述, 正确的是

    A. 可降低脑血流量、颅内压及脑代谢率

    B. 对心率、血压及心排血量均有明显影响

    C. 增加心肌耗氧量

    D. 有轻度冠状动脉扩张作用

    E. 对静脉有刺激性, 引起注射部位局部疼痛

90. 关于丙泊酚的临床应用, 下列叙述正确的是

    A. 全麻静脉诱导, 剂量为 $1.0 \sim 2.5 \mathrm{mg/kg}$

    B. 可静脉持续输注与其他全麻药复合应用于麻醉维持

    C. 对静脉有刺激作用, 可导致注射部位局部疼痛

    D. 对呼吸有轻微的抑制作用

    E. 麻醉后恶心、呕吐的发生率约为 $2\% \sim 5\%$

91. 下列药物中, 可以降低颅内压的是

    A. 丙泊酚   B. 氟烷

    C. 氯胺酮   D. 氟哌利多

    E. 硫喷妥钠

92. 全麻药的作用包括

    A. 抑制自主神经反射

    B. 抑制意识

    C. 抑制疼痛

    D. 抑制运动神经反射

    E. 抑制黏膜及腺体分泌

93. 依托咪酯静脉麻醉的不良反应是

    A. 肌阵挛

    B. 注射部位疼痛

    C. 术后恶心、呕吐

    D. 变态反应

    E. 抑制肾上腺皮质功能

94. 关于麻醉前用药, 下列叙述正确的是

A. 高热患者可用抗胆碱药东莨菪碱

B. 小儿使用抗胆碱药，剂量应增大

C. 卟啉病患者应常规使用苯巴比妥

D. 甲亢患者需用较大剂量的镇静剂

E. 对老年或有疼痛的患者多使用东莨
菪碱

95. 吗啡禁用于

A. 肺心病　　　　B. 哺乳妇女

C. 支气管哮喘　　D. 脑外伤昏迷

E. 肝功能严重减退

第八章　基本技能

1. 心肺复苏"生存链"，以下哪项除外
   A. 尽早识别心搏骤停和启动 EMSs
   B. 早期后送
   C. 尽早开始 CPR
   D. 尽早电除颤
   E. 早期由专业人员进行高级生命支持

2. 胸外心脏按压时，胸内压力明显升高并传递到胸内的心脏和血管，再传递到胸腔以外的大血管，驱使血液流动；按压解除时脑内压下降，静脉血回流到心脏。其原理是
   A. 心泵机制
   B. 回流机制
   C. 胸泵机制
   D. 容积机制
   E. 胸外按压机制

3. 患者心脏骤停后，首先要采取的抢救措施为
   A. 心脏按压
   B. 给氧
   C. 开放静脉通道
   D. 静脉注射利多卡因
   E. 人工心脏起搏

4. 成人胸外心脏按压，一般使胸骨下陷的深度为
   A. 1~2cm
   B. 2~3cm
   C. 3~4cm
   D. 4~5cm
   E. 5~6cm

5. 关于有效胸外心脏按压的叙述，错误的是
   A. 肘关节伸直，按压方向与胸骨垂直
   B. 按压幅度为 2~3.5cm（成人）
   C. 按压与放松时间各 50%
   D. 按压频率为 100 次/分
   E. 每次按压后，双手都不能离开胸壁

6. 胸外心脏按压的恰当按压部位是
   A. 胸骨上、中 1/3 交界处
   B. 胸骨下 1/2
   C. 胸骨左缘第 4 肋间
   D. 胸骨中下 1/3 交界处
   E. 胸骨左缘第 4 肋间腋中线上

7. 心肺复苏过程中，关于胸外心脏按压的叙述，正确的是
   A. 手掌置于剑突与左第 4、5 肋之间
   B. 按压部位在患者胸骨中下 1/3 交界处或两乳头连线中点的胸骨上
   C. 每次按压使手掌下沉 2~3cm，避免肋骨折断
   D. 按压频率为 80 次/分左右
   E. 心脏按压频率与口对口人工呼吸频率的比例为 4:1

8. 成人胸外心脏按压的最佳频率是
   A. 20~40 次/分
   B. 40~60 次/分
   C. 60~80 次/分
   D. 80~100 次/分
   E. 100~120 次/分

9. 双人复苏时，心脏按压次数和口对口人工呼吸次数的比例为
   A. 1:1
   B. 15:2
   C. 30:1
   D. 30:2
   E. 10:1

10. 成年人胸外双相波电除颤最常用的电能是
    A. 100J
    B. 200J
    C. 300J
    D. 400J
    E. 500J

11. 对小儿首次胸外电除颤最常用的电能是
    A. 1J/kg   B. 2J/kg
    C. 3J/kg   D. 4J/kg
    E. 5J/kg

12. 胸外除颤时，电极板应置于
    A. 心尖区和右侧肩胛下角
    B. 胸骨左缘第 2 肋间和心尖区
    C. 胸骨右缘锁骨下方和心尖区
    D. 胸骨右缘第 3 肋间和心尖区
    E. 胸骨左缘第 3 肋间和心尖区

13. 急性心肌梗死患者突发呼吸、心搏骤停，经积极 CPR 后心电监护示"室颤"，此时需要的处理是
    A. 口对口人工呼吸
    B. 气管插管呼吸机辅助呼吸
    C. 非同步直流电除颤
    D. 同步直流电除颤
    E. 静脉推注肾上腺素

14. 气管插管患者一般采取
    A. 颈仰卧位   B. 俯卧位
    C. 半卧位   D. 侧卧位
    E. 膝胸卧位

15. 目前临床应用最广泛的一种气管插管是
    A. 经口腔明视插管法
    B. 经鼻盲视插管法
    C. 经口盲视插管法
    D. 经口鼻视插管法
    E. 逆行引导气管插管法

16. 股动脉穿刺的最佳穿刺点是
    A. 腹股沟韧带上方 1~2cm 处
    B. 腹股沟韧带下方 1~2cm 处
    C. 腹股沟韧带上方 4~5cm 处
    D. 腹股沟韧带中内 1/3 处
    E. 腹股沟韧带中外 1/3 处

17. 下列选项中，不能降低桡动脉穿刺置管术的血栓发生率的是
    A. 导管质量好
    B. 控制置管时间
    C. 肝素水冲管
    D. 置管之前行 Allen 试验
    E. 无菌操作

18. 动脉穿刺术的相对禁忌证是
    A. 局部感染或皮肤破损
    B. 心源性休克患者
    C. 体外循环及心内直视手术的患者
    D. 嗜铬细胞瘤手术患者
    E. 需要低温麻醉和控制性降压者

19. 将穿刺针插在桡动脉上，将穿刺针推入的角度为
    A. 15°~30°   B. 30°~45°
    C. 45°~60°   D. 5°~15°
    E. 60°~90°

20. 动脉穿刺留置的导管，持续冲洗应采用
    A. 肝素   B. 生理盐水
    C. 蒸馏水   D. 消毒液
    E. 5% 葡萄糖

21. Allen 试验用于哪个动脉穿刺置管前的检查
    A. 桡动脉   B. 股动脉
    C. 足背动脉   D. 颞动脉
    E. 尺动脉

22. 股静脉的穿刺部位是
    A. 股动脉内侧   B. 股神经内侧
    C. 股动脉外侧   D. 股神经外侧
    E. 股神经和股动脉之间

23. 颈内静脉穿刺置管的最佳体位是
    A. 体位左侧倾斜 30°
    B. 体位右侧倾斜 30°
    C. 去枕仰卧，头低 15°~30°
    D. 仰卧位，头高 15°~30°
    E. 平卧位

24. 中心静脉穿刺置管术的并发症不包括

A. 羊水栓塞　　　　B. 血胸

C. 气胸　　　　　　D. 感染

E. 空气栓塞

25. 关于脊髓损伤的急救转运，说法错误的是

A. 维持脊柱的稳定

B. 防止脊柱的分离、扭曲

C. 两人搬运中，一人抬头部，另一人抬下肢

D. 避免移动时再次损伤脊髓

E. 应尽可能经制动固定后再搬动

26. 脊柱骨折患者在搬运过程中，最正确的体位是

A. 侧卧位　　　　B. 仰卧屈曲位

C. 仰卧过伸位　　D. 俯卧过伸位

E. 坐位

27. 脊柱损伤伤员的正确搬运方法是

A. 二人分别抱头抱腿平放于硬板上后送

B. 二人用手分别托住伤员的头、肩、臀和下肢，动作一致将伤员搬起平放

C. 二人用手分别托住伤员头、肩、臀和下肢，平放于帆布担架上后送

D. 无搬运工具时可背负伤员后送

E. 一人抱起伤员放于门板担架上后送

28. 搬运脊柱损伤患者，最重要的是

A. 搬运速度要快

B. 搬运动作要轻柔

C. 使脊柱保持伸直位，平卧搬运，避免屈曲和扭转

D. 固定于仰卧位

E. 固定于俯卧位

29. 使用煮沸灭菌法时，下列操作正确的是

A. 可以煮沸消毒的物品应于水沸腾后放入，煮沸时间越长消毒效果越好

B. 在水中煮沸（100℃）并持续 30 分钟可以杀灭带芽孢的细菌

C. 高原地区气压低，煮沸时间需要相应

延长，一般海拔每增高 500m，灭菌时间延长 2 分钟

D. 在水中煮沸（100℃）并持续 20 分钟就可以达到灭菌效果

E. 灭菌时间应从水沸腾后算起，中途可加入其他物品，先放入的物品达到灭菌时间后可以取出

30. 手术区皮肤的消毒范围，应包括切口周围

A. 10cm　　　　　B. 15cm

C. 20cm　　　　　D. 25cm

E. 30cm

31. 患者手术区消毒时，正确的方式为

A. 如为感染伤口处手术，应自手术区外周向感染伤口处涂擦药液

B. 手术区皮肤消毒范围要包括手术切口周围 10 厘米的区域

C. 已经接触污染部位的药液纱布，可以再返擦清洁处

D. 行左肘部手术时，左手可不必消毒

E. 如手术时有延长切口的可能，也不必扩大消毒范围

32. 患者手术区消毒后铺无菌布单时，下列哪一项与铺单的原则不符

A. 除手术切开部位外，至少要有两层无菌布单遮盖

B. 通常先铺相对不洁区

C. 无菌布单铺下后，不可随便移动

D. 大单的头端应盖过麻醉架

E. 大单的两侧和足端应垂下超过手术台边 30 厘米

33. 手术人员穿无菌手术衣和戴无菌手套后，哪一部位可以认为是无菌地带，能够用手接触

A. 背部　　　　　B. 腰部以下部位

C. 前胸部　　　　D. 肩部以上部位

E. 手术台边缘以下的布单

34. 乳腺的正确检查方法是

A. 内下、内上、外上、外下、中央各区

B. 外上、外下、内下、内上、中央各区

C. 外上、内上、外下、内下、中央各区

D. 中央、内下、内上、外上、外下各区

E. 内上、外上、外下、内下、中央各区

35. 正中神经损伤查体时，可发现

A. Froment 征阳性

B. 拇指对掌功能障碍

C. 掌指关节及指间关节被动屈曲障碍

D. 尺侧一指半皮肤感觉消失

E. 1~5 指主动屈曲障碍

36. 正确、有效的手部创伤止血方法是

A. 局部加压包扎　　B. 腕部压迫止血

C. 橡皮带止血　　　D. 止血带止血

E. 钳夹止血

37. 在没有不利于伤口愈合因素的情况下，关于各部位手术切口拆线时间的叙述，错误的是

A. 头、面、颈部术后 4~5 日拆线

B. 四肢手术 10~12 日拆线

C. 下腹部、会阴部手术 6~7 日拆线

D. 胸背部手术 10~12 日拆线

E. 减张缝合及近关节处需术后 14 日拆线

38. 关于清创缝合的叙述，错误的是

A. 污染严重的伤口，清创后不缝合

B. 清创术最好在伤后 6~8 小时以内施行

C. 面部、头颈部的伤口超过 14 小时，清创后应尽可能缝合

D. 关节、大血管或神经暴露的伤口清创后不缝合

E. 清除伤口污物和异物，切除失去活力的组织

39. 污染较轻的伤口在 4 小时内清创后

A. 一期缝合　　　　B. 8 小时后缝合

C. 1~2 天后缝合　　D. 不缝合

E. 延期缝合

40. 在缝合时，以腹部皮肤缝合为例，针距为

A. 1cm　　　　　　B. 2cm

C. 3cm　　　　　　D. 4cm

E. 1.5cm

41. 手部创口清创处理，一般不迟于

A. 8 小时　　　　　B. 10 小时

C. 11 小时　　　　 D. 12 小时

E. 15 小时

42. 关于体表肿物切除时切口选择的叙述，下列错误的是

A. 多选择梭形或纵行切口

B. 切口平行于皮纹方向

C. 切口垂直于皮纹方向

D. 避开关节

E. 避开血管

43. 心包穿刺的常用穿刺点是

A. 剑突与左肋缘成角处

B. 剑突与右肋缘成角处

C. 胸骨左缘第 2 肋间

D. 左锁骨中线与第 5 肋间相交处

E. 胸骨右缘第 5 肋间

44. 闭式引流管侧孔应位于胸腔内

A. 1~2cm　　　　　B. 2~3cm

C. 3~5cm　　　　　D. 5~7cm

E. 8~10cm

45. 下列患者不宜实施腹腔镜手术的是

A. 有凝血功能障碍而凝血功能未纠正的患者

B. 糖尿病患者

C. 原发免疫性血小板减少症准备行脾切除的患者

D. 年龄 >60 岁的患者

E. 既往曾行剖宫产手术，现准备行胆囊切除术的患者

46. 下列情况禁用诊断性腹腔穿刺术的是

A. 小儿及老人　　　B. 昏迷者

C. 严重腹胀者　　　D. 病史不清者

E. 诊断不清者

47. 胸腔穿刺抽液时，下列操作错误的是

A. 抽液后胸腔内可以不用药

B. 严格无菌操作

C. 穿刺针应沿肋骨下缘进针以免损伤血管

D. 穿刺发生"胸膜反应"应立即停止抽液

E. 抽液不宜过多过快

48. 耻骨上膀胱穿刺造瘘点位于

A. 耻骨上正中 2cm

B. 耻骨上正中 4cm

C. 耻骨联合与脐连线中点

D. 耻骨联合下缘

E. 阴茎根部

49. 石膏或夹板固定后，最应关注的是

A. 松脱　　　　　　B. 骨折再移位

C. 压迫性溃疡　　　D. 血液循环受阻

E. 石膏变形

50. 治疗骨折不可轻易切开复位内固定，最主要的原因是

A. 损伤神经，引起肢体瘫痪

B. 易损伤大血管，引起肢体坏死

C. 影响骨折血运，导致延迟愈合或不愈合

D. 手术后发生感染，形成骨髓炎

E. 术中发生意外

51. 股骨骨折行骨牵引手术时，因牵引重量过大容易产生的移位是

A. 侧方移位　　　　B. 成角移位

C. 缩短移位　　　　D. 分离移位

E. 旋转移位

52. 开放性伤口在手术时的检查要点是

A. 伤口种类、伤势、形状、程度、污染

情况、有无异物存留

B. 伤口大小、深度、形状、性状、污染情况、有无异物存留

C. 伤口分类、窦道、部位、性状、损伤部位、损伤脏器数量

D. 伤口类型、程度、性质、部位、分类情况、有无脏器损伤

E. 伤口入口、出口、部位、形状、严重程度、有无合并损伤

二、A2 型题

53. 患者，男性，75 岁，主因"胸闷 1 天"来医院急诊，既往有冠心病病史。急诊挂号时，突然倒地，意识丧失，检查发现患者颈动脉搏动消失，瞳孔散大，立即心脏按压，开放气道接球囊通气，并转运至复苏室进行抢救。给予持续胸外按压、辅助通气，心电监护示心室颤动。下列处理，正确的是

A. 单相波同步电除颤 360J

B. 静脉注射肾上腺素 2mg

C. 单相波非同步电除颤 300J

D. 静脉注射胺碘酮 300mg

E. 双相波非同步电除颤 200J

54. 患者，男性，73 岁，胸痛、心悸伴晕厥 1 次。查体：血压 140/80mmHg，脉搏 72 次/分，早搏 2～3 次/分。住入 ICU 后，突发室颤。拟使用电除颤，首次双相波除颤最常用的能量是

A. 100J　　　　　　B. 200J

C. 300J　　　　　　D. 150J

E. 360J

55. 患者，女性，47 岁，冠心病病史 10 年，晨起在商场突然晕厥，心搏骤停。应在启动急救医疗服务系统后完成电除颤的时间是

A. 1～2 分钟　　　　B. 3～4 分钟

C. 4～6 分钟　　　D. 6～8 分钟

E. >10 分钟

56. 患者，男性，40 岁，在硬膜外麻醉下行胆囊切除术，$T_{7～8}$穿刺，首次给 1.33% 利多卡因 30ml。给药后 20 分钟医师手术切皮时发现血色发紫，刀口不渗血，诊断心跳停止。应进行的抢救措施是

A. 头部降温

B. 脱水治疗

C. 胸内心脏按压

D. 气管插管及胸外心脏按压

E. 口对口人工呼吸

57. 患者，女性，19 岁，不慎掉入水库中，被人发现溺水后意识丧失 20 秒。施救者抢救步骤首先为

A. 转移到陆地后先行胸外按压

B. 转移到陆地后俯卧位，头偏向一侧

C. 转移到陆地后用海姆立克手法处理

D. 进行早期复苏，可在水中口对口人工呼吸

E. 转移到陆地后立即倒转身体，促进肺内水流出

58. 患者，女性，18 岁，体操运动员。在体育馆训练时跌落，头部着地，导致颈椎损伤。在进行复苏的过程中，下列叙述错误的是

A. 为防止误吸，应把头偏向一侧

B. 尽量避免移动颈椎

C. 保持头部固定为中线位置，最大限度减少头部移动

D. 面朝下倒地患者，翻转患者过程中始终保持头颈部处为正中线位置

E. 有效维持气道开放和充分通气而不加重脊髓损伤

59. 患者，男性，34 岁，建筑工人，高空作业时不幸坠地。查体：患者清醒，$T_{10～11}$压

痛，剑突以下感觉运动障碍。最恰当的急救搬运是

A. 一人抬头，一人抬足

B. 一人搂抱

C. 一人背运

D. 二人扶架而走

E. 患者平卧木板搬运

60. 患者，男性，45 岁，有乙肝病史 9 年。现因肝硬化门静脉高压症入院并为其实施手术，关于术后无菌巾和敷料的处理方式，正确的是

A. 清洗后进行高压灭菌

B. 高压灭菌后再清洗

C. 过氧乙酸浸泡后再清洗

D. 放污物桶集中处理

E. 焚烧

61. 患者，男性，33 岁，准备行剖腹探查术，麻醉成功，消毒完毕。下列关于铺无菌巾的描述，正确的是

A. 先铺下腹部，铺单后可由中心向外移动调整

B. 无菌单铺设后，绝不可再移动

C. 如果无菌单的位置未放正确，可以由外向内做调整

D. 无菌单铺设后，可再随便移动

E. 先铺操作者的同侧

62. 患者，男性，行阑尾切除术，选右下腹部麦氏切口。皮肤的消毒范围应是

A. 脐以下，耻骨以上

B. 剑突以下，耻骨以上

C. 剑突以下至双大腿上 1/3 处

D. 脐以下至双大腿上 1/3 处

E. 手术切口周围 10cm 区域

63. 患者，男性，33 岁，铜绿假单胞菌感染清创手术后，手术器械的处理方式是

A. 10% 甲醛溶液中浸泡 60 分钟，清洗后

高压灭菌

B. 2000mg/L 有效氯溶液中浸泡 60 分钟，清洗后干热灭菌

C. 2000mg/L 有效氯溶液中浸泡 60 分钟，清洗后高压灭菌

D. 0.2% 中性戊二醛溶液中浸泡 30 分钟，清洗后高压灭菌

E. 0.2% 中性戊二醛溶液中浸泡 30 分钟，清洗后干热灭菌

64. 患者，男性，34 岁，行胃癌根治术。医生在手术过程中，无菌操作原则正确的是

A. 手术过程中，两个对侧手术人员需要调换位置，为了方便，可以从手术台头侧换位

B. 手术人员的肘部接触到了参观手术人员，提醒参观者保持参观距离

C. 手术过程中，手术人员穿包背式手术衣的情况下，可以在其背后传递无菌器械物品

D. 在层流手术间，手术时，为了加速空气流动可以使用电风扇

E. 手术单不小心被洒出的生理盐水湿透，应更换（或加盖）新的手术单

65. 患者，男性，患绞窄性肠梗阻，行肠切除、肠管吻合术。切除肠管前，用纱布垫保护周围组织，目的是

A. 防止水分蒸发过多

B. 防止或减少污染

C. 避免损伤空腔脏器

D. 防止术后胃扩张

E. 防止术后腹胀

66. 患者，男性，30 岁，患肛周脓肿，行脓肿切开引流术。正确的皮肤消毒方法是

A. 由四周向中心区涂擦

B. 由手术区中心部向四周涂擦

C. 消毒范围为切口周围 10cm 区域

D. 已接触污染部位的消毒纱布球可反复

消毒使用

E. 延长切口时，消毒范围不必再扩大

67. 某气性坏疽患者，伤口处皮肤坏死、有渗出，在手术室行伤口清创术。手术后手术室消毒应选用

A. 1∶1000 苯扎溴铵溶液擦洗室内物品，通风 1 小时

B. 40% 甲醛溶液消毒

C. 紫外线照射

D. 乳酸消毒法

E. 戊二醛浸泡

68. 患者，男性，57 岁，左侧胸骨旁刀扎伤后 1 小时。查体：血压 80/50mmHg，颈静脉怒张，心音遥远。考虑为急性心包压塞，开胸探查切口应选择

A. 右前胸第 4 肋间切口进胸

B. 左前胸第 6 肋间后外侧切口进胸

C. 右前胸第 6 肋间后外侧切口进胸

D. 左前胸第 2 肋间切口进胸

E. 左前胸第 4 肋间切口进胸

69. 患者，男性，左大腿被刀砍伤，8 小时后送到医院急诊。检查：左大腿外侧有 5cm 长伤口，边缘尚整齐，伤口内沾有较多泥土。宜采用的处理措施是

A. 伤口换药

B. 冲洗、消毒后缝合

C. 清创后一期缝合

D. 清创后延期缝合

E. 清创后不予缝合

70. 患者，男性，23 岁，面颊部开放性剃须刀割伤后 12 小时。局部处理正确的是

A. 按感染伤口对待，只换药，不清创

B. 清创后一期缝合

C. 清创后延期缝合

D. 清创后不缝合

E. 换药观察后，延期缝合

71. 患者，男性，52 岁，右下肢黑痣多年。近半年黑痣颜色加深，变大，轻度瘙痒。正确的处理方式是

    A. 局部切除活检，然后决定进一步治疗

    B. 及时完整切除，送病理检查

    C. 激光治疗

    D. 冷冻去除

    E. 继续观察

72. 患者，男性，68 岁，有糖尿病、下肢静脉功能不全病史 20 年。10 年前出现左踝部溃疡，经久不愈，近期自觉溃疡易出血伴疼痛明显。查体：左内踝处有约 2.0cm 溃疡，边缘不规则隆起，基底不平，触之易出血。为明确诊断，最恰当的活检手段为

    A. 细针穿刺活检　　　B. 粗针穿刺活检

    C. 钳取活检　　　　　D. 切除活检

    E. 脱落细胞学检查

73. 患者，男性，37 岁。左前胸刀刺伤半小时。体格检查：血压 54/40mmHg，中心静脉压 20cmH$_2$O，心率 151 次/分，心音减弱，颈静脉怒张。最恰当的处理为

    A. 输液、输血，补充血容量

    B. 摄 X 线胸片

    C. 超声心动图

    D. 心包穿刺

    E. 胸腔闭式引流

74. 患者，女性，29 岁，半年前有心悸不适。超声检查提示心包内大量液性暗区，右心房收缩减弱，右心室舒张受限。此时首选的治疗方式是

    A. 使用大剂量利尿药

    B. 心包穿刺置管引流

    C. 使用强心药物增强心脏收缩功能

    D. 开胸探查

    E. 暂不处理

75. 患者，男性，57 岁，因大量心包积液行心包穿刺术并置管引流。以下不符合拔管指征的是

    A. 24 小时引流量 50ml

    B. 24 小时引流量少于 20ml

    C. 夹闭引流管 24 小时无变化

    D. 超声显示无心包积液存在

    E. X 线胸片检查无心包积液存在

76. 患者，男性，25 岁，晨起剧烈咳嗽后突发呼吸困难。胸片示左侧气胸，肺压缩 60%，伴中等量胸腔积液。该患者胸腔闭式引流术置管位置应在

    A. 锁骨中线第 2 肋间

    B. 锁骨中线第 6 肋间

    C. 腋中线上胸部任一肋间

    D. 腋中线与腋后线之间第 6～7 肋间

    E. 锁骨中线与腋中线之间第 6～7 肋间

77. 患者，男性，35 岁，在腹腔镜胆囊切除术中发现可疑胆总管结石，准备术中胆道镜探查胆总管。术前胆道镜应采取的灭菌法是

    A. 干热灭菌法

    B. 环氧乙烷气体灭菌法

    C. 高压蒸汽灭菌法

    D. 煮沸法

    E. 过氧化氢等离子灭菌法

78. 患者，女性，43 岁，乙型肝炎表面抗原阳性，肝功能正常，行腹腔镜胆囊切除术后所使用的腹腔镜镜体，首先应使用哪种方式处理后再行等离子消毒

    A. 2% 中性戊二醛水溶液浸泡 1 小时

    B. 1∶1000 氯己定溶液浸泡 1 小时

    C. 1∶1000 氯己定溶液浸泡 15 分钟

    D. 0.5% 过氧乙酸溶液浸泡 15 分钟

    E. 1∶1000 苯扎溴铵溶液浸泡 2 小时

79. 患者，男性，43 岁，扭伤致踝部疼痛，活动受限，X 线片提示踝关节骨折 Ⅱ 型。宜

采用的治疗方法是

A. 石膏固定

B. 外固定架固定

C. 闭合复位克氏针固定

D. 切开复位钢板、螺钉内固定

E. 闭合复位髓内针固定

80. 患者，男性，41 岁，从高处坠落，右胸着地。查体：神清，呼吸 34 次/分，心率 106 次/分，血压 120/80mmHg，右胸壁瘀青，伴骨擦感，反常呼吸，双肺无干湿啰音。此时最重要的急救处理是

A. 静脉输液治疗

B. 给氧、镇静、止痛、支持治疗

C. 加压包扎，消除反常呼吸

D. 行气管插管辅助呼吸

E. 胸腔闭式引流术

81. 患儿，女，6 岁，X 线片提示桡骨远端青枝骨折，有背侧成角。正确的处理是

A. 手术复位内固定

B. 卧床 2 周

C. 手法复位，石膏托外固定

D. 不予处理

E. 药物治疗

82. 患者，男性，44 岁。肩部外伤致锁骨骨折。查体：肩外展，伸肘、屈肘功能及腕、手的功能完全丧失，并有感觉障碍。患者应选择的治疗是

A. 早期手术切开复位，内固定，同时探查臂丛神经

B. 手法复位，石膏外固定

C. 牵引复位

D. 手法复位，夹板固定

E. 手法复位，横 "8" 字绷带固定

83. 患儿，男，8 岁，胫骨上端骨折，当选用夹板固定时，夹板应固定在

A. 髋关节

B. 膝关节

C. 踝关节

D. 膝关节与踝关节

E. 膝关节与髋关节

84. 患者，女性，35 岁，膝关节结核 1 个月。在治疗膝关节结核中，除全身治疗外，局部治疗首选

A. 局部制动

B. 穿刺抽脓，注入抗结核药

C. 穿刺抽脓，注入抗结核药 + 局部制动

D. 滑膜切除术

E. 膝关节加压融合术

85. 患者，男性，26 岁，左上臂砸伤 7 小时来院。关于该患者的清创处理，下列错误的是

A. 因患者左上臂为开放伤口，已 7 小时，不宜清创缝合

B. 如有休克迹象不宜选择全麻

C. 一般采用臂丛或硬膜外麻醉

D. 同时应用抗生素

E. 同时应用破伤风抗毒素

86. 患者，女性，33 岁，因飞机座位上方行李滑下，面部皮肤被拉链搭扣划开 12 小时。检查左面颊皮肤全层裂开约 2.5cm，有血痂。该患者面颊部伤口的处理原则是

A. 伤口清创不缝合

B. 清创后延期缝合

C. 清创后一期缝合

D. 不清创，伤口处理后换药

E. 伤口内应用抗生素

三、A3/A4 型题

（87 ~ 90 题共用题干）

患者，女性，54 岁，因 "阵发性胸闷、心悸 12 小时，伴晕厥 1 次" 入院。拟诊 "冠心病，心绞痛"，给予输液治疗，观察 9 小时未再发作。但患者下床活动后再次发作，心率

121 次／分，给予吸氧，舌下含服硝酸异山梨酯片 5mg 无好转，约 10 分钟后，患者出现呼吸浅快、意识不清。心电监护提示：心室颤动。

87. 首先要选择进行的操作是
- A. 360J 单相非同步电除颤
- B. 胸外按压
- C. 球囊面罩给氧
- D. 静脉注射肾上腺素 1mg
- E. 气管插管

88. 如果患者进行了 1 次除颤，紧接着应进行的操作是
- A. 立即恢复胸外心脏按压
- B. 连续再除颤 3 次
- C. 气管插管
- D. 静脉注射肾上腺素
- E. 静脉注射阿托品

89. 患者经胸外心脏按压、呼吸支持、静脉注射肾上腺素和电除颤 3 次后，仍未恢复窦性心律，心电监护示心室颤动。接下来的处理是
- A. 注射阿托品 1mg 后再除颤
- B. 注射胺碘酮 300mg 后再除颤
- C. 注射硫酸镁 1.25g 后再除颤
- D. 注射利多卡因 100mg 后再除颤
- E. 经皮胸壁心脏起搏

90. 复苏过程中，脑保护治疗指的是
- A. 拯救已经损伤的脑组织
- B. 预防中枢性高热并发症
- C. 提供神经营养
- D. 在可能发生脑损害前采取的保护性措施
- E. 保护残存的脑功能

（91～93 题共用题干）
　　患者，女性，67 岁，清晨锻炼时突发心肌梗死，心搏骤停 3 分钟后实施心肺复苏，5

分钟后心跳、呼吸恢复，10 分钟后送至医院。查体：脉搏 102 次／分，血压 100/65mmHg，浅昏迷，两侧瞳孔不等大。

91. 下列治疗措施中，不必要的是
- A. 足量抗生素静脉滴注
- B. 高压氧疗
- C. 呋塞米 20mg 静脉滴注
- D. 物理降温使体温降至 33℃～35℃
- E. 20% 甘露醇 250ml 静脉快速滴注

92. 患者呼吸、心搏骤停 5 分钟可发生的是
- A. 代谢性碱中毒
- B. 呼吸性碱中毒
- C. 呼吸性酸中毒
- D. 代谢性酸中毒
- E. 呼吸性和代谢性酸中毒

93. 如果该患者经心肺复苏 5 分钟后，恢复自主心律，1 分钟后又变成心室颤动，如此反复 3 次，超过 15 分钟，接下来的正确处理是
- A. 静脉注射肾上腺素
- B. 继续心肺复苏
- C. 使用多巴胺升压药物
- D. 静脉注射硫酸镁
- E. 静脉滴注碳酸氢钠纠正酸中毒

（94～96 题共用题干）
　　手术人员已经洗好手，进行手术区域皮肤消毒、铺单后穿戴好无菌手术衣及手套，上台准备手术。

94. 在开始切皮前，主刀医师应注意
- A. 器械是否清点对数
- B. 麻醉平面是否已达到手术要求，患者血压、脉搏是否稳定
- C. 患者神志是否清醒
- D. 是否已输血
- E. 胃管是否插好

95. 手术进行中，术者前臂碰触了有菌部位，以下正确的是
- A. 更换另一手术术者

B. 重新洗手穿无菌手术衣、戴手套

C. 用 75% 乙醇消毒术者前臂衣袖

D. 加穿另一无菌袖套

E. 重新更换所有无菌单

96. 手术结束关腹前应注意

    A. 用络合碘消毒伤口一遍

    B. 伤口内应用酒精消毒

    C. 请麻醉师加注一次麻药后再关腹

    D. 洗手护士核对器械敷料，对数后才能关腹

    E. 待患者麻醉清醒后再关腹

（97 ~ 99 题共用题干）

    患者，女性，32 岁，因"胆囊结石伴急性胆囊炎"需行腹腔镜下胆囊切除术。

97. 该手术的切口为

    A. Ⅰ类切口

    B. Ⅱ类切口

    C. Ⅲ类切口

    D. 如术中胆囊未穿孔为Ⅰ类切口

    E. 如胆囊坏疽穿孔为Ⅱ类切口

98. 关于腹腔镜胆囊切除术的消毒范围，下列叙述错误的是

    A. 消毒上至乳头连线，下至耻骨联合

    B. 脐部需重点消毒

    C. 左侧需消毒至腋后线

    D. 右侧可消毒至腋后线

    E. 做皮肤切口前需再消毒

99. 关于手术区的铺巾方法，下列叙述正确的是

    A. 先铺同侧

    B. 先铺操作者一侧

    C. 如铺巾不准确可向术区内移动

    D. 最后铺相对不洁区

    E. 手术切口周围必须覆盖四层以上的无菌巾

（100 ~ 101 题共用题干）

    患者，男性，39 岁，发生车祸致下肢疼痛、活动受限 2 小时。查体：一般情况尚可。右小腿有一长约 16cm 的伤口，胫骨断端外露，伤口可见少量渗血。

100. 首先应该进行的急救处理是

    A. 止血

    B. 抗休克

    C. 急送手术室

    D. 跟骨结节骨牵引

    E. 进行简单的包扎及外固定

101. 首选的检查项目是

    A. X 线检查   B. CT 检查

    C. 磁共振检查   D. 超声检查

    E. 核素扫描

（102 ~ 106 题共用题干）

    患者，男性，15 岁，因发热、头痛入院治疗，疑诊为乙型脑炎，需做脑脊液检查，拟行腰椎穿刺术。

102. 患者需要进行的准备不包括

    A. 穿刺前先测量血压

    B. 摆放体位：侧卧于硬板床上，背部与床面垂直，头向前胸屈曲，两手抱膝紧贴腹部，使躯干呈弓形

    C. 由助手在术者对面一手挽住患者头部，另一手挽住双下肢腘窝处并用力抱紧，使脊柱尽量后凸

    D. 禁食水 3 ~ 5 小时

    E. 与家属沟通知情工作

103. 以髂后上棘连线与后正中线的交会处为穿刺点在皮肤上做一标记，此处相当于

    A. 第 3 ~ 4 腰椎棘突间隙

    B. 第 4 ~ 5 腰椎棘突间隙

    C. 第 2 ~ 3 腰椎棘突间隙

    D. 第 1 ~ 2 腰椎棘突间隙

    E. 腰 5 ~ 骶 1 棘突间隙

104. 腰椎穿刺的禁忌证不包括

A. 脑疝

B. 剧烈头痛者

C. 处于休克、衰竭或濒危状态

D. 疑有颅内压升高者，眼底检查发现明显视神经乳头水肿

E. 穿刺部位皮肤有炎症

105. 该患者在腰椎穿刺后取 3 管脑脊液送检时出现以下情况：3 管标本中，第 1 管呈红色，第 2、3 管逐渐变淡，离心后上清液透明。则提示发生下列哪种情况

A. 穿刺损伤

B. 化脓性脑膜炎

C. 椎管内新鲜血进入蛛网膜下腔

D. 脑膜黑色素瘤

E. 颅内新鲜血进入蛛网膜下腔

106. 如该患者为急性颅脑损伤患者，下列哪种情况应谨慎甚至禁行腰椎穿刺

A. 意识障碍尚未恢复

B. 开放性颅脑损伤

C. 怀疑有颅内血肿

D. 病情稳定后

E. 怀疑有颅内蛛网膜下腔出血

四、B1 型题

（107～110 题共用备选答案）

A. 高压蒸汽灭菌法

B. 煮沸灭菌法

C. 电离辐射法

D. 1：1000 苯扎溴铵浸泡

E. 10% 甲醛溶液浸泡

107. 适用于金属器械、玻璃和橡胶类物品的灭菌方法是

108. 适用于敷料类物品的灭菌方法是

109. 适用于输尿管导管消毒的灭菌方法是

110. 适用于刀片、剪刀消毒的灭菌方法是

（111～112 题共用备选答案）

A. 乳酸消毒法

B. 乳酸消毒后，用 1：1000 苯扎溴铵溶液擦洗室内物品

C. 40% 甲醛溶液消毒

D. 先在 2000mg/L 有效氯溶液中浸泡 60 分钟，然后清洗、高压蒸汽灭菌

E. 空气紫外线消毒法

111. HBsAg 阳性患者手术后所用手术器械的消毒方法应采用

112. 破伤风和气性坏疽患者手术后处理手术室的消毒方法应采用

（113～115 题共用备选答案）

A. 高压蒸汽灭菌法

B. 煮沸灭菌法

C. 火烧法

D. 电离辐射

E. 紫外线

113. 手术衣灭菌可采用

114. 室内空气消毒可采用

115. 塑料注射器灭菌可采用

五、X 型题

116. 关于煮沸灭菌法的叙述，错误的是

A. 一般的铝锅不能用来煮沸灭菌

B. 海拔高度每增高 300 米，一般应延长灭菌时间 1 分钟

C. 橡胶和丝线类物品应持续煮沸 25 分钟

D. 在水中加入碳酸氢钠可防止金属物品生锈

E. 此方法不能杀灭带芽孢的细菌

117. 关于手术医务人员术前手臂消毒，下列叙述错误的是

A. 灭菌王是含碘的高效复合型消毒液，刷手后不用浸泡

B. 传统肥皂水刷手法需要刷手 3 次，共 10 分钟，浸于 75% 乙醇中 5 分钟

C. 传统肥皂水刷手法需要刷手 5 分钟，

浸于 75% 乙醇中 5 分钟

D. 0.5% 碘酊涂抹后,以 75% 乙醇擦拭

E. 连续手术,手套未破,需要刷手 5 分钟,浸泡乙醇 5 分钟

118. 在行阑尾切除术前,手术人员完成刷手、穿手术衣、戴手套操作后,下列注意事项不正确的是

A. 手不能接触腰部以下

B. 手可以接触背部

C. 手可以接触手术台边缘以下

D. 双手不可拱举在胸前

E. 手不能接触背部

119. 关于手的消毒及洗手方法,下列正确的是

A. 重症监护室应采用非手接触式水龙头洗手

B. 肥皂液洗手 2 分钟,快速洗手液洗手 1 分钟

C. 选用的手消毒剂应当符合国家有关规定

D. 专业洗手遵循七步法

E. 各种操作前后均需洗手

120. 关于开放性创伤的处理原则,错误的是

A. 开放性创伤均需要手术治疗

B. 感染伤口应先行引流术,然后再做其他处理

C. 受伤时间超过 8~12 小时的锐器切割伤一律不得缝合

D. 开放性创伤在缝合伤口前均应切除创缘组织

E. 清创术完成后一期缝合的伤口不必放置引流

121. 体表肿物切除术的禁忌证包括

A. 头部良性肿瘤患者

B. 凝血机制障碍患者

C. 体表恶性肿瘤患者

D. 手术局部感染、化脓患者

E. 过敏性紫癜患者

122. 胸腔闭式引流术的适应证是

A. 气胸需要持续排气者

B. 脓胸需要持续排脓者

C. 血胸需要持续排血者

D. 切开胸膜腔者

E. 心包积液

123. 关于腹腔镜手术穿刺建立气腹的注意事项,下列正确的是

A. 无腹部手术史者可采用脐上缘、脐下缘切口穿刺

B. 有腹部手术史者尽可能远离原切口 5cm 以上穿刺

C. 选择合适的、性能良好的气腹针和套管针

D. 穿刺皮肤切口应稍小于穿刺套管的直径,以防漏气

E. 术前留置胃管和尿管,防止胃及膀胱过度膨胀引起损伤

124. 与夹板固定比较,石膏固定的缺点包括

A. 不能随意调节松紧度

B. 无弹性,不能随肌肉收缩而变形

C. 不适合使用固定垫

D. 长期固定易使关节僵硬

E. 可并发骨筋膜室综合征

125. 关于膝关节腔穿刺的操作,下列叙述正确的是

A. 患者仰卧于床或操作台上,两小腿自然下垂

B. 用 7~9 号注射针头,一般于髌骨上方、股四头肌肌腱外侧向内下刺入关节腔

C. 术者右手持注射器,左手固定穿刺

点，边抽吸边进针，注意有无新鲜血流

D. 当针进入关节腔后，右手不动，固定针头及注射器，左手抽动注射器筒栓进行抽液或注药

E. 穿刺部位按常规进行皮肤消毒，医师戴无菌手套，铺消毒洞巾，用2%利多卡因做局部麻醉

126. 患者，男性，44岁，因车祸致严重颅脑损伤及骨盆、股骨骨折住院。在应用机械通气过程中突发心跳停止，除马上进行胸外按压外，关于气道管理的叙述，不恰当的是

A. 检查是否存在呼吸机故障，同时进行12导联心电图检查

B. 继续机械通气，但要评估有无气胸可能

C. 继续机械通气，但要按情况改变通气参数

D. 将患者脱离呼吸机，采用复苏球囊进行手法通气

E. 气道吸痰，同时静脉输注生理盐水或乳酸林格液

127. 患者，男性，74岁，在门诊就诊时突发意识丧失，大动脉搏动消失，立即行CPR。在衡量CPR有效的标志中，正确的是

A. 散大的瞳孔开始缩小

B. 口唇发绀减轻

C. 收缩压在80mmHg以上

D. 触诊到颈动脉搏动

E. 偶尔出现自主呼吸动作

128. 患者，男性，37岁，既往体健，突发晕厥，无自主呼吸，大动脉搏动未触及，给予心肺复苏。胸外按压的注意事项，下列叙述正确的是

A. 患者必须平卧

B. 每次按压后应使胸廓充分回弹

C. 按压时选择剑突以上2～3cm处的部位，即胸骨下半部为按压点

D. 按压频率为100～120次/分

E. 确定按压部位后，凭借自身重力通过双臂和双手掌向下加压，按压深度5cm，然后放松，如此反复进行

129. 患者，男性，72岁，因右下肺癌行右下肺叶切除术。关于术后拔除胸腔引流管指征，说法错误的是

A. 术侧呼吸音良好，胸片显示肺扩张满意，水封瓶无气泡逸出，引流量每天＜50ml

B. 夹管1小时后观察患者无剧烈咳嗽，呼吸音同夹管前，胸片显示肺扩张程度与夹管前相同

C. 术后3天，胸片显示肺复张满意，无积液和积气

D. 胸腔引流液呈淡红色血清样，引流量比前1天减少一半以上

E. 胸腔闭式引流瓶内水柱停止波动即可拔管

130. 患者，女性，56岁，胫骨平台骨折，不需要手术，在行石膏操作技术时，下列叙述正确的是

A. 骨性突起的部位应做好衬垫

B. 为使衬垫平整应使用绷带环形缠绕衬垫

C. 石膏未固化前尽量减少肢体活动

D. 石膏未固化前用手掌扶持石膏固定的肢体

E. 患侧出现向内的石膏皱褶

131. 胸外伤患者的急救处理原则不包括

A. 立即剖胸探查

B. 迅速重建胸内负压

C. 立即胸腔穿刺

D. 保证呼吸通畅

E. 立即胸腔闭式引流

132. 对冻伤患者的治疗包括

A. 快速复温，温水浸泡

B. 施行心肺复苏

C. 处理局部冻伤

D. 防治感染

E. 火炉烘烤

133. 腹腔镜胆囊切除术的适应证是

A. 急性胆囊炎   B. 慢性胆囊炎

C. 胆囊息肉   D. 胆管结石

E. 胆囊结石

134. 关于腹部损伤的腹腔镜探查指征，错误的是

A. 有腹膜炎体征

B. 怀疑腹腔内脏损伤，经保守治疗病情

不见好转

C. 严重的复合性损伤，血流动力学不稳定

D. 生命体征不稳定者

E. 怀疑腹腔内有活动性出血但血流动力学稳定者

135. 患者，男性，32 岁，抬重物时突感胸闷、憋气、大汗，立即送医院检查。心率 120 次/分，血压 90/60mmHg，胸片示左侧胸腔内液气平面。处理方法不恰当的是

A. 进行胸腔镜检查

B. 胸壁固定

C. 输血，观察病情变化

D. 胸腔闭式引流术

E. 抽取胸腔液体和气体

02

下篇　试题答案与解析

第一章 外科总论

一、A1 型题

1. B 微循环扩张期，微循环缺血、缺氧持续进展，酸性代谢产物堆积和舒血管介质如组胺、激肽等释放，这些物质可直接引起毛细血管前括约肌舒张，致使大量血液流入毛细血管网（微循环）滞留并使之扩张、麻痹，造成血液淤滞。此期，循环血量显著减少、血压下降，微循环缺氧更趋严重。

2. B 在输血过程中要密切观察患者有无急性溶血的症状，一旦疑有溶血反应，就应立即停止输血，更换输血器，并立即抽取患者静脉血 5ml 离心沉淀，观察血浆色泽，若由微黄转变为红色，显示有多量游离血红蛋白，系溶血反应的证据。

3. C 甲醛蒸气熏蒸法是指用有蒸格的容器，按照容器的体积加入高锰酸钾和 40% 甲醛溶液。熏蒸 60 分钟达到消毒的目的，6~12 小时达到灭菌目的。

4. B 失血性休克及感染性休克致急性循环衰竭、组织缺氧、使丙酮酸及乳酸大量产生，发生乳酸性酸中毒。

5. B 高压蒸汽法适用于大多数医用物品，包括手术器械、消毒衣巾及布类敷料等的灭菌，为保证高压灭菌的效果，使用过程有严格的规定，要求灭菌包裹体积的上限为：长 40cm、宽 30cm、高 30cm。

6. D 失血性休克治疗主要包括补充血容量和积极处理原发病、控制出血两个方面。注意要两方面同时抓紧进行，以免病情继续发展引起器官损害。

7. E 急性溶血反应一般在输血 10~15ml 后即可产生症状。早期患者主诉腰背酸痛、头痛、胸闷、心率加快等，继而出现黄疸和血红蛋白尿，同时伴有寒战、高热、呼吸急促和血压下降等；后期出现少尿、无尿等急性肾衰竭症状，可迅速死亡。溶血反应还可伴有出血倾向。

8. B 血液中各种成分的含量大多随贮存时间的延长而下降，如红细胞的活力、血小板活性、红细胞携氧能力、pH，而钾离子浓度随红细胞破坏增多而升高，选项 B 错误。

9. E 高压蒸汽法适用于大多数医用物品，包括手术器械、消毒衣巾及布类敷料等的灭菌，已灭菌的物品应注明有效日期，通常为 2 周。

10. C 创伤性休克的特点有：①全血或血浆的丢失加损伤部位的内出血、渗出、水肿而致血容量减少，选项 A 正确。②严重创伤容易感染，细菌及内毒素可加重休克，选项 B 正确。③损伤组织坏死、分解可产生具有血管抑制作用的组胺、蛋白分解酶等炎性因子，选项 E 正确。④多器官功能障碍综合征发生率较单纯低血容量性休克高，选项 D 正确、选项 C 错误。

11. A 出血倾向的治疗原则：①大量输血时（>800ml）宜补充钙（提倡在监测血钙下予以补充钙剂，首选 10% 葡萄糖酸钙），预防枸橼酸盐中毒。②及时补充凝血底物，一般每输全血 3U~5U，应补充新鲜冷冻血浆 1U，或纤维蛋白原及凝血酶原复合物制剂。③输

血 >（400 ~ 1500）ml，应酌情补充血小板悬液。④给予维生素 K，增加内源性凝血因子生成。⑤抑制纤溶。

12. B　补钾主要是根据血清钾浓度、是否存在低钾的症状和体征以及是否有钾持续丢失而进行。轻度低钾血症者可鼓励其进食含钾丰富的食物，如橘子、香蕉、咖啡等，或以口服氯化钾为佳。无法进食患者需经静脉补给，补钾量可参考血钾浓度降低程度，每天补钾 40 ~ 80mmol 不等。以每克氯化钾相等于 13.4mmol 钾计算，约每天补氯化钾 3 ~ 6g。静脉补钾有浓度及速度限制，通常浓度为每升输液中含钾量不宜超过 40mmol（相当于氯化钾 3g），溶液应缓慢滴注，输注速度应控制在 20mmol/h 以下。如果含钾溶液输入过快，血清钾浓度可能在短期内快速增高，将有致命的危险。

13. B　过敏反应可早期发生，输入全血或血制品仅数毫升即可出现，表现为皮肤局限性或全身性瘙痒或荨麻疹，症状严重者可发生喉头水肿、哮喘、呼吸困难、神志不清，甚至休克。过敏反应并不常见，其特点是输入少量全血或血浆时即出现症状，可危及生命。因患者体内完全或部分缺乏 IgA，一旦输入含 IgA 的血液制品，可刺激患者体内产生抗 IgA 抗体，再次输入含有 IgA 的血液时，可诱发输血反应。对于有过敏反应性输血反应史者，要考虑抗 IgA 抗体的存在。选用洗涤红细胞可以降低输血过敏反应的发生率。由于洗涤红细胞基本上清除了血浆部分，抗体成分减少，从而减少抗原抗体反应机会。

14. C　库存血保存时间不超过 3 周。如血液保存时间过长可引起急性溶血反应。

15. D　病理学诊断为目前确定肿瘤性质的直接而可靠的依据，也常常是对肿瘤进行

治疗的先决条件。

16. D　去甲肾上腺素主要激动 α 受体，对 α_1 和 α_2 受体无选择性；对 β_1 受体激动作用很弱，对 β_2 受体几乎没有作用。能兴奋心肌、具有很强的血管收缩作用，使全身小动脉与小静脉都收缩（但冠状血管扩张），外周阻力增高，血压上升，作用时间短，因此选项 D 错误。

17. E　同时存在水、电解质和酸碱平衡失调时，首先应调节体液容量不足。容量不足会导致休克，危及生命。

18. D　乙醇和碘伏可用于皮肤表面消毒，戊二醛和环氧乙烷可用于器械、物品消毒，40% 甲醛加高锰酸钾熏蒸可用于手术室消毒。

19. B　急性溶血反应是最严重的输血并发症，典型症状为患者输入十几毫升血型不合的血后，立即出现沿输血静脉的红肿及疼痛、寒战、高热、呼吸困难、腰背酸痛、头痛、胸闷、心率加快乃至血压下降、休克，随之出现血红蛋白尿和溶血性黄疸。溶血反应严重者可因免疫复合物在肾小球沉积，或因发生弥散性血管内凝血（DIC）及低血压引起肾血流减少而继发少尿、无尿及急性肾衰竭。

20. E　白细胞是引起输血发热反应很重要的因素。而去白细胞的成分血，去除 90% 的白细胞后，可减少免疫反应，能有效预防发热反应，选项 E 正确。由于浓缩红细胞、冷冻红细胞均含有少量白细胞，有可能再次引发患者的发热反应，故不宜用于反复输血者，选项 A、C 错误。全血中成分多，易引发输血反应且浪费，一般仅用于自体输血或出现大量失血者，选项 B 错误。

21. D　天然致癌因素主要包括理化因素（如紫外线可致人类皮肤癌，黄曲霉素和植物苏铁素可致肝癌等）和生物致癌因素两种。

生物致癌因素主要是与某些肿瘤相关的病毒和寄生虫（如 EB 病毒可致鼻咽癌、HBV 与肝癌密切相关、血吸虫与膀胱癌相关、姜片虫可致胆管细胞肿瘤等）。

22. D 氯化钙可使心肌收缩力加强，使心脏的收缩期延长，并使心肌的兴奋性提高。同时钙离子对钾离子有拮抗作用，能缓解 K^+ 对心肌的毒性作用。可选用 10% 氯化钙 20 ~ 30ml 加入 5% 葡萄糖注射液中静脉滴注，紧急对抗高血钾引起的心脏停搏等心律失常。

23. D 无菌术包括灭菌法、消毒法、操作规则及管理制度。灭菌法指的是杀灭一切活的微生物，包括物理方法和化学方法，物理方法通常是通过高温、辐射等物理手段对细菌进行杀灭。消毒法又称抗菌法，是指杀灭病原微生物和其他有害微生物，但并不要求清除或杀灭所有微生物（如芽孢等）。

24. E 中心静脉压（CVP）可反映全身血容量与右心功能之间的关系。CVP 的正常值为 5 ~ 10cmH$_2$O。当 CVP < 5cmH$_2$O 时，表示血容量不足；高于 15cmH$_2$O 时，提示心功能不全、静脉血管床过度收缩或肺循环阻力增高；若 CVP 超过 20cmH$_2$O 时，则表示存在充血性心力衰竭。休克时因肺换气不足，体内二氧化碳聚积致 PaCO$_2$ 明显升高；相反，如患者原来并无肺部疾病，因过度换气可致 PaCO$_2$ 降低。

25. A 低钾血症最早的临床表现是肌无力，先是四肢软弱无力，以后可延及躯干和呼吸肌。

26. C 病毒和细菌性疾病可经输血途径传播。病毒包括 EB 病毒、巨细胞病毒、肝炎病毒、HIV 和人类 T 细胞白血病病毒（HTLV）Ⅰ、Ⅱ型等；细菌性疾病如布氏杆菌病等。其他还有梅毒、疟疾等。其中以输血

后肝炎（乙型肝炎）和疟疾多见。预防措施有：①严格掌握输血适应证；②严格进行献血员体检；③在血制品生产过程中采用有效手段灭活病毒；④自体输血等。

27. C 等渗性脱水的常见原因：①胃肠道消化液的急性丢失：如大量呕吐、腹泻、肠外瘘等。②体腔或软组织内大量液体渗出：肠梗阻、急性腹膜或胸膜炎症。③大面积烧伤，大量抽放胸水、腹水等。

28. E 尿量是反映肾血流灌注情况的重要指标，可间接反映血容量。留置导尿管监测每小时尿量，必要时测定尿比重。正常人 24 小时尿量为 1000 ~ 2000ml，24 小时尿量 < 400ml 为少尿，24 小时尿量 < 100ml 为无尿。尿少但尿比重增高，表示仍存在肾血管收缩或血容量不足；而尿少且尿比重降低则佐证肾功能不全。

29. A 高压蒸汽法适用于大多数医用物品，包括手术器械、消毒衣巾及布类敷料等的灭菌。化学气体灭菌法适用于不耐高温、湿热的医疗材料的灭菌，如电子仪器、光学仪器、内镜及其专用器械、心导管、导尿管及其他橡胶制品等物品。

30. E 低渗性脱水时，细胞外液渗透压降低，水分向细胞内转移，故细胞外液显著减少，细胞内液轻度减少。

31. D 等渗性脱水多发生于胃肠道消化液急性丢失，如大量呕吐、腹泻、肠外瘘等。

32. B 细胞外液中最主要的阳离子是 Na$^+$，其次是 K$^+$、Ca^{2+}、Mg^{2+} 等，阴离子主要是 Cl$^-$、HCO$_3^-$、HPO$_4^{2-}$、SO$_4^{2-}$ 和有机酸及蛋白质。细胞内液中主要阳离子是 K$^+$，其次是 Na$^+$、Ca^{2+}、Mg^{2+} 等。主要阴离子是 HPO$_4^{2-}$ 和蛋白质，其次是 HCO$_3^-$、Cl$^-$、SO$_4^{2-}$ 等。溶液的渗透压取决于溶质分子或离

子的数目，体液中起渗透作用的溶质主要是电解质。细胞外液渗透压的绝大部分来源于 Na^+ 和 Cl^-。

33. C 等渗性脱水的血清钠水平正常，为 $135 \sim 145mmol/L$，血浆晶体渗透压正常。

34. C 急性左心衰时机体对血容量增加承受力小，不宜输血。

35. C 低钾血症患者经补钾治疗后，若症状仍无改善可考虑有低镁血症的存在。可静脉补充镁盐（硫酸镁）。

36. E 生理盐水为等渗盐水，含 Na^+ 和 Cl^- 各 $154mmol/L$，而血清 Na^+ 和 Cl^- 含量分别为 $142mmol/L$ 和 $103mmol/L$。正常人的肾有保留 HCO_3^- 排出 Cl^- 的功能，故 Cl^- 大量进入体内后不会引起高氯性酸中毒。但在重度脱水或休克状态下，肾血流减少，排氯功能受阻，从静脉大量输入等渗生理盐水，有 Cl^- 过高致高氯性酸中毒的危险。

37. C 轻度休克：①脉搏 < 100 次/分，有力；②收缩压正常或稍升高，脉压缩小；③估计失血量（成人）< 20%（< 800ml）。

38. D 有效循环血量约占全身血容量的 $80\% \sim 90\%$，主要是指单位时间内通过心血管系统循环的血量。通常在有效循环血量不稳定的情况下，由于机体的代偿和体液的重分布，肾脏血液循环首先受到影响，因此，一般可通过尿量来判断有效循环血量是否充足。此外，在有效循环血量下降的情况下，血压通常是降低的。有效循环血量，可通过中心静脉压来评估。

39. C 扩充血容量是感染性休克的治疗措施，以输入平衡盐溶液为主，配合以适量的胶体溶液、血浆或全血。

40. E 幽门梗阻引起持续呕吐，导致盐酸含量较高的胃液大量丧失，其中 Cl^- 的丧失比 Na^+ 多，使血液中 HCO_3^- 增高形成低氯性碱中毒。同时胃液中也丢失大量的 K^+，血浆中 K^+ 降低，促使细胞内 K^+ 外移 3 个，细胞外液中即有 2 个 Na^+ 和 1 个 H^+ 移入细胞内交换，造成细胞外液中 H^+ 减少。

41. E 高钾血症严重时，患者常出现微循环障碍，可有心动过缓或心律不齐症状，最危险的是心室颤动和心搏骤停。特别是血钾浓度超过 $7mmol/L$ 时，可发生心电图的异常改变，早期改变为 T 波高尖，P 波波幅下降，随后出现 QRS 波增宽。

42. C 低渗性脱水的实验室检查结果为：①尿检：尿 Na^+、Cl^- 显著降低，尿比重 < 1.010。②血常规：血液浓缩，红细胞计数、血红蛋白、血细胞比容及血尿素氮（BUN）均升高。③血清钠及血浆晶体渗透压：血清钠 < $135mmol/L$，血浆晶体渗透压降低，多低于 $280mOsm/L$。

43. C 疼痛是肿瘤生长迅速的最显著症状。良性肿瘤多无疼痛，但有些良性肿瘤，如骨样骨瘤可因反应骨的生长而产生剧痛；恶性肿瘤几乎均有局部疼痛，开始时为间歇性、轻度疼痛，以后发展为持续性剧痛、夜间痛，并可有压痛。良性肿瘤恶变或合并病理性骨折，疼痛可突然加重。良性肿瘤常表现为质硬而无压痛的肿块，生长缓慢，通常被偶然发现。局部肿胀和肿块发展迅速多见于恶性肿瘤。局部血管怒张反映肿瘤的血运丰富，多属恶性。

44. C 低钾血症患者最早的临床表现是肌无力，首先出现的是四肢无力，慢慢可延至躯干及呼吸肌，还会出现软瘫、腱反射减退或消失。患者可表现为厌食、恶心、呕吐和腹胀、肠蠕动消失等。心脏受累主要表现为窦性心动过速、传导阻滞和节律异常。

45. B 低钾性碱中毒最常见的原因是酸性胃液丧失过多。如胃手术后需持续胃肠减压至胃肠功能恢复，胃液丢失使大量的 H^+ 丢失，肠液中的 HCO_3^- 便不能被来自胃液的盐酸所中和，因此血中 HCO_3^- 增高。胃液丧失的同时也失去了 Na^+、Cl^- 和细胞外液，而使 HCO_3^- 在肾小管内的再吸收增加。在代偿 Na^+、Cl^- 和水丧失的过程中，K^+ 和 Na^+ 的交换及 H^+ 和 Na^+ 的交换增加，使 H^+ 和 K^+ 丧失过多，而引起低钾性碱中毒。

46. D 应激性溃疡可能会引起上消化道大出血，这也是该疾病比较常见的一种临床表现。应激性溃疡多与休克、复合性创伤、严重感染、严重烧伤、严重脑外伤或大手术有关。在这种情况下，交感神经兴奋，肾上腺髓质分泌儿茶酚胺增多，使胃黏膜下血管发生痉挛性收缩，组织灌流量骤减，导致胃黏膜缺血、缺氧，以致发生表浅的（不超过黏膜肌层）、边缘平坦的溃疡或多发的大小不等的糜烂灶。这类溃疡或急性糜烂位于胃的较多，位于十二指肠的较少，常导致大出血。

47. D 外科患者常见的体液失调类型有等渗性脱水、高渗性脱水和低渗性脱水 3 种。其中，等渗性脱水为最常见的脱水，任何等渗液大量丢失所造成的脱水在短期内均属于等渗性脱水。

48. B 术后腹胀通常发生于手术后的 24～48 小时，待肠蠕动逐渐恢复即可减轻，症状轻者无需特殊处理。严重时膈上移，会影响呼吸与下腔静脉血液回流，并妨碍吻合口及腹壁切口的愈合，应及时查明原因，处理方式可采用肛管排气、胃肠减压、局部热敷、0.5mg 新斯的明肌内注射等。一般无需再次手术。

49. E Cl^- 大量丧失后，细胞外液中的 Cl^- 减少，血浆中 HCO_3^- 相应增多，导致低氯性碱中毒。等渗盐水的 Cl^- 含量比血清中的 Cl^- 含量高，输入等渗盐水后，Cl^- 增多，可纠正低氯性碱中毒。

50. E 高钾血症的治疗原则：①积极治疗原发病。②立即停止钾盐（包括药物及食物）的摄入。③降低血钾：a. 促进钾进入细胞内：10U 正规胰岛素加入 10% 葡萄糖溶液 300～500ml 中静脉滴注。b. 升高血 pH：5% $NaHCO_3$ 溶液 150～250ml 静脉滴注。c. 清除细胞外液中钾离子：阳离子交换树脂口服或保留灌肠。④紧急对抗心律失常：a. 10% 氯化钙 20～30ml 加入 5% 葡萄糖注射液中静脉滴注。b. 10% 葡萄糖酸钙 20ml 静脉缓推，必要时重复用药。c. 紧急状态下氯化钙效果优于葡萄糖酸钙，但应注意静脉滴注，切忌直接静脉注射。

51. C 气性坏疽属于特异性感染，通常在伤后 1～4 日发病，最快者可在伤后 8～10 小时，最迟为 5～6 日。临床特点是病情急剧恶化，烦躁不安，伴有恐惧或欣快感；皮肤、口唇变白，大量出汗、脉搏快速、体温逐步上升。随着病情的发展，可发生溶血性贫血、黄疸、血红蛋白尿、酸中毒，全身情况可在 12～24 小时内迅速恶化。

52. C 有效循环血容量锐减及组织灌注不足，以及产生炎症介质是各类休克共同的病理生理基础。一方面创伤、失血、感染等可以直接引起组织灌注不足；另一方面其产生细胞炎症反应，引起一系列炎症应答，又加重组织灌注的不足，从而促进休克的进展。

53. D 休克的一般监测包括：①精神状态：是脑组织血液灌流和全身循环状况的反映。②皮肤温度、色泽：是体表灌流情况的标志。③血压。④脉率。⑤尿量：是反应肾血液灌注情况的重要指标。选项 D，中心静脉压属于特殊监测。

54. D 高渗性脱水是指细胞外液水分和钠离子同时损失，且水的丢失比例高于钠离子的丢失。细胞外液因钠离子浓度的升高而导致渗透压升高，因此患者常有明显的口渴感。但由于细胞外液高渗，细胞内水分向细胞外转移，容易造成细胞膜及细胞器皱缩损伤，功能障碍。高渗性脱水的临床分度如下：①轻度脱水：口渴为主，无其他症状。脱水量占体重的2%~4%。②中度脱水：表现为极度口渴、乏力、眼窝明显凹陷、唇舌干燥、皮肤弹性差、心率加快、尿少、尿比重增加（>1.025）。脱水量占体重的4%~6%。③重度脱水：除有上述症状外，可出现烦躁、谵妄、昏迷等脑功能障碍症状，血压下降乃至休克，少尿乃至无尿，以及氮质血症等。脱水量占体重的6%以上。

55. B 创伤性休克在疾病开始时，个人的交感神经系统会兴奋，交感神经系统兴奋以后呼吸会变得加深加快，由此引发机体过度通气，机体过度通气会使二氧化碳排出量增多，进而引起碱中毒。

56. A 高渗性脱水时细胞外液高渗，细胞内水分向细胞外转移，所以细胞外液的失水小于细胞内液的失水。

57. C 血小板在凝血功能中，可促进凝血、止血以及维护毛细血管壁完整性。①促进止血：血小板可黏固在其他物质表面，在血液循环中，如血管破裂出血，血小板可快速在血管破裂部位聚集，黏附在血管内皮细胞上，起到止血作用。同时血小板间的相互聚集作用可形成血小板凝块，堵塞血管破损处，促进止血。②加速凝血：血小板可释放促血液凝固以及收缩血管的物质，使血小板快速聚集，在出现血管破裂的地方形成凝血块，加速凝血并且使破损血管收缩，可使血凝块缩小形成血清，从而加快凝血。③维护毛细血管壁完整

性：血小板具有营养和支持毛细血管内皮细胞的作用，聚集的血小板可刺激破损的血管释放血管生长因子，加快修复，有助于维护毛细血管壁的完整性。

58. E 低钠血症的细胞外液量减少较显著，有效循环血量下降，脉搏快而弱，引起直立性低血压。

59. B 低钾血症常见原因：①消化道梗阻、长期禁食、昏迷、神经性厌食等导致钾摄入不足；②严重呕吐、腹泻、持续胃肠减压、肠瘘等，从消化道途径丧失大量钾；③长期应用呋塞米或噻嗪类利尿剂，肾小管性酸中毒，急性肾衰竭多尿期，以及盐皮质激素过多使肾排出钾过多；④长期输注不含钾盐的液体，或肠外营养液中钾补充不足；⑤钾向组织内转移，见于大量输注葡萄糖和胰岛素，或代谢性、呼吸性碱中毒者。

60. C 高渗性脱水应补充水分，以等渗或低渗溶液为主，如5%葡萄糖注射液或0.45%氯化钠注射液。

61. E 慢性水中毒症状往往被原发疾病的症状所掩盖，可有软弱无力、恶心、呕吐、嗜睡等。体重明显增加，皮肤苍白而湿润。

62. E 静脉补钾应注意以下事项：①尿量：尿量要在40ml/h以上。②浓度：氯化钾浓度一般不超过0.3%，即10%的葡萄糖溶液1000ml加入氯化钾不能超过30ml。浓度过高对静脉刺激大，引起疼痛；浓度过高还可抑制心肌，导致心搏骤停。特别注意绝对禁止直接静脉注射。③速度：不可过快，成人静脉滴注不超过60滴/分。④总量：每天补钾要准确计算，对一般禁食患者无其他额外损失时，10%氯化钾30~60ml为宜。严重缺钾者，每天不宜超过8g。

63. E 输血的细菌污染反应是由于所输

血液被细菌污染所致。简单的诊断方法是对污染源即所输血液进行检测，可选方法有：直接涂片找细菌，细菌培养；标本来源可以是患者血液或所输血液。最简便而快速的标本来源是所输血液，最简单而快速的诊断方法是供者余血直接涂片。

64. A 葡萄糖是肠外营养中最主要能源物质，其来源丰富，价廉，无配伍禁忌，符合人体生理要求，省氮效果肯定。肠外营养时葡萄糖的供给量一般为 3～3.5g/（kg·d），供能约占总热量的 50%。严重应激状态下患者，葡萄糖供给量降至 2～3g/（kg·d），以避免摄入过量所致的代谢副作用。

65. E 重度低钠血症可选用高渗盐水并结合胶体溶液，迅速恢复机体有效循环血量，所以选项 A 错误。低钙血症的治疗，应纠治原发疾病，同时用 10% 葡萄糖酸钙 10～20ml 稀释后缓慢静脉注射，以缓解症状，所以选项 B 错误。纠正呼吸性酸中毒的主要措施是解决通气问题，去除呼吸道梗阻及其他妨碍气体交换的因素，改善通气功能，所以选项 C 错误。5% $NaHCO_3$ 溶液为高渗性，过快输入可致高钠血症，使血浆渗透压升高，应注意避免，所以选项 D 错误。静脉补钾疗效不好，低钾血症难以完全纠正时，应考虑有低镁血症，检查血镁浓度。在缺镁情况下，低钾血症难以纠正，补镁后，血钾很快恢复正常水平，所以选项 E 正确。

66. C 中心静脉压代表了右心房或者胸腔段腔静脉内压力的变化，可反映全身血容量与右心功能之间的关系。中心静脉压的正常值为 5～10cmH$_2$O。当中心静脉压 <5cmH$_2$O 时表示血容量不足；高于 15cmH$_2$O 时，提示心功能不全、静脉血管床过度收缩或肺循环阻力增高；若中心静脉压超过 20cmH$_2$O 时，则表示存在充血性心力衰竭。通常要求连续

测定，动态观察其变化趋势以准确反映右心前负荷的情况。

67. D 急性肾衰竭患者少尿期或无尿期高钾血症最为严重，可引起室颤和心搏骤停，需紧急处理。

68. D 低血容量性休克常因大量出血或体液丢失，或液体积存于第三间隙，导致有效循环量降低引起。包括大血管破裂或脏器出血引起的失血性休克及各种损伤或大手术引起血液、体液丢失的创伤性休克。

69. A 临床上主要利用去甲肾上腺素的升压作用提高血压，保证对重要器官（主要是脑）的血液供应，治疗各种休克，失血性休克禁用。

70. C PAWP 反映肺循环阻力。正常 PAWP < 12mmHg，肺水肿时，PAWP 可超过 30mmHg。补充血容量过多时，PAWP 的升高比中心静脉压的升高更早且更敏感。用 PAWP 指导输液、使用血管活性药物或强心药等时，应维持 PAWP 在 14～18mmHg。

71. D 代谢性酸中毒纠正后，部分 K^+ 进入细胞内，还有一部分经肾排出，易引起低钾血症。所以代谢性酸中毒虽可引起血钾增高，但在纠正酸中毒后还需及时补钾。

72. A 失血性休克患者可根据血压和脉率的变化来估计失血量。首先经静脉快速滴注平衡盐溶液和人工胶体溶液。一般认为，维持血红蛋白浓度在 100g/L、红细胞比容在 30% 为宜。若血红蛋白浓度大于 100g/L 可不必输血；低于 70g/L 可输浓缩红细胞；在 70～100g/L 时，可根据患者出血是否停止、代偿能力、一般情况和其他器官功能来决定是否输入红细胞。急性失血超过总量的 30% 可输全血。

73. B 在临床各类器官移植中，肾移植技术最为成熟、其短期和长期预后最好。随着外科技术提高、组织配型技术改变、多种强力免疫抑制剂问世和使用，肾移植急性排斥反应发生率已明显下降。影响肾移植患者长期生存的主要原因有感染、心血管疾病和肿瘤等，大多与免疫抑制剂应用有关，免疫抑制剂合理应用仍在不断改进中。

74. E 多器官功能障碍综合征（MODS）防治急性呼吸窘迫综合征（ARDS）的治疗中，临床最常用的通气方法是呼气末正压通气（PEEP），早期使用可预防肺泡萎缩，提高功能残气量，增加肺泡血量，减少肺内分泌物，改善血氧浓度。

75. C 人体水、电解质平衡受神经和体液的调节，这种调节主要通过神经、激素控制水的摄入量和肾的排出量完成。人体对水和电解质的调节机制中，最主要的是抗利尿激素（ADH）。当细胞外液渗透压升高时，刺激下丘脑视上核渗透压感受器，使 ADH 分泌增加；当血容量下降时，对容量感受器刺激减弱，使 ADH 分泌增加。

76. C 感染是病原体入侵机体引起的局部或者全身炎症反应，在外科领域中十分常见。外科感染通常指需要外科处理的感染，包括与创伤、烧伤、手术相关的感染。根据病程长短，外科感染可分为急性、亚急性与慢性感染。病程在 3 周之内为急性感染，超过 2 个月为慢性感染，介于两者之间为亚急性感染。

77. E MODS 消化道出血的预防措施：①常规应用 H_2 受体阻断药，胃肠减压抽空胃液和反流的胆汁，必要时应用抗酸药物以中和胃酸，使胃腔内 pH 维持在 4 以上。②慎用可以诱发急性胃黏膜病变的药物，如阿司匹林、肾上腺皮质激素等。③应用大剂量的维生素 A。

④生长抑素的应用。⑤全肠外营养治疗或肠内营养治疗。选项 E 的药物应是 MODS 消化道出血慎用的药物。

78. C 碘伏广泛应用于手、皮肤、伤口、感染部位及一般器具的消毒杀菌。医用碘伏的浓度为 1% 以下，呈现浅棕色，可直接对皮肤进行涂抹，稀释几倍可直接对口腔进行冲洗，碘伏用于外科手术中手和其他部位皮肤消毒的浓度为 0.3% ~ 0.5%。

79. E 高钾血症有导致患者心搏骤停的危险，因此一经诊断，应予积极治疗，首先应立即停用一切含钾药物或溶液。为降低血钾浓度，可采取促使 K^+ 转入细胞内的措施：①10% 葡萄糖酸钙溶液 10 ~ 20ml 稀释后缓慢静脉注射，该方法起效快但持续时间短；②5% $NaHCO_3$ 溶液 250ml 静脉滴注，既可增加血容量而稀释血清 K^+，又能促使 K^+ 移入细胞内或由尿排出，同时还有助于酸中毒的治疗；③10U 正规胰岛素加入 10% 葡萄糖溶液 300 ~ 500ml 中静脉滴注，持续 1 小时通常可以降低血钾 0.5 ~ 1.2mmol/L。

80. C MODS 一般肺先受累，其次为肾、肝、心血管、中枢神经系统、胃肠、免疫系统和凝血系统。

81. E 利多卡因是中等效能和时效的局麻药。它的组织弥散性能和黏膜穿透力都很好，可用于各种局麻方法，但使用的浓度不同。最适用于神经阻滞和硬膜外阻滞。成人一次限量表面麻醉为 100mg，局部浸润麻醉和神经阻滞为 400mg。但反复用药可产生快速耐药性。利多卡因抗惊厥作用具有浓度依赖性，低浓度时能够有效抑制惊厥的临床发作，高浓度时则可引起惊厥。

82. E 创伤后留置导尿管的目的：①尿道损伤后用作支架；②诊断尿道或膀胱损伤；

③观察每小时尿量，作为补液的依据；④观察复苏效果。

83. A 急性肾功能衰竭少尿时，应针对肾前性因素进行纠治。

84. C 轻度代谢性酸中毒可无明显症状。重症患者可有疲乏、眩晕、嗜睡，感觉迟钝或烦躁。最明显的表现是呼吸加快加深，典型者称为 Kussmaul 呼吸。

85. E 休克指数 = 脉率/收缩期血压（以 mmHg 计）。如比值为 0.5，表示无休克；1.0 ~ 1.5，表示休克存在；2.0 以上表示休克严重。

86. A 长期进行全胃肠外营养时，可产生一系列并发症，如感染细菌或真菌性败血症、溶质性利尿、高渗性非酮性昏迷、血磷过低等，其中以感染和高渗性非酮性昏迷最为严重。

87. B MODS 存在肾功能障碍的诊断标准：除外肾前因素后，出现少尿或无尿，血清肌酐、尿素氮水平增高，超出正常值 1 倍以上。

88. D 急性心肌梗死发病后 6 个月内，不宜施行择期手术；6 个月以上且无心绞痛发作，可在良好的监护条件下施行手术。

89. D 各器官或系统功能障碍的临床表现可因为障碍程度、对机体的影响、是否容易发现等而有较大差异。如肺、肾等器官和呼吸、循环系统的功能障碍临床表现较明显，故较易诊断，而肝、胃肠道和血液凝血功能障碍在较重时临床表现才明显，不易早期诊断。

90. E 缝线的拆除时间，可根据切口部位、局部血液供应情况、患者年龄、营养状况等来决定。一般头、面、颈部在术后 4 ~ 5 日拆线，下腹部、会阴部在术后 6 ~ 7 日拆线，胸部、上腹部、背部、臀部手术 7 ~ 9 日拆线，四肢手术 10 ~ 12 日拆线（近关节处可适当延长），减张缝线 14 日拆线。青少年患者可适当缩短拆线时间，年老、营养不良患者可延迟拆线时间，也可根据患者的实际情况采用间隔拆线。电刀切口，也应推迟 1 ~ 2 日拆线。

91. D 因库存血中钾离子浓度升高，大量快速输血在理论上可引起高钾血症，从而造成代谢性酸中毒。因大量失血而输入大量库存血液时，可导致血小板和部分凝血因子减少，而且其活性降低，从而导致凝血障碍。非溶血性发热反应可引起体温下降。急性溶血反应常见原因为误输 ABO 血型不匹配的红细胞，少数可能由于血液在输入前保存处理不当所致，不是因为大量输入库存血后引起的并发症。

92. E 诊断急性呼吸窘迫综合征最重要的是血气分析为低氧血症。急性呼吸窘迫综合征临床表现以进行性呼吸困难和顽固性低氧血症为特征。

93. E 血浆蛋白水平可以反映机体蛋白质营养状况、疾病的严重程度和预测手术风险程度，因而是临床上常用的营养评价指标之一。常用的血浆蛋白指标有白蛋白、前白蛋白、转铁蛋白和视黄醇结合蛋白等。白蛋白半衰期为 18 天，营养支持对其浓度的影响需较长时间才能表现出来。血清前白蛋白、转铁蛋白和视黄醇结合蛋白半衰期短，其中视黄醇结合蛋白半衰期仅为 12 小时，是最敏感的指标。

94. C 低渗性脱水临床表现随缺钠程度而不同。一般均无口渴感，常见症状有恶心、呕吐、头晕、视觉模糊、软弱无力、起立时容易晕倒等。当循环血量明显下降时，肾滤过量相应减少，以致体内代谢产物潴留，可出现神志淡漠、肌痉挛性疼痛、腱反射减弱、呼吸困难和昏迷等。根据缺钠程度，低渗性脱水可分为三度：轻度缺钠者血钠浓度在 135mmol/L

以下，患者感疲乏、头晕、手足麻木，尿 Na^+ 减少。中度缺钠者血钠浓度在 130mmol/L 以下，患者除有上述症状外，尚有恶心、呕吐、脉搏细速，血压不稳定或下降，脉压变小，浅静脉萎陷，视力模糊，站立性晕倒。尿量少，尿中几乎不含钠和氯。尿比重常在 1.010 以下。重度缺钠者血钠浓度在 120mmol/L 以下，患者神志不清，肌痉挛性抽痛，腱反射减弱或消失；出现木僵、呼吸困难甚至昏迷，常发生低血容量性休克。

95. A MODS 的临床表现很复杂，个体差异很大，从 MODS 中各脏器障碍发生的频度来看，发生率最高的是肺功能障碍，其次是胃肠及肾功能障碍。死亡率最高的是肾衰竭。MODS 时肾脏的主要表现为急性肾衰竭。

96. C 应用抗生素治疗气性坏疽时，应首选青霉素，常见产气荚膜梭菌中对青霉素大多敏感，但剂量需大，每天应在 1000 万 U 以上。大环内酯类（如琥乙红霉素、麦迪霉素等）和硝唑类（如甲硝唑、替硝唑）也有一定疗效。氨基糖苷类抗生素（如卡那霉素、庆大霉素等）对此类细菌已证实无效。

97. D 应当针对引起休克的原因和休克不同发展阶段的重要病理生理紊乱采取相应的治疗。其中重点是恢复灌注和对组织提供足够的氧，目的是防止多器官功能不全综合征发生。休克时血管活性药物的选择应结合当时的主要病情，如休克早期主要病情与毛细血管前微血管痉挛有关；后期则与微静脉和小静脉痉挛有关。因此，应采用血管扩张剂配合扩容治疗。在扩容尚未完成时，如果有必要，也可适量使用血管收缩剂，但剂量不宜太大、时间不能太长，应抓紧时间扩容。

98. D 机体表面没有伤口的损伤为闭合性创伤，闭合性创伤又可分为挫伤、挤压伤、

扭伤和震荡伤等。

99. A 根据机体的失血量，失血性休克可分为 4 级：①Ⅰ级：无并发症，仅有轻度心率增快，无血压、脉压及呼吸变化。②Ⅱ级（失血 15%～30%）：心率增快（＞100 次/分）、呼吸加速、脉压下降、皮肤湿冷、毛细血管充盈延迟、轻度焦虑。③Ⅲ级（失血 30%～40%）：明显呼吸急促、心率增快、收缩压下降、少尿、明显意识改变。④Ⅳ级（失血 ＞40%）：明显心率增快、收缩压下降、脉压很小（或测不到舒张压）、少尿或无尿、意识状态受抑（或意识丧失）、皮肤苍白或湿冷。

100. D 在救治烧伤者时，若感染未得到有效的控制，患者很可能因为脓毒症休克、多器官功能衰竭而死亡。

101. E 全身性水肿多见于充血性心力衰竭、肾病综合征和肾炎以及肝脏疾病，也见于营养不良和某些内分泌疾病。局限性水肿常见于器官组织局部炎症，静脉或淋巴管阻塞等情况。

102. A 发生等渗性脱水时，水和钠成比例地丧失，细胞外液减少，细胞内液量变化不大，血液浓缩表现明显。

103. B 浅Ⅱ度烧伤伤及真皮，创面表现为局部红肿、疼痛，并有大小不等的水疱。

104. E MODS 防治急性肾衰竭的治疗中，在少尿时，应针对肾前性因素进行纠治：①在中心静脉压的监测下做补液试验，进而纠正血容量不足。在 30～60 分钟内补液 500～1000ml，若尿量增加至 30ml/h 以上，而中心静脉压仍低于 $6cmH_2O$，提示血容量不足，应继续补液。②早期使用大剂量呋塞米或依他尼酸钠，与多巴胺联合应用效果可能更好。③适当应用血管活性药物，如酚妥拉明、多巴胺，

以及扩容药甘露醇等。本题中，血尿素氮每日升高值大于 8.9mmol/L 应立即进行透析。

105. A 微循环收缩期，即休克早期。此期因循环血容量减少，反射性交感神经兴奋，儿茶酚胺类物质分泌增多，使内脏小动、静脉血管平滑肌和毛细血管前括约肌收缩，血液通过新开放的直接通路和动静脉短路流经静脉回心，这时外周血压尚正常，但微循环仍处于低灌注、缺氧状态。

106. D 丹毒是乙型溶血性链球菌侵袭感染皮肤淋巴管网所致的急性非化脓性炎症。好发于下肢与面部，大多常先有病变远端皮肤或黏膜的某种病损，如足趾皮肤损伤、足癣、口腔溃疡、鼻窦炎等。发病后淋巴管网分布区域的皮肤出现炎症反应，病变蔓延较快，常累及引流区淋巴结，局部很少有组织坏死或化脓，但全身炎症反应明显，易治愈但常有复发。

107. E MODS 的营养治疗要点：①根据应激的严重程度提供相对足够的热量。如果热量不足会加重机体"自身相食"，热量过多也会加重机体代谢紊乱。②总热量在 1800 ~ 2501kcal。③降低葡萄糖的输入和负荷，以免产生或加重高血糖，葡萄糖每天不超过 500 ~ 600g。④在非蛋白热量中，提高脂/糖比值，使脂肪供能达总非蛋白热量的 50% ~ 70%。⑤提高蛋白质的摄入量 [2.0 ~ 3.0g/（kg·d）] 或氨基酸的输入量。热量与氮量的比以（100 ~ 150）：1 为佳。⑥病情允许时，尽量采用肠内营养途径。

108. B 机械通气是治疗呼吸衰竭的有效方法。机械通气的目的为：保障通气功能以适应机体需要；改善并维持肺的换气功能；减少呼吸肌做功；特殊治疗需要，如连枷胸的治疗等。

109. E 决定感染性休克发展的重要因素是微生物的毒力、数量以及机体的内环境与应答，不包括机体的外环境。

110. C 气管插管术是院前抢救危重症患者的急救措施之一，及时有效建立呼吸通道是抢救成功的关键。

111. C 心搏骤停可分为心源性和非心源性两大类，引发心搏骤停的原因按照心电图改变可分为心室颤动、心室停搏和心电机械分离 3 种类型，其中以心室颤动最常见，约占 80%。

112. C 急性肾衰竭时，肾小球滤过率降低，因少尿、分解代谢所致内生水增多、摄入水过多等原因，导致体内水潴留，稀释性低钠血症和细胞水肿。严重时可出现心功能不全、肺水肿、脑水肿。少尿期发生水中毒的常见原因为不适当输入过多水分。

113. B 择期手术指的是可进行充分术前准备后选择合适的时机进行手术，除胆囊结石外，其他四项均属于急诊手术。

114. E 胃肠道准备：成人从术前 8 ~ 12 小时开始禁食，术前 4 小时开始禁饮，以防因麻醉或术中的呕吐而引起窒息或吸入性肺炎。必要时可行胃肠减压。涉及胃肠道手术者，术前 1 ~ 2 日开始进流质饮食，有幽门梗阻的患者，需在术前进行洗胃。结直肠手术，酌情在术前一日及手术当天清晨行清洁灌肠或结肠灌洗，并于术前 2 ~ 3 天开始进流食、口服肠道制菌药物，以减少术后并发感染的机会。

115. E 多器官功能障碍综合征（MODS）既不是独立疾病，也不是单一脏器的功能障碍，而是涉及多器官的病理生理变化，是一个复杂的综合征，因此选项 E 正确。

116. E 癌症止痛应按照 WHO 制定的三

阶梯给药原则给药，分别为口服给药、按时给药、按疼痛程度给药和个体化给药。

117. A 急性呼吸窘迫综合征（ARDS）时发生肺水肿主要是由于肺泡－毛细血管膜损伤，内皮细胞的间隙增加或扩大，液体和蛋白质通过损伤的内皮细胞膜的速度加快而引起。

118. B 预防使用抗生素通常不超过24小时，有感染风险因素的患者（如高龄、体弱、免疫功能低下或糖尿病等）可延长至48小时。

119. B 低钾血症典型心电图改变为早期出现 ST 段压低、T 波降低、增宽或倒置，随后出现 QT 间期延长和 U 波，严重者出现 P 波幅度增高、QRS 波增宽、室上性或室性心动过速、房颤。

120. E 5% 碳酸氢钠溶液 250ml 静脉滴注，既可增加血容量而稀释血清 K^+，又能使 K^+ 移入细胞内或由尿排出，同时还有助于酸中毒的治疗。

121. D 长期应用皮质激素或应用大量利尿剂后，会排出过多尿钾，从而导致低钾血症，并非高钾血症。

122. A 高钾血症患者应立即停止钾盐（包括药物及食物）的摄入。积极治疗原发病恢复肾脏功能，采取血液透析或腹膜透析降低血钾，紧急对抗心律失常。

123. E 通常破伤风抗毒素的作用时间可持续 10 天，破伤风免疫球蛋白的作用时间可维持 4~5 周，而破伤风类毒素形成的免疫效果可维持 5~10 年。

124. B 幽门螺杆菌感染是引发胃癌的主要因素之一，可通过多种途径引起胃黏膜炎症和损伤，具有致癌作用。幽门螺杆菌感染率

高的国家和地区，胃癌发病率也增高。幽门螺杆菌阳性者胃癌发生的危险性是阴性者的 3~6 倍。控制幽门螺杆菌感染在胃癌防治中的作用已受到高度重视。

125. D 手术前准备的目的主要是保障手术患者在手术期间的安全，提高患者对手术的耐受力。手术前，要对患者的全身情况有足够的了解，查出可能影响整个病程的各种潜在因素，包括心理和营养状态，心、肺、肝、肾、内分泌、血液以及免疫系统功能等。因此，必须详细询问病史，全面地进行体格检查，除了常规的实验室检查外，还需要进行一些涉及重要器官功能的检查评估，以便发现问题，在术前予以纠正，术中和术后加以防治，并对患者的手术耐受力做出细致的评估。

126. E 高渗性脱水分为三度：轻度缺水者除口渴外，无其他症状，缺水量为体重2%~4%。中度缺水者有极度口渴、乏力、尿少、唇舌干燥、皮肤失去弹性、眼窝下陷、烦躁不安、肌张力增高、腱反射亢进等，缺水量为体重4%~6%。重度缺水者除上述症状外，出现躁狂、幻觉、错乱、谵妄、抽搐、昏迷甚至死亡。缺水严重者有心动过速、体温上升、血压下降等症状。

127. B 休克代偿期时，收缩压正常或稍升高，舒张压增高，脉压缩小，脉搏 100 次/分以下，尚有力。

128. A 对不伴有严重感染或败血症的急性呼吸窘迫综合征患者，可应用糖皮质激素，原则为尽早、大剂量、短疗程。

129. C 创伤和战伤的局部反应是由于组织结构破坏，细胞变性、坏死，微循环障碍，病原微生物入侵及异物存留等所致。主要表现为局部炎症反应，其基本病理过程与一般炎症相同。

130. D 在麻醉状态下，特别是在全身麻醉下，当出现溶血反应时，患者在手术中因无法主诉，最早出现的症状是手术野渗血和血压下降。

131. A 总外周血管阻力（SVR）的计算公式：SVR = ［（平均动脉压 − 中心静脉压）／心排血量］×80。

132. C 血管扩张剂分 α 受体阻滞剂和抗胆碱能药两类。前者包括酚妥拉明、酚苄明等，能解除去甲肾上腺素所引起的小血管收缩和微循环淤滞并增强左室收缩力；后者包括阿托品、山莨菪碱和东莨菪碱。临床上较常用的是山莨菪碱（人工合成品为 654 − 2），可使血管舒张，从而改善微循环。还可通过抑制花生四烯酸代谢，降低白三烯、前列腺素的释放而保护细胞，是良好的细胞膜稳定剂。多用于感染性休克的治疗。

133. B 感染性休克可继发于以释放内毒素的革兰阴性杆菌为主的感染，如急性腹膜炎、胆道感染、绞窄性肠梗阻及泌尿系统感染等，称为内毒素性休克。内毒素与体内的补体、抗体或者其他成分结合后，可刺激交感神经引起血管痉挛，并损伤血管内皮细胞。同时，内毒素可促使组胺、激肽、前列腺素及溶酶体酶等炎症介质释放，引起全身性炎症反应，导致微循环障碍、代谢紊乱及器官功能不全等。感染性休克对微循环影响和内脏损害比较严重。

134. A 各类休克共同的病理生理改变主要表现在微循环的改变，即有效循环血量减少和组织灌注不足。

135. D 尿量是反映肾血流灌注情况的重要指标，可间接反映血容量。尿量正常值为 50ml/h 以上。一般有效血容量减少 20% 时出现少尿（低于 30ml/h），减少 35% ~40% 时多

致无尿。尿少但尿比重增高，表示仍存在肾血管收缩或血容量不足；而尿少且尿比重降低则佐证肾功能不全。

136. E 失血性休克需要建立有效的监测措施，常监测神志、脉率、呼吸频率、血压、中心静脉压、尿量。有条件时还应监测心排出量（CO）、心脏指数（CI）、心率（HR）、平均动脉压（MAP）、血氧饱和度（SaO_2）、周围血管阻力（SVR）、肺动脉压（PAP）和肺动脉楔压（PAWP）等。对于重度休克的患者还应监测心电图、血小板和凝血功能，行血气分析、胸部 X 线片、血液生化检查。

137. E 急性蜂窝织炎是发生在皮下、筋膜下、肌间隙或深部蜂窝组织的急性、弥漫性、化脓性感染。致病菌主要是溶血性链球菌，其次为金黄色葡萄球菌，以及大肠埃希菌或其他型链球菌。由于溶血性链球菌感染后可释放溶血素、链激酶和透明质酸酶等，炎症不易局限，与正常组织分界不清、扩散迅速，在短期内可引起广泛的皮下组织炎症、渗出、水肿，导致全身炎症反应综合征（SIRS）和内毒素血症，但血培养常为阴性。若是金黄色葡萄球菌引起者，则因细菌产生的凝固酶作用而病变较为局限。

138. D 产气性皮下蜂窝织炎致病菌以厌氧菌为主，如肠球菌、兼性大肠埃希菌、变形杆菌、拟杆菌或产气荚膜梭菌。下腹与会阴部比较多见，常在皮肤受损伤且污染较重的情况下发生。病变主要局限于皮下结缔组织，不侵及肌层。初期表现类似一般性蜂窝织炎，但病变进展快且可触感皮下捻发音，破溃后可有臭味，全身状态较快恶化。

139. B 在缺氧环境中，破伤风梭菌的芽孢发育为增殖体，迅速繁殖并产生大量外毒素，主要是痉挛毒素，导致患者出现一系列临

床症状和体征。菌体及其外毒素，在局部并不引起明显的病理改变，伤口甚至无明显急性炎症或可能愈合。

140. C　破伤风前驱症状是全身乏力、头晕、头痛、咀嚼无力、局部肌肉发紧、扯痛、反射亢进等。典型症状是在肌紧张性收缩（肌强直、发硬）的基础上，阵发性强烈痉挛，通常最先受影响的肌群是咀嚼肌，随后顺序为面部表情肌、颈、背、腹、四肢肌，最后为膈肌。

141. E　临床术前预防性应用抗生素，大多选用一线药物，如一代或二代头孢。泌尿科手术可用环丙沙星，结直肠或涉及阴道的手术可加用甲硝唑。

142. C　神经纤维瘤可夹杂有脂肪、毛细血管等。为多发性，且常对称。大多无症状，但也可伴明显疼痛、皮肤常伴咖啡样色素斑，肿块可如乳房状悬垂。本病可伴有智力低下，或原因不明头痛、头晕，可有家族聚集倾向，为常染色体显性遗传。神经纤维瘤呈象皮样肿型者为另一类型，好发于头顶或臀部。临床似法兰西帽或狮臀，肿瘤由致密的纤维成分组成。其中为血管窦，在手术切面因血窦开放，渗血不易控制。故手术时应从正常组织切入。创面较大常需植皮修复。

二、A2 型题

143. E　尿量是反映肾血流灌注情况的重要指标，在术后对患者的监测中，最能反映休克的治疗效果。

144. B　急性肝衰竭患者可以口服乳果糖及肠道抗菌药。改变营养方式，可用葡萄糖和支链氨基酸，限用一般氨基酸，不用脂肪乳剂。静脉滴注乙酰谷酰胺，降低血氨。静脉滴注左旋多巴以利大脑功能的恢复。

145. D　患者有风湿性心脏病二尖瓣狭窄病史，呼吸机辅助呼吸，氧合指数 = PaO_2/FiO_2 = 50/0.75 ≈ 66.67mmHg，低于 200mmHg，患者烦躁，心率增快，血压下降，故可诊断为急性呼吸窘迫综合征。

146. B　该患者术后体温 39.3℃提示有感染，为代谢性酸中毒的诱发因素；代谢性酸中毒的典型表现为呼吸深且快，呼出气体有烂苹果味。

147. A　长期大量呕吐可导致低钾血症，最早的临床表现是肌无力，先是四肢软弱无力，以后可延及躯干和呼吸肌。还可有软瘫、腱反射减退或消失。患者有厌食、恶心、呕吐和腹胀、肠蠕动消失等肠麻痹表现。心脏受累主要表现为窦性心动过速、传导阻滞和节律异常。低钾血症典型心电图改变为早期出现 ST 段压低、T 波降低、增宽或倒置，随后出现 QT 间期延长和 U 波，严重者出现 P 波幅度增高、QRS 增宽、室上性或室性心动过速、房颤。

148. A　本题中患者的表现及检查结果符合肾衰竭的诊断。患者抗休克治疗后，尿量每小时仍少于 20ml，尿比重低，应考虑为肾衰竭。

149. D　抢救患者时应首先保命，然后保肢，该患者生命体征稳定，所以应保护受压肢体，如果伤肢出现明显肿胀，剧烈疼痛，功能障碍，应立即现场切开减压。

150. C　该患者应考虑为急性肾衰竭。①有挤压伤与休克史。②伤后抗休克治疗后尿量减少。③尿检有蛋白、红细胞及管型，符合急性肾衰竭尿常规所见。抗休克治疗后，血压已恢复，故低血容量性休克是错误的。腹部柔软，无肉眼血尿，无肾区包块等可排除严重的肾挫伤、肾外伤合并肾血管破裂和膀胱破裂。

151. B 血清钾 < 3.5mmol/L 可确诊为低钾血症。低钾血症可出现代谢性碱中毒，患者 pH 升高，碱剩余为正值，$PaCO_2$ 正常，符合代谢性碱中毒诊断。

152. B 要素饮食的适用范围：消化吸收功能障碍的患者，机体代谢率增高、导致大量蛋白质丢失者，手术前后营养不良患者，慢性消耗性疾病患者，晚期癌症患者。肝肾衰竭者及需要增加营养的老人和小儿均可应用要素饮食。

153. A 大量的胃液丢失容易引起低钾血症，该患者出现腹胀加重，肠蠕动减弱，心电图 T 波降低，提示为低钾血症。

154. C 血钠的正常值为 135～145mmol/L，患者的血钠为 128mmol/L，可考虑患者为低渗性脱水。根据尿少、食欲缺乏、恶心、软弱无力、脉搏快而弱的表现可判断患者为低渗性脱水。

155. B 输血时间通常不超过 4 小时，对于不同的血制品，时间要求也不同。①全血和红细胞悬液离开专用储血冰箱后，应在 30 分钟内输注 1 单位红细胞悬液，2 小时内完成输注。②血小板输注应以患者可耐受的速率进行，40 分钟内输注一个治疗剂量的血小板。③血浆融化后应在 30 分钟内输注，200 毫升血浆，一般要求半小时内输注完毕。此外，对于慢性心功能不全的患者，在输注血制品时速度要适当放慢，以免输注血制品的速度过快，诱发急性左心功能不全。

156. A 出血倾向表现为皮肤、黏膜出血点，血尿，消化道潜血阳性或出血。实验室检查可见血小板减少，活化部分凝血活酶时间（APTT）延长，纤维蛋白尿及其他凝血因子减少。

157. E 急性溶血反应是输血最严重的并发症，可引起休克、急性肾衰竭，甚至死亡。常见原因为误输 ABO 血型不匹配的血液所致。治疗原则：①立即停止输血，生理盐水维持静脉通路，保留血液标本。②抗休克治疗，应用糖皮质激素，代血浆制剂扩容，应用血管活性药物维持血压。③保护肾功能，碱化尿液，促使血红蛋白结晶溶解，酌予 5% $NaHCO_3$；血压稳定前提下，给予呋塞米冲击利尿，也可用 20% 甘露醇；严重肾衰时可行腹膜或血液透析治疗。④防治弥散性血管内凝血，酌情应用肝素。⑤严重溶血反应，应尽早换血治疗。

158. C 低钾血症最早的临床表现是肌无力，先是四肢软弱无力，以后可延及躯干和呼吸肌。还可有软瘫、腱反射减退或消失。患者有厌食、恶心、呕吐和腹胀、肠蠕动消失等肠麻痹表现。心脏受累主要表现为窦性心动过速、传导阻滞和节律异常。

159. E 患者出现严重脱水，代谢性酸中毒，中毒性休克，紧急处理为应在纠正休克的同时解除肠梗阻以去除病因。

160. A 过敏反应可早期发生，输入全血或血制品仅数毫升即可出现，表现为皮肤局限性或全身性瘙痒或荨麻疹，症状严重者可发生喉头水肿、哮喘、呼吸困难、神志不清，甚至休克。过敏反应并不常见，其特点是输入少量全血或血浆时即出现症状，可危及生命。因患者体内完全或部分缺乏 IgA，一旦输入含 IgA 的血液制品，可刺激患者体内产生抗 IgA 抗体，再次输入含有 IgA 的血液时，可诱发过敏反应。

161. C 患者血压低而中心静脉压高，提示血容量相对过多或心功能不全，应该首先给予强心药改善心功能，增加心排血量，并应用扩血管药物、限制输液量和速度，避免急性肺水肿或左心衰等并发症。

162. A　低血容量性休克常因大量出血或体液丢失，或液体积存于第三间隙，导致有效循环量降低引起。包括大血管破裂或脏器出血引起的失血性休克及各种损伤或大手术引起血液、体液丢失的创伤性休克。低血容量性休克的主要表现为中心静脉压降低、回心血量减少、心排血量下降所造成的低血压；经神经内分泌机制引起的外周血管收缩、血管阻力增加和心率加快；以及由微循环障碍造成的组织损害和器官功能不全。及时补充血容量、治疗其病因和制止其继续失血、失液是治疗此型休克的关键。

163. B　患者的中心静脉压大于 $15cmH_2O$ 时，提示心功能不全，应选择强心药治疗。

164. B　紧急措施：尽快控制大出血；保持呼吸道通畅；保持患者安静；避免过多搬动；体位一般应采取头和躯干部抬高 $20° \sim 30°$，下肢抬高 $15° \sim 20°$ 的体位，以增加回心血量；保暖但不加温；间歇给氧；适当给予镇痛药。

165. A　患者血压低，中心静脉压低，提示为血容量严重不足。脉搏 50 次/分提示应为重度休克。

166. E　多巴胺是治疗休克时最常用的血管收缩药，具有兴奋 α、β_1 和多巴胺受体的作用。小剂量的多巴胺时，可增加心肌收缩力和心排血量，扩张肾脏及胃肠道血管。故对休克患者，尤其合并肾功能不全者，应首选多巴胺。

167. C　甲胎蛋白（AFP）是原发性肝癌相关的肿瘤标志物，排除妊娠、活动性肝病、生殖腺胚胎源性肿瘤等，当血清 AFP≥400μg/L，持续升高即可考虑肝癌诊断。

168. D　患者属于感染性休克，应在补充血容量的同时进行剖腹探查术，切除坏死肠管。

169. E　依据血清 Na^+ 133mmol/L，K^+ 3.1mmol/L，Ca^{2+} 1.9mmol/L 可诊断为轻度缺钠的低渗性脱水合并低钾、低钙血症。急性重症胰腺炎造成低血压主要是有效血容量不足，所以治疗应首选抗休克，补充血容量。

170. C　肝性脑病可分为四度：Ⅰ度为前驱期，主要表现为反应迟钝、情绪改变；Ⅱ度为昏迷前期，主要表现为瞌睡和行为不能自控；Ⅲ度为昏睡期或浅昏迷期，主要表现为嗜睡，但可唤醒；Ⅳ度为昏迷期，主要表现为昏迷不醒，对刺激无反应，反射逐渐消失，常伴有呼吸、循环等方面的改变。

171. D　患者可诊断为中度高渗性脱水。中度高渗性脱水者常有极度口渴、乏力、尿少、唇舌干燥、皮肤失去弹性、眼窝下陷、烦躁不安、肌张力增高、腱反射亢进等，缺水量为体重 $4\% \sim 6\%$。根据经验法的公式：补液量（L）＝体重（kg）×脱水量占体重的百分数＝50×（$4\% \sim 6\%$）＝$2 \sim 3$（L）。所以该患者累计失液量最少为 2000ml。

172. A　ARDS 的发病基础有全身炎症反应、休克、肝损伤和应激反应，不包括感染。

173. A　患者因误输异型血发生急性溶血反应，已无尿 6 天，最有效的治疗为血液透析。

174. B　在心肺复苏期中，即使患者既往没有糖代谢紊乱的基础病史，应激性高血糖亦非常普遍。应激性高血糖导致感染性并发症的风险显著增加，近年来已有研究显示，通过控制血糖水平 <6.1mmol/L，强化胰岛素治疗，能够降低感染的发生率和改善机体物质及能量代谢，进而改善患者的预后。

175. D 为确定是否为急性肾衰竭，应检查的内容为尿钠测定。尿钠测定是确定急性肾衰竭最简单及可靠的检查方法。

176. A 急性胰腺炎是由于胰腺组织的炎症和自身消化酶的激活而引起的疾病。血清淀粉酶升高是急性胰腺炎的重要指标之一。测定血清淀粉酶水平可以帮助诊断急性胰腺炎，但其水平高低与急性胰腺炎的严重程度并不平行。

177. E 休克状态下，全身有效血流量减少，微循环出现障碍，导致重要的生命器官缺血、缺氧，引起肝缺血缺氧性损伤，肝脏功能受损。

178. E 烧伤的急救措施首先是脱离致伤源、给伤处进行冷水冲洗并去除着火的衣物、就近急救、给予止痛药等，碘伏消毒不属于急救措施。

179. B 急性肠梗阻频繁呕吐易引起低钾血症。

180. B 对疑有弥散性血管内凝血的患者，应测定其血小板的数量和质量、凝血因子的消耗程度及反映纤溶活性的多项指标。当下列 5 项检查中有 3 项以上异常，且结合临床上有休克、微血管栓塞症状和出血倾向时，便可诊断 DIC：①血小板计数低于 $80 \times 10^9/L$。②凝血酶原时间比对照组延长 3s 以上。③血浆纤维蛋白原低于 1.5g/L 或呈进行性降低。④血浆鱼精蛋白副凝（3P）试验阳性。⑤血涂片中破碎红细胞超过 2% 等。

181. A 破伤风潜伏期一般为 7 ~ 8 天，可短至 24 小时或长达数月、数年。潜伏期越短者，预后越差。约 90% 的患者在受伤后 2 周内发病，偶见在摘除体内存留多年的异物后出现破伤风症状。前驱症状是全身乏力、头晕、头痛、咀嚼无力、局部肌肉发紧、扯痛、

反射亢进等。典型症状是在肌紧张性收缩（肌强直、发硬）的基础上，阵发性强烈痉挛，通常最先受影响的肌群是咀嚼肌，随后顺序为面部表情肌、颈、背、腹、四肢肌，最后为膈肌。相应出现的征象为：张口困难（牙关紧闭）、蹙眉、口角下缩、咧嘴"苦笑"、颈部强直、头后仰；当背、腹肌同时收缩，因背部肌群较为有力，躯干因而扭曲成弓、结合颈、四肢的屈膝、弯肘、半握拳等痉挛姿态，形成"角弓反张"或"侧弓反张"；膈肌受影响后，发作时面唇青紫，通气困难，可出现呼吸暂停。上述发作可因轻微的刺激，如光、声、接触、饮水等而诱发。

182. D 血清 K^+ 3mmol/L，低于 3.5mmol/L 即可确诊为低钾血症。肠瘘引起消化道失钾从而引起低钾血症。Na^+ 125mmol/L，低于 135mmol/L 可确诊为低渗性脱水。

183. B 颈部手术采取高半坐位卧式，目的是减轻局部出血，有利于呼吸和引流。

184. B 延迟性溶血反应多发生在输血后 7 ~ 14 天，表现为原因不明的发热、贫血、黄疸和血红蛋白尿，一般症状并不严重。

185. B 防治肝功能不全的原则：①采用综合疗法，加强支持治疗，抑制肝细胞坏死和促进肝细胞再生。②密切监护，及早防治肝性脑病和凝血功能障碍等出血性并发症。重症病例可考虑血浆置换疗法。

186. D 伤后第 1 个 24 小时补液量：成人每 1% Ⅱ度、Ⅲ度烧伤面积每千克体重补充电解质液 1ml 和胶体液 0.5ml，另加基础水分 2000ml。本题为（13 + 13 + 5 + 21 + 13 + 7）× 50 × 0.5 = 1800ml。

187. A 患者经抗休克治疗后，中心静脉压升高，血压反而较前降低，考虑原因为心功能不全。

188. E　休克的基本监测项目有血压、脉率、尿量、精神状态、皮肤温度、色泽，不包括脑电图监护。

189. B　患者的中心静脉压（CVP）为 $4cmH_2O$，小于 $5cmH_2O$，提示静脉回心血量不足。CVP 代表右心房或胸腔段腔静脉内压力的变化，在反映全身血容量及心功能状况方面一般比动脉压要早，其正常值为 $5 \sim 10cmH_2O$。$CVP < 5cmH_2O$，表示血容量不足；$CVP > 15cmH_2O$ 时，提示心功能不全、静脉血管床收缩或肺循环阻力增高；$CVP > 20cmH_2O$ 时提示存在充血性心力衰竭。

190. A　失血性休克的治疗原则：首先是迅速止血；然后是迅速建立静脉通道，积极扩充血容量；建立有效的监测措施；纠正电解质和酸碱失衡；根据具体情况选择应用血管活性药物和强心药物。本题中患者在急救现场已经采取了止血措施，入院后下一步首选治疗应是迅速建立静脉通道，积极扩充血容量，即输血。患者的失血量为 1200ml 以上，脉搏 110 次/分，血压 76/50mmHg，属于中度休克。

191. E　当患者仅表现为局限性皮肤瘙痒或荨麻疹时，应暂时中止输血，可口服抗组胺药物如苯海拉明、异丙嗪等，并严密观察病情发展。反应严重者应立即停止输血，肌内注射肾上腺素（1：1000，0.5～1ml）和（或）静脉滴注糖皮质激素（氢化可的松或地塞米松）。合并呼吸困难者应做气管插管或切开，以防窒息。

192. D　患者因腹泻 2 天未进食引起低渗性脱水。低渗性脱水临床表现为失钠多于失水，细胞外液低渗，出现头晕、呕吐、乏力等，且血清钠 $<135mmol/L$。

193. D　患者的收缩压为 80mmHg，在 70～90mmHg 范围内，脉搏为 120 次/分，在 100～200 次/分范围内，属于中度休克。估计失血量在 20%～40%，即 800～1600ml。

194. E　患者属于中度休克，给予紧急扩容的首选液体是 5% 葡萄糖等渗氯化钠溶液。

三、A3/A4 型题

195. C　该患者口唇干燥，眼窝下陷，皮肤弹性差为缺水表现。其血压下降，已出现休克，应为重度缺水。结合血钠水平可诊断为重度等渗性脱水。

196. B　出现循环不稳时，应立即补足血容量，通常选用 3000ml 平衡盐溶液快速输入。

197. A　等渗盐水中的 Cl^- 含量高，如果单用等渗盐水，当大量输入后会出现血氯升高，可能会引起高氯性酸中毒。

198. C　患者因水分摄入不足可引起高渗性脱水。高渗性脱水临床表现为口渴明显，皮肤、黏膜干燥、弹性差，眼窝下陷等。尿少，尿比重升高。实验室检查可见血清钠 $> 150mmol/L$。

199. B　患者为高渗性中度脱水，脱水量占体重的 4%～6%。根据经验法，补液量（L）= 体重（kg）× 脱水量占体重的百分数 = $60 \times (4\% \sim 6\%) = (2.4 \sim 3.6)$ L。所以，实际缺失的水量最少为 2400ml。

200. C　具体在补液时，第 1 天应给予补液量的 1/2，即 1200ml。

201. C　该患者已处于失血性休克状态，首先应快速建立静脉通道，补充血容量，纠正休克。

202. D　患者因大量失血已处于休克状态，出现严重血容量不足，而甲床充盈度检查已经不能反映该患者病情危重的程度，因此无意义。

203. D 给患者输入大量库存血后，其红细胞溶解会释放出大量钾离子，容易导致高钾血症和代谢性酸中毒。

204. C 输血 15 分钟后患者出现寒战、皮肤花斑，最有可能是发生了过敏反应。急性溶血反应发生的时间更快，且主要症状为胸痛、腰背痛、高热、呼吸困难等。

205. A 发生过敏反应后，应立即停止输血，保留样品以备化验检查，并即刻给予抗过敏治疗。

206. B 患者面色苍白、脉搏加快，诊断性腹腔穿刺抽出不凝血，考虑患者可能出现失血性休克。在失血性休克的处理中，最重要的是迅速补充血容量。因此，最合适的处理措施应该是输血及晶体溶液。

207. C 患者目前处于休克状态，应积极抗休克治疗，但腹腔穿刺抽出不凝血且腹部彩超示脾破裂，有急诊手术指征，因此应积极抗休克，同时迅速手术，即紧急行脾切除术。

208. E 手术中患者表现为伤口渗血与低血压，可诊断为急性溶血反应。应立即停止输血，生理盐水维持静脉通路，保留血液标本。

209. B 该症状考虑为疖，疖通常是由金黄色葡萄球菌感染所导致，偶可因表皮葡萄球菌或其他细菌导致。

210. C 疖在红肿时期可通过理疗方式治疗，形成脓栓后严禁挤压，应用针头或尖刀剔出脓栓，通常不需全身应用抗生素。

211. B 在鼻、上唇及周围"危险三角区"的面部疖，如果处理不当或被挤压时，细菌可经内眦静脉、眼静脉进入到颅内海绵状静脉窦，从而引起化脓性海绵状静脉窦炎。

212. E 血清钾 3mmol/L 可确诊为低钾血症。低钾血症可引起代谢性酸中毒，可引发胃

肠道受累，导致腹胀、肠麻痹。

213. E 低钾血症典型心电图改变为早期出现 ST 段压低、T 波降低、增宽或倒置，随后出现 QT 间期延长和 U 波，严重者出现 P 波幅度增高、QRS 增宽、室上性或室性心动过速、房颤。但并非每个患者都有上述心电图改变，故不应仅凭心电图异常来诊断低钾血症。

214. E 患者确诊为代谢性酸中毒、低钾血症，故应补充钾，纠正酸中毒。

215. D 急性梗阻性化脓性胆管炎（AOSC）是一种常合并多器官损害的全身严重感染性疾病。主要由胆管梗阻、胆管内压升高、肝脏胆血屏障受损、大量细菌和毒素进入血液循环所致。该患者有原发性肝内胆管结石病史，而且右上腹突发持续性疼痛并伴有寒战、发热、恶心及呕吐 12 小时，结合查体，最可能诊断为 AOSC。

216. E AOSC 通常为感染所致，当大量细菌和毒素进入血液循环时，常导致组织细胞缺血缺氧、代谢紊乱、功能障碍，甚至多器官功能衰竭，因此最可能为感染性休克。

217. B 由于患者并发感染性休克，在治疗时应在维持生命体征的同时处理原发病灶。

218. D 患者血容量不足，血清钠为 130mmol/L，低于 135mmol/L 可诊断为低渗性脱水。血清钾为 3.0mmol/L，低于 3.5mmol/L 可诊断为低钾血症。患者血压 75/60mmHg，呼吸增快，可诊断为休克。CO_2CP 的正常值成人为 22～31mmol/L，该病例为 19mmol/L。CO_2CP 降低见于代谢性酸中毒和呼吸性碱中毒，升高见于呼吸性酸中毒和代谢性碱中毒，所以选项 D 错误。

219. D 该患者首先应进行的治疗措施为抗休克，补充血容量。

220. A 治疗短肠综合征，在早期通常给予全胃肠外营养。该患者既往有高血糖病史（11mmol/L），可能患有糖尿病，在行全胃肠外营养时应控制好葡萄糖－胰岛素的比例，否则容易导致糖尿病急性并发症。该患者全胃肠外营养1周后昏迷，但尿内无酮体，首先应考虑为高渗性非酮性昏迷。

221. A 该患者既往有高血糖病史（11mmol/L），提示体内胰岛素分泌不足。

222. A 全胃肠外营养治疗开始1周内，应给予一定量外源性胰岛素，并控制好血糖浓度及速度。

223. C 本题中患者的休克类型为过敏性休克。过敏性休克是一种十分严重的变态反应，在临床实践中常有所见。本病绝大多数为药物所引起，其中90%为青霉素所致。早期临床表现主要为全身不适、口唇、舌和足发麻，喉部发痒，头晕眼花、心悸、胸闷、恶心、呕吐、烦躁不安等，随即全身大汗、脸色苍白、唇部发绀、喉头阻塞、咳嗽、支气管水肿及痉挛、气促、四肢厥冷，亦可有皮肤弥漫潮红和皮疹、手足水肿，部分有濒死感。

224. A 间羟胺的副作用小，可用于青霉素致过敏性休克的早期治疗。

225. C 异丙嗪是治疗青霉素致过敏性休克的抗组胺药，属于对因治疗药物。

226. D 该患者为中年男性，左侧大腿被扎伤缝合3天后，突然出现伤口有淡红色渗出液伴有气泡、恶臭等气性坏疽的临床表现，因此该患者最可能的诊断为气性坏疽。气性坏疽是由梭状芽孢杆菌感染所致的肌坏死或肌炎，通常在伤后1~4日发病，最快者可在伤后8~10小时，最迟为5~6日，出现伤口的大量血性渗出，伴有恶臭和气泡表现，皮下如有积气，可触及捻发音。

227. A 该患者诊断为气性坏疽，该病的主要致病菌为梭状芽孢杆菌。

228. B 气性坏疽治疗的最重要措施是紧急清创。清创是指通过手术将坏死组织彻底清除，以减少菌群的数量和毒素的产生。清创可以有效地控制感染的扩散，并提供一个清洁的环境，有利于后续的治疗。其他选项中，大剂量青霉素治疗可以用于控制感染，并预防细菌进一步繁殖，但清创是治疗的首要步骤。高压氧治疗可以提供高浓度的氧气，抑制厌氧梭状芽孢杆菌的生长，但同样需要结合清创进行。静脉滴注破伤风抗毒素和肌内注射人体破伤风免疫球蛋白主要用于预防破伤风感染，不是治疗气性坏疽的措施。

四、B1型题

229. B 非溶血性发热反应是输血早期最常见的输血并发症之一，通常发生于输血开始后15分钟至2小时内。临床主要表现为畏寒、寒战和高热，体温可上升至39~40℃，同时伴有头痛、出汗、恶心、呕吐及皮肤潮红。症状持续30分钟至2小时后逐渐缓解。血压多无变化。少数反应严重者还可出现抽搐、呼吸困难、血压下降，甚至昏迷。全身麻醉时很少出现发热反应。

230. D 当怀疑有溶血反应时应立即停止输血，核对受血者与供血者姓名和血型，并抽取静脉血离心后观察血浆色泽，若为粉红色即证明有溶血。尿潜血阳性及血红蛋白尿也有诊断意义。收集供血者血袋内血和受血者输血前后血样本，重新作血型鉴定、交叉配合试验及做细菌涂片和培养，以查明溶血原因。

231. C 过敏反应多发生在输血数分钟后，也可在输血中或输血后发生，发生率约为3%。表现为皮肤局限性或全身性瘙痒或荨麻疹。严重者可出现支气管痉挛、血管神经性水肿、会厌水肿，表现为咳嗽、喘鸣、呼吸困难以及腹痛、腹泻，甚至过敏性休克乃至昏迷、死亡。

232. E 细菌污染反应是由于采血、贮存环节中无菌技术有漏洞而致污染，革兰兰阴性杆菌在 4℃ 环境生长很快，并可产生内毒素。有时也可为革兰阳性球菌污染。该反应虽发生率不高，但后果严重。患者的反应程度依细菌污染的种类、毒力大小和输入的数量而异。若污染的细菌毒力小、数量少时，可仅有发热反应。反之，则输入后可立即出现内毒素性休克和 DIC。临床表现有烦躁、寒战、高热、呼吸困难、恶心、呕吐、发绀、腹痛和休克。也可以出现血红蛋白尿、急性肾衰竭、肺水肿，致患者短期内死亡。

233. A 高钾血症是急性肾衰竭死亡的常见原因之一。正常人 90% 的钾离子经肾排泄，少尿或无尿时，钾离子排出受限。特别是组织分解代谢增加（如严重挤压伤），钾由细胞内释放到细胞外液；酸中毒时细胞内钾转移至细胞外，有时可在几小时内血钾迅速升高达危险水平。

234. D 急性肾功能衰竭患者在少尿或无尿后的 7 ~ 14 天，如 24 小时内尿量增加至 800ml 以上，即为多尿期开始。一般历时约 14 天，尿量每日可达 3000ml 以上。在开始的第 1 周，由于肾小管上皮细胞功能尚未完全恢复，虽尿量明显增加，但血尿素氮、肌酐和血钾仍继续上升，尿毒症症状并未改善，此为早期多尿阶段。当肾功能进一步恢复、尿量大幅度增加后，则又可出现低血钾、低血钠、低血钙、低血镁和脱水现象，此时患者仍然处于氮质血症及水、电解质失衡状态。

235. C 肾前性肾衰竭是由于大出血、消化道或皮肤大量失液、液体向第三间隙转移、

过度利尿等病因引起急性血容量不足，充血性心力衰竭、急性心肌梗死、严重心律失常、心脏压塞、肺栓塞等所致心排血量降低，全身性疾病，如严重脓毒症、过敏反应、肝肾综合征等引起有效循环血量减少或重新分布，以及肾血管病变或药物等因素引起的肾血管阻力增加等病因，均可导致肾血流的低灌注状态，使肾小球滤过率不能维持正常而引起少尿。初时，肾实质并无损害，属功能性改变；若不及时处理，可使肾血流量进行性减少，发展成为急性肾小管坏死，出现急性肾损伤。

236. D 肾性肾衰竭主要是由肾缺血和肾毒素所造成的肾实质性急性病变，急性肾小管坏死较常见。病变可以发生在肾小球、肾小管、肾间质、肾血管。临床上能导致肾缺血的因素很多，如大出血、脓毒症休克、血清过敏反应等。

237. E 肾后性肾衰竭通常是由于尿路梗阻所致，包括双侧肾、输尿管以及盆腔肿瘤压迫输尿管，引起梗阻以上部位的积水。膀胱内结石、肿瘤以及前列腺增生、前列腺肿瘤和尿道狭窄等引起双侧上尿路积水，使肾功能急剧下降。

238. C 肠内营养一次性投给输注方式是将配好的营养液或商品型肠内营养液用注射器缓慢注入喂养管内，每次 200ml 左右，每日 6 ~ 8 次。该方法常用于需长期家庭肠内营养的胃造瘘患者，因为胃容量大，对容量及渗透压的耐受性较好。

239. E 肠内营养间隙性重力输注方式是将配制好的营养液经输液管与肠道喂养管连接，借重力将营养液缓慢滴入胃肠道内，每次 250 ~ 400ml 左右，每日 4 ~ 6 次。此法优点是患者有较多自由活动时间，类似正常饮食。

240. C 右半结肠和左半结肠分别由肠系

膜上动脉和肠系膜下动脉供血；与动脉相似，静脉分别经肠系膜上静脉和肠系膜下静脉而汇入门静脉，因此结肠癌血行转移时可经门静脉转移到肝。

241. B　椎旁静脉系统压力低，无静脉瓣，位于脊柱周围，脱落的乳腺癌细胞通常经肋间静脉直接进入椎旁静脉系统，造成骨转移。

242. B　低动力型感染性休克即冷休克，其临床特点为周围血管阻力增加，心排血量降低。

243. D　高动力型感染性休克即暖休克，又称为高排低阻型休克。其临床特点为心排血量增多而周围血管阻力降低。

五、X 型题

244. ABE　高渗性脱水的原因：①摄入水分不足，临床上多见于进食和饮水困难等情况如食管癌致吞咽困难、重危患者给水不足。②水丧失过多，高热、大量出汗、甲状腺功能亢进及大面积烧伤，均可通过皮肤丢失大量低渗液体。③呕吐、腹泻及消化道引流等可导致等渗或含钠低的消化液丢失。④中枢性或肾性尿崩症时均可经肾排出大量低渗性尿液，使用大量脱水剂如甘露醇、葡萄糖等高渗溶液，以及昏迷患者鼻饲浓缩的高蛋白饮食，均可因为溶质性利尿而导致失水。⑤任何原因引起的过度通气，可经呼吸道黏膜不显性蒸发加强，丢失不含电解质的水分。

245. ABC　高压蒸汽法适用于大多数医用物品，包括手术器械、消毒衣巾及布类敷料等的灭菌。为保证高压灭菌的效果，使用过程有严格的规定：①灭菌包裹体积的上限为：长40cm、宽 30cm、高 30cm。②包扎不能过紧，不用绳扎。③灭菌室内不宜排得过密。下排气式蒸汽灭菌器的装载量为柜室容积的 10% ～

80%，预真空式蒸汽灭菌器的装载量为柜室容积的 5% ～90%，以免妨碍蒸汽透入，影响灭菌效果。④预置专用的包内及包外灭菌指示纸带，当压力及温度均达到灭菌要求时，特殊包内卡由无色变为黑色，包外指示带即出现黑色条纹。⑤已灭菌的物品应注明有效日期，通常为 2 周。

246. ABCE　代谢性酸中毒的病因包括：①碱性物质丢失过多：严重腹泻、肠瘘、胰瘘、胆道引流等均可引起 $NaHCO_3$ 大量丢失。②肾脏排酸保碱功能障碍：肾衰竭、肾小管中毒时体内固定酸由尿中排出障碍，HCO_3^- 在近曲小管重吸收下降；应用碳酸酐酶抑制剂如乙酰唑胺可抑制肾小管上皮细胞内碳酸酐酶活性，排 H^+ 及重吸收 HCO_3^- 减少。③酸性物质产生过多：任何原因引起的缺氧和组织低灌注时，细胞无氧糖酵解增强而产生乳酸性酸中毒；糖尿病、严重饥饿或酒精中毒时，体内脂肪分解加速，产生大量酮体，引起酮症酸中毒。④外源性固定酸摄入过多，消耗 HCO_3^- 缓冲，如大量摄入阿司匹林、长期服用氯化铵、盐酸精氨酸或盐酸赖氨酸等药物。⑤高钾血症：各种原因引起细胞外液 K^+ 增高，K^+ 与细胞内 H^+ 交换，引起细胞外 H^+ 增加，导致代谢性酸中毒。

247. ABC　低渗性脱水患者一般均无口渴感，常见症状有恶心、呕吐、头晕、视觉模糊、软弱无力、起立时容易晕倒等。根据缺钠程度，低渗性脱水可分为三度：轻度缺钠者血钠浓度在135mmol/L 以下，患者感疲乏、头晕、手足麻木，尿 Na^+ 减少。中度缺钠者血钠浓度在 130mmol/L 以下，患者除有上述症状外，尚有恶心、呕吐、脉搏细速，血压不稳定或下降，脉压变小，浅静脉萎陷，视力模糊，站立性晕倒。尿量少，尿中几乎不含钠和氯。重度缺钠者血钠浓度在 120mmol/L 以下，患者神志不清，肌痉挛性抽痛，腱反射减弱或消失；出现木僵、呼吸困难甚至昏迷，常发生低血容量性休克。

248. ABCDE 肠外营养制剂通常包括脂肪乳剂、电解质、维生素、葡萄糖、生长激素、微量元素、复方氨基酸溶液等。

249. BCDE 等渗性脱水患者临床症状有恶心、厌食、乏力、少尿等，但不口渴。体征包括：舌干燥，眼窝凹陷，皮肤干燥、松弛等。

250. ABCDE 低钾血症常见原因：①消化道梗阻、长期禁食、昏迷、神经性厌食等导致钾摄入不足；②严重呕吐、腹泻、持续胃肠减压、肠瘘等，从消化道途径丧失大量钾；③长期应用呋塞米或噻嗪类利尿剂，肾小管性酸中毒，急性肾衰竭多尿期，以及盐皮质激素过多使肾排出钾过多；④长期输注不含钾盐的液体，或肠外营养液中钾补充不足；⑤钾向组织内转移，见于大量输注葡萄糖和胰岛素，或代谢性、呼吸性碱中毒者。

251. AD 首先应防治原发病和去除引起通气过度的原因。急性呼吸性碱中毒患者可吸入含 5% CO_2 的混合气体或嘱患者反复屏气，或用纸袋罩住口鼻使其反复吸回呼出的 CO_2 以维持血浆 H_2CO_3 浓度，症状即可迅速得到控制。对精神性通气过度患者可酌情使用镇静剂。对因呼吸机使用不当所造成的通气过度，应调整呼吸频率及潮气量。危重患者或中枢神经系统病变所致的呼吸急促，可用药物阻断其自主呼吸，由呼吸机进行适当的辅助呼吸。有手足抽搐的患者可静脉注射葡萄糖酸钙进行治疗。

252. ABCDE 感染性休克患者治疗时应补充血容量，改善微循环，及时处理原发病灶，防止细菌和毒素继续进入血液循环。根据

辅助检查结果选择合适的抗菌药物。感染性休克患者抵抗力通常下降，采用输入血浆或营养疗法可提高患者的抵抗力。此外，为减轻细胞损害，可应用糖皮质激素抑制炎症反应，以减少体液因子、炎症介质的释放。

253. ABCD 大量输血后可出现的不良反应有：①低体温（因输入大量冷藏血所致）；②碱中毒（枸橼酸钠在肝转化成碳酸氢钠）；③低钙血症（输入大量含枸橼酸钠的血制品）；④高钾血症（一次输入大量库存血所致）及凝血异常（凝血因子被稀释和低体温）。当临床上有出血倾向及 DIC 表现时，应及时补充新鲜冰冻血浆，必要时补充冷沉淀及浓缩血小板。

254. AE 通过监测不但可以了解患者病情变化和治疗反应，并为调整治疗方案提供客观依据。一般监测包括：①精神状态；②皮肤温度、色泽；③血压；④脉率；⑤尿量。特殊监测包括以下多种血流动力学监测：①中心静脉压；②动脉血气分析；③动脉血乳酸盐测定；④DIC 的检测；⑤Swan – Ganz 漂浮导管。

255. CDE 选项 A、B 为血管扩张剂。血管收缩剂有多巴胺、去甲肾上腺素和间羟胺等，其中多巴胺是最常用的血管活性药。血管扩张剂分 α 受体阻滞剂和抗胆碱能药两类。前者包括酚妥拉明、酚苄明等，能解除去甲肾上腺素所引起的小血管收缩和微循环淤滞并增强左室收缩力；后者包括阿托品、山莨菪碱和东莨菪碱。临床上较常用的是山莨菪碱，可使血管舒张，从而改善微循环。还可通过抑制花生四烯酸代谢，降低白三烯、前列腺素的释放而保护细胞，是良好的细胞膜稳定剂。多用于感染性休克的治疗。

256. AE 皮质类固醇可用于感染性休克和其他较严重的休克。其作用主要有：①阻断

α 受体兴奋作用，使血管扩张，降低外周血管阻力，改善微循环；②保护细胞内溶酶体，防止溶酶体破裂；③增强心肌收缩力，增加心排血量；④增进线粒体功能和防止白细胞凝集；⑤促进糖异生，使乳酸转化为葡萄糖，减轻酸中毒。一般主张应用大剂量，静脉滴注，一次滴完。为了防止多用皮质类固醇后可能产生的副作用，一般只用 1～2 次。

257. ABCD　急性肝衰竭（AHF）的病因：①病毒性肝炎：病毒性肝炎是我国 AHF 的多见病因，甲、乙、丙型肝炎均可发生，在我国尤其以乙型肝炎最常见。②化学物中毒：较常见的是药物毒性损害，如对乙酰氨基酚、甲基多巴、硫异烟肼、吡嗪酰胺、麻醉剂氟烷、非类固醇类抗炎药等。肝毒性物质如四氯化碳、黄磷等，误食毒菌也可能引起 AHF。③外科疾病：肝巨大或弥漫性恶性肿瘤，尤其合并肝硬化时，易并发 AHF。严重肝外伤，大范围肝组织被手术切除或者肝脏血供受影响如血管损伤、肝血流阻断时间过长等，治疗门静脉高压症的门体静脉分流术，胆道长时间阻塞，肝胆管结石反复炎症导致肝损害，都可能导致 AHF。④其他：妊娠期急性脂肪肝、Wilson 病、自身免疫性肝炎、缺血性肝损伤等过程中也可发生肝衰竭。

258. BCDE　急性肝衰竭一般治疗包括：①营养支持，首选肠内营养，可鼻饲含有酪氨酸、牛磺酸和 ω－3 脂肪酸的营养剂。肠外营养支持治疗时，可用葡萄糖和支链氨基酸，脂肪乳剂可选用中链/长链脂肪乳剂，并给予足量的维生素。②补充血清白蛋白。③口服乳果糖，以排软便 2～3 次/日为度。口服肠道抗菌药，以减少肠内菌群，如新霉素和甲硝唑。④静脉点滴醋谷胺（乙酰谷酰胺）、谷氨酸（钾或钠）或门冬氨酸等，以降低血氨。⑤静滴 γ－氨酪酸、左旋多巴，改善中枢神经递质，可能

有利于恢复大脑功能。⑥纠正酸碱失衡和电解质紊乱。

259. BCDE　根据烧伤病理生理特点，一般将烧伤临床发展过程分为四期：①体液渗出期：伤后迅速发生的变化为体液渗出，体液渗出的速度一般以伤后 6～12 小时内最快，持续 24～36 小时，严重烧伤可延至 48 小时以上。②急性感染期。③创面修复期：创面自然修复所需时间与烧伤深度等多种因素有关，无严重感染的浅 Ⅱ 度和部分深 Ⅱ 度烧伤，可自愈。④康复期。

260. BCD　开放性伤口常有污染，应行清创术，目的是将污染伤口变成清洁伤口，为组织愈合创造良好条件。清创时间越早越好，伤后 6～8 小时内清创一般都可达到一期愈合。清创步骤是：①先用无菌敷料覆盖伤口，用无菌刷和肥皂液清洗周围皮肤。②去除伤口敷料后可取出明显可见的异物、血块及脱落的组织碎片，用生理盐水反复冲洗。③常规消毒铺巾。④沿原伤口切除创缘皮肤 1～2mm，必要时可扩大伤口，但肢体部位应沿纵轴切开，经关节的切口应作 S 形切开。⑤由浅至深，切除失活的组织，清除血肿、凝血块和异物，对损伤的肌腱和神经可酌情进行修复或仅用周围组织掩盖。⑥彻底止血。⑦再次用温生理盐水反复冲洗伤腔。⑧彻底清创后，伤后时间短和污染轻的伤口可缝合，但不宜过密、过紧，以伤口边缘对合为度。缝合后消毒皮肤，外加包扎，必要时固定制动。

261. BCDE　外科感染常分为非特异性和特异性感染。非特异性感染又称化脓性感染或一般性感染，常见如疖、痈、丹毒、急性乳腺炎、急性阑尾炎等。常见致病菌包括金黄色葡萄球菌、大肠埃希菌、铜绿假单胞菌、链球菌等。特异性感染如结核、破伤风、气性坏疽、念珠菌病等，因致病菌不同，可有独特的

表现。

262. ABCD 复苏时用药的目的是激发心脏恢复自主搏动并增强心肌收缩力，防治心律失常，调整急性酸碱失衡，补充体液和电解质。预防感染属于复苏后治疗，复苏时用药的目的不包括预防感染。

263. ABCE 肠内营养常见并发症包括机械方面、胃肠道方面、代谢方面及感染方面。①机械性并发症：主要有鼻、咽及食管损伤，喂养管堵塞，喂养管拔出困难，造口并发症等。②胃肠道并发症：恶心、呕吐、腹泻、腹胀、肠痉挛等症状是临床上常见的消化道并发症，这些症状大多数能够通过合理的操作来预防和及时纠正、处理。③代谢性并发症：代谢方面并发症主要有水、电解质及酸碱代谢异常，糖代谢异常，微量元素、维生素及脂肪酸的缺乏，各脏器功能异常。④感染性并发症：肠内营养感染性并发症主要与营养液误吸和营养液污染有关。吸入性肺炎是肠内营养最严重并发症，常见于幼儿、老年患者及意识障碍患者。

264. ACDE 按照手术的时限性，外科手术可分为三种：①急症手术：例如外伤性肠破裂在最短时间内进行必要的准备后立即手术。在胸腹腔内大血管破裂等十分急迫的情况下，为抢救生命，必须争分夺秒地进行紧急手术。②限期手术：例如各种恶性肿瘤根治术，手术时间虽可选择，但不宜延迟过久，应在尽可能短的时间内做好术前准备。③择期手术：例如胆囊结石胆囊切除术、甲状腺腺瘤切除术及腹股沟疝修补术等，可在充分的术前准备后选择合适时机进行手术。

265. DE 破伤风可供选用的药物有：10% 水合氯醛，保留灌肠量每次 20～40ml，苯巴比妥钠肌内注射，每次 0.1～0.2g，地西泮 10～20mg 肌内注射或静脉滴注，一般每日一次。病情较重者，可用冬眠 1 号合剂（由氯丙嗪、异丙嗪各 50mg，哌替啶 100mg 及 5% 葡萄糖 250ml 配成）静脉缓慢滴入，但低血容量时忌用。对于重症患者可以使用咪达唑仑和丙泊酚，两药联用可收到更好的镇静效果。

266. ABCE 患者常诉伤肢沉重或疼痛，持续加重，有如胀裂，程度常超过创伤伤口所能引起者，止痛剂不能奏效；局部肿胀与创伤所能引起的程度不成比例，并迅速向上下蔓延，每小时都可见到加重。伤口中有大量浆液性或浆液血性渗出物，可渗湿厚层敷料，当移除敷料时有时可见气泡从伤口中冒出。皮下如有积气，可触及捻发音。由于局部张力，皮肤受压而发白，浅部静脉回流发生障碍，故皮肤表面可出现如大理石样斑纹。因组织分解、液化、腐败和大量产气（硫化氢等），伤口可有恶臭。

267. ADE 脂溶性维生素是不溶于水而溶于脂肪及非极性有机溶剂的一类维生素，包括维生素 A、维生素 D、维生素 E、维生素 K 等。这类维生素排泄率不高。水溶性维生素是可溶于水而不溶于非极性有机溶剂的一类维生素，包括维生素 B 族和维生素 C。这类维生素在人体内储存较少，从肠道吸收后进入人体的多余的水溶性维生素大多从尿中排出。

268. ABCD 失血性休克在外科休克中很常见。常见于大血管破裂，腹部损伤引起的肝、脾破裂，胃、十二指肠出血，门静脉高压症所致的食管胃底曲张静脉破裂出血等。大量血液丢失，导致有效循环血量的不足。通常在迅速失血超过全身总血量的 20% 时，即发生休克。

269. ABCE 发热反应是最常见的早期输血不良反应之一，发生率约为 2%～10%。多发生于输血开始后 15 分钟至 2 小时内。主要表现为畏寒、寒战和高热，体温可上升至 39 ~ 40℃，同时伴有头痛、出汗、恶心、呕吐及皮肤潮红。症状持续 30 分钟至 2 小时后逐渐缓解。血压多无变化。少数反应严重者还可出现抽搐、呼吸困难、血压下降，甚至昏迷。全身麻醉时很少出现发热反应。

270. ABCE SIRS 是由严重感染、烧伤、创伤、手术、胰腺炎以及缺血 - 再灌注等多种因素引起的机体内促炎 - 抗炎自稳失衡所致的、伴有免疫防御功能下降的、持续不受控制的全身性炎症反应。

271. ABCD 临床上最常用的强心药是毛花苷丙，对心脏有高度选择性作用，对机体其他器官没有明显影响，基本作用是可增强心肌收缩力，减慢心率，减轻心脏负荷与降低心肌耗氧量。

272. CD 血红蛋白及红细胞比容两项指标升高，常提示血液浓缩，血容量不足。

273. ABC 血压是反映血容量、心排血量、外周血管阻力休克三要素的客观指标。视病情每 15 分钟至 2 小时测量 1 次，对严重休克者应使用监护设备连续监测。通常认为收缩压低于 90mmHg、脉压小于 20mmHg 为休克的诊断标准。

274. ABCDE 脂肪瘤为正常脂肪样组织的瘤状物，好发于四肢、躯干。境界清楚，呈分叶状，质软可有假囊性感、无痛。生长缓慢，但可达巨大体积。深部者可恶变，应及时切除。多发者瘤体常较小，常呈对称性，有家族史，可伴疼痛（称痛性脂肪瘤）。

第二章 普通外科

一、A1 型题

1. D 溃疡病的主要症状是上腹部疼痛，可无明显症状或出现隐匿症状。病史可达数年或数十年。发作与自发缓解相交替，发作期和缓解期可长短不一，短者数周，长者数年，发作常呈季节性，一般秋至早春为好发季节，疼痛持续数周后好转，间歇 1~2 个月后再发。可因情绪不良或过劳而诱发。

2. B 胃镜有绝对禁忌证和相对禁忌证。①绝对禁忌证：a. 严重心脏病如严重心律失常、心肌梗死活动期、重度心力衰竭。b. 严重肺部疾病：哮喘、呼吸衰竭不能平卧者。c. 严重高血压、精神病及意识明显障碍不能合作者。d. 食管、胃十二指肠急性穿孔。e. 急性重症咽喉部疾患胃镜不能插入者。f. 腐蚀性食管损伤的急性期。②相对禁忌证：急性或慢性病急性发作，经治疗可恢复者，如急性扁桃体炎、急性咽炎、急性哮喘发作等。

3. D 原发性和继发性腹膜炎的概念是以腹膜腔内有无原发性感染病灶来定义的。原发性腹膜炎又称自发性细菌性腹膜炎，是指腹腔内无原发性疾病或感染病灶存在而发生的细菌性腹膜炎。继发性腹膜炎又称继发性化脓性腹膜炎，是最常见的腹膜炎，有原发性感染病灶，常由腹内脏器穿孔、炎症、缺血及损伤引起。

4. D 溃疡性结肠炎的病变多累及乙状结肠和直肠，严重时可累及整个结肠，少数病变可波及末段回肠。病理变化主要在黏膜层及黏膜下层，肌层基本不受累，表现为黏膜充血、水肿，糜烂和表浅小溃疡。肠隐窝内可见大量中性粒细胞浸润，混有黏液和细菌，形成陷窝脓肿和黏膜下小脓肿。

5. D 恶心、呕吐是继发性化脓性腹膜炎常见的早期症状，早期由腹膜受到刺激引起，多较轻微，呕吐物为胃内容物。晚期由于肠麻痹可出现类似肠梗阻的呕吐，且伴腹胀、食欲缺乏。

6. A 口服胆囊造影是诊断胆囊疾病的常用检查方法，如胆囊结石、胆管结石、炎症、肿瘤。造影剂主要由肝脏经胆汁而排泄，可随胆汁从胆管进入胆囊，经胆囊的浓缩后，胆囊内就充满了含有高浓度造影剂的胆汁，用于显示胆囊形态和胆囊管通畅程度，也可提示胆囊的浓缩和收缩功能。

7. D 继发性腹膜炎体征表现为体温升高，脉搏增快，多超过 90 次/分。

8. C 高位梗阻的呕吐出现较早，呕吐较频繁，呕吐物主要为胃及十二指肠内容物。低位小肠梗阻的呕吐出现较晚，初为胃内容物，后期的呕吐物为积蓄在肠内并经发酵、腐败呈粪样的肠内容物。

9. C 继发性腹膜炎的腹痛为持续性。因病因不同，腹痛程度也不同。化学性腹膜炎腹痛最为剧烈，腹腔出血所致的腹痛最轻。腹痛的范围可局限，也可弥漫，但均以原发病灶处最明显。

10. D 甲状腺是成年人体内最大的内分泌器官，结构单位为滤泡，选项 A、B 正确。甲状腺重量约为 30g，位于颈前区气管两侧，而不是甲状软骨两侧，选项 C 正确，选项 D 错误。正常甲状腺在颈部检查时不易触及，选项 E 正确。

11. B 胆石性肠梗阻临床表现为强烈的肠绞痛，胆结石得以下行时，疼痛可有缓解，当肠强烈蠕动时又可引起腹痛，为单纯的机械性肠梗阻。

12. B 慢性结核性腹膜炎病理类型中，粘连型常表现为反复出现的慢性不全性肠梗阻或急性肠梗阻。

13. C 空气栓塞是颈部重要的大静脉损伤后最严重的并发症，死亡率很高，其特点为损伤局部可闻吸吮声。右心室穿刺或颈内静脉置管吸气为其紧急处理方式。局部加压、结扎和吻合血管为其局部处理方法。气道损伤的处理方法有气管插管。

14. A 急性化脓性腹膜炎诊断成立后，明确病因或原发病是治疗过程中的重要环节。

15. D 目前多认为肛管恶性黑色素瘤是原发的，但对直肠恶性黑色素瘤是原发还是继发的观点，尚有分歧，多数认为直肠恶性黑色素瘤是肛管部的黑色素细胞恶变后向上扩展的结果，应视为转移。血行转移是直肠恶性黑色素瘤主要转移方式。

16. C 原发性腹膜后恶性淋巴瘤对放疗敏感，放疗总量以 30～50Gy 为最佳剂量。对复发病例仍可重复放射治疗。

17. B 甲状腺由左、右两个侧叶和峡部构成，峡部时有锥状叶与舌骨相连。侧叶位于喉与气管的两侧，下极多数位于第 5～6 气管软骨环之间，峡部多数位于第 2～4 气管软骨环的前面。甲状腺侧叶的背面有甲状旁腺，内侧毗邻喉、咽、食管。甲状腺由内、外两层被膜包裹，内层被膜很薄、紧贴腺体称为甲状腺

固有被膜；外被膜为气管前筋膜的延续，包绕并固定甲状腺于气管和环状软骨上，又称为甲状腺外科被膜。在内、外被膜之间有疏松的结缔组织、甲状旁腺和喉返神经经过，甲状腺手术时应在此两层被膜之间进行，为保护甲状旁腺和喉返神经应紧贴固有被膜逐一分离。

18. A 急性结核性腹膜炎主要表现为：①腹痛：为主要症状，发病急，可迅速扩散至全腹，程度不一，有时出现绞痛或剧痛，疼痛部位可为脐周或全腹，有时为右下腹疼痛，常伴腹胀。②全身感染中毒症状：不如细菌性腹膜炎严重。③腹膜刺激征：较轻。

19. A 单纯性机械性肠梗阻的临床特点是阵发性腹痛伴肠鸣音亢进。

20. E 门脉高压症查体时可发现患者有肝病面容、黄疸、肝掌、蜘蛛痣。可以存在腹壁静脉曲张，如存在则应注意其血流方向（于病因诊断有助），脐周可闻及静脉杂音。患者可有脾大，腹水量大时有移动性浊音阳性。

21. A 肛门失禁是各种原因导致肛门不能自控造成的气体及粪便溢出的情况。导致肛门失禁的常见原因有肛门先天性发育畸形、括约肌外伤、神经系统病变及肛管直肠疾病，不包括先天性肛门闭锁。

22. B 家族性息肉病是常染色体显性遗传病，常在青春发育期出现结、直肠腺瘤，以后逐渐增多，甚至可以布满所有结、直肠黏膜，如不及时治疗，终将发生癌变。所以与结肠癌关系最密切的是家族性结肠息肉病。

23. B 膈下脓肿是指脓肿位于膈肌以下、横结肠及其系膜以上的间隙内，按部位可分为右膈下脓肿（右肝上间隙脓肿）、左膈下脓肿、右肝下间隙脓肿和网膜囊脓肿。右侧多见，双侧者少见。膈下脓肿发生的部位和原发

病有密切关系。多因膈下部位直接感染所引起，感染来自局部病变、损伤，也可为邻近的脓液蔓延所致。胸部感染和腹膜后间隙感染扩散引起的膈下脓肿较少见。膈下脓肿的病原菌一般与原发病的致病菌一致，主要为大肠埃希菌、链球菌和厌氧菌等，且常为多种细菌的混合感染。

24. A 下肢静脉曲张病程较长者，在小腿尤其是踝部可出现皮肤萎缩、脱屑、色素沉着、皮肤和皮下组织硬结、湿疹和溃疡。踝上足靴区为静脉压较高的部位，又有恒定的穿通静脉，一旦瓣膜功能破坏，皮肤发生营养性改变，易在皮肤损伤破溃后引起难愈性溃疡，是下肢静脉曲张的主要并发症。

25. B 腹膜假黏液瘤最常来源于卵巢。它常由卵巢假性黏液性囊肿或阑尾黏液囊肿破裂引起，是一种低度恶性的黏液腺癌。

26. B 成人肠套叠 80% ~ 90% 可找到器质性病变，其中大多数为肿瘤。肿瘤因素主要包括肠道息肉、脂肪瘤、平滑肌瘤、纤维瘤及癌肿等。其他原因还有创伤与手术，患者本身存在肠道炎症也容易引起肠蠕动紊乱，导致肠套叠。

27. C 继发性腹膜炎的手术适应证：①胆囊炎穿孔，胃肠道穿孔，全身情况较差，腹腔渗液多。②绞窄性肠梗阻。③术后腹腔内出血。④明显的外伤性内脏破裂。⑤急性重症胰腺炎伴感染，中毒症状明显者。⑥病情较重，原发病灶未明确者。急性弥漫性腹膜炎已局限、盆腔腹膜炎、急性弥漫性腹膜炎病因不明等且腹部及全身情况都不严重者应采取非手术治疗，但必须在有经验的医师指导下进行。

28. C 甲状腺结节是外科医师经常碰到的一个问题，成人发病率约 4%。流行病学研究在富碘地区人群中约 5% 的女性和 1% 的男性可扪及甲状腺结节，经高分辨率超声可在 19% ~ 67% 随机人群中探及甲状腺结节。在众多良性结节中约 5% ~ 15% 为甲状腺癌，如何鉴别至关重要，避免漏诊恶性结节。超声检查因无创、方便、费用低廉、无放射性损伤、重复性强，目前已经成为甲状腺结节的主要影像学检查。超声检查在甲状腺结节的检出上有很高的敏感性，可发现 2mm 的结节，除可提供结节的解剖信息（数目、位置及与周围组织的关系）及二维图像特征（大小、形态、边界及回声情况）外，还可提供结节的血供情况，有助于结节良恶性的鉴别。此外，甲状腺淋巴引流区的超声检查，还可对恶性病灶淋巴结转移情况进行评估。

29. B 原发性腹膜炎又称自发性腹膜炎，即腹腔内无原发病灶。致病菌多为溶血性链球菌、肺炎双球菌或大肠埃希菌。细菌进入腹腔的途径为：①血行播散，致病菌如肺炎双球菌和链球菌从呼吸道或泌尿系的感染灶，通过血行播散至腹膜。婴幼儿的原发性腹膜炎多属此类。②上行性感染，来自女性生殖道的细菌，通过输卵管直接向上扩散至腹腔如淋菌性腹膜炎。③直接扩散，如泌尿系感染时，细菌可通过腹膜层直接扩散至腹膜腔。④透壁性感染，正常情况下，肠腔内细菌是不能通过肠壁的。但在某些情况下，如肝硬化并发腹水、肾病、猩红热或营养不良等机体抵抗力低下时，肠腔内细菌即有可能通过肠壁进入腹膜腔，发生细菌移位导致腹膜炎。

30. B 肝硬化并发原发性肝癌多在大结节性或大小结节混合性肝硬化基础上发生。如患者短期内出现肝脏迅速增大、持续性肝区疼痛、血性腹水、肝表面发现肿块，应怀疑并发原发性肝癌。

31. A 溃疡病穿孔的体征表现为腹式呼吸受限，胃泡鼓音区缩小或消失，肝浊音界缩小或消失，肠鸣音减弱或消失。肠鸣音消失从开始即存在。

32. D　膈下脓肿的治疗包括脓肿的引流、原发病的控制、抗生素的应用及一般支持治疗。非引流治疗仅适用于部分小脓肿或脓肿形成早期，待其自行吸收。

33. D　家族性腺瘤性息肉病是一种常染色体显性遗传性疾病，表现为整个结直肠布满大小不一的腺瘤，多在 15 岁前后出现息肉，初起时息肉为数不多，随着年龄增长而增多，可出现腹部不适、腹痛、大便带血或带黏液、大便次数增多等症状。家族性腺瘤性息肉病如不及时治疗，终将发生癌变。对于诊断明确的家族性腺瘤性息肉病，最佳手术方案是全结肠切除。

34. E　胃癌体检在早期多无特殊发现，胃窦部进展期癌有时可触及肿块。直肠指检触及盆腔肿块考虑发生了远处转移。

35. D　血吸虫病晚期容易造成脾大，进而引起脾功能亢进，最有效的方法是行脾切除。脾大及脾功能亢进患者外科手术治疗的最佳术式是贲门周围血管离断术。

36. D　引起便血的原因很多，为鉴别出血病因，特别是明确出血是否由直肠肿瘤引起，直肠指检是每个便血患者必须进行的常规项目之一。

37. C　十二指肠血管压迫综合征的 X 线钡剂特征性表现：①钡剂在十二指肠水平部脊柱中线处中断，有整齐的类似笔杆压迫的斜行切迹（"笔杆征"），钡剂在此处通过受阻。②近端十二指肠及胃扩张，有明显的十二指肠逆蠕动。③切迹远端肠腔瘪陷，钡剂在 2～4 小时内不能排空。④侧卧或俯卧时钡剂可迅速通过十二指肠水平部进入空肠。

38. E　甲状腺的主要功能是合成、贮存和分泌甲状腺激素。甲状腺功能与人体各器官系统的活动和外部环境互相联系。主要调节的机制包括下丘脑 – 垂体 – 甲状腺轴控制系统和甲状腺腺体内的自身调节系统。促进甲状腺激素合成的为促甲状腺激素（TSH）。

39. B　胃大部切除术适于胃酸高、溃疡疼痛症状较重的年轻患者。瘢痕性幽门梗阻的首选手术方式是毕Ⅱ式胃大部切除术。

40. A　门静脉压力升高，使门静脉系统毛细血管床的滤过压增加，组织液吸收减少并漏入腹腔而形成腹水，特别在肝窦和窦后阻塞时，肝内淋巴液产生增多，输出不畅而促使大量肝内淋巴液自肝包膜表面漏入腹腔，是形成腹水的另一原因。但造成腹水的主要原因还是肝损害，血浆白蛋白合成减少，引起血浆胶体渗透压降低，促使血浆外渗。

41. D　急性完全性输入袢梗阻的诊断标准：①多发生于胃大部切除毕Ⅱ式吻合术后。②突发上腹剧烈疼痛。③呕吐频繁但量不大，呕吐物不含胆汁，呕吐后症状缓解。④查体时上腹部有压痛，可扪及包块。⑤上消化道造影有助于诊断。⑥CT 或 MRI 检查可协助诊断。

42. C　甲状腺术后最危险的并发症是呼吸困难和窒息，通常发生在术后的 48 小时内。如果发现和处理的不及时，很可能危及患者生命。

43. A　肿瘤减瘤方法以手术切除最有效。

44. B　门脉高压症的诊断标准：①有血吸虫病、肝炎及嗜酒史。②贫血面容、蜘蛛痣、腹壁静脉曲张、脾大、腹水及下肢水肿。③白细胞及血小板减少，严重者红细胞及血红蛋白亦低。低蛋白血症、蛋白比例倒置、肝功能异常、凝血酶原时间延长。④食管 – 胃底静脉曲张和/或呕血、黑便史，可以明确诊断门静脉高压合并食管－胃底静脉曲张和/或合并食管－胃底静脉曲张破裂出血。

45. D 瘢痕性幽门梗阻患者术前纠正脱水及酸碱平衡紊乱，使用5%葡萄糖盐水+氯化钾溶液。

46. B 慢性阑尾炎的诊断依据是：反复急性阑尾炎发作、右下腹固定压痛和钡灌肠表现。结肠充气试验阳性、腰大肌试验阳性、直肠指诊直肠右前方触痛均可以辅助急性阑尾炎的诊断。其最主要体征为转移性右下腹痛。

47. D 瘢痕性幽门梗阻患者的术前准备，最重要的是连续3天温盐水洗胃。幽门梗阻手术前3天，每晚用300~500ml温生理盐水洗胃，以减轻胃黏膜水肿，有利于吻合口的愈合。

48. E 门静脉高压症时，受影响最早、最易曲张出血的侧支血管是胃冠状静脉，原因是其离门静脉主干和腔静脉最近，压力差最大。

49. C 胃肠道间质瘤（GIST）是消化道最常见的间叶源性肿瘤，其免疫表型为表达KIT蛋白（CD117），遗传学上存在频发性$c-kit$基因突变，组织学上主要以梭形细胞和上皮样细胞呈束状交叉或弥漫性排列为特征。

50. E 颈部淋巴结一共分为七区：Ⅰ区：颏下、颌下淋巴结，Ⅱ区：颈内静脉上群淋巴结，Ⅲ区：颈内静脉中群淋巴结，Ⅳ区：颈内静脉下群淋巴结，Ⅴ区：颈后三角淋巴结，Ⅵ区：颈前三角淋巴结（属于颈中央区淋巴结，气管周围淋巴结），Ⅶ区：前上纵隔淋巴结。

51. D 上消化道大出血常见原因依次是消化性溃疡、门静脉高压症、胃癌、急性胃黏膜病变。所以胃、十二指肠溃疡为最常见的

原因。

52. C 肝内窦前型门静脉高压症是指各种原因引起肝内窦前部位梗阻，导致门静脉血流受阻、血液淤滞，引起门静脉压力升高。例如，血吸虫性肝硬化，血吸虫卵在门静脉属支和汇管区中沉积引起管腔阻塞和肉芽增生导致窦前部阻塞而引起门静脉压力升高。

53. C 胃空肠吻合口排空障碍最常见的原因不是机械梗阻因素，而是功能性梗阻，即术后残胃弛张无力，吻合口局部肠麻痹和运动功能紊乱综合因素造成，属功能性排空障碍。

54. A 各种类型肠梗阻共同的临床表现为痛、吐、胀、闭，最常见的检查为腹部X线平片，可见多数液平面及气胀肠祥。位置较低会出现吐粪，排便、排气停止。

55. B 胃大部切除术是我国治疗溃疡病常用的手术方法，多年来临床经验证明疗效比较满意。传统的胃大部切除范围是胃的远侧2/3~3/4，包括胃体大部、整个胃窦部、幽门及十二指肠球部。溃疡病灶本身的切除并非绝对必须，在切除技术有困难时，可以加以旷置，因为手术后食物不再通过，所以旷置的溃疡可以逐渐愈合。溃疡大出血尽量采用包括溃疡在内的胃大部切除术。

56. E 上消化道出血和腹水是门静脉高压症的主要临床表现。上消化道出血可表现为呕血、便血，有近期溃疡病症状加重现象。肝硬化门静脉高压症患者出现上消化道出血，除了食管胃底静脉曲张破裂出血以外，还有另一种常见病因，即门脉高压充血性胃病。

57. C 绞窄性肠梗阻发病急骤，腹痛剧烈，体格检查有腹膜炎体征，X线平片多提示孤立性肠祥，位置固定，有痛性包块，很快出现感染性休克表现，最易发生代谢性酸中毒。

58. E 倾倒综合征多见于毕 II 式手术术后，胃切除越多，吻合口越大，发病率越高。主要因高渗食物快速进入十二指肠或空肠内引起，饭后平卧可减缓症状。早期餐后症状多出现在餐后 30 分钟内，最常见的是上腹饱胀不适、恶心、嗳气、腹痛、腹胀等，有时伴有呕吐及腹泻，吐出物为碱性含胆汁；神经循环系统症状，包括心悸、出汗、眩晕、发热、无力、血压降低等。晚期症状为低血糖综合征，多出现在餐后 2～4 小时。

59. D 胃和十二指肠溃疡的手术适应证：①内科规律治疗无效或复发；②出现过并发症，如穿孔、大出血、幽门梗阻；③胃溃疡恶变。

60. D 甲状腺激素可加快全身细胞利用氧，促进蛋白质、碳水化合物和脂肪的分解，选项 A、B、C 正确，选项 D 错误。此外，甲状腺激素还可促进人体的生长发育，选项 E 正确。

61. A 迷走神经切断术后，常因胃张力降低而发生胃潴留，需同时加用幽门成形或胃空肠吻合术，或胃窦切除胃空肠吻合术，以解除胃潴留。现多采用高选择性迷走神经切断术（又称壁细胞迷走神经切断术）。该术仅切断胃近端支配胃体、胃底部壁细胞的迷走神经，而保留胃窦部的迷走神经，从而在消除神经性胃酸分泌的同时，不会引起胃潴留，无需附加引流性手术。

62. C 诊断急性糜烂性出血性胃炎的主要根据是急诊胃镜检查。急诊胃镜检查可确定其出血部位，判断是否继续出血或估计再出血的危险性，并同时进行内镜止血治疗。

63. E 胃壁细胞可以分泌一种糖蛋白，称为内因子，内因子可以保护维生素 B_{12} 不被消化液破坏，从而到达回肠。内因子还有促进回肠吸收维生素 B_{12} 的作用。胃大部切除后，内因子分泌减少，维生素 B_{12} 破坏增多，而吸收减少，是产生贫血的主要原因。

64. E 混合痔具有内、外痔的症状和特征，是指齿状线附近由痔内静脉与痔外静脉丛之间彼此吻合相通形成。

65. B 阑尾假性黏液瘤是真性肿瘤，有恶性倾向，主要是腹膜广泛种植，但不转移到淋巴结或肝脏。广泛腹膜假性黏液瘤应尽量切除，减小肿瘤体积。假性黏液瘤化疗及放疗效果不确定。预防措施是切除阑尾假性黏液瘤时应尽量完整，避免破裂。

66. C 硬化剂注射法适用于无并发症的内痔，有炎症、溃疡、血栓形成者忌用，可分为经肛门镜硬化剂注射法及局麻下扩肛后硬化剂注射法。所以选项 C 错误。单纯性外痔一般不手术。血栓性外痔急性期（1～3 天之内）在局麻下切开，取血栓减压，而后每日换药并坐浴（高锰酸钾溶液）。手术疗法适用于单纯较大的内痔及环状痔。枯痔疗法适用于出血的内痔和反复脱出不易回纳的内痔。

67. D 胃大部分切除术治疗十二指肠溃疡，可减少胃酸分泌。根据胃酸分泌的生理，经胃大部切除术后，胃窦部已不存在，促胃液素的来源已大部分消除，体液性胃酸分泌显著减少，同时由于大部分胃体已切除，分泌胃酸的壁细胞数量也随之减少，神经性胃酸分泌有所降低，从而去除了溃疡形成的直接原因。

68. E 单纯性甲状腺肿的病因可分为三类：①甲状腺素原料（碘）缺乏：环境缺碘是引起单纯性甲状腺肿的主要因素。高原、山区土壤中的碘盐被冲洗流失，以致饮水和食物中含碘量不足，因此，这部分区域的居民患此病的较多，故又称"地方性甲状腺肿"。由于碘的摄入不足，无法合成足够量的甲状腺素，便反馈性地引起垂体 TSH 分泌增高并刺激甲状腺增生和代偿性肿大。初期，因缺碘时间较短，增生、扩张的滤泡较为均匀地散布在腺体各部，形成弥漫性甲状腺肿，随着缺碘时间延长，病变继续发展，扩张的滤泡便聚集成多个大小不等的结节，形成结节性甲状腺肿。有的结节因血液供应不良发生退行性变时，还可引起囊肿或纤维化、钙化等改变。②甲状腺素需要量增高：青春发育期、妊娠期或绝经期的妇女，由于对甲状腺素的需要量暂时性增高，有时也可发生轻度弥漫性甲状腺肿，叫做生理性甲状腺肿。这种甲状腺肿大常在成年或妊娠以后自行缩小。③甲状腺素合成和分泌的障碍。

69. C 胃液酸度过高，激活胃蛋白酶致胃、十二指肠黏膜"自家消化"，导致屏障受损，可能是溃疡发生的重要原因。

70. A 甲型肝炎为自限性疾病，一般不会发展为肝硬化。

71. C 幽门螺杆菌（Hp）感染与慢性活动性胃炎和消化性溃疡高度相关。Hp 是胃癌的主要危险因素之一，感染主要与发生在远端的肠型胃癌有关。

72. A 根据淋巴结清除范围的不同，胃癌根治术分为根Ⅰ式、根Ⅱ式和根Ⅲ式。远端胃癌根Ⅱ式手术的淋巴结清扫范围为 1、3、4、5、6、7、8、9 组淋巴结。

73. D 喉上神经损伤、呼吸道分泌物增多和声带水肿均可引起甲状腺患者术后声音改变，但以单侧喉返神经损伤引起的声音嘶哑最为明显。甲状旁腺功能减退可引起低钙血症，表现为手足及面部麻木、抽搐，不会引起声音改变。

74. A 颈部囊状淋巴管瘤又称先天性囊状水瘤，为一种多房性囊肿，囊壁甚薄，覆有内皮细胞，内容物系透明的淋巴液。临床表现为儿童先天性的颈部质软、无痛、囊性肿物，生长较缓慢。常见于婴儿的颈侧部（颈后三角）皮下组织内。柔软，囊性，有波动感，透光，不易压缩，无疼痛，边界不清，可蔓延生长。内容物透明，微黄色，有大量淋巴细胞。

75. D 乳房深部脓肿会出现全乳房肿胀、疼痛、高热、局部皮肤红肿等，需经穿刺方可明确诊断。

76. A 提高早期胃癌诊断的 3 项关键手段是纤维胃镜检查、胃液脱落细胞学检查、X 线钡餐检查。①大便潜血试验：大便潜血试验多次反复检查为阳性，应怀疑胃癌可能。②X 线钡餐检查：是目前发现胃癌的常用方法，若用气钡双重对比造影，检出率更高。③纤维胃镜检查：不但可以直接观察病变的黏膜情况，同时还可借助胃镜进行冲洗、摄影及取材活检等，胃癌的发现率和诊断准确率均较高。④胃液脱落细胞学检查。纤维胃镜检查是诊断早期胃癌的有效方法，与胃液脱落细胞学检查、病理检查联合应用，可大大提高诊断阳性率。

77. D 甲旁亢患者易于术后发生低钙血症，血清钙一般于术后 1 ~ 2 天开始下降，4 ~ 9 天达到最低值。

78. D 乳腺囊性增生症为女性乳腺常见疾病，通常与内分泌功能失调有关，常见于 30 ~ 50 岁妇女。乳房疼痛特点为月经前和月经期加重，在乳房表面可触及多发的结节，单侧、双侧乳房均可发生。

79. A 胃、十二指肠前壁穿孔 80% ~ 90% 的患者有溃疡病史，近期有溃疡症状加重史。最主要的临床表现是突发上腹刀割样剧烈疼痛，迅速波及全腹，可有肩胛部放射性疼痛。有腹部压痛、反跳痛、肌紧张，典型者为板状腹。常有面色苍白、出冷汗、肢端发冷等休克症状。立位腹部 X 线平片有助于诊断。

80. E 甲状腺腺瘤术后的一般处理：①监测生命体征。②术后 6 小时平卧位。③床旁备气管切开包。④术后 6 小时后半流质饮食。

81. B 胃癌术后放置腹腔引流者观察引流液的量、性状。一般在术后 3 ~ 7 天，待体温正常、无液体引出后拔出。

82. A 乳管内乳头状瘤临床特点一般无自觉症状，常因乳头溢液污染内衣而引起注意。溢液可为血性、暗棕色或黄色液体。肿瘤小，常不能触及肿块。大乳管乳头状瘤，可在乳晕区扣及直径为数毫米的小结节，多呈圆形、质软、可推动，轻压此肿块，常可从乳头溢出液体。

83. E 高选择性迷走神经切断术后溃疡复发的重要原因就是遗漏了迷走神经高位分布到胃底部的分支，因此被称为“罪恶支”。

84. D 轻度甲亢的基础代谢率在 +20% ~ +30%；中度在 +30% ~ +60%；严重病例常在 +60% 以上。

85. B 急性乳腺炎是乳腺的急性化脓性感染，多为产后哺乳的妇女，尤以初产妇更为多见，往往发生在产后 3 ~ 4 周。因乳房血管丰富，早期就可出现寒战、高热及脉搏快速等脓毒血症表现，致病菌主要为金黄色葡萄球菌。

86. E 胃息肉通常是指高出胃周围黏膜、突向胃腔的病变。一般分为增生性息肉、胃底腺息肉、瘤样息肉或腺瘤、炎性纤维性息肉，不包括错构瘤性息肉。错构瘤性息肉属于结肠息肉。

87. C 按照引起甲亢的原因可分为原发性、继发性和高功能腺瘤 3 类。①原发性甲亢：最常见，多发于近海地区，患者年龄多在 20 ~ 40 岁，是指在甲状腺肿大的同时，出现甲状腺功能亢进症状。腺体肿大为弥漫性，两侧对称，常伴有眼球突出，故又称“突眼性甲状腺肿”。有时伴有胫前黏液性水肿。②继发性甲亢：较少见，多发于单纯性甲状腺肿的流行地区，如继发于结节性甲状腺肿的甲亢，患者先有结节性甲状腺肿多年，以后才出现功能亢进症状。发病年龄多在 40 岁以上。腺体呈结节状肿大，两侧多不对称，无眼球突出，也无胫前黏液性水肿，容易发生心肌损害。③高功能腺瘤：是继发性甲亢的一种特殊类型，少见，甲状腺内有单或多个自主性高功能结节，结节周围的甲状腺组织呈萎缩性改变，放射性碘扫描检查显示结节的聚^{131}I量增加，为热结节。患者无眼球突出，也无胫前黏液性水肿。

88. B 胃癌早期仅有一些不明显的上消化道症状，如上腹隐痛不适、嗳气、反酸、食欲缺乏、轻度贫血等。随着病情进展，上腹疼痛、食欲缺乏、消瘦等症状逐渐加重。靠近幽门或贲门的癌灶增长到一定程度，可出现幽门或贲门梗阻的表现。此期尚可发生上消化道大出血、穿孔的并发症。病程的晚期可见局部肿块、腹水、锁骨上淋巴结肿大、恶病质等。体检在早期多无特殊发现，胃窦部进展期癌有时可触及肿块。

89. A 乳腺纤维腺瘤产生的原因是小叶内纤维细胞对雌激素的敏感性异常增高，可能与纤维细胞所含雌激素受体的量或质的异常有关，是青年女性常见的乳房肿瘤，高发年龄是是 20 ~ 25 岁，其次为 15 ~ 20 岁和 25 ~ 30 岁，好发于乳房外上象限，约 75% 为单发，少数属多发。除肿块外，患者常无明显自觉症状。肿块增长缓慢，质似硬橡皮球的弹性感，表面光滑，易于推动。月经周期对肿块的大小无明显影响。

90. B 新辅助化疗是对手术治疗的有效补充，中晚期胃癌手术治疗前应用新辅助化疗可有效控制肿瘤疾病进展，促使肿瘤体积缩小或临床分期降级，有利于提高绝对性根治切除率。胃癌术前新辅助化疗，不良反应以胃肠道反应、骨髓抑制、神经系统毒性较多见，但症状多为轻度毒副反应，经过预防性用药和对症处理后均可缓解。

91. A

92. E 胃、十二指肠溃疡穿孔中，腹部立位 X 线平片有助于诊断。在立位腹部 X 线透视或平片中约 80% 患者可见单侧或双侧膈下线状、新月状游离气体影。

93. D 为了抑制甲状腺激素的释放，减少甲状腺血供，常使用的药物是复方碘化钾。碘剂的作用是抑制蛋白水解酶，减少甲状腺球蛋白的分解，从而抑制甲状腺激素的释放，还能减少甲状腺的血流量，使甲状腺变小、变硬。

94. D 乳腺癌是女性最常见的恶性肿瘤之一。在我国占全身各种恶性肿瘤的 7% ~ 10%，呈逐年上升趋势。部分大城市报告乳腺癌占女性恶性肿瘤之首位。乳腺癌的病理类型包括导管癌、乳头状癌、小叶癌、髓样癌等，其中导管癌为最常见的类型。

95. C 由于巨大甲状腺长期压迫气管，造成气管软化，切除甲状腺后，软化的气管失去支撑，造成气管塌陷，导致窒息。如术中考虑有此种情况出现，可考虑做气管悬吊，以防气管塌陷。如术后出现气管塌陷导致窒息，需立即行气管切开术，放置较长的导管以支撑塌陷的气管，待 2~4 周气管复原后拔除气管套管。

96. C 鼻咽癌的颈淋巴结转移率高达 79.37%（单侧转移 44.20%，双侧 35.17%）。颈部肿大的淋巴结无痛、质硬，早期可活动，晚期与皮肤或深层组织粘连而固定。

97. C 在血栓闭塞性脉管炎早期，由于血管壁炎症刺激末梢神经，可出现患肢感觉异常、间歇性跛行。血栓闭塞性脉管炎后期，由于动脉阻塞可造成缺血性疼痛，即静息痛。严重时，患肢末端可出现缺血性溃疡或坏疽。

98. D 甲状舌管囊肿多见于 15 岁以下儿童，男性为女性的 2 倍。表现为在颈前区中线、舌骨下方的球形、无痛性肿块，边界清晰，表面光滑，有囊性感，并能随吞咽或伸、缩舌而上下移动。诊断要点：儿童、青少年颈前光滑无痛肿物，伸舌时能上提、回缩。

99. C 腹主动脉瘤的发生与很多流行病学因素有关，如年龄、性别、种族、家族史、吸烟等。通常情况下，当腹主动脉瘤瘤体直径≥5cm 时需手术治疗。

100. C 对于血栓闭塞性脉管炎患者，应严格要求其戒烟，注意保暖，防止受冷、受潮和外伤，但为避免组织需氧量增加而加重症状，不应使用热疗。对于疼痛严重的患者，可使用止痛剂及镇静剂。为促使侧支循环建立，患肢应进行适当的锻炼。

101. A 甲亢患者手术指征：①继发性甲亢或高功能腺瘤。②中度以上的原发性甲亢。③腺体较大，伴有压迫症状，或胸骨后甲状腺肿等类型甲亢。④抗甲状腺药物或 ^{131}I 治疗后复发者或坚持长期用药有困难者。此外，鉴于甲亢对妊娠可造成不良影响（可致流产、早产等），而妊娠又可能加重甲亢，因此，妊娠早、中期的甲亢患者凡具有上述指征者，仍应考虑手术治疗。

102. D 下肢静脉由浅静脉、深静脉、交通静脉和小腿肌静脉组成。①浅静脉：有大、小隐静脉两条主干。小隐静脉起自足背静脉网的外侧，自外踝后方上行，逐渐转至小腿屈侧中线并穿入深筋膜，注入腘静脉，可有一上行支注入大隐静脉。大隐静脉是人体最长的静脉，起自足背静脉网的内侧，经内踝前方沿小腿和大腿内侧上行，在腹股沟韧带下穿过卵圆窝注入股总静脉。大隐静脉在膝平面下，分别由前外侧和后内侧分支与小隐静脉交通；于注入股总静脉前，主要有五个分支：阴部外静脉、腹壁浅静脉、旋髂浅静脉、股外侧静脉和股内侧静脉。②深静脉：小腿深静脉由胫前、胫后和腓静脉组成。胫后静脉与腓静脉汇合成一短段的胫腓干，后者与胫前静脉组成腘静脉，经腘窝进入内收肌管裂孔上行为股浅静脉，至小粗隆平面，与股深静脉汇合为股总静脉，于腹股沟韧带下缘移行为髂外静脉。③交通静脉：穿过深筋膜连接深、浅静脉。小腿内侧的交通静脉，多数位于距足底（13 ± 1）cm，（18 ±1）cm 和（24 ±1）cm 处；小腿外侧的交通静脉大多位于小腿中段。大腿内侧的交通静脉大多位于中、下 1/3。④小腿肌静脉：有腓肠肌静脉和比目鱼肌静脉，直接汇入深静脉。

103. B 甲状舌管通常在胎儿 6 周左右自行闭锁，若甲状舌管退化不全，即可形成先天性囊肿，感染破溃后成为甲状舌管瘘。

104. D 急性阑尾炎的临床病理类型包括急性单纯性阑尾炎、急性化脓性阑尾炎、坏疽及穿孔性阑尾炎和阑尾周围脓肿，不包括异位急性阑尾炎。

105. E 上臂下垂，前臂不能屈曲和外旋为臂丛神经上部损伤的典型症状；爪形手，手和手指不能屈曲为臂丛神经下部损伤的典型症状，选项 A 错误。斜方肌瘫痪以及肩下垂为副神经损伤的典型症状，选项 B 错误。一侧喉返神经损伤可致声带瘫痪，进而导致声音嘶哑；由于声带麻痹所以双侧喉返神经损伤可致失音和呼吸困难，选项 C 错误。膈肌瘫痪可由膈神经损伤导致，选项 D 错误。Horner 综合征为颈部交感神经损伤的典型表现，其临床表现为瞳孔缩小、上睑下垂、眼球内陷，选项 E 正确。

106. E 小儿急性阑尾炎发病开始时，婴幼儿常哭闹不安，有时仅有面色苍白和身体蜷缩，极易漏诊。胃肠道症状如恶心、呕吐、腹胀、腹泻等也易被误诊为胃肠炎。高热可较早出现，可达 39℃ 以上，同时可有精神萎靡、寒战、惊厥及感染性休克等表现。查体可有腹部触痛和腹肌紧张。小儿急性阑尾炎时，白细胞计数往往明显增多，一般在 $15 × 10^9$/L 以上，甚至更高，对诊断和鉴别诊断均有参考价值。

107. E 对于消化性溃疡的手术治疗，主要目的是治愈溃疡，消除症状，防止复发。

108. B 单臂弧形切口自乳突呈"Z"形向下行走于斜方肌前缘或表面，跨锁骨中前 1/3 达胸骨切迹下 2～3cm 颈中线处。该切口术野显露良好，充分覆盖了颈部重要血管及神经，术后不易发生瘢痕挛缩。

109. D 手术高位结扎和静脉剥脱术是治疗原发性大隐静脉曲张最有效的方法。

110. A 高位阑尾（肝下阑尾）炎症时，患者感右侧脐旁及右上腹痛，腹部压痛与肌紧张也以右上腹最明显。

111. D 静脉壁软弱、静脉瓣膜缺陷及浅静脉内压力升高是引起下肢静脉曲张的主要原因。静脉薄弱和静脉瓣膜缺陷，与遗传因素有关。而一些后天因素，如长期站立、重体力劳动、慢性咳嗽等，可导致静脉瓣膜承受过度的压力，逐渐松弛，不能紧密关闭。循环血量长期超负荷，也可造成下肢静脉压力升高，导致静脉扩张，从而形成相对性瓣膜关闭不全。

112. A 颈淋巴结结核临床表现为颈部一侧或两侧有多个大小不等的肿大淋巴结，一般位于下颌下以及胸锁乳突肌的前、后缘或深面。初期，肿大的淋巴结相互分离，较硬无痛，可推动。病变继续发展，发生淋巴结周围炎，使淋巴结与皮肤和周围组织发生粘连；各个淋巴结也可相互粘连，融合成团，形成不容易推动的结节性肿块。晚期，淋巴结发生干酪样坏死、液化，形成寒性脓肿。脓肿破溃后形成经久不愈的窦道或慢性溃疡，排出混有豆渣样碎屑的稀薄脓液。窦道口或溃疡面有暗红色、潜行的皮肤边缘和苍白的肉芽组织。患者大都没有明显的全身症状，无高热。已破溃的淋巴结容易继发感染，引起急性炎症。少部分患者可有低热、盗汗、食欲缺乏、消瘦等全身症状。

113. E 阑尾动脉是肠系膜上动脉所属的回、结肠动脉的分支，属无侧支的终末动脉，当血运障碍时易致阑尾坏死穿孔。

114. A 深静脉血栓形成是指血液在深静脉腔内不正常凝结，阻塞静脉腔，导致静脉回流障碍，如未予及时治疗，急性期可并发肺栓塞（致死性或非致死性），后期则因血栓形成后综合征，影响生活和工作能力。全身主干静脉均可发病，尤其多见于下肢。

115. C 甲旁亢的实验室检查应包括血清钙、磷、甲状旁腺激素（PTH）浓度等的测定。其中，血清钙及血清 PTH 浓度是最有价值的。若同一血标本中的血清钙离子浓度和 PTH 浓度均增高，则可以考虑甲旁亢的诊断。即使临床上无症状，若血钙高出正常值 0.25mmol/L 或血 PTH 高出 2 倍以上即可诊断为甲旁亢。

116. E 急性阑尾炎患者可能存在的体征包括结肠充气试验阳性、腰大肌试验阳性、闭孔内肌试验阳性、经肛门直肠指诊触痛。

117. C 血管壁损伤、血液高凝状态和血流淤滞是血栓形成的直接原因，长期卧床、肥胖、恶性肿瘤和 Cockett 综合征属于血栓形成的间接原因。

118. A 当胆囊位置较低或阑尾位置较高时，急性阑尾炎易与急性胆囊炎相混淆。急性胆囊炎发病前有高脂餐史，无转移性右下腹痛，疼痛向肩部放射，如伴有胆结石，可出现阵发性绞痛、黄疸及尿中胆红素阳性。

119. A 若术中证实甲状腺结节为甲状腺癌而需进一步行颈部淋巴结清扫术时，可在原颈前弧形切口处沿患侧胸锁乳突肌后缘向上延长，形成"L"形切口。

120. B CT 平扫对上消化道大出血不具有诊断价值，增强扫描可明确出血部位，特别是对胆道出血。

121. D 非手术治疗适应证：急性单纯性阑尾炎有其他手术禁忌者；阑尾周围脓肿已有局限趋势，并中毒症状不重者。若脓肿逐渐增大、保守治疗无效、患者感染症状加重，可考虑超声引导下穿刺抽脓、冲洗或置管引流，也可手术切开引流。

122. D 乳头状腺癌多见于 30～45 岁女性，恶性程度较低，约 80% 肿瘤为多中心性，多无包膜，约 1/3 累及双侧甲状腺，较早便出现颈部淋巴结转移，有时原发癌灶很小（直径<1cm），未被觉察，但颈部转移的淋巴结已经很大。

123. C 疝囊通过股环、经股管向卵圆窝突出的疝，称为股疝。股疝的发病率约占腹外疝的 3%～5%，多见于 40 岁以上妇女。女性骨盆较宽大、联合肌腱和腔隙韧带较薄弱，以致股管上口宽大松弛而易发病。妊娠是腹内压增高的主要原因。在腹内压增高的情况下，对着股管上口的腹膜，被下坠的腹内脏器推向下方，经股环向股管突出而形成股疝。疝块进一步发展，即由股管下口顶出筛状板而至皮下层。疝内容物常为大网膜或小肠。由于股管几乎是垂直的，疝块在卵圆窝处向前转折时形成一锐角，且股环本身较小，周围又多坚韧的韧带，因此股疝容易嵌顿。在腹外疝中，股疝嵌顿者最多，高达 60%。股疝一旦嵌顿，可迅速发展为绞窄性疝，应特别注意。

124. C　阑尾腺癌的转移方式有淋巴转移和血行转移两种，以淋巴转移为主，其次是血行转移。

125. E　桥本甲状腺炎的临床表现：①患者常为 30～50 岁女性，病程发展缓慢。②甲状腺逐渐增大，常为弥漫性、对称性肿大，表面平滑，质较硬。颈部淋巴结多不肿大。较大的腺肿可有压迫症状，临床上可出现轻度呼吸困难或吞咽困难。③50% 以上的病例有甲状腺功能减退表现。

126. E　阑尾黏液囊肿是一种潴留性囊肿。患者的症状常不典型或无不适，部分患者可扪及右下腹无痛性类圆形包块，常在腹部 B 超或 CT 检查时偶然发现。如继发感染亦可表现为急性阑尾炎症状。无痛性包块行 X 线钡剂灌肠透视检查有助于诊断，可见回盲肠间隙扩大，一般可见光滑的压迹，腹部 B 超及 CT 检查有助于鉴别诊断。

127. B　消化性溃疡出血多发生在胃、十二指肠，治疗首选胃大部切除术，切除出血的溃疡部位，同时可以预防再出血。食管 - 胃底静脉曲张破裂出血应视肝功能情况决定处理方法。Child - Pugh B 级或 A 级，应积极手术。

急性胃黏膜病变当非手术治疗无法控制出血时，考虑手术治疗，包括迷走神经切断加半胃切除、出血点缝扎、迷走神经切断加幽门成形、胃周围血管结扎术、胃全切或次全切。胃癌一旦诊断明确，应尽早手术，行根治性胃大部或全胃切除。胆道反复大量出血可考虑手术治疗。

128. E　颈淋巴结结核的治疗方法：①全身治疗：注意营养和休息，给予抗结核药物。口服异烟肼 6～12 个月；伴有全身症状或身体其他处有结核病变者，加服乙胺丁醇、利福平或阿米卡星肌内注射。②局部治疗：少数大的、没有液化的、可移动的淋巴结可手术切除，缝合切口；已液化者可穿刺吸脓，然后向脓腔内注入 5% 异烟肼或 10% 链霉素溶液冲洗，并留适量于脓腔内，每周 2 次；已破溃、没有严重继发感染，可行刮除术，伤口不加缝合，开放引流，局部用链霉素或异烟肼溶液换药，疗效良好；寒性脓肿继发化脓性感染者，需先行切开引流，待感染控制后，必要时再行刮除术。穿刺抽脓方法为在正常皮肤进针潜行进入脓腔。

129. C　疝囊通过脐环突出的疝称脐疝。脐疝有小儿脐疝和成人脐疝之分，两者发病原因及处理原则不尽相同。小儿脐疝的发病原因是脐环闭锁不全或脐部瘢痕组织不够坚强，在腹内压增加的情况下发生。小儿腹内压增高的主要原因有经常啼哭和便秘。小儿脐疝多属易复性，临床上表现为啼哭时脐疝脱出，安静时肿块消失。疝囊颈一般不大，但极少发生嵌顿和绞窄。临床发现未闭锁的脐环迟至 2 岁时多能自行闭锁。成人脐疝为后天性疝，较为少见，多数是中年经产妇女。由于疝环狭小，成人脐疝发生嵌顿或绞窄者较多，故应采取手术疗法。脐疝手术修补的原则是切除疝囊，缝合疝环；必要时可重叠缝合疝环两旁的组织。

130. E 麦氏点是右髂前上棘与脐连线的中、外 1/3 交界处；麦氏点有时也以左、右髂前上棘连线的右、中 1/3 交点（Lanz 点）表示；Morris 点是右髂前上棘与脐连线和腹直肌外缘交汇点。

131. A 急性化脓性腹膜炎的手术指征：①经非手术治疗 6～8 小时后，腹膜炎症状及体征不缓解反而加重者。②腹腔内原发病严重。③腹腔内炎症较重，有大量积液，出现严重的肠麻痹或中毒症状，尤其有休克表现者。④腹膜炎病因不明确，且无局限趋势者。原发性腹膜炎患者，当非手术治疗无效，腹膜炎加重或诊断上不能排除继发性腹膜炎时，才考虑剖腹探查，否则可行保守治疗。

132. A 甲状腺腺瘤是颈部疾病中最常见的甲状腺良性肿瘤，起自腺上皮组织。

133. D 腹股沟管位于腹前壁、腹股沟韧带内上方，大体相当于腹内斜肌、腹横肌弓状下缘与腹股沟韧带之间的空隙。成年人腹股沟管的长度为 4～5cm。腹股沟管的内口即深环，外口即浅环。它们的大小一般可容纳一指尖。以内环为起点，腹股沟管的走向由外向内、由上向下、由深向浅斜行。腹股沟管的前壁有皮肤、皮下组织和腹外斜肌腱膜，但外侧 1/3 部分尚有腹内斜肌覆盖；后壁为腹横筋膜和腹膜，其内侧 1/3 尚有腹股沟镰；上壁为腹内斜肌、腹横肌的弓状下缘；下壁为腹股沟韧带和腔隙韧带。女性腹股沟管内有子宫圆韧带通过，男性则有精索通过。

134. B 阑尾类癌是神经内分泌肿瘤，起源于阑尾嗜银细胞，常见于 40 岁左右患者。绝大多数阑尾类癌表现为良性生物学行为，大多数直径小于 1cm。典型的病变位于阑尾黏膜下，小而硬的灰黄色结节样肿块，可单发或多发，直径多小于 2cm，也可浸润肌层或浆膜，其一般累及阑尾远侧部分，可直接侵入邻近脂肪、淋巴组织，并可转移至肝脏、肺、脑和骨。阑尾类癌很难在术前诊断，多在阑尾炎手术中偶然发现。

135. E 发现颈部血管损伤时的紧急处理是局部加压，其他措施包括血管吻合、缝合伤口、气管插管、伤口引流。

136. A 触摸疝块在腹壁下动脉的内侧或外侧，是手术时鉴别直疝还是斜疝的主要依据。

137. C 甲状腺癌的手术治疗：①乳头状腺癌：如果肿瘤小于 1.5cm 且在腺体包膜内，可将患侧腺体连同峡部全部切除，对侧腺体大部切除；如果肿瘤大于 1.5cm 或侵出甲状腺外膜，或为多癌灶或有淋巴结转移，可将甲状腺全部切除；对没有颈淋巴结转移的，不需同时清扫患侧淋巴结，有转移，需清扫患侧淋巴结。②滤泡状腺癌：即使癌肿尚局限于一侧腺体内，也应行两侧腺体、峡部全部切除。但如果已有颈淋巴结转移，大都也已有远处血行转移，因此，即使彻底清除颈淋巴结，也多不能提高手术疗效。③髓样癌：由于其生物学特性不同于未分化癌，积极采用手术切除两侧腺体及峡部，同时清除患侧或双侧颈淋巴结，仍有较好疗效。④未分化癌：发展甚快，发病后 2～3 个月即出现压迫症状或远处转移；强行手术切除不但无益，而且可加速癌细胞的血行扩散，因此，临床上有怀疑时，可先行针吸细胞学检查或做活检以证实；以外照射治疗为主。

138. D 诊断性腹腔穿刺术和腹腔灌洗术阳性率可达 90% 以上，对于判断腹腔内脏有无损伤和哪类脏器损伤有很大帮助。腹腔穿刺术的穿刺点最多选于脐和髂前上棘连线的中、外 1/3 交界处或经脐水平线与腋前线相交处。把有多个侧孔的细塑料管经针管送入腹腔深处，进行抽吸。抽到液体后，应观察其性状（血液、胃肠内容物、浑浊腹水、胆汁或尿液），以判断哪类脏器受损。必要时可做抽出液体的涂片检查。疑有胰腺损伤时可测定其淀粉酶含量。如果抽到不凝血，提示实质性器官破裂所致内出血，因腹膜的去纤维化作用而使血液不凝固。抽不到液体并不完全排除内脏损伤的可能性，应继续严密观察，必要时可重复穿刺，或改行腹腔灌洗术。

139. E　桥本甲状腺炎系自身免疫病，可有甲状腺肿大，基础代谢率低，甲状腺摄^{131}I量减少。

140. D　实质性脏器损伤的临床表现主要为面色苍白、脉率加快，严重时甚至出现失血性休克。通常肝内胆管或胰腺损伤可出现严重腹痛和腹膜刺激征，而实质性脏器损伤腹痛和腹膜刺激征并不严重。

141. D　甲状腺肿的手术适应证：结节性甲状腺肿疑有恶变者、结节性甲状腺肿继发功能亢进者、胸骨后甲状腺肿、出现气管或食管压迫症状者、巨大甲状腺肿影响生活和工作的。

142. B　腹部损伤时，应先处理对生命威胁最大的损伤，先处理出血性损伤，后处理穿破性损伤（先处理污染重的损伤，后处理污染轻的损伤）。

143. B　患者术后合理地安置体位包括 2 种：①根据麻醉方式安置体位，即全麻未清醒患者去枕平卧位，头偏向一侧或侧卧，以防误吸引起窒息或吸入性肺炎。②麻醉反应过后，血压平稳，依据手术部位及病情需要调整体位，即颈、胸部术后取高坡半卧位，有利于呼吸及引流；腹部术后取低坡半卧位，有利于呼吸、循环及腹腔内渗血、渗液的引流，防止膈下感染；颅脑手术后取头高斜坡卧位（头部

抬高 15°～30°），预防脑水肿，降低颅内压；骨科患者术后（脊柱手术）一般平卧于硬板床。

144. B　开放性损伤常由刀刃、枪弹、弹片等利器所引起，闭合性损伤常系坠落、碰撞、冲击、挤压、拳打脚踢、棍棒等钝性暴力所致。无论开放或闭合伤，都可导致腹部内脏损伤。开放性损伤中常见的受损内脏依次是肝脏、小肠、胃、结肠、大血管等；闭合性损伤中依次是脾脏、肾脏、小肠、肝脏、肠系膜等。胰腺、十二指肠、膈、直肠等由于解剖位置较深，损伤发生率较低。

145. B　对于 B 超提示有沙砾样钙化改变的甲状腺结节应警惕甲状腺癌的可能。B 超诊断甲状腺癌的依据：①甲状腺内细沙砾样钙化。②甲状腺结节形态欠规则，边缘欠清晰。③甲状腺结节内部不均匀低回声。④血流丰富程度为Ⅱ～Ⅲ级，血流分布以中心为主。⑤颈部淋巴结可见转移病灶。

146. E　剖腹探查顺序：首先探查肝和脾，同时探查膈肌、胆囊等是否有损伤。然后探查胃、十二指肠第一段、空肠、回肠、大肠和肠系膜。接着探查盆腔脏器，最后打开胃结肠韧带显露网膜囊，探查胃后壁和胰腺。

147. E　乳腺纤维腺瘤是乳腺最常见的良性肿瘤，约占良性肿瘤发病率的 3/4。本病病因是小叶内纤维细胞对雌激素的敏感性异常增高，可能与纤维细胞所含雌激素受体的量或质的异常有关。雌激素是本病的刺激因子，因此纤维腺瘤好发于性功能旺盛期。该病患者中约有 75% 表现为单发。一般情况下乳腺纤维腺瘤光滑、界清、质硬、活动、无压痛，生长缓慢。在青春发育期、妊娠以及哺乳时生长较快。

148. D　充分而有效的腹腔及胰周引流是

保证手术效果和预防术后并发症（腹腔积液、继发出血、感染和胰瘘）的重要措施。通常在胰周放置 2～4 根较粗的引流管，或置放双套管行负压引流，务必保持引流管通畅，引流管应保留 10 天左右，不能过早拔出，因为有些胰瘘可能在受伤 1 周后才逐渐出现。

149. C 尽管对临床症状充分了解，并根据辅助检查结果进行诊断评估，许多分叶状肿瘤仍不能在术前明确诊断，因此做出乳腺分叶状肿瘤诊断应该慎重。在乳腺钼靶摄片和超声检查中，分叶状肿瘤的表现与大的纤维腺瘤相似，细针穿刺和空芯针穿刺活检也难以区分分叶状肿瘤与纤维腺瘤。组织病理学检查可获得准确的诊断。

150. E 上消化道大出血的常见病因有：胃、十二指肠溃疡、门静脉高压症、急性胃黏膜病变、胆道出血、胃肿瘤等。

151. E 乳腺癌在钼靶 X 线片上多表现为致密影，外形不规则呈分叶状，有毛刺，内部密度不均匀，部分可见小杆状、小簇状或泥沙样恶性钙化点，周围可见丰富血管影。

152. E 急性胆管炎早期就可出现发热，并发胆道高压，症状加重后容易导致感染中毒性休克。

153. D 乳腺癌选择联合化疗方案：①以蒽环类为主的方案，如 CAF、AC、FEC 方案。②蒽环类与紫杉醇类联合方案，如 TAC。③蒽环类与紫杉醇类序贯方案。④不含蒽环类的联合化疗方案，适用于老年、低风险、蒽环类禁忌或不能耐受的患者，常用的有 TC 方案及 CMF 方案。

154. A 急性胆囊炎急诊手术适用于：①发病 48～72 小时以内者；②经非手术治疗无效且病情恶化者；③有胆囊穿孔、弥漫性腹膜炎、急性化脓性胆管炎、急性坏死性胰腺炎等并发症者。对于年老体弱的高危患者，或是全身情况欠佳不能耐受急诊手术者，应在患者全身情况得到控制时行择期手术。

155. E 病理活组织检查是确诊乳腺肿块良恶性的金标准。

156. B 阿米巴肝脓肿主要是由于阿米巴滋养体进入到肝脏而引起的脓肿。阿米巴原虫可侵入到大肠腔内，易引起阿米巴肠病，通过肠道的血液或者淋巴系统进入到肝脏内，并且在肝脏内造成局部液化性坏死，形成肝脓肿。阿米巴肝脓肿起病通常较慢，病程较长，主要表现为发热、肝区疼痛、肝脏肿大等。阿米巴肝脓肿较大，多为单发，多见于肝右叶；脓液大多为棕褐色，无臭味，镜检有时可找到阿米巴滋养体；白细胞计数可增加。

157. C 乳腺囊性增生病临床表现为乳腺周期性肿胀、疼痛，常于月经前期出现或加重，月经后减轻或消失。有的患者没有明显周期性变化。有的可表现为一侧或两侧乳房胀痛或针刺样，可累及肩部、上肢或胸背部。少数患者（约 15%）可有乳头溢液，可为黄绿色、棕色、浆液性或血性液体。病程有时很长，但停经后症状自动消失或减轻。体检时在一侧或两侧乳房内可触及结节样肿块，大小不等，质韧而不硬，有时有触痛感。肿块与周围乳腺组织的界限不清，但与皮肤或胸肌无粘连，有时表现为边界不清的增厚区。

158. E 肝外胆管结石分为原发性结石和继发性结石。原发性结石多为棕色胆色素类结石。其形成诱因有：胆道感染、胆道梗阻、胆管节段性扩张、胆道异物如蛔虫残体、虫卵、华支睾吸虫、缝线线结等。继发性结石主要是胆囊结石排进胆管并停留在胆管内，故多为胆固醇类结石或黑色素结石。肝内胆管结石病因复杂，主要与胆道感染、胆道寄生虫（蛔虫、华支睾吸虫）、胆汁淤滞、胆管解剖变异、营养不良等有关。

159. E　许多预后因素能预测乳腺癌复发和死亡的情况，最有力的预后因素是患者的年龄、伴随疾病、肿瘤大小、肿瘤分级、腋窝淋巴结受累情况，可能还包括 HER－2 状态。现已有经过验证的、以计算机为基础的评估模型，可依据上述所有预后因子（HER－2 状态除外）来评估 10 年无病生存率和总生存率。

160. D　肝内胆管结石最彻底的治疗方法是肝部分切除术，切除结石所在的肝叶或肝段。

161. C　乳腺癌的淋巴转移途径：①癌细胞经胸大肌外侧缘淋巴管侵入同侧腋窝淋巴结，进而侵入锁骨下淋巴结以至锁骨上淋巴结；转移至锁骨上淋巴结的癌细胞，又可经胸导管（左）或右侧淋巴导管侵入静脉血流而向远处转移。②癌细胞向内侧侵入胸骨旁淋巴结，继而达到锁骨上淋巴结，之后可经同样途径血行转移。上述的两个主要淋巴转移途径中，一般以前者居多；后一途径的转移虽较少，但一经发生则预后较差。

162. C　胃的 G 细胞是胃内的一种分泌细胞，主要分布在胃窦部分、胃底和小肠，尤其是十二指肠。这是一种体积较大的开放性细胞，呈锥形或长颈瓶形，基底部较宽。这种细胞主要通过顶部的绒毛来接收腺腔内容物的刺激，其分泌的颗粒主要呈非均质状并聚集在细胞基底部，G 细胞通过接受外界刺激或神经血液调节而增加分泌数量。

163. E　2008 版 NCCN 指南建议，将以蒽环类为基础、联合或不联合紫杉醇类的术前化学治疗作为炎性乳癌患者的初始治疗。

164. B　不能手术的晚期肝癌患者，最佳治疗手段是索拉非尼治疗。索拉非尼是一种口服的分子靶向治疗药物，具有阻断肿瘤细胞增殖和抑制新生血管形成的作用，对肝细胞肝癌的治疗具有划时代意义。

165. B　炎性乳癌是一种少见的乳腺癌类型，多发生于年轻女性，在乳腺癌中恶性程度最高。其特征为 1/3 以上（包括 1/3）面积皮肤的充血水肿，充血区有明显可触及的边界。经临床确诊的炎性乳癌患者在进行化学治疗前不应先行手术治疗。对术前化学治疗有反应的患者应接受全乳切除及腋窝淋巴结清扫，在完成全部计划的化学治疗后，建议行术后胸部和局部淋巴结放射治疗，激素受体阳性的患者随后继以内分泌治疗。

166. A　十二指肠溃疡比胃溃疡常见，急性穿孔也以十二指肠发生的较多，穿孔部位通常在十二指肠球部前壁。

167. D　乳腺脓肿切开引流的注意点：在炎症与压痛最明显处进行穿刺，及早发现脓肿和深部脓肿的存在。手指轻探脓腔，分离多房脓腔的隔膜，以利引流。为使引流通畅，必要时另加切口做对口引流。为避免手术损伤乳管形成乳瘘，应行放射状切口，但对乳房深部脓肿，乳房后脓肿，乳晕下脓肿应沿乳房下缘、乳晕边缘做弧形切口。但注意点不包括必须应用局部麻醉。

168. B　胃镜可直接观察病变，并取活检获得病理学诊断，是发现早期胃癌最有价值的检查方法。

169. E　乳腺癌局部检查中，局部皮肤充血、发红，呈现急性炎症改变，为炎性乳癌的表现，提示预后最差。

170. C　结肠癌主要经淋巴道转移，最先转移到结肠壁和结肠旁淋巴结，然后再转移到肠系膜血管周围以及肠系膜血管根部淋巴结。

171. D 早期手术是早期乳腺癌首选的治疗方法。早期乳腺癌一经查出，需及时接受保乳手术，保证生活质量。

172. B 确定患者是单纯性还是绞窄性梗阻极为重要，关系到治疗方法的选择和患者的预后。有下列表现者，应考虑绞窄性肠梗阻的可能，必须尽早进行手术治疗：①腹痛发作急骤，初始即为持续性剧烈疼痛，或在阵发性加重之间仍有持续性疼痛。有时出现腰背部痛。②病情发展迅速，早期出现休克，抗休克治疗后改善不明显。③有腹膜炎的表现，体温上升、脉率增快、白细胞计数增高。④腹胀不对称，腹部有局部隆起或触及有压痛的肿块（孤立胀大的肠袢）。⑤呕吐出现早而频繁，呕吐物、胃肠减压抽出液、肛门排出物为血性。腹腔穿刺抽出血性液体。⑥腹部 X 线检查见孤立扩大的肠袢。⑦经积极的非手术治疗症状、体征无明显改善。

173. D 胆总管探查指征即各种直接及间接证据提示胆管内有结石或肿物，单纯胆囊结石不需胆总管探查。

174. D 根据定义，炎性乳癌的原发病灶被归为 T_{4d}。乳腺癌 TNM 分期中原发肿瘤（T）的分期如下。①T_X：原发肿瘤无法评估。②T_0：没有原发肿瘤证据。③Tis：原位癌。④Tis（DCIS）：导管原位癌。⑤Tis（LCIS）：小叶原位癌。⑥Tis（Paget）：乳头 Paget 病，不伴有肿块（伴有肿块的乳头 Paget 病按肿瘤大小分期）。⑦T_1：肿瘤最大直径 $\leq 2cm$。⑧T_1mic：微小浸润癌，最大直径 $\leq 0.1cm$。⑨T_{1a}：肿瘤最大直径 $> 0.1cm$，但 $\leq 0.5cm$。⑩T_{1b}：肿瘤最大直径 $> 0.5cm$，但 $\leq 1cm$。⑪T_{1c}：肿瘤最大直径 $> 1cm$，但 $\leq 2cm$。⑫T_2：肿瘤最大直径 $> 2cm$，但 $\leq 5cm$。⑬T_3：肿瘤最大直径 $> 5cm$。⑭T_4：不论肿瘤大小，直接侵犯胸壁（a）或皮肤（b）。⑮T_{4a}：侵犯胸壁，不包括胸肌。⑯T_{4b}：患侧乳房皮肤水肿（包括橘皮样变），破溃，或限于同侧乳房皮肤的卫星结节。⑰T_{4c}：T_{4a} 与 T_{4b} 并存。⑱T_{4d}：炎性乳癌。

175. B 结肠癌早期常无特殊症状，发展后主要有下列症状：①排便习惯与粪便性状的改变：常为最早出现的症状。多表现为排便次数增加、腹泻、便秘、粪便中带血、脓液或黏液。②腹痛：常为定位不确切的持续性隐痛，或仅为腹部不适或腹胀感，出现肠梗阻时则腹痛加重或为阵发性绞痛。③腹部肿块：多为瘤体本身，有时可能为梗阻近侧肠腔内的积粪。肿块大多坚硬，呈结节状。如为横结肠和乙状结肠癌可有一定活动度。如癌肿穿透并发感染，肿块固定，且可有明显压痛。④肠梗阻症状：一般属结肠癌的中晚期症状，多表现为慢性低位不完全肠梗阻，主要表现是腹胀和便秘，腹部胀痛或阵发性绞痛。当发生完全梗阻时，症状加剧。左侧结肠癌有时可以急性完全性结肠梗阻为首发症状。⑤全身症状：由于慢性失血、癌肿溃烂、感染、毒素吸收等，患者可出现贫血、消瘦、乏力、低热等。病程晚期可出现肝大、黄疸、水肿、腹水、直肠前凹肿块、锁骨上淋巴结肿大及恶病质等。

176. B 胆道 X 线检查中结石是否显影与结石的含钙量有关，只有含钙量高的结石可以显影。胆固醇结石的主要成分是胆固醇，含钙量很低，所以 X 线平片不显影。

177. C 良性乳腺分叶状肿瘤呈膨胀性生长，但不突破包膜。恶性乳腺分叶状肿瘤有包膜浸润。

178. E 对于损伤比较局限、浅表者，可保留脾，根据伤情采用不同的处理方法，如单纯缝合修补、部分脾切除术等。

179. B　T 管引流应于胆道造影后视胆管内有无残余结石，再决定是否拔管。拔除 T 管的指征是术后 2 周，引流减少，造影通畅；若有胆总管残余结石，应于术后 6 周考虑做术后胆道镜取石术。胆总管损伤后 T 管放置时间至少半年以上，防止术后胆道狭窄。

180. E　提示肠梗阻存在绞窄的症状有：①腹痛急骤，呈持续性发作；②病情发展快，早期可出现休克；③腹膜炎体征，腹胀不对称或有压痛的肿块；④早期出现频繁呕吐，呕吐物或肛门排出物为血性，腹腔穿刺液为血性；⑤行腹部 X 线检查可见孤立胀大的肠袢；⑥如果不进行手术治疗，症状、体征通常无明显改善。

181. B　急性胆囊炎除腹痛外可出现发热，体格检查可出现 Murphy 征阳性、右上腹明显压痛，甚至出现肌紧张和反跳痛。辅助检查可出现白细胞计数增多，超声检查显示胆囊增大、胆囊壁增厚，甚至出现"双边征"，CT 及 MRI 也可显示胆囊呈炎性改变。

182. C　对急性乳腺炎的预防重于治疗，预防方法：①妊娠时期，尤其在哺乳时期，要保持乳头清洁，经常用肥皂、温水洗净，哺乳前后也可用 3% 硼酸水洗净乳头。对于乳头内缩者，应将乳头轻轻挤出后再清洗干净。但不宜用乙醇洗擦，因为乙醇使乳头、乳晕皮肤变脆，易发生皲裂。②养成良好的哺乳习惯，定时哺乳，每次应使乳汁吸尽；不能吸尽时，用手按摩挤出，或用吸乳器吸出。另外，不让婴儿含着乳头睡眠。③如已有乳头破损或皲裂存在，要停止哺乳，用吸乳器吸出乳汁，待伤口愈合后再行哺乳。

183. B　急性阑尾炎早期，右下腹可出现固定压痛，伴随炎症的加重，压痛范围可越来越大。当阑尾穿孔时，疼痛和压痛范围可扩大至全腹，但压痛最明显的位置仍然是阑尾所在位置（右下腹）。

184. B　实验室检查中，胆囊癌的 CEA、CA19 - 9、CA125 等肿瘤标志物均可升高，以 CA19 - 9 最敏感，但特异性不强。

185. A　乳腺癌内分泌治疗时需服用他莫昔芬，其作用机制是和雌激素竞争性与雌激素受体结合而发挥作用。不论患者绝经与否，均有一定的疗效。

186. E　阑尾切除术后各种并发症中，切口感染是最常见的并发症，在化脓性或穿孔性急性阑尾炎中多见。

187. C　胆囊息肉样病变的手术指征：①直径大于 1cm 的单发病变；②多发病变，其中 1 个直径大于 1.2cm；③光团不均或呈分叶状，蒂宽或广基息肉，不论单个或多个，手术指征相对放宽；④并发胆囊结石、胆囊炎或伴有症状的胆囊息肉样病变。

188. E　乳腺结核为少见的乳腺疾病，多继发于肺结核、肠结核或肠系膜淋巴结结核，经血行传播至乳房。

189. E　粘连性肠梗阻的主要原因是手术后粘连，约 80% 的患者属于这一类型，如阑尾切除术、妇科手术等。其次为炎症后粘连，多继发于既往盆腔、腹腔内炎症，占 10% ~20%。

190. A　粘连性肠梗阻腹部检查应注意如下情况：①有腹部手术史者可见腹壁切口瘢痕；②患者可有腹胀，且腹胀多不对称；③多数可见肠型及蠕动波；④腹部压痛在早期多不明显，随病情发展可出现明显压痛；⑤梗阻肠袢较固定时可扪及压痛性包块；⑥腹水增多或肠绞窄者可有腹膜刺激征或移动性浊音；⑦肠梗阻发展至肠绞窄、肠麻痹前均表现肠鸣音亢进，并可闻及气过水声或金属音。

191. E 乳腺癌是起源于乳腺各级导管及腺泡上皮的恶性肿瘤，以导管癌居多。乳腺癌可表现为肿块、乳头溢液。常见的表现是无痛性肿块，多为单发，好发于外上象限，典型者质硬，边界不清，活动度差。

192. D 大肠癌是常见的恶性肿瘤，包括结肠癌和直肠癌。大肠癌的发病率从高到低依次为直肠癌、乙状结肠癌、盲肠癌、升结肠癌、降结肠癌以及横结肠癌。

193. B 乳头血性溢液最常见于导管内乳头状肿瘤。导管内乳头状肿瘤多见于经产妇，以 40 ~ 45 岁多见。一般临床无自觉症状，常见乳头溢液污染内衣而引起注意。

194. C 临床上，大多数急性阑尾炎继发于阑尾梗阻，最开始的症状是克服梗阻导致的阵发腹痛，因神经反射原因，表现为上腹痛。恶心、呕吐一般在腹痛开始后数小时，待阑尾炎症状加重后，疼痛局限在阑尾局部，形成典型的转移性右下腹疼痛。

195. B 急性乳腺炎早期呈蜂窝织炎表现而未形成脓肿之前，应用抗生素可取得良好效果，但磺胺类药应避免使用。

196. A 门静脉高压症的辅助检查方法及其临床价值：①细针肝穿刺活检必要时用于术前明确肝硬化及其类型。②纤维胃镜检查直视下观察食管 – 胃底静脉曲张的程度和范围，用于明确诊断，评估静脉曲张破裂出血的危险性，且可测量曲张静脉压力。③CT 检查了解肝、脾的病变情况，显示侧支循环，了解有无其他肝、脾病变，尤其是肝癌；了解下腔静脉有无阻塞、狭窄，门静脉系统内有无血栓形成，有条件时测量肝体积用于术前评价。④彩色超声多普勒了解门静脉系统情况，其血流方向、血流量，有无血栓形成及肝动脉血

流量代偿增加情况，检查肾静脉情况及下腔静脉情况，了解肝、脾的大小，有无肝硬化、腹水及其严重程度，有无并发肝癌。⑤上消化道钡餐观察有无食管 – 胃底静脉曲张，了解病变范围和程度，有无合并消化性溃疡。

197. A 临床上，直肠癌症状通常为便血、便频、便细、黏液便、肛门痛、里急后重和便秘。

198. E 乳头湿疹样乳腺癌又称乳头 Paget 病，较少见，是一种特殊类型的乳腺癌。

199. E 大肠癌可分别经直接浸润、淋巴转移、血行转移及种植播散等途径转移至邻近组织，所属肠系膜淋巴结，肝、肺及附近器官等。转移途径不包括胎盘垂直转移。

200. B 正常情况下，自胚胎第 6 周起在腋窝至腹股沟连线上开始出现 6 ~ 8 对由外胚层上皮组织产生的乳腺始基，随着年龄增长，除胸前一对表层细胞继续发育形成乳腺外，其余均逐渐萎缩并消失。

201. E 门静脉高压症肝功能检查可见血浆白蛋白减少，球蛋白增多，白蛋白/球蛋白比例倒置，部分患者还存在血清胆红素、转氨酶增高。

202. E 直肠癌早期无明显症状，癌肿影响排便或破溃出血才出现症状。直肠癌患者可有便意频繁，排便习惯改变；便前肛门有下坠感、里急后重、排便不尽感，晚期有下腹痛。便血多是癌组织溃烂引起的，血色多污秽且带有腥臭味。

203. D 急性乳腺炎若炎症未能及时控制，局部可形成炎症包块，继而形成脓肿。急性乳腺炎脓肿形成后，应及时行脓肿切开引流术。对于脓肿较小者可考虑超声引导下穿刺抽脓，可反复进行，也可置管冲洗引流。对于抽

吸无效、脓腔较大或张力较高即将破溃者可切开引流。多建议采用沿乳管放射状切口，乳房后脓肿可沿乳房下缘做弧形切口，乳晕下脓肿应沿乳晕边缘做弧形切口。麻醉应充分，手术中，应打开脓腔之间的分隔，使引流通畅，必要时可通过多个切口进行对口引流。

204. B　胃底、食管下段交通支离门静脉主干和腔静脉最近，压力差最大，因此受门静脉高压的影响也最早、最显著。静脉曲张引起覆盖的黏膜变薄，可因粗糙食物所致的机械性损伤、胃酸腐蚀或腹内压突然升高的动作而致破裂出血。

205. A　锁骨上区搏动性肿块是锁骨下动脉瘤最常见的体征。

206. E　分流术是将门静脉血液转流至腔静脉，以降低门静脉压力，制止出血。降低门静脉压力，效果最佳的术式是门腔分流术。腹腔－腔静脉分流术是处理肝硬化所致顽固性腹水的手段。脾切除术主要用于消除脾功能亢进。

207. E　胃大部切除术后当天，可有少许暗红色或咖啡色胃液自胃管抽出，一般24小时内不超过300ml，以后胃液颜色逐渐变浅，出血自行停止。若术后不断吸出新鲜血液，24小时后仍未停止，则为术后出血。

208. D　静脉壁薄弱、静脉瓣膜功能缺陷及浅静脉内压升高是引起下肢静脉曲张的主要原因。遗传因素、长期站立、重体力劳动、妊娠、慢性咳嗽、习惯性便秘可增加其发病率。

209. B　引起细菌性肝脓肿最常见的致病菌是肺炎克雷伯菌、大肠埃希菌和金黄色葡萄球菌，其次为链球菌、类杆菌属等。胆管源性或门静脉播散者以大肠埃希菌为最常见，其次为厌氧性链球菌。

210. B　腹部选择性动脉造影有较高的诊断价值，它不但能帮助诊断，还可鉴别是动脉血栓形成还是血管痉挛，是诊断急性肠系膜上动脉栓塞最可靠的方法。动脉造影有助于早期诊断，也有利于治疗方法的选择，CT、MRI、腹腔镜检查对早期诊断虽有一定帮助，但都不如动脉造影直观、准确。

211. A　甲状腺癌诊断主要根据临床表现，若甲状腺肿块质硬、固定，颈部淋巴结肿大，或有压迫症状者，或存在多年的甲状腺肿块在短期内迅速增大者，均应怀疑为甲状腺癌。超声等辅助检查有助于诊断。应注意与慢性淋巴细胞性甲状腺炎鉴别，细针穿刺细胞学检查可帮助诊断。

212. D　门静脉是由肠系膜上、下静脉和脾静脉在胰腺颈部后方汇合而成，相当于第二腰椎水平，它走向右上方，经十二指肠的一段后到达十二指肠韧带内。在网膜孔的前方，胆总管和肝动脉的深面，上升至肝门处，分成左右两夹支，进入肝实质。

213. A　假性周围动脉瘤的瘤壁由周围纤维组织构成，瘤腔与动脉管腔相通，最常见于创伤、医源性损伤、血管旁路术后吻合口动脉瘤、感染等。

214. D　成年女性乳腺有15～20个腺叶，每一腺叶分成许多腺小叶，腺小叶由小乳管和腺泡组成。

215. A　腹痛是急性腹膜炎最主要的临床表现。疼痛的程度与发病的原因、炎症的轻重、年龄及身体素质等有关。疼痛多很剧烈，难以忍受，呈持续性。深呼吸、咳嗽及转动身体时疼痛加剧。患者多呈强迫体位。疼痛先从原发病变部位开始，随炎症扩散而延及全腹。

216. A　游走性血栓性浅静脉炎主要侵袭中、小浅静脉，偶可侵犯肠系膜静脉、门静脉或肾静脉等。

217. B 胃肠道、胆道等腹部空腔脏器破裂，其内容物如胃酸、胆汁、胰液等外溢，导致弥漫性腹膜炎，除恶心、呕吐、便血、呕血等胃肠道症状及稍后出现的全身性感染表现外，最为突出的临床表现是腹膜刺激征。

218. E 动脉造影可以明确患肢动脉阻塞的部位、程度、范围及侧支循环建立情况。

219. C 脓肿形成后，主要治疗措施是及时做脓肿切开引流。手术时要有良好的麻醉，为避免损伤乳管而形成乳瘘，应做放射状切开，乳晕下脓肿应沿乳晕边缘做弧形切口。深部脓肿或乳房后脓肿可沿乳房下缘做弧形切口，经乳房后间隙引流。切开后以手指轻轻分离脓肿的分隔，以利引流。脓腔较大时，可在脓腔的最低部位另加切口做对口引流。

220. D 肝脏是人体最大的消化器官，其位于右上腹，隐藏在右侧膈下，大部分被肋弓覆盖。按 Couinaud 分段可将肝脏分为 8 段。肝脏具有双重供血系统（肝动脉、门静脉），并且有很强的再生功能。

221. A 肢体动脉栓塞时，周围神经对缺氧最敏感，其次是肌肉组织。因而疼痛和麻木为肢体动脉栓塞后的最早表现，发展到肢体感觉消失时，组织很可能已发生坏死。

222. D 抗凝药物具有降低机体血凝功能，预防血栓形成、防止血栓繁衍，以利静脉再通的作用。通常先用普通肝素或低分子肝素（分子量 < 6000）静脉或皮下注射，达到低凝状态后改用维生素 K 拮抗剂（如华法林）口服，对于初次、继发于一过性危险因素者，至少服用 3 个月；对于初次原发者，服药 6 ~ 12 个月或更长时间。

223. E 肝的血液供应 25% ~ 30% 来自肝

动脉，70% ~ 75% 来自门静脉。但由于肝动脉压力大，其血流含氧量高，所以它供给肝所需氧量的 40% ~ 60%。门静脉汇集来自肠道的血液，供给肝营养。肝的总血流量约占心排血量的 1/4，可达到 1500ml/分。

224. A 30% ~ 60% 的内脏动脉瘤与胰腺炎有关，可能是胰蛋白酶和弹性蛋白酶"消化"邻近内脏动脉所致。其他病因如滥用药物或胃十二指肠穿透性溃疡、结节性动脉周围炎及先天性肌纤维发育不良等也偶见。

225. C 细菌性肝脓肿典型症状是寒战、高热、肝区疼痛和肝大。体温常可高达 39 ~ 40℃，伴恶心、呕吐、食欲缺乏和周身乏力。肝区钝痛或胀痛多属持续性，有的可伴右肩牵涉痛，右下胸及肝区叩击痛，肿大的肝有压痛；如脓肿在肝前下缘比较表浅部位时，可伴有右上腹肌紧张和局部明显触痛；巨大的肝脓肿可使右季肋呈现饱满状态，有时甚至可见局限性隆起，局部皮肤可出现红肿。严重时或并发胆道梗阻者，可出现黄疸。肝右叶脓肿可穿破肝包膜形成膈下脓肿，也可突破入右侧胸腔，左叶脓肿则偶可穿入心包。脓肿如向腹腔穿破，则发生急性腹膜炎。少数情况下，肝脓肿可穿破血管和胆管壁，引起大量出血并从胆道排出，临床表现为上消化道出血。

226. B 血栓闭塞性脉管炎主要侵袭周围血管的中、小动静脉，一般发生在动脉以下。起于动脉，然后侵犯静脉。病变呈多节段性，长短不一，腔内血栓形成，可发生机化。晚期管壁和血管周围组织呈广泛纤维化。

227. B 痔的传统概念是指直肠黏膜下和肛管皮肤下直肠静脉丛淤血、扩张和屈曲而形成的柔软静脉团，包括因此而引起出血、栓塞或团块脱出等症状。直肠静脉无静脉瓣、直肠上下静脉丛管壁薄弱、周围结缔组织松弛缺乏支持等均被认为是造成血液淤积和静脉扩张的因素。此外各种因素造成的腹压增高、直肠肛管周围慢性感染以及营养不良，使周围组织萎缩无力都可以诱发痔的发生。

228. B　当腹内压大于 20mmHg，伴随器官功能障碍时，即出现腹腔间隔室综合征。

229. C　门静脉高压症是指各种原因导致门静脉血流受阻和（或）血流量增加所引起的门静脉系统压力增高，继而引起脾大和脾功能亢进，食管 - 胃底静脉曲张、呕血或黑便和腹水等。它不是一种单独的疾病，是一个综合征。门静脉正常压力 13 ~ 24cmH$_2$O，平均值 18cmH$_2$O，比肝静脉压力高 5 ~ 9cmH$_2$O。门静脉压力大于 25cmH$_2$O 时即定义为门静脉高压，多数病例的门静脉压力可上升至 30 ~ 50cmH$_2$O。

230. E　动脉栓塞的肢体常具有特征性的"5P"征。①疼痛：突发剧痛，开始位于动脉栓塞处，以后累及整个患肢。②苍白：患肢皮肤由苍白逐渐转变为花斑状。皮温降低，皮温改变平面一般较栓塞平面低一横掌。③无脉：栓塞部位以下动脉搏动减弱，以至消失。④感觉障碍：栓塞远端肢体呈袜套状感觉丧失，其近端有感觉过敏区。感觉减退平面低于栓塞平面。⑤麻痹：手足活动困难或足下垂，提示已发生坏死。

231. B　粘连性肠梗阻是指腹腔内肠粘连导致肠内容物在肠道中不能顺利通过，肠内容物通过受阻时，产生腹胀、腹痛、恶心呕吐及排便障碍等症状，属于机械性肠梗阻。粘连性肠梗阻多表现为单纯性肠梗阻，少数也转化成绞窄性肠梗阻，甚至以绞窄性肠梗阻为首要表现。

232. E　麻痹性肠梗阻临床上所见者多是继发性改变，可表现为腹胀，腹痛不明显，肠鸣音减弱或消失，无明显腹膜刺激征，X 线平片有气液平面。

233. B　对烟草过敏，寒冷、潮湿刺激使血管持续处于痉挛状态，可能是血栓闭塞性脉管炎的主要病因。所以本疾病与酒精中毒无关。本病主要侵袭周围血管的中、小动静脉，一般发生在动脉以下。起于动脉，然后侵犯静脉，不累及内脏。临床表现为：①肢体疼痛：开始时肢体疼痛源于动脉痉挛，此时疼痛多不严重。当动脉内膜发生炎症并血栓形成导致动脉闭塞后，可产生肢体缺血性疼痛，逐步加重，从行走后发生疼痛导致间歇性跛行，继而发展至静息痛。②肢体发凉和感觉异常：早期肢体发凉、怕冷，逐步出现肢体皮温下降，也可以出现肢体针刺感、烧灼感和麻木等感觉异常。③皮肤色泽改变：因肢体缺血导致皮色苍白，还可出现皮肤潮红或青紫。④患肢游走性浅静脉炎：大约一半患肢可反复发生游走性浅静脉炎。⑤长期慢性缺血导致组织营养障碍改变，严重缺血者，病肢末端出现缺血性溃疡或坏疽。

234. C　门静脉高压症可分为三种类型，分别为肝前型、肝内型和肝后型。其中，肝内型又可分为窦前、肝窦和窦后型，肝炎后肝硬化阻塞部位主要在肝窦和窦后。

235. E　胸腹壁血栓性浅静脉炎又称为 Mondor 病，主要病变部位在前胸壁、乳房、肋缘和上腹部浅静脉，不包括下腹部。

236. E　原发性肝癌肉眼观可分为三型：①巨块型：肿瘤形成巨大肿块，直径可超过 10cm，多位于肝右叶，癌肿中心常有出血坏死。②结节型：肿瘤形成多个圆形或椭圆形结节，散在分布，直径多不超过 5cm，但也可互相融合成较大的结节，此型较多见。③弥漫型：癌组织在肝内弥漫分布，无明显结节或结节极小，此型少见。按组织学分类可以分为下列三类：①肝细胞癌（HCC）：占原发性肝癌的 90%，是最常见的一种病理类型；②肝内胆管癌（ICC）：较少见，起源于胆管二级分支以远肝内胆管上皮细胞，不超过原发性肝癌的 10%；③混合型肝癌：即 HCC-ICC 混合型肝癌，比较少见，在一个肝肿瘤结节内，同时存在 HCC 和 ICC 两种成分，二者混杂分布，界限不清，分别表达各自的免疫组化标志物。

237. C 手术治疗是单纯性下肢静脉曲张的根治方法。确定下肢静脉曲张能否手术，必须进行深浅静脉功能试验以明确深静脉是否通畅。

238. E 在肝癌早期，多数患者没有明显的症状和体征，随着疾病进展可出现轻度肝大、黄疸和皮肤瘙痒等非特异性表现。中、晚期肝癌，常见肝区疼痛、黄疸、肝大（质地硬，表面不平，伴或不伴结节，血管杂音）和腹水等。可有食欲缺乏、消瘦、乏力、发热及肝外转移灶等症状。晚期可出现出血倾向、肝肾衰竭等症状。常见的癌旁综合征有自发性低血糖症，红细胞增多症；其他有高脂血症、高钙血症、性早熟、促性腺激素分泌综合征、皮肤卟啉症、异常纤维蛋白原血症和类癌综合征等，但比较少见。

239. C 胆汁分泌受神经内分泌调节。迷走神经兴奋可使胆汁分泌增加；交感神经兴奋使胆汁分泌减少。可促进胆汁分泌的激素有促胰液素、胃泌素、胰高血糖素和血管活性肠肽；抑制胆汁分泌的激素为生长抑素。

240. A 血栓闭塞性脉管炎患者疼痛初期为间歇性跛行，随病情加重继而出现静息痛，如夜间常屈膝抱足而坐。所以患者出现静息痛往往提示病情加重。

241. E 肠系膜上动脉栓塞早期腹部查体可无压痛、反跳痛，症状与体征分离是肠系膜上动脉栓塞的早期病变特征。随着肠管缺血加重，肠壁坏死自黏膜层发展到肌浆层，出现肠壁全层坏死，并出现明显腹膜炎体征。病程后期，患者可出现麻痹性肠梗阻，腹部膨胀、肠鸣音减弱或消失、腹肌紧张，以及全身感染中毒反应。

242. C 肝内胆管结石通常见于肝左叶，常合并肝外胆管结石，此时以肝外胆管结石的表现为主。单纯的肝内胆管结石患者，可多年无症状或仅有肝区和胸背部胀痛不适。单侧的肝内胆管梗阻可不出现黄疸，当双侧肝内胆管均梗阻或胆汁性肝硬化晚期时，常出现黄疸。

243. C 周围动脉瘤早期往往没有临床症状，瘤体增大后患者可自觉搏动性肿块，后期临床表现主要为：①瘤内附壁血栓形成：附壁血栓脱落可导致远端动脉栓塞，造成脑栓塞或肢体动脉栓塞，附壁血栓也可使动脉瘤腔完全阻塞，如腘动脉瘤和颈内动脉瘤。②瘤体压迫症状：如压迫周围神经可产生疼痛、放射痛和麻木，并发感染时呈持续性剧痛，压迫淋巴管和静脉时产生淋巴水肿、浅静脉怒张和肢体水肿。③瘤体破裂：可导致局部血肿、失血性休克和死亡。

244. D 急性胰腺炎是一种常见的急腹症，病情复杂多变，程度轻重不等。轻者仅表现为胰腺水肿，临床多见，常呈自限性，预后良好。重者出现胰腺坏死，并发腹膜炎、休克，继发全身多器官功能衰竭，病死率高。胰腺感染的致病菌主要为革兰阴性杆菌。

245. E 深静脉血栓患者使用华法林抗凝，INR 应维持在 2.0~3.0，至少使用 6~12 个月，并且每年复查彩色超声及双下肢血管检查 1 次，检查有无血栓复发及静脉血反流。

246. C 绞窄性肠梗阻的临床表现：①发病急，进展快，腹痛剧烈，持续性或阵发性转为持续性，有时出现腰背痛，呕吐出现早且频繁。②早期出现休克，或抗休克治疗后改善不明显。③有明显腹膜刺激征和全身炎性反应（体温上升、脉率增快、白细胞计数增高）。④腹部不对称隆起或触及孤立胀大肠袢。⑤血性呕吐物、血性胃肠减压液、血性黏液便、血性腹腔渗出物。⑥积极非手术治疗无效。绞窄性肠梗阻腹部 X 线片示孤立胀大肠袢不随时间而改变位置、有假肿瘤状影或肠间隙增宽。全腹膨胀常见于低位的肠梗阻，以梗阻部位以上的肠道积气、积液为主要表现。

247. B 锁骨下动脉瘤的临床表现如下：因瘤体膨胀或破裂引起的胸、颈、肩等部位疼痛；因血栓栓塞引起的急、慢性上肢缺血症状，比较常见，约占 68%；因瘤体压迫臂丛神经引起的上肢痛和神经功能障碍；压迫单侧喉返神经引起声音嘶哑；压迫气管引起呼吸困难。

248. D 壶腹周围癌主要包括壶腹癌、胆总管下端癌和十二指肠癌。壶腹周围癌的恶性程度低于胰头癌，手术切除率和 5 年生存率都明显高于胰头癌。壶腹周围癌的组织类型主要是腺癌，其次为乳头状癌、黏液癌等。常见临床症状为黄疸、消瘦和腹痛，易与胰头癌的临床表现混淆。术前诊断，包括化验及影像学检查方法与胰头癌基本相同。

249. A 胰腺癌是一种发病隐匿，进展迅速，治疗效果及预后极差的消化道恶性肿瘤。40 岁以上好发，男性略多于女性。发病率和死亡率在全球范围呈明显上升趋势。胰腺癌包括胰头癌和胰体尾部癌。90% 的胰腺癌为导管腺癌，比较少见的类型有黏液性囊腺癌、腺泡细胞癌和腺鳞癌等。吸烟是公认的胰腺癌危险因素，近年研究显示，肥胖、酗酒、慢性胰腺炎、糖尿病、苯胺及苯类化合物接触史也是胰腺癌的危险因素，约 5% ~ 10% 的胰腺癌患者具有遗传背景。胰腺癌中，胰头癌约占 70% ~ 80%。

250. A 动脉栓塞的栓子可由血栓、动脉硬化斑块或碎片、细菌性纤维素凝集物、肿瘤组织、脂肪、子弹、折断的导丝或导管、羊水等组成，但以血栓最为常见。

251. B 在胰腺炎的发病过程中，胰蛋白酶起主要作用。胰蛋白酶是胰腺分泌的消化酶之一，它在正常情况下被胰蛋白酶抑制剂抑制活性。然而，在胰腺炎发生时，胰蛋白酶抑制剂的作用受到破坏，导致胰蛋白酶的活性增强。这会引起胰腺自身组织的消化，导致胰腺炎的病理变化和炎症反应。因此，胰蛋白酶在胰腺炎的发病过程中起主要作用。

252. B 腹部切口疝发生最主要的原因是手术后切口感染，切口不能一期愈合。术后一期愈合，切口疝发生率少于 1%，一旦感染，发生率增至 10% 左右。

253. B 重症急性胰腺炎患者多为出血坏死性胰腺炎，急性出血坏死性胰腺炎的并发症包括休克、化脓性感染、急性肾衰竭、ARDS、上消化道出血、胰源性脑病等多器官衰竭、胰腺假性囊肿、慢性胰腺炎和糖尿病等。其中最常见的是休克，其次是化脓性感染。

254. E 提高患者术后生活质量并重视术后患者的舒适度，是腹股沟疝修补术成功的关键和目标。

255. A 肛管、直肠周围脓肿多数由肛腺感染引起，少数可因肛周皮肤感染、肛裂、直肠肛管损伤、血栓性外痔破裂、内痔等引起。

256. E 腹股沟直疝是指疝囊自腹壁下动脉内侧的直疝三角（Hesselbach 三角）直接脱

出而形成的疝，其不经过内环、腹股沟管，也不坠入阴囊，常见于年老体弱者，属于后天性疝，特别容易继发于患有长期咳嗽的老年慢性支气管炎、前列腺肥大等疾病的患者。

257. A 应根据急性胰腺炎的分型、分期和病因选择恰当的治疗方法。非手术治疗适用于轻症胰腺炎及尚无外科干预指征的中度重症和重症急性胰腺炎。重症急性胰腺炎因病情危重和需要器官功能支持，往往需进入重症监护室治疗，必要时予以机械通气。手术适应证：①急性腹膜炎不能排除其他急腹症时；②伴胆总管下端梗阻或胆道感染者；③合并肠穿孔、大出血或胰腺假性囊肿；④胰腺和胰周坏死组织继发感染。

258. E 腹股沟斜疝与直疝主要的鉴别点是压迫内环后疝是否再突出。压迫内环试验用来鉴别腹股沟斜疝和腹股沟直疝时，后者在疝块回纳后，用手指压住内环让患者咳嗽，疝块仍可出现。压迫内环的部位应在腹股沟韧带中点上方2cm。

259. D 股疝的临床表现：①股疝多见于中年以上的经产妇女。②股疝疝块一般不大，呈半球形隆起，位于腹股沟韧带下方卵圆窝处。③症状轻微，常不为患者注意，特别在肥胖者更易疏忽，仅在久站或咳嗽时，略有坠胀感。④疝囊颈较狭窄，咳嗽冲击感不太明显。⑤早期易回纳，由于疝块外有较多的脂肪组织，疝块并不完全消失。往后，疝囊易与大网膜发生粘连而难以回纳，形成难复性疝。⑥股疝极易发生嵌顿，且迅速发展为绞窄性肠梗阻。⑦疝块突发嵌顿，引起局部剧烈疼痛，出现明显的急性肠梗阻症状。腹痛可以十分剧烈，以致有些病例可掩盖局部症状，特别是对于没有股疝病史的患者，极易漏诊。

260. B 胰腺假性囊肿是最常见的胰腺囊性病变，多继发于急、慢性胰腺炎，以及外伤和手术等导致的胰液渗漏积聚，被周围组织及器官包裹后形成囊肿，其病理特点是囊内壁无上皮细胞覆盖，故称为假性囊肿，选项A不正确。假性囊肿形成的时间一般在2周以上，囊壁成熟则需4~6周，选项B正确。一般认为胰腺假性囊肿较小可自行吸收，不做治疗，选项C不正确。胰腺假性囊肿可无症状，选项D不正确。临床上对早期发现的胰腺假性囊肿应先采用内科保守方法治疗，选项E不正确。

261. B 绞窄性疝必须紧急手术治疗，手术中一定要妥善保护好切口。考虑到手术区污染，在高位结扎疝囊后，一般不强求做疝修补术。坏死的疝内容物为大网膜、卵巢、输卵管时，均应切除。肠管坏死较广泛，应做肠切除吻合术。肠管坏死为局限性、小面积，可做局部坏死组织切除，褥式缝合。

262. C 急性胰腺炎有多种致病因素，主要如下：①胆道疾病；②饮酒；③代谢性疾病；④十二指肠液反流；⑤医源性因素；⑥肿瘤；⑦某些药物；⑧创伤；⑨胰腺血液循环障碍；⑩其他发病因素（如饮食、感染以及与妊娠有关的代谢、内分泌、遗传和自身免疫性疾病等）。胆道疾病是急性胰腺炎的主要致病危险因素，占50%以上。积极预防和治疗胆道疾病是预防急性胰腺炎发生的主要措施。

263. C 咳嗽患者接受疝手术的主要危害是术后复发，因为咳嗽可以增加腹内压。

264. A 上消化道包括食管、胃、十二指肠、空肠上段和胆道。上消化道大出血在临床上很常见，主要临床表现是呕血和便血，或仅有便血。至今，其病因误诊率与患者的病死率仍较高，分别为20%与10%左右，必须予以充分重视。上消化道出血的病因多达几十种，胃、十二指肠溃疡约占 40% ~ 50%，其中 3/4 是十二指肠溃疡。

265. C　高位小肠梗阻以呕吐为主要症状，而低位小肠梗阻以腹胀为主要症状，呕吐出现晚而次数少，并可吐粪样物。结肠梗阻与低位小肠梗阻类似。低位小肠梗阻 X 线检查显示扩张的肠袢在腹中部，呈"阶梯状"排列。

266. E　慢性咳嗽、排尿困难、慢性便秘和过强的劳动等都可以增加腹内压，是导致腹股沟直疝发生的诱因。

267. B　当消化道大出血发生休克时，首先应积极补充血容量以纠正休克状态，只有在纠正休克、生命体征平稳的情况下才能进行下一步处理。

268. C　肠管壁疝发生于股管者较多，所以，股疝发生肠管壁疝的机会较多。

269. A　对于食管胃底静脉曲张破裂出血患者，应首选三腔两囊管压迫进行止血，同时进行补液、输血、抑酸等治疗。

270. A　白线疝又称腹上疝，是指发生在腹壁正中白线上的疝。一般较小，内容物多为大网膜，易成为难复性疝，但不易发生嵌顿。

271. B　大出血的溃疡一般位于十二指肠球部后壁或胃小弯，大多系由于溃疡基底血管被侵蚀破裂所致，多数为动脉出血。特别在慢性溃疡，伴有大量瘢痕组织，动脉裂口缺乏收缩能力，常呈搏动喷射性出血，静脉输注和经口给予止血药物难以奏效，特别是年龄在 50 岁以上的患者，常因伴有小动脉壁硬化，出血更不易自止。

272. A　交通性鞘膜积液的肿块于每日起床或站立活动后缓慢出现并增大，平卧和睡觉后逐渐缩小，挤压肿块体积也可缩小，透光

试验阳性。

273. C　胆道出血可来自肝内胆道和肝外胆道系统，以肝内胆道出血最多见。胆道出血的临床表现随病因不同和出血量多少而异。出血量少者，仅表现为黑便或大便潜血试验阳性。胆道大量出血的典型临床表现为三联征：①胆绞痛；②黄疸；③上消化道出血（呕血、便血）。胆道出血的临床特征是周期性出血，每隔 1 ~ 2 周发作一次，多反复发作。当大量出血时，胆道压力骤然升高，引起 Oddi 括约肌痉挛，血凝块堵塞胆管，出现胆绞痛，继之黄疸，随后呕血或便血。出血量大时可出现失血性休克表现。Oddi 括约肌功能完整者，胆道出血可自行停止，但可反复发作。

274. A　肝损伤在腹部损伤中约占 20% ~ 30%，右半肝破裂较左半肝为多见。肝损伤的致伤因素和临床表现与脾损伤相似，主要危险是失血性休克，肝损伤还可出现胆汁性腹膜炎和继发性感染。因肝损伤后可能有胆汁溢出，故腹痛和腹膜刺激征常较脾破裂者更为明显。

275. C　一般说来，幽门以上的出血易导致呕血，幽门以下的出血易导致便血。但如果出血量小，血液在胃内未引起恶心、呕吐，则血液通常从肠道排出。反之，如果出血很急、量多，幽门以下的血液也可反流到胃，引起呕血。同样，在呕血颜色方面，如果出血量小，血液在胃内滞留时间较长，经胃酸充分作用而形成正铁血红蛋白后，呕的血呈咖啡样或黑褐色。如果出血很急、量大，血液在胃内滞留时间短，呕的血则呈暗红、甚至鲜红色。血经肠道排出过程中，经过肠液的作用，使血红蛋白的铁形成硫化铁，因此排出的血呈柏油样或紫黑色。但在个别病例，突然大量出血，由于肠蠕动亢进，排出的血也可呈暗红，甚至相当鲜红，以至于误诊是下消化道大出血。概括地说，上消化道出血临床上表现为呕血还是便血

以及血的颜色主要取决于出血的速度和出血量的多少，而出血的部位高低是相对次要的。呕血者一般比单纯便血者的出血量大；大便次数增多而黑粪稀薄者，较大便次数正常、黑粪成形者的出血量大。有便血的患者可无呕血，但呕血患者多伴有便血。

276. E 腹部开放性损伤分类：①穿透伤：有腹膜破损者，多伴有内脏损伤。②非穿透伤：无腹膜破损者，可伴有内脏损伤。③贯通伤：投射物有入口、出口者。④盲管伤：投射物有入口，无出口者。

277. A 直肠上段在盆底腹膜反折之上，下段则在反折之下，它们损伤后的表现有所不同。如损伤在腹膜反折之上，其临床表现与结肠破裂基本相同，如发生在反折之下，则将引起严重的直肠周围间隙感染，无腹膜炎症状，容易延误诊断。

278. A 实质性脏器损伤如肝、脾、肾、胰等或大血管损伤，主要临床表现为腹腔内或腹膜后出血，腹痛呈持续性，通常并不很剧烈，腹膜刺激征也并不明显，以休克症状为主。

279. C 血栓闭塞性脉管炎又称 Buerger 病，是一种累及血管的炎症性和慢性闭塞性疾病，好发于青壮年男性。病变主要侵及周围中、小动静脉，通常起于动脉，然后可累及静脉，极大多数位于下肢，病变一般由远端向近端进展。血栓闭塞性脉管炎早期的主要临床表现是间歇性跛行，是由于局部血管缺血导致，休息后疼痛可缓解。

280. E 单纯腹壁损伤的症状和体征较轻，可表现为受伤部位疼痛，局限性腹壁肿胀、压痛，或有时可见皮下瘀斑，它们的程度和范围并不随时间的推移而加重或扩大。

281. B 空腔脏器破裂的手术原则首先是控制污染，远端肠道的细菌较近端肠道的细菌数量多，故修补应按从远端到近端的顺序进行。若腹部闭合性损伤造成胃、空肠、回肠穿孔，手术修补顺序为回肠、空肠、胃。

282. C 肠阿米巴病患者的粪便呈果酱样，典型细菌性痢疾患者的粪便呈黏液脓血样，上消化道出血患者的粪便为柏油样，而典型霍乱患者的粪便为米泔水样。

283. E 钝性肝脏损伤或表浅裂伤试行保守治疗的指征：①血流动力学稳定。②腹部体征轻。③神志清楚。④CT 示创伤小。⑤不伴有其他脏器损伤。⑥输红细胞少于 2 个单位。⑦CT 示创伤随时间延长而改善或不加重。

284. A 轻度食管静脉曲张累及中下段，表现为黏膜皱襞增宽，略有凹凸不平或稍有迂曲，管腔边缘略不平整，可见多发性小凹陷或锯齿状边缘，钡剂通过顺利。

285. B 十二指肠损伤的临床表现：①十二指肠损伤最典型的表现是腹膜后血肿、胆汁染色和捻发音。十二指肠损伤如发生在腹腔内部分，破裂后可有胰液和胆汁流入腹腔而早期引起腹膜炎。②闭合伤所致的腹膜后十二指肠破裂的早期症状多不明显，可仅有右上腹或腰部持续性疼痛且进行性加重，可向右肩及右睾丸放射；右上腹及右腰部有明显固定压痛，腹部体征相对轻微而全身情况不断恶化；有时可有血性呕吐物；直肠指检有时可在骶前扪及捻发音，提示气体已达盆腔腹膜后间隙。

286. D 临床上直肠脱垂通常是指直肠外脱垂，直肠脱垂主要症状为直肠黏膜自肛门脱出。体格检查时嘱患者下蹲后用力屏气做排便动作，使直肠脱出。部分脱垂可见圆形、粉红色、表面光滑的肿物，黏膜皱襞呈现不规则的圆环形；脱出长度一般不超过 3cm；黏膜内脱垂时，指诊感觉直肠内充满黏膜，无正常空虚感。直肠指诊时感到肛门括约肌收缩无力，嘱患者用力收缩时，仅略有收缩感觉。若为完全性直肠脱垂，表面黏膜有同心环皱襞；脱出较长，脱出部分为两层肠壁折叠，触诊较厚，尤其是在直肠的系膜侧。个别病例因腹腔内容物（如小肠）可脱入低位的腹膜返折区域，因此可表现为不对称的肿物；直肠指诊时见肛门口扩大，肛门括约肌松弛无力；当肛管并未返折脱垂时，肛门与脱出肠管之间有环状深沟。排粪造影检查时可见到近端肠道套入远端直肠内。

287. D　腹部开放性损伤的辅助检查有白细胞计数、腹腔穿刺和腹腔灌洗、腹部 B 超及腹部 X 线检查。腹部 X 线检查可判断腹部开放性损伤有无膈下游离气体，可协助确诊有无合并空腔脏器损伤。腹腔穿刺和腹腔灌洗有助于除外腹内脏器损伤。腹部 B 超用于除外腹内脏器破裂和腹腔游离液体。

288. A　食管静脉邻近门静脉，因此最直接地受到门静脉高压的影响。

289. C　除少数裂口小、腹腔污染轻、全身情况良好的患者可以考虑一期修补或一期切除吻合（尤其为右半结肠）外，大部分患者均需先采用肠造口术或肠外置术处理，待 3~4 周后患者情况好转时，再行关闭瘘口。

290. C　选项 A，突发右上腹阵发性绞痛、畏寒发热、胆囊肿大是急性胆囊炎或胆囊结石发作的临床特征。选项 B，寒战高热、肝区持续性闷胀痛、低血压是肝内胆管结石伴急性胆管炎的表现。选项 C，突发剑突下偏右阵发性绞痛、畏寒发热、黄疸是肝外胆管结石伴发急性胆管炎的典型 Charcot 三联征。选项 D，突发上腹部束带状剧痛、轻度黄疸、低血压是急性重症胰腺炎的表现。选项 E，腹痛、呕吐、发热是常见的消化道症状，缺乏特异性。

291. C　结肠内容物液体成分少而细菌含量多，故结肠损伤时腹膜炎出现得较晚，但较严重。

292. A　典型的血栓包括：头部为白血栓，颈部为混合血栓，尾部为红血栓。血栓形成后可向主干静脉的近端和远端滋长蔓延。其后，在纤维蛋白溶酶（纤溶酶）的作用下，血栓可溶解消散，血栓脱落或裂解的碎片成为栓子，随血流进入肺动脉引起肺栓塞。但血栓形成后常激发静脉壁和静脉周围组织的炎症反应，使血栓与静脉壁粘连，并逐渐纤维机化，最终形成边缘毛糙管径粗细不一的再通静脉。同时，静脉瓣膜被破坏，导致继发性下肢深静脉瓣膜功能不全，即深静脉血栓形成后综合征。

293. C　X 线检查是对胃损伤有重要意义的检查。因游离气体的出现，腹部平片表现为膈下新月形阴影。

294. B　对鉴别单纯性肠梗阻与绞窄性肠梗阻最有帮助的是腹腔穿刺抽出血性物。绞窄性肠梗常见血性呕吐物、血性胃肠减压液、血性黏液便，腹腔穿刺抽出血性物。

295. A　胆囊结石主要为胆固醇结石或以胆固醇为主的混合性结石和黑色素结石，主要见于成年人，发病率在 40 岁后随年龄增长而增加，女性多于男性。胆囊结石的成因非常复杂，与多种因素有关。任何影响胆固醇与胆汁酸磷脂浓度比例和造成胆汁淤积的因素都能导致结石形成。如某些地区和种族的居民、女性激素、肥胖、妊娠、高脂肪饮食、长期肠外营养、糖尿病，高脂血症、胃切除或胃肠吻合术后、回肠末端疾病和回肠切除术后、肝硬化、溶血性贫血等。在我国经济发达城市及西北地区的胆囊结石发病率相对较高，可能与饮食习惯有关。大多数患者通常无症状，称为无症状胆囊结石。随着健康检查的普及，无症状胆囊结石的发现明显增多。胆囊结石的典型症状为胆绞痛，只有少数患者出现，其他常表现为急性或慢性胆囊炎。

296. E 因门静脉系统、腔静脉系统血流量大、压力高，门 – 腔分流术后 2 天内应注意观察吻合口是否有破裂出血。

297. E 腹部闭合性损伤的诊断要防漏诊和误诊。首先需要明确有无内脏损伤（空腔脏器、实质脏器）；其次要明确是否存在多发损伤，如腹部多个脏器损伤、一个脏器多处损伤，以及是否合并腹部外器官损伤，如合并颅脑损伤、胸部损伤、骨折等。为避免误诊和漏诊需要详细询问病史，重视全身情况观察，全面而有重点的体格检查，必要的辅助检查。

298. A 结肠镜在肠道准备充分的情况下可以观察自肛门至回盲部的全部大肠，并可早期处理癌前病变（如腺瘤）和定期筛查结直肠癌。由于多数肠癌在 50 岁以后发生，推荐 50 岁接受第一次结肠镜，有肠癌家族史的提前到 40 岁。结肠镜通过活检取得病理学诊断，是制订治疗方案的依据。已诊断的直肠癌在手术治疗前也必须行结肠镜检查，因为结、直肠癌有 5%～10% 为多发癌。术前梗阻无法行结肠镜的，术后 6 个月内应检查梗阻近端以排除多源癌。

299. E 失血性休克力争收缩压回升至 90mmHg 以上再进行手术；但若在积极抗休克治疗下，仍未能纠正，提示腹腔内有进行性大出血，则应在抗休克同时手术探查、剖腹止血。

300. A 小肠扭转多见于从事重体力劳动的青壮年，常有饭后即进行劳动、姿势体位突然改变等习惯。临床表现为突发持续性腹部剧痛，阵发性加重，脐周疼痛，可放射至腰背部。呕吐频繁，出现较早。

301. B 肠系膜静脉血栓形成具有绞窄性肠梗阻的临床表现，腹腔穿刺可抽出血性液体。

302. B 胆囊的结石根据其构成成分分为胆固醇结石、胆色素结石和混合型结石。胆汁中的胆盐和磷脂可形成微胶粒，将胆固醇包裹于其中，从而使胆固醇溶解。当胆盐与磷脂的比例为（2～3）∶1 时，胆固醇的溶解度最大。而当胆盐与磷脂的微胶粒不足时，胆固醇溶解变少，可析出形成胆固醇结石。

303. C 胰头癌伴梗阻性黄疸，手术中探查发现肿瘤切除困难，为消除黄疸，术式宜采取胆总管空肠吻合术。

304. B 诊断性腹腔穿刺和腹腔灌洗属侵入性检查，阳性率 90% 以上，且对于诊断腹腔内有无脏器损伤和哪一类脏器损伤有很大帮助。如抽出液体为新鲜不凝血或血性液体，证明腹腔内脏器出血，若抽出液体浑浊则是胃肠破裂的特征。

305. C 急诊手术适应证：①门静脉高压症合并食管 – 胃底静脉曲张破裂大出血。②患者肝功能分级为 Ⅰ 级和 Ⅱ 级（或 Child – Pugh A 级和 B 级）。③患者年龄一般在 50 岁以下。④患者经非手术治疗，每日出血量在 500～800ml 者，或患者血液循环系统出现轻度波动。⑤医院内无内镜介入硬化剂注射等有效的非手术疗法设备条件者。

306. D 急性水肿性胰腺炎病变轻，多局限在体尾部。胰腺肿胀，变硬，充血，被膜紧张，胰周可有积液。腹腔内的脂肪组织，特别是大网膜可见散在粟粒状或斑块状的黄白色皂化斑（脂肪酸钙）。腹水为淡黄色。镜下见间质充血、水肿并有炎性细胞浸润，有时可发生局限性脂肪坏死。

307. D 胆总管完全断裂患者以 T 管为支架，行胆管两断端无张力吻合术。T 管于吻合口下方 1～2cm 处，另开口放置，留置 9～12 个月。

308. D 重症急性胰腺炎难以与绞窄性肠梗阻鉴别时，应选择检查血清脂肪酶。血清脂肪酶对重症急性胰腺炎有较高特异性。重症胰腺炎时由于胰腺组织大量坏死，胰腺腺泡严重破坏，淀粉酶生成很少，脂肪酶不再分泌，导致血清淀粉酶/脂肪酶可能不高。

309. B 盆腔处于腹腔的最低位，腹腔内的炎性渗出物或脓液易积聚于此而形成脓肿。盆腔腹膜面积小，吸收毒素能力较低，盆腔脓肿时全身中毒症状亦较轻。急性腹膜炎治疗过程中，如阑尾穿孔或结直肠手术后，出现体温升高、典型的直肠或膀胱刺激症状，如里急后重、大便频而量少、有黏液便、尿频、排尿困难等，应想到本病的可能。腹部检查多无阳性发现。直肠指检可发现肛管括约肌松弛，在直肠前壁可触及向直肠腔内膨出、有触痛、有时有波动感的肿物。已婚女患者可进行阴道检查，以协助诊断。如是盆腔炎性肿块或脓肿，还可经后穹窿穿刺，有助于诊断和治疗。下腹部超声及经直肠或阴道超声检查均有助于明确诊断。必要时可做 CT 帮助诊断。

310. A 肝脏损伤的术后并发症有感染、胆瘘、吻合口出血和胆道出血。其中，感染最为常见，约占并发症的 50%。

311. E 急性出血坏死性胰腺炎患者表现为脐周皮下出现瘀斑（Cullen 征）或者腰部、季肋部和下腹皮下出现瘀斑（Grey - Turner 征）；并可有血压下降、脉搏和呼吸加快的表现，甚至出现休克。

312. D 甲状腺未分化癌不可行手术治疗，因为其恶性度高，发展迅速，转移发生早。其对化疗也不敏感，因其无甲状腺上皮细胞的功能，摄取放射性碘极少。故通常选用外放射治疗，但治疗效果亦不佳。

313. A 急性胰腺炎最早出现的症状是腹痛、恶心和呕吐。患者多为突发性上腹剧痛，多向左腰背部放射，腰部可呈束带样疼痛。恶心、呕吐出现较早，呕吐后不能使疼痛缓解。

314. D 青春期甲状腺肿一般是青春期患者缺乏甲状腺激素所致，可通过食用海带等富含碘元素的食物治疗，一般不会恶变。

315. B 医源性胆管损伤可为胆管横断性损伤或部分损伤。医源性胆管损伤多可在术中发现，少数于术后出现胆汁漏或阻塞性黄疸时才被发现。如为损伤性胆管狭窄，术后早期可无临床表现。胆管被横断结扎后，不仅可合并胆管感染症状，还可合并其他症状。

316. E 经颈静脉肝内门体分流术（TIPS）是采用介入放射方法，经颈静脉途径在肝内肝静脉与门静脉主要分支间建立通道，置入支架以实现门体分流，展开后的支架口径通常为 7～10mm。TIPS 实际上与门静脉－下腔静脉侧侧吻合术相似，只是操作较后者更容易、更安全，能显著降低门静脉压，控制出血，特别对顽固性腹水有较好的治疗效果。TIPS 最早用于控制食管－胃底静脉曲张破裂出血和防止复发出血，特别适用于出血等待肝移植的患者。TIPS 的治疗目的为控制出血和作为将来肝移植的过渡治疗。TIPS 术后支架狭窄和闭塞发生率约为 50%，因此手术仍是门静脉高压症治疗的首选。

317. E 肠切除术适应证：①肠壁破裂口的缺损大、创面不整齐、污染严重以及缝合后可能发生肠腔狭窄的纵行裂伤；②在有限的小段肠管区域内有多处不规则穿孔；③肠管有严重挫伤或出血；④肠管系膜缘有大量血肿；

⑤肠壁内有大血肿；⑥肠壁与系膜间有 3cm 以上的大段撕脱；⑦系膜严重挫伤横行撕脱或撕裂导致肠壁血运障碍；⑧肠管受到严重挤压伤，无法确认回纳入腹腔后的肠管是否不发生继发的肠坏死。

318. E 结肠癌常见肝转移，对于肝外叶孤立转移结节仍可手术切除，故不是结肠癌根治术的禁忌证。

319. E 门静脉系和腔静脉系间存在 4 个交通支，分别为胃底、食管下段交通支，直肠下端、肛管交通支，前腹壁交通支和腹膜后交通支。

320. C 小肠损伤与结肠损伤的不同点是小肠损伤早期出现腹膜炎症状。小肠破裂后可在早期即产生明显的腹膜炎。结肠肠壁较薄，血液循环较差，又易积气，组织愈合能力差；肠腔内粪便含大量细菌，污染严重，感染率高，主要表现为细菌性腹膜炎，且出现较晚。

321. C 阿米巴性肝脓肿是肠道阿米巴感染的并发症，由阿米巴原虫经结肠溃疡侵入门静脉所属分支进入肝组织所致。该病通常并发于治疗不及时的阿米巴肠病，主要见于热带、亚热带地区。阿米巴性肝脓肿多为单发，以肝右叶，尤其是右顶叶常见。典型的阿米巴性肝脓肿，其脓液呈巧克力样，无臭味，由坏死、液化的肝组织和白细胞组成，其内有时能找到阿米巴滋养体。

322. B 原发性腹膜炎又称为自发性腹膜炎，腹腔内无原发性病灶。致病菌多为溶血性链球菌、肺炎双球菌或大肠埃希菌。

323. E 细菌性肝脓肿的体征以肝区压痛和肝大最常见，右下胸部和肝区有叩痛。脓肿巨大时，右季肋部或上腹部饱满，局部皮肤可出现红肿、皮温升高，甚至局限性隆起。若能

触及增大肝脏或波动性肿块，可出现腹肌紧张。出现黄疸逐渐加深，提示预后不良。

324. D 单纯骨盆骨折所致的腹膜后血肿，出血一般可自行停止，手术探查多无必要。所以非手术治疗是最为恰当的处理方法。

325. D 手术切口选择常用腹部正中切口，进腹迅速，创伤和出血较少，能满足彻底探查腹腔内所有部位的需要；根据需要还可向上、向下延长切口，或向侧方添加切口甚至联合开胸。

326. E 肝动脉栓塞化疗（TACE）是肝癌最主要的非手术治疗方法，可使部分不能进行手术治疗的患者获得手术治疗机会，可以使肿瘤坏死缩小，并减少对正常肝组织和全身其他脏器的损伤。TACE 联合射频消融疗效优于单用 TACE。可切除的肝细胞肝癌术前行 TACE 并不能改善患者的预后。Child－Pugh C 级（重度黄疸和腹水）患者不适宜行 TACE 治疗。

327. A 超声检查是脾脏损伤首选的辅助检查方法，具有无创、经济、快捷等优点，能显示破碎的脾脏，较大的脾包膜下血肿及腹腔内积血。有助于观察脾脏损伤的程度、分型等，可以帮助动态观察病情的发展。

328. C 腹部损伤如果没有腹腔内大出血，则应对腹腔脏器进行系统、有序的探查，做到既不遗漏伤情，又避免不必要的重复探查。探查次序原则上应先探查肝、脾等实质性器官，同时探查膈肌、胆囊等有无损伤；接着从胃开始，逐段探查十二指肠第一段、空肠、回肠、大肠以及其系膜，然后探查盆腔脏器，再后则切开胃结肠韧带显露网膜囊，检查胃后壁和胰腺；如有必要，最后还应切开后腹膜探查十二指肠二、三、四段。

329. A 肝棘球蚴病在术中发现囊内有淡黄色的液体说明已引起胆瘘。囊内发现有胆瘘

时注入 10% 甲醛会严重损伤胆管。

330. B 腹外疝的发病原因：①腹壁强度降低，如腹白线发育不全、手术切口愈合不良、腹壁有薄弱部位等；②腹内压增高，如慢性咳嗽、便秘、举重等。其中，腹壁强度降低是腹外疝最重要的病因，腹壁有薄弱点或腹壁缺损均可致腹壁强度减低。

331. D 肝脏闭合性损伤为钝性暴力造成，多见于工伤或交通事故。高空坠落时反冲力的间接作用也会损伤肝脏，损伤特点是暴力直接作用的体表并无伤口。

332. E B 超和 CT 对诊断肝脏含液性病变均相当敏感，B 超比较方便实用，CT 显示病变更清楚。

333. B 原发性肝癌的介入治疗主要是指肝动脉栓塞化疗（TACE），其禁忌证如下：①严重的肝功能不全和肝硬化，Child‐Pugh C 级（重度黄疸和腹水）。②门静脉主干完全阻塞，无充足的侧支循环。③肿瘤体积大于肝体积的 70%。④外周血白细胞和血小板显著减少，白细胞计数 $< 3.0 \times 10^9/L$（非绝对禁忌，如脾功能亢进者，与化疗性白细胞减少有所不同），血小板 $< 50 \times 10^9/L$。⑤肿瘤广泛转移或恶病质。碘化油可作为化疗药物的载体，使得化疗药物在肿瘤内缓慢释放。

334. C 多发伤和复合伤的区别在于两者的病因不同。

335. B 腹股沟斜疝是指疝囊经过腹壁下动脉外侧的腹股沟管内环突出，向内、向下、向前斜行经过腹股沟管，再穿出腹股沟管浅环，并可进入阴囊。由于斜疝的疝环小，在腹内压骤然增高时可导致腹股沟斜疝发生嵌顿。

336. B 肝腺瘤又称肝细胞腺瘤，是较少见的肝脏良性肿瘤。与女性口服避孕药有关，包括黄体酮和人工合成雌激素，偶尔也与男性应用糖皮质激素有关。肝细胞腺瘤多见于右叶，70% 为单个结节，偶尔可呈多个结节。肿瘤边界清楚，常有不完整的纤维包膜。瘤内常见扩张呈囊状的血窦，当出现大量囊状血窦时形成肝紫癜症。$^{99m}Tc‐PMT$ 扫描常为强阳性，有助于与肝癌的鉴别。

337. C 胆石形成的原因包括：①胆固醇结石是由于胆汁中胆固醇相对过多或胆汁中胆汁酸相对过少，导致胆固醇呈过饱和状态而沉淀析出结晶。②胆色素结石是由于胆道系统有感染，大肠埃希菌产生葡萄糖醛酸酶，水解结合性胆红素为游离胆红素，后者与钙结合形成胆红素钙而沉淀，形成胆红素结石；或胆汁中游离胆红素过多，超过葡萄糖醛酸的结合力，增多的游离胆红素形成胆红素结石；或胆道存在梗阻因素时，胆汁排出不畅，胆汁成分沉淀形成结石。

338. B 对于有大块肝组织破损，特别是粉碎性肝破裂，或肝组织挫伤严重的患者应施行肝切除术。但不宜采用创伤大的规则性肝叶切除术，而是在充分考虑肝脏解剖特点的基础上做清创式肝切除术。

339. D 滑动疝是指少数病程较长的难复性疝，因内容物不断进入疝囊时产生的下坠力量将囊颈上方的腹膜逐渐推向疝囊，尤其是髂窝区后腹膜与后腹壁结合得极为松弛，更易被推移至盲肠（包括阑尾）、乙状结肠或膀胱随之下移而成为疝囊壁的一部分。

340. B 小于 5cm 而无症状的非寄生虫性肝囊肿，无需处理，定期复查即可。大而有症状的肝囊肿可行以下治疗：①囊肿开窗术；②B 超或 CT 引导下经皮肝囊肿穿刺抽液；③内引流术；④外引流术；⑤囊肿剥除术或切除术；⑥肝部分切除术。对多发性肝囊肿仅限于治疗引起症状的大囊肿，可按单发囊肿治疗原则处理。多发性肝囊肿用以上方法难以治愈或导致肝功能不全时可行肝移植术。

341. E 急性化脓性阑尾炎镜下可见阑尾黏膜的溃疡面加大并深达肌层和浆膜层，管壁各层有小脓肿形成，腔内亦有积脓。阑尾周围的腹腔内有稀薄脓液，形成局限性腹膜炎。

二、A2 型题

342. D 桥本甲状腺炎一般不宜手术切除，可长期给予甲状腺制剂治疗，有压迫症状者应行活组织病理学检查以排除恶变。患者甲状腺Ⅱ度肿大，诊断为桥本甲状腺炎，所以应立即停止手术，缝合伤口，术后给予甲状腺素治疗。

343. C 患者可首先考虑出现了输出袢梗阻。输出袢梗阻与输出段肠袢受炎性粘连、大网膜水肿或横结肠系膜压迫有关，其诊断要点：①上腹胀、腹痛，恶心、呕吐。呕吐物含食物及胆汁，吐后腹胀、腹痛可缓解。若不能自行缓解，应手术解除梗阻。②查体可扪及左上腹膨隆及包块。③上消化道造影有助于诊断，CT 或 MRI 检查可协助诊断。

344. A 首先应考虑的诊断是胆道出血。胆道出血是因创伤、结石感染、肿瘤、血管疾病或其他因素致使肝内、肝外血管与胆道、胆囊相通致血液经胆道入十二指肠。临床表现以胆绞痛、上消化道出血、黄疸三大症状为其特点。

345. C 大隐静脉瓣膜功能试验是让患者平卧、下肢抬高，使浅静脉排空，在大腿根部扎上止血带，压迫大隐静脉，然后让患者站立，释放止血带后如 10 秒内出现自上而下的静脉逆向充盈，则提示大隐静脉瓣膜功能不全。其临床意义：①松解止血带前，大隐静脉无充盈；当松解止血带时，大隐静脉立即自上

而下充盈，提示大隐静脉瓣膜功能不全，而大隐静脉与深静脉之间的交通支瓣膜功能正常。②在松解止血带前，大隐静脉已部分充盈曲张，松解止血带后，充盈曲张更为明显，说明大隐静脉瓣膜及其与深静脉间交通支瓣膜均功能不全。③未松解止血带前，大隐静脉即有充盈曲张，而松解止血带后，曲张静脉充盈并未加重，说明大隐静脉与深静脉间交通支瓣膜功能不全，而大隐静脉瓣膜功能正常。

346. E 患者应考虑为胃癌盆腔种植性转移。在胃癌组织浸出浆膜或有腹膜播种时，由于重力的原因，腹膜腔的癌细胞易下沉到盆腔内，于直肠膀胱陷窝内或直肠子宫陷窝内发生盆腔种植性转移。直肠前凹的较大种植转移灶可以经肛门触及。

347. C 甲状腺癌根治术后出现胸闷、发绀、声嘶、渗血为主要并发症。术后呼吸困难和窒息是术后最严重的并发症，多发生在术后 48 小时内，如不及时发现、处理，则可危及患者生命。常见原因为：①出血及血肿压迫气管，多因手术时止血（特别是腺体断面止血）不完善，偶尔为血管结扎线滑脱所引起。②喉头水肿，主要是手术创伤所致，也可因气管插管引起。③气管塌陷，是气管壁长期受肿大甲状腺压迫，发生软化，切除甲状腺腺体的大部分后，软化的气管壁失去支撑的结果。④双侧喉返神经损伤。手术后近期出现呼吸困难，如还有颈部肿胀，切口渗出鲜血时，多为切口内出血所引起。发现上述情况时，必须立即行床旁抢救，及时剪开缝线，敞开切口，迅速除去血肿；如此时患者呼吸仍无改善，则应立即施行气管插管；情况好转后，再送手术室做进一步的检查、止血和其他处理。

348. A 患者可考虑为急性胰腺炎。急性胰腺炎表现为腹痛、腹胀、恶心、呕吐、发热、休克、呼吸困难等。患者有不同程度的腹

膜刺激症状，压痛、反跳痛和肌紧张位于左上腹，严重者可波及全腹。腹痛为首发症状，位于中上腹。恶心、呕吐出现较早，呕吐后不能使疼痛缓解。白细胞计数多在 $12 \times 10^9/L$ 以上，血、尿淀粉酶可升高。

349. C 甲亢放射性碘治疗的适应证：中度甲亢，年龄在 30 岁以上者，对抗甲状腺药物过敏、长期治疗无效或治疗后复发者，合并严重并发症而无法手术者或术后复发者。

350. B 食管 – 胃底静脉曲张破裂出血，对于没有黄疸、腹水的患者（Child – Pugh A 级、Child – Pugh B 级）发生大出血，应争取及时或短时间准备后手术。Child – Pugh C 级患者不宜行急诊手术（手术风险高，死亡率高）。此患者有巩膜黄染、腹水，为 Child – Pugh C 级，不宜行贲门周围血管离断术。

351. D 根据患者病情，考虑腺瘤的可能性大，应进一步检查甲状腺功能。血 FT_3、FT_4、TSH 水平可了解甲状腺功能。

352. A 首先根据患者有酗酒后上腹痛及左上腹压痛，考虑胰腺炎诊断，首选血或尿淀粉酶检查，其中血淀粉酶在发病后 2 小时升高，24 小时达高峰，而尿淀粉酶发病 24 小时才升高。患者仅发病 4 小时，因此应选择血淀粉酶测定。

353. C 出血性坏死性胰腺炎的手术方式为：①引流术：切开胃结肠韧带和胰腺包膜，在网膜囊及腹腔内置多根引流管。②坏死组织清除术：充分切开胰腺包膜，清除胰腺及胰周坏死组织，腹腔内放置多根引流管。③规则性胰腺切除：胰腺坏死局限者，可行规则性胰体尾部或颈部切除，胰腺切除区放置引流管。④附加手术：胆道引流、空肠营养性造口或胃造口术。术中探查和清除坏死组织时，应保护好周围血管及脏器。所以选项 C 错误。

354. C 根据包块质硬，表面欠光滑，活动度较小，左颈部淋巴结肿大，患者可考虑诊断为甲状腺癌。对临床上怀疑为恶性的甲状腺结节如结节质地硬，界限不清的，可采取细针穿刺细胞学检查，不仅可以诊断结节的良恶性，还可区分恶性结节的病理类型。其被认为是诊断甲状腺结节最精确、最可靠的检查方法。

355. B 患者右侧腹股沟可还纳性肿物 10 年，延伸至阴囊内，透光试验阴性，应考虑为腹股沟斜疝。目前患者不能还纳伴腹痛、恶心、呕吐和停止排气排便，应考虑嵌顿疝，肠梗阻。因为腹部无腹膜炎体征，故暂不考虑绞窄疝。

356. E 甲状腺次全切除术后，患者出现手足抽搐的原因为甲状旁腺损伤导致的低钙，最便捷而有效的治疗措施是在抽搐发作时给予 10% 葡萄糖酸钙 10ml 静脉注射，注射时速度要慢。其他四项虽都可使血钙升高，但都不适合急救。

357. B

358. C 患者为青年女性，其疼痛性质与月经周期有关，两侧乳房可触及多个结节状肿块，可推动，质不硬，最可能为乳腺囊性增生症。

359. B 妊娠期急性阑尾炎的治疗：①妊娠早期（1～3 个月）的急性阑尾炎与一般阑尾炎一样，症状轻可采用非手术治疗。症状重时在加强保胎基础上手术治疗，理由是手术可致流产。②妊娠中期（4～7 个月）的急性阑尾炎与一般阑尾炎一样，症状轻可非手术治疗，症状重应手术治疗，理由是手术牵拉子宫可引起早产。③妊娠晚期（8 个月以上）的阑尾炎多数人主张一经确诊立即手术。④尽量不用腹腔引流，加强术后护理，运用广谱抗生素，加强保胎以防流产、早产。

360. E 甲状腺次全切除术后出现窒息可能为创面出血，引流不畅，导致血肿压迫气管引起，遇到此种情况需立即敞开切口，清除血肿，仔细止血。

361. D 转移性肝癌仅累及一叶肝脏或病灶局限者，若其原发病灶可以或已经被切除，可将受累部分肝脏切除。

362. E 患者阑尾切除术后发生了切口感染。切口感染是术后最常见的并发症。发生在术后 2～3 天，表现为体温升高，切口局部红肿、压痛。可试行穿刺抽出脓液，或于波动处拆除缝线，敞开伤口，排出脓液，放置引流，定期换药。

363. A 甲状腺髓样癌可有心悸、面色潮红、腹泻、血钙低及降钙素异常升高等表现，亦可伴有甲状旁腺增生和嗜铬细胞瘤。

364. C 乳腺癌的发生通常与雌激素水平有关，此外，也与患者年龄、是否有乳腺癌家族史、晚育或不育等因素有关。

365. A 阑尾为一细长而管腔狭小的盲管，阑尾腔的机械性梗阻是诱发阑尾急性炎症的主要病因。阑尾腔阻塞后，黏液分泌增多、腔内压力升高致血运障碍，阑尾壁充血、水肿，甚至坏死、穿孔。此外，胃肠道疾病（急性胃肠炎、炎性肠病、血吸虫病等）直接蔓延至阑尾，或引起阑尾管壁肌肉痉挛，使其血运障碍引起炎症。同时，在机体或局部抵抗力降低时，阑尾也可因细菌入侵而引起炎症。患者钡剂灌肠阑尾不显影，所以导致此患者腹痛反复发作的可能原因是阑尾腔内阻塞。

366. D 单纯性甲状腺肿初期呈弥漫性增大，称为弥漫性甲状腺肿，病变逐渐发展形成许多结节，即结节性甲状腺肿。本题中，患者超声检查：双侧甲状腺肿大，呈多个结节，彩色多普勒血流显像示血流丰富，绕结节而行，

故最可能为结节性甲状腺肿。

367. C

368. E 患者进行鉴别诊断需要进行尿常规检查，肾、输尿管和膀胱 X 线检查，B 超检查以及肾脏及膀胱造影检查，不需要进行肝肾功能检测。

369. B 根据患者情况，可能性最大的是急性胰腺炎并发脓肿。胰腺脓肿于起病后 2～3 周出现，可有淀粉酶升高，为感染性病变，还可表现为发热、腹痛等感染症状。

370. C 该患者的典型症状符合雷诺综合征诊断，药物治疗应首选可削弱交感神经肌肉接触传导类药物（如胍乙啶），为预防和减少发作，应嘱患者注意保暖并戒烟。

371. B 患者呕吐咖啡样物，量约 1000ml，且血压为 80/45mmHg，发生失血性休克。对于失血性休克患者，首要的处理是抗休克治疗，立即开放两条静脉通路，最好有中心静脉通路，以利于快速输液、输血，并监测中心静脉压。

372. B $2cm <$ 肿块大小 $\leq 5cm$ 为 T_2，腋窝淋巴结有 2 个散在肿大为 N_1，综合为乳腺癌 II 期。

373. D 乳腺癌肿瘤侵犯 Cooper 韧带，引起皮肤凹陷，则形成"酒窝征"。

374. A 患者 $AFP \geq 400\mu g/L$，影像检查提示肝内实质性占位，考虑可能是原发性肝癌，若不行手术治疗可以考虑经皮微波或经皮射频消融术，也可选择行肝动脉栓塞化疗术或行经皮无水乙醇瘤内注射术，不能仅随访。

375. E 乳腺癌术后化疗，静脉给药注意事项：①将药物稀释至要求浓度之后给药。②长期化疗，血管交替使用。③药液溢出应用相应药物解毒。④一旦药液外溢，应停止给

药。⑤发生血栓性静脉炎应禁忌按摩、热敷。

376. C 怀孕期间血液高凝状态属于深静脉血栓形成的因素之一，该患者突发下肢肿胀、疼痛，最有可能诊断为下肢深静脉血栓形成。

377. C 患者可首先考虑为乳管内乳头状肿瘤。乳管内乳头状瘤75%伴有乳头溢液，多为血性溢液或陈旧血性溢液，少数为浆液性溢液。肿瘤较小，常不能触及。少数可在乳晕附近触及肿块，多为圆形，柔软，挤压包块有时可以看到血性乳头溢液。

378. C 患者慢性肝病10年，肝区持续性钝痛3个月，可考虑诊断为原发性肝癌。4小时前突发右上腹剧痛，血压160/80mmHg，心率100次/分，皮肤、巩膜无黄染，肝肋下1cm，右中上腹压痛，伴轻度肌紧张，腹部穿刺抽出血性液体，可诊断为肝癌破裂出血。

379. A 患者的TNM分期应为$T_1N_2M_0$。T_1表示肿瘤最大直径≤2cm；N_1表示同侧腋窝淋巴结转移，可活动；N_2表示同侧腋窝淋巴结转移，固定或相互融合；M_0表示无远处转移。

380. A 大隐静脉剥离术后的第1天，要鼓励患者早期下床活动。早期下床活动，可以有效的预防下肢深静脉血栓的形成。在此期间，要对患者进行抗凝治疗。嘱咐患者要多吃新鲜的水果和蔬菜，其含有丰富的维生素C，可以促进患者的伤口愈合。

381. B 术后局部复发癌灶可行放射治疗。因为患者受体均为阴性，进行内分泌治疗无效。

382. E 根据患者情况，出血最可能的原因是胃、十二指肠溃疡出血。急性大呕血和/或排柏油样便是胃、十二指肠溃疡大出血的

主要症状，多数患者可仅有排柏油样便，大量迅猛的十二指肠溃疡出血者黑便的色泽可较鲜红。腹部常无明显体征，可能有轻度膨隆，上腹部即溃疡所在部位有轻度压痛，肠鸣音增多。

383. B 根据检查结果，患者大隐静脉瓣膜功能不全，而深静脉通畅试验（－），则该患者最有可能诊断为单纯性下肢静脉曲张。

384. B 患者诊断首先考虑为慢性胰腺炎。腹痛是慢性胰腺炎最主要症状之一，平时为隐痛，发作时疼痛剧烈，持续性无阵发加剧。ERCP可显示胰管狭窄、扩张、阻塞，或呈串珠样改变，以及胰石、胆石、胆管下端狭窄等改变。

385. E 踝周及足靴区易在皮肤损伤破溃后引起经久不愈的溃疡，愈合后常复发。下肢静脉曲张并发溃疡的治疗方法：创面用3%硼酸溶液湿敷，抬高患肢以利回流，较浅的溃疡一般都能愈合，接着应采取手术治疗。较大或较深的溃疡，经上述处理后溃疡缩小，周围炎症消退，创面清洁后也应做手术治疗，手术时要注意结扎功能不全的交通支静脉，高位结扎和剥脱曲张的大、小隐静脉。同时清创植皮，可以缩短创面愈合期。

386. E 斜疝是最多见的腹外疝，发病率约占全部腹外疝的75%～90%，或占腹股沟疝的85%～95%。腹股沟疝发生于男性者占大多数，男女发病率之比约为15：1；右侧比左侧多见。一岁以下婴幼儿可暂不手术。因为婴幼儿腹肌可随躯体生长逐渐强壮，疝有自行消失的可能。可采用棉线束带或绷带压住腹股沟管深环，防止疝块突出并给发育中的腹肌以加强腹壁的机会。

387. A 患者最可能诊断为尺动脉瘤。尺动脉瘤又称为小鱼际锤击综合征，患者往往有

手掌慢性重复性损伤史，多见于职业性用手掌工作者，如车床操作员、自动机械修理工等。慢性损伤可导致管壁退化变性，形成尺动脉瘤，并可伴有远端血管血栓栓塞，导致指端缺血坏死，或产生雷诺现象样改变，累及环指、小指居多。

388. B 该患者腹股沟疝诊断明确，但因为咳嗽剧烈，术后复发的风险较大，所以应先治疗支气管炎急性发作再行腹股沟疝手术。

389. B 患者可初步诊断为血栓闭塞性脉管炎营养障碍期。血栓闭塞性脉管炎多见于青壮年男性，有吸烟史者。疼痛初期为间歇性跛行，随病情加重继而出现静息痛，如夜间常屈膝抱足而坐。患肢发凉，怕冷，可有麻木、针刺感或烧灼感等感觉异常表现。患肢足背动脉、胫后动脉，甚至腘动脉搏动减弱或消失，但一般不累及股动脉。血栓闭塞性脉管炎的临床分期如下。①Ⅰ期：血管痉挛期。患肢冷、痛，出现间歇性跛行，跛行距离 500～1000 米。②Ⅱ期：营养障碍期。肢体靠侧支血管供血，表现为持续剧烈静息痛，皮温显著下降，发绀，足背动脉搏动消失，跛行距离缩短。③Ⅲ期：坏死期。肢端发黑、坏死。

390. C 脾破裂可分为中央型破裂、被膜下破裂和真性破裂。脾被膜下破裂形成的较大血肿，或少数脾真性破裂后被网膜等周围组织包裹形成的局限性血肿，可因轻微外力作用，导致被膜或包裹组织胀破而发生大出血，称延迟性脾破裂。一般发生在伤后两周，也有迟至数月以后，临床上应特别注意。一旦发生，应立即手术。

391. D 患者最可能诊断为后天性动静脉瘘。后天性动静脉瘘有明确外伤史，且无突发肿胀史。外伤后患者可有搏动性肿块，浅静脉扩张，有粗糙而连续的血管杂音及远端组织缺血性改变。

392. D 单纯腹内空腔脏器损伤后以腹膜炎（腹肌紧张，出现压痛和反跳痛）为主要临床表现，实质性脏器损伤通常以内出血症状为主。

393. E 高位结扎及剥脱术后出现出血不止的紧急处理方法是平卧，抬高患肢，加压包扎。

394. A 患者为青年男性，体检发现右下腹压痛包块，结合临床表现（腹痛伴发热），最可能诊断为阑尾周围脓肿。

395. D 患者诊断考虑为右下肢深静脉血栓。下肢深静脉血栓形成的临床表现：①肌肉疼痛、压痛：小腿腓肠肌血栓形成时腓肠肌疼痛，大腿内收肌群内血栓形成时，大腿内侧疼痛。②肢体肿胀：根据血管栓塞长度可出现不同范围的肿胀，局限于小腿或全下肢肿胀。③皮肤改变：发绀，皮温升高，浅静脉扩张。④出现张力性水疱，疼痛剧烈。动脉痉挛收缩，可致足背动脉搏动消失，皮温下降。⑤导致深静脉血栓形成后综合征：远期出现下肢肿胀、小腿皮肤色素沉着、浅静脉曲张及足靴区溃疡等。

396. B 该患者上腹部手术后体温逐渐升高，伴左下胸壁轻度水肿，应考虑存在感染灶。立位腹部 X 线片检查发现左膈肌影模糊，应考虑炎性水肿，故综合考虑为膈下脓肿。

397. A 下肢静脉血液能向心回流主要依赖于三方面的因素。①小腿肌泵收缩功能：是静脉血回流的主要动力。②胸腔吸气期和心脏舒张期负压：使周围静脉与心脏之间形成压力差，有利于向心回流。③静脉瓣膜向心单向开放：阻止血液向远端逆流。适当站立和活动下肢可以利用小腿肌泵收缩功能，推动静脉血液对抗重力而回流。

398. D 患者外伤后出现腹痛、心率加快及血压降低，应考虑失血性休克；X 线检查见肝大，右膈升高，应考虑肝破裂。

399. C 腹主动脉瘤破裂对于短期内有明显大出血者可存在"三联征"，即剧烈腹痛或腰背部疼痛、低血压甚至休克及腹部搏动性肿块。对于年龄在 50 岁以上，具有腹主动脉瘤病史，症状、体征提示破裂可能，特别是有三联征者，应考虑此诊断。

400. C 患者为年轻男性，根据临床症状，再结合钡餐检查胃角部有突出腔外的龛影，最可能诊断为胃角溃疡。

401. C 最有可能的诊断是嵌顿性疝。在嵌顿性疝初始阶段，当小儿安静地躺下时，肿块会消失。随着腹内压的不断增加，肿块会落入阴囊。肿块过大的时候，安置儿童俯卧或轻轻推向腹腔，肿块或可通过睾丸下降通道返回腹腔。如果肿块无法返回，会出现腹痛加剧，过度哭闹，然后出现呕吐、腹胀、肠梗阻症状。

402. D 临床上，降结肠癌主要表现为早期的排便习惯改变和粪便性状改变，根据病程的进展，患者逐渐可出现恶性肿瘤消耗症状（如乏力、贫血），并有急性完全性肠梗阻的特征。

403. C 判断嵌顿肠管是否发展成绞窄性疝时的标准包括肠壁是否失去弹性、光泽、蠕动能力和肠系膜动脉搏动是否消失。

404. D 升结肠癌为右半结肠癌，主要表现为全身症状，如消瘦、乏力和贫血等，通常右侧腹部可触及肿块，大便潜血试验（+）。

405. E 患者为复发性疝，故采用 McVay 法。McVay 法可加强腹股沟管后壁，适用于腹壁肌肉重度薄弱的成人、老年人和复发性斜

疝、直疝。

406. E 根据患者有嗜酒史，突发呕血，血压降低、脉率增快，且血红蛋白、白细胞、血小板均降低，可考虑诊断为肝硬化门静脉高压。

407. C 肛裂患者有典型的临床表现，即疼痛、便秘和出血。疼痛多剧烈，有典型的周期性：排便时由于肛裂病灶内神经末梢受刺激，立刻感到肛管烧灼样或刀割样疼痛，称为排便时疼痛；便后数分钟可缓解，称为间歇期；随后因肛门括约肌收缩痉挛，再次剧痛，此期可持续半小时到数小时，临床称为括约肌挛缩痛。直至括约肌疲劳、松弛后疼痛缓解，但再次排便时又发生疼痛。以上称为肛裂周期性疼痛。因害怕疼痛不愿排便，久而久之引起便秘，粪便更为干硬，便秘又加重肛裂，形成恶性循环。排便时常在粪便表面或便纸上见到少量血迹，或滴鲜血，大量出血少见。急性肛裂可见裂口边缘整齐，底浅，呈红色并有弹性，无瘢痕形成。慢性肛裂因反复发作，底深不整齐，质硬，边缘增厚纤维化、肉芽灰白。若发现肛裂"三联症"，更不难做出诊断。应注意与其他疾病引起的肛管溃疡相鉴别，如克罗恩病、溃疡性结肠炎、结核、肛周肿瘤、梅毒、软下疳等引起的肛周溃疡相鉴别，可以取活组织做病理检查以明确诊断。肛裂行肛门检查时，常会引起剧烈疼痛，有时需在局麻下进行。

408. E 股疝多见于 40 岁以上女性，疝块通常不大，常在腹股沟韧带下方卵圆窝处表现为一半球形的突起。本例患者考虑是股疝，加之有明显腹痛，疝不可回纳，伴有急性机械性肠梗阻表现，说明已经发生嵌顿，是嵌顿性股疝。

409. A 该患者最可能诊断为内痔。内痔

的主要临床表现是出血和脱出。间歇性便后出鲜血是内痔的常见症状。未发生血栓、嵌顿、感染时内痔无疼痛，部分患者可伴发排便困难。内痔的好发部位为截石位 3、7、11 钟点位。内痔的分度：Ⅰ度：便时带血、滴血或手纸带血，便后出血可自行停止，无痔脱出；Ⅱ度：排便时有痔脱出，便后可自行还纳，可伴出血；Ⅲ度：排便或久站、咳嗽、劳累、负重时痔脱出肛门外，需用手辅助还纳，可伴出血；Ⅳ度：痔脱出不能还纳或还纳后又脱出，可伴出血。内痔严重时，可表现为喷射状出血。

410. D 该患者右侧腹股沟斜疝嵌顿 1 天，体温 38℃，脉搏 120 次/分，血压 100/70mmHg，局部皮肤轻度红肿，压痛明显，故可考虑施行肠切除吻合术。患者为嵌顿性疝，且体温升高，脉搏增快，有绞窄可能，可先行疝囊高位结扎。

411. D 该患者诊断为结核性腹膜炎，近日未解大便并出现呕吐、腹痛和腹胀症状，高度怀疑肠梗阻，由于其肠鸣音亢进，因此可排除肠麻痹的可能性。

412. E 患者右侧阴囊可复性肿物 10 余年，不能回纳 2 天，呕吐、停止排气排便，可诊断为右腹股沟斜疝嵌顿。肠鸣音亢进，腹部膨隆可考虑嵌顿疝内容物为肠管；不能回纳 2 天说明肠管已经坏死。因此需急诊做腹股沟疝探查，并做肠切除准备。

413. B 原发性肝癌与病毒性肝炎密切相关，大多数患者首发症状为肝区疼痛，通常为持续性钝痛、刺痛或胀痛。肝呈进行性增大，质硬，边缘不规则，表面有凹凸不平的结节或肿块。

414. C 手术治疗可选用 Bassini 法疝修补术。Bassini 法加强腹股沟管后壁，适用于成

人腹股沟斜疝、直疝、腹壁一般性薄弱者。Ferguson 法加强腹股沟管前壁，适用于腹横筋膜无明显缺损、腹股沟管后壁尚健全的病例。McVay 法加强腹股沟管后壁，适用于腹壁肌肉重度薄弱的成人、老年人和复发性斜疝和直疝。单纯疝囊高位结扎术适用于绞窄性腹股沟斜疝行肠切除吻合术后的处理。疝成形术通常适用于巨大的腹股沟斜疝或直疝，而腹股沟管后壁严重缺损，腹横筋膜完全萎缩，不能用于缝合修补的病例。

415. B 该患者肝硬化及门静脉高压症症状较重，术后出现头晕、嗜睡等表现，考虑发生肝性脑病。

416. C 白线疝疝块较小而又无明显症状者，可不必治疗。症状明显者可行手术。一般只需切除突出的脂肪，缝合白线的缺损。如果有疝囊存在，则应结扎疝囊颈，切除疝囊，并缝合疝环（即白线上的缺损）。白线疝较大者，可用合成纤维网修补。

417. C 腹痛、黄疸、右上腹可触及囊性肿块为先天性胆管扩张症的典型症状。

418. C 腹股沟斜疝病史采集中必须询问的有关内容包括慢性咳嗽史，慢性便秘史，尿频、尿急史和工作种类，不包括慢性腹痛史。

419. D 单发、宽基底，直径超过 1cm 的胆囊息肉容易发生癌变，可行腹腔镜胆囊切除术。

420. E 结肠壁薄、血液供应差、含菌量多，所以结肠破裂不能简单地进行修补。对于少数裂口小、腹腔污染轻、全身状况良好的患者可以一期修补；如果污染较严重，可以造口，待二期修复。所以，正确的手术方式是横结肠单腔造瘘，远端关闭，穿孔修补，冲洗腹腔，腹腔引流术。

421. B 腹痛伴呕吐是急性胰腺炎的主要症状，轻症急性胰腺炎可不发热或轻度发热。合并胆道感染常伴有寒战、高热。胰腺坏死伴感染时，持续性高热为主要症状之一。若胆道结石嵌顿或肿大胰头压迫胆总管可出现黄疸。重症胰腺炎患者可有脉搏细速、血压下降，乃至休克。早期休克主要是由低血容量所致，后期继发感染使休克原因复杂化且难以纠正。血清、尿淀粉酶测定是最常用的诊断方法。血清淀粉酶在发病数小时开始升高，24小时达高峰，4~5天后逐渐降至正常；尿淀粉酶在24小时才开始升高，48小时到高峰，下降缓慢，1~2周后恢复正常。淀粉酶不同检测方法产生的诊断参考值不同，淀粉酶值愈高，诊断正确率也越大。但升高的幅度和病变严重程度不成正相关。

422. B

423. A 无溃疡病病史，服用水杨酸制剂，突然大量呕血，最可能的原因应是急性胃炎。

424. B 根据患者症状和体征，最可能诊断为脾破裂。脾破裂的临床表现主要取决于脾破裂的性质及程度、出血量与出血速度以及合并伤的类型。脾破裂始为左上腹疼痛，慢慢涉及全腹，但仍以左上腹最为明显。出血量少而慢者症状轻微，除左上腹轻度疼痛外无其他明显表现，随时间推移，出血量增多，出现休克前期表现，继而发生休克。患者可出现烦躁、口渴、心悸、乏力等症状。查体时可发现患者神志淡漠、血压下降、脉搏增快，如腹腔出血量较多，可表现为腹胀，同时有腹部压痛、反跳痛和腹肌紧张，并以左上腹为著。叩诊时腹部有移动性浊音，听诊肠鸣音减弱。

425. E 右上腹节律性疼痛，每次进食后可缓解，伴有反酸和嗳气，考虑患有十二指肠

溃疡，近日出现黑便提示有出血情况，该患者最可能诊断为消化性溃疡出血。

426. D 患者应考虑为溃疡病穿孔修补术后发生盆腔脓肿。盆腔脓肿的临床表现：①全身症状：发热、脉搏增快、乏力等，因盆腔腹膜吸收毒素能力较低，全身中毒症状明显较膈下脓肿轻。②局部症状：常有典型的直肠或膀胱刺激症状，如大便次数多而量少、黏液便、里急后重、尿急、尿频等。③直肠指检：肛门括约肌松弛，直肠前壁饱满或可触及肿块，有触痛，有时有波动感。

427. D 该患者不具备做ERCP检查的适应证，故不需应用ERCP检查。

428. B 急性阑尾炎穿孔可引起膈下脓肿。患者症状在右侧，所以首先要考虑的术后并发症为右膈下脓肿。膈下脓肿的腹痛常为钝痛，可向肩背部放射，深呼吸或咳嗽时加重，有时伴有呃逆、胸痛、腹胀及恶心。X线检查可见患侧膈肌抬高，活动度受限或消失；肋膈角模糊或有积液；含气脓肿可出现气液平面；左膈下脓肿可见胃受压推移改变。

429. C 临床上，降结肠癌早期可见排便习惯改变与粪便性状改变，通常为排便次数增多或减少，腹泻，便秘，粪便中带血、脓或黏液，并伴有持续性腹部隐痛。结合该患者的X线钡剂灌肠检查：降结肠壁僵直，充盈缺损，因此可诊断为降结肠癌。

430. A 半卧位用于腹腔、盆腔手术后，有利于腹膜炎渗液流至盆腔、减少毒素吸收、预防膈下感染，并可减小切口张力，利于愈合。

431. E 根据患者的临床表现，包括十二指肠球部溃疡病史多年、疼痛加重、突然晕倒，以及查体发现低血压和脉搏细速等，提示患者可能发生了十二指肠溃疡出血、急性失血

性休克。在这种情况下，首选的治疗措施是补充血容量，以维持足够的血液循环和组织灌注。

432. D 患者上腹疼痛伴反酸 3 年，最大可能出血的原因是胃、十二指肠溃疡出血。在上消化道大出血的病因中，胃、十二指肠溃疡占 50%～60%。

433. A 急性弥漫性腹膜炎已局限、盆腔腹膜炎、急性弥漫性腹膜炎病因不明且腹部及全身情况不严重者应采取非手术治疗，但必须在有经验的医师指导下进行。如果治疗后症状不减轻或加重，则应果断改为手术治疗。非手术治疗措施：①半卧位、禁食、胃肠减压、吸氧。②输液维持水、电解质平衡与营养。③应用广谱抗生素。④防治肾功能不全、呼吸衰竭及腹腔脓肿等各种并发症。

434. D 患者诊断为十二指肠球部溃疡并幽门梗阻，处理原则是先纠正体液代谢紊乱（胃肠减压，补液），洗胃使胃壁水肿减轻，择期施行胃大部切除术。

三、A3/A4 型题

435. C 颈前肿物通常为甲状腺肿物，甲状腺肿物能随吞咽上下活动。因此，首先应确定肿物是否随吞咽活动。

436. A 评估甲状腺结节的首选方法为超声检查。其可以确定甲状腺结节的大小、数量、位置、质地以及形状等。此外，还可评估颈部区域有无淋巴结和淋巴结的大小、形态及结构等特点。

437. B 根据 Reynolds 五联征，即腹痛、寒战与高热、黄疸、休克和精神症状改变，可诊断为急性梗阻性化脓性胆管炎。腹部检查可见右上腹及剑突下明显压痛和肌紧张，肝大，压痛，肝区叩击痛。皮肤、巩膜可见明显

黄染。实验室检查可见白细胞计数高于 $20 \times 10^9/L$，增多程度与胆道感染的严重程度成正比，中性粒细胞比例明显升高。肝功能常异常，血清胆红素不同程度升高。代谢性酸中毒和低血钠较常见。

438. D 若经输液扩容及应用血管活性药物后情况好转，患者的治疗措施中最重要的是纠正酸中毒。必要时可以给予肾上腺皮质激素和升压药物。

439. B 经保守治疗 24～36 小时后，仍未见好转者应手术治疗。患者此时应选择的手术方案为胆囊造瘘术 + 胆总管探查术。

440. B 腹股沟韧带下方卵圆窝处有一 3cm 大小的半球形突起肿块，当平躺后肿块可略缩小，应考虑为股疝。

441. B McVay 修补术不但可以加强腹股沟管后壁，还可以堵住股环用于修补股疝。

442. E 浅表的急性蜂窝织炎病变区皮肤出现明显的红、肿、热、痛，局部病变呈暗红色，与周围皮肤界限不清，病变区中央常因缺血而发生坏死。深在的急性蜂窝织炎常只有局部水肿和深在压痛。患者是左颈部出现肿胀、剧痛，所以可首先诊断为颈深部化脓性蜂窝织炎。

443. D 急性蜂窝织炎的治疗原则：①患部休息，适当加强营养。②局部应用药物湿敷或中药外敷，配合局部理疗。③应用抗生素治疗，通常首先选择抗革兰阳性球菌的抗生素；此后还可以根据临床效果或细菌学检查进行调整。④必要时给予镇痛、退热治疗。⑤对于病变的范围不能确定者可以先做穿刺，如果抽出脓液即行切开引流。⑥行广泛的切开引流。

444. A 口底、下颌下和颈部的急性蜂窝织炎，可发生喉头水肿和压迫气管，引起呼吸

困难，甚至窒息。有时炎症还可以蔓延到纵隔，引起纵隔炎及纵隔脓肿。所以患者可能出现的并发症是化脓性纵隔炎。

445. B 外伤性腹膜后血肿，当血肿进入盆腔，患者可有里急后重感，且行直肠指诊触及骶前区有波动感。

446. A 行 B 超检查，可排除是否有肝、脾破裂，是否有腹腔积液，如未发现异常，可进一步行 CT 检查观察腹膜后脏器。

447. C 位置主要在两侧腰大肌外缘、膈脚和骶岬之间的血肿（可来自腹主动脉、腹腔动脉、下腔静脉、肝静脉等），无论其是否扩展，均应切开后腹膜探查。

448. B 亚急性甲状腺炎的诊断要点：患者出现颈部疼痛，甲状腺肿胀并有压痛，1~2周前常有上呼吸道感染或流行性腮腺炎。患者的基础代谢率升高，血清 T_3、T_4 浓度升高，但放射性碘的摄取量显著降低。诊断有困难时，可用泼尼松进行试验性治疗。

449. D 治疗亚急性甲状腺炎，泼尼松有明显疗效，疼痛很快缓解，肿胀消退。剂量是每日 4 次，每次 5mg，连用 2 周，以后逐渐减少剂量，全程 1~2 个月，可同时加用甲状腺素片，有较好效果。X 线放射性治疗的疗效较泼尼松持久，抗菌药则无效。停药后若复发，则予放射性治疗。

450. A 亚急性甲状腺炎常发生于病毒性上呼吸道感染之后，是颈前肿块和甲状腺疼痛的常见原因。病毒感染可能使部分甲状腺滤泡破坏和上皮脱落引起甲状腺异物反应和多形核白细胞、淋巴细胞及异物巨细胞浸润，病变滤泡周围出现巨细胞性肉芽肿是其特征。临床表现：①患者颈部疼痛，常波及耳、颞枕部，吞咽时加剧，部分患者体温升高。②甲状腺肿胀、压痛，一般程度较轻。③红细胞沉降

率增快，T_3、T_4 可增高，但 ^{131}I 摄取量一般减低。

451. A 根据患者的症状及体征，应考虑为结肠肿瘤，最有价值的诊断方法为结肠镜检查 + 组织活检。

452. B 各项均属于结肠癌根治术的术前准备，其中，术前肠道准备往往最为重要，通常可明显降低术后感染等严重并发症的发生风险。

453. C 根据国内外综合研究资料显示，通常结肠癌的五年生存率 I 期约为 93%，II 期约为 80%，III 期约为 60%，IV 期约为 8%。

454. C 导管内乳头状肿瘤常表现为血性溢液伴或不伴乳房肿物。部分导管内乳头状肿瘤患者体检时在乳晕区能触及肿块，轻压肿块，乳头有血性液体。

455. D 导管内乳头状肿瘤最恰当的检查应为乳头溢液涂片细胞学检查。乳头溢液细胞学涂片检查就是通过采集患者的乳头溢液，制成细胞学涂片，经固定、染色，在显微镜下观察，根据细胞的形态、结构、排列方式、细胞群体的毗邻关系以及细胞的退变情况，做出诊断。

456. D 乳腺导管内乳头状肿瘤属于良性肿瘤，但有 6%~8% 的恶变率，主张早期手术切除。术前均应行乳腺导管造影检查，以明确病变的性质及定位。目前最常用的手术方式是乳腺区段切除术，手术范围包括含乳头状瘤的全部腺段组织，该术式比较彻底，很少复发，且对外形影响不大。术后宜做石蜡切片病理检查。

457. A 该患者常常出现午后低热，腹部弥漫性压痛（+），触诊呈揉面感，移动性浊音（+），考虑存在腹腔积液，结合病史，最

有可能诊断为结核性腹膜炎。因此，目前应先明确腹腔积液的性质，最有意义的检查为腹腔穿刺。

458. C　如果考虑结核性腹膜炎，最有意义的检查就是明确查到病原菌，因此，腹腔积液抗酸染色意义重大。

459. E　结核性腹膜炎的发病群体主要为中青年，女性患者多于男性患者。此病对患者的危害性较大，一旦确诊应及时治疗。结核性腹膜炎主要是由结核杆菌感染所引起，因此进行抗结核治疗最为重要。

460. E　患者的临床分期是 $T_4N_1M_0$。T_4 表示不论肿瘤大小，直接侵犯胸壁（a）或皮肤（b）；N_1 表示同侧腋窝淋巴结转移，可活动；M_0 表示无远处转移。

461. D　影像学检查在乳腺癌的早期发现中起着重要的作用，在众多的影像学检查方法中，乳腺钼靶 X 线检查是早期发现乳腺癌最有效和最可靠的检查方法。

462. D　具有手术指征的乳腺癌患者可行乳腺癌根治术及乳腺癌改良根治术，两者生存率无明显差异，但后者保留了胸肌，术后外观效果好，目前已成为最佳的手术方式。患者分期为 $T_4N_1M_0$，术前需要进行新辅助化疗。

463. D　绝经后乳腺癌，若雌激素受体阳性，则术后首选内分泌治疗，他莫昔芬是最常用药物，可口服 3~5 年，不良反应小。绝经前乳腺癌，若腋下淋巴结转移数目较多（一般多于 4 个），雌激素受体阳性，可在术后辅助化疗的同时，切除双侧卵巢，以降低雌激素水平，减少雌激素对癌细胞的刺激。绝经后晚期乳腺癌，若无复发间期（指手术切除至出现远处转移时间）大于 2 年、雌激素受体阳性、转移灶范围较小，也首选内分泌治疗，除他莫昔芬以外，还可使用芳香化酶抑制剂等。

464. B　细菌性肝脓肿主要的临床表现是寒战、高热和肝区疼痛，结合 B 超检查和 X 线检查，肝右叶大，肝内有多个形态不规则、不均匀回声区，右侧膈肌抬高，均符合细菌性肝脓肿的诊断。

465. D　细菌性肝脓肿使用抗生素应大剂量、足疗程。由于致病菌通常为大肠埃希菌、金黄色葡萄球菌、厌氧菌等，在未确定病原菌以前应经验性选用广谱抗生素，通常为三代头孢联合应用甲硝唑，或者氨苄西林、氨基糖苷类联合应用甲硝唑，待血培养或脓液培养和药敏结果回报后及时调整。

466. A　对于直径为 3~5cm 的单个脓肿，如在超声或 CT 下可见到液化区域，可在其引导下行穿刺抽尽脓液并冲洗，也可置管引流。大部分肝脓肿可经抗生素联合穿刺抽液或置管引流治愈，且并发症少，目前已成为治疗细菌性肝脓肿的主要方法。

467. D　患者可能诊断为腘动脉假性动脉瘤。外伤性假性动脉瘤多为刀刺伤或枪伤等锐性创伤。腘动脉瘤后期可出现腘窝处搏动性肿块。瘤体长大后压迫静脉，导致回流障碍而出现下肢肿胀，或压迫胫神经产生麻木、疼痛。

468. A　假性动脉瘤指动脉管壁被撕裂或穿破，血液自此破口流出被主动脉邻近的组织包裹而形成的血肿，多由于创伤所致。

469. B　在腘动脉假性动脉瘤的病变区域，血流较为淤滞，易形成血栓。这些血栓有时会脱落，导致下肢动脉的血流受阻，引起下肢动脉缺血。

470. C　腘动脉瘤都应手术治疗，对于出现下肢动脉血栓栓塞、瘤体破裂的患者需急诊手术以挽救肢体和生命。

471. C　胆总管结石分为原发性和继发

性。继发性结石主要是胆囊结石排进胆管并停留在胆管内，造成胆管梗阻时可出现反复腹痛或黄疸，继发性胆管结石可出现典型的夏科三联征：腹痛、寒战高热和黄疸。

472. D　继发性胆管结石通常来源于胆囊结石，CT 对少数低密度胆固醇类结石诊断困难。而 MRCP 是可清晰显示胆总管结石的无创检查方法，应作为首选。

473. D　单纯胆总管结石，胆管上下端通畅，无狭窄或其他病变者，可采用胆总管切开取石、T 管引流术。若伴有胆囊结石和胆囊炎的患者，应同时行胆囊切除术。术中应做胆道镜、胆道造影或超声检查，防止和减少结石残留。该患者胆囊增大、壁毛糙，应切除。

474. C　由于胆汁、胰液、十二指肠液不能及时排空，潴留在肠输入袢，贮存到一定量时，特别在进食后分泌液明显增多时，发生强烈的输入段肠蠕动，将其倾注入胃内，导致呕吐大量胆汁，这是慢性不全性输入袢梗阻的典型表现。如果为急性完全性输入袢梗阻不会呕吐胆汁。

475. B　慢性不全性输入袢梗阻的诊断依据：①胃大部切除毕Ⅱ式吻合术后。②间歇性大量呕吐胆汁，多于餐后不久出现；腹痛位于中上腹，常于呕吐前出现。③查体时上腹部有压痛，偶可扪及包块。④上消化道造影有助于诊断及鉴别诊断，CT 或 MRI 检查可协助诊断。

476. B　上消化道出血的病因多达几十种，应激性溃疡约占 20%。近年来，其发生率有明显上升，通常与休克、复合性创伤、严重感染、严重烧伤（Curling 溃疡）、严重脑外伤（Cushing 溃疡）或大手术有关。

477. A　胃镜检查有助于明确出血的部位和性质，同时可进行止血（双极电凝、激光、

套扎和注射硬化剂等）。胃镜检查应在出血后 24 小时内进行，阳性率可达 95% 左右。

478. C　质子泵抑制剂是应激性溃疡首选的治疗方式，可抑制胃酸分泌、保护胃黏膜、促进病变愈合和止血。

479. C　右下腹疼痛伴恶心、呕吐、发热是急性阑尾炎的主要临床表现，右下腹局限性压痛、反跳痛，腹肌紧张，肠鸣音减弱，是急性阑尾炎的特异性表现。

480. E　阑尾炎可导致盆腔脓肿，盆腔脓肿可以由邻近器官炎症蔓延所引起。常表现为反复下腹疼痛，呈持续性、阵发性加重，转换体位不能缓解。呈弛张型高热，脓液流入盆腔深部可出现肛门坠胀感、里急后重，并可有全身中毒症状。

481. E　在我国，肝炎肝硬化是导致肝窦和窦后阻塞性门静脉高压症的常见原因。临床主要表现为脾大和脾功能亢进、呕血或黑便、腹水及非特异性全身表现（如疲乏、嗜睡、厌食等）。曲张的食管、胃底静脉一旦破裂，立刻会发生急性大出血，呕吐鲜红色血液。体检时，如能触及脾，提示可能有门静脉高压症。如有黄疸、腹水和前腹壁静脉曲张等体征，表示门静脉高压症严重。

482. C　三腔两囊管＋全身应用止血药是紧急情况下暂时控制出血的有效方法。三腔管一腔通胃囊，充气后压迫胃底；一腔通食管囊，充气后压迫食管下段；一腔通胃腔，经此腔可行吸引、冲洗和注入止血药。原理是利用充气的气囊分别压迫胃底和食管下段的曲张静脉，来达到止血目的。

483. D　紧急控制出血后，待患者病情稳定，应首选纤维胃镜检查，因其可以在直视下进行诊断和治疗。

484. A 婴儿脐疝多属于易复性疝，嵌顿少见。当啼哭、站立或用劲时，疝块增大、紧张，无其他症状，安静时则可消失。婴儿脐疝为先天性脐部发育不全，大多于脐上方出现肿块，呈圆形或卵圆形。

485. B 在 2 周岁之前，婴儿脐疝不需要手术，除非发生嵌顿，可以等待或采取贴胶布疗法。因脐疝尚有迟至 1 ~ 2 岁时自行关闭的可能。

486. A 患者可初步诊断为结肠破裂。结肠破裂有腹部外伤病史，一般都有腹痛、腹胀等症状，常伴有恶心、呕吐，腹式呼吸减弱或消失。结肠破裂最突出的体征是全腹部压痛、反跳痛与肌紧张，以病变部位最明显，移动性浊音可阳性，肠鸣音消失。腹腔穿刺或腹腔灌洗术可抽出粪便或有粪臭味液体即可确诊。

487. D 凡疑有结肠损伤或已确诊者，急诊行剖腹探查手术。决定行剖腹探查手术后，应尽快经静脉给予广谱抗生素。结肠内存在大量细菌，外伤破裂后极易引起严重的感染，病死率高，除需加强支持疗法，积极补液抗休克治疗，纠正水、电解质平衡失调外，还需加强抗感染治疗。

488. C 根据临床症状和体征可诊断为急性梗阻性化脓性胆管炎。急性梗阻性化脓性胆管炎的影像学检查方法如下：①B 超检查：首选检查。可见胆管明显增粗，管壁增厚，有时可见胆囊肿大及胆道内结石。②CT 和 MRI：对诊断有价值，同时可以了解梗阻部位和原因。③PTC：可以明确梗阻部位，对了解胆道内部情况十分重要。病情严重时可同时行PTCD，缓解症状。④ERCP：对了解胆道病变有帮助，并可同时进行经内镜胆道置管引流。胆道造影不适用于急性梗阻性化脓性胆管炎患者。

489. E 患者首选的治疗措施是非手术治疗，包括静脉注射头孢曲松钠，应用解痉镇痛药物，胃肠外营养和补充维生素 K_1，不包括急诊手术胆管引流。

490. D 经过非手术治疗 48 小时后，患者情况无好转，继续寒战、发热，首选治疗是内镜下鼻胆管引流（ENBD）。ENBD 是梗阻性黄疸、急性化脓性胆管炎等胆道疾病有效的治疗方法。该方法采用内窥镜，可以变盲视操作为直视操作，通过电视屏幕看到手术区情况，具有不出血、腔隙分离到位、不损伤周围组织的优点，可充分进行胆汁引流，还可以冲洗胆管并反复进行胆管造影。

四、B1 型题

491. A 患者应诊断为肛门周围脓肿。肛门周围脓肿起初表现为肛周局部红肿、硬结，逐渐发展后疼痛加重，甚至有搏动性疼痛，触痛明显并有波动感，全身症状轻微。

492. D 坐骨直肠间隙脓肿感染从开始时即可出现发热等全身症状，局部从胀痛演变为跳痛，但早期局部体征不明显，可有里急后重或排尿困难的症状。

493. C 骨盆直肠间隙脓肿由于位置较深，空间更大，故全身感染症状更重而局部症状、体征不明显。

494. A 甲亢术后最严重的并发症是呼吸困难和窒息，多发生在术后 48 小时内，如不及时发现、处理，可危及患者生命。常见原因为：①出血及血肿压迫气管，多因手术时止血（特别是腺体断面止血）不完善，偶尔为血管结扎线滑脱所引起。②喉头水肿，主要是手术创伤所致，也可因气管插管引起。③气管塌陷，是气管壁长期受肿大甲状腺压迫，发生软化，切除甲状腺体的大部分后软化的气管壁失去支撑的结果。④双侧喉返神经损伤。

495. D　甲状旁腺功能减退是因手术时误伤甲状旁腺或其血液供给受累所致，血钙浓度下降至 2.0mmol/L 以下，严重者可降至 1.0～1.5mmol/L，神经肌肉的应激性显著增高，多在术后 1～3 天出现症状，起初多数患者具有面部、唇部或手足部的针刺样麻木感或强直感，严重者可出现面肌和手足伴有疼痛的持续性痉挛，每天多次发作，每次发作持续 10～20 分钟或更长，严重者可发生喉和膈肌痉挛，引起窒息死亡。经过 2～3 周后，未受损伤的甲状旁腺增大或血供恢复，起到代偿作用，症状便可消失。切除甲状腺时注意保留腺体背面部分的完整。切下甲状腺标本时要立即仔细检查其背面甲状旁腺有无误切，发现时设法移植到胸锁乳突肌中等，均是避免此并发症发生的关键。

496. E　甲状腺危象是甲亢的严重并发症，是因甲状腺素过量释放引起的暴发性肾上腺素能兴奋现象。临床观察发现，危象发生与术前准备不够、甲亢症状未能很好控制及手术应激有关，充分的术前准备和轻柔的手术操作是预防的关键。

497. D　十二指肠损伤 X 线腹平片可见腰大肌轮廓模糊，有时可见腹膜后呈花斑状改变（积气）并逐渐扩展。

498. C　导致尿淀粉酶升高最常见的原因是发生急性胰腺炎、胰腺损伤等，当胰腺组织被破坏，淀粉酶会释放入血，所以导致血、尿淀粉酶的升高。

499. A　脾破裂患者在 X 线检查下，可见左膈升高、胃受压右移，胃结肠间距增宽等，偶尔也可见左侧下位肋骨骨折。

500. D　肛管皮肤与直肠黏膜相连合处，可见到一条像锯齿状的线，称为齿状线，它是直肠黏膜与肛管皮肤的分界线。85% 以上的肛门直肠疾病都可以发生在齿状线附近，在临床上有重要意义。

501. B　齿状线下方有表面平滑的环状带称为肛梳（痔环）。肛梳下方有一浅沟称为肛门白线，为肛门内括约肌与肛门外括约肌皮下部的分界处，线下 1cm 左右即为肛门。

502. C　胃癌好发部位以胃窦部为主，约占一半，其次是胃底贲门部约占 1/3，胃体较少。

503. B　因胃或十二指肠溃疡引起呕血、大量柏油样黑便，导致红细胞计数、血红蛋白和血细胞比容下降，患者心率加快、血压下降，甚至出现休克症状称为胃十二指肠溃疡大出血。胃溃疡出血多位于小弯。

504. E　十二指肠溃疡出血的部位多位于十二指肠球部的后壁。

505. C　板状腹是典型的弥漫性腹膜炎的一种表现，常继发于消化道穿孔，以胃、十二指肠溃疡穿孔最常见。既往有溃疡病史，突发上腹部刀割样剧痛，加上典型的"板状腹"腹部体征和 X 线检查膈下游离气体，可以明确诊断。

506. B　肠套叠的三大典型症状是腹痛、血便和腹部肿块。

507. A　麻痹性肠梗阻的肠壁肌呈瘫痪状态，没有收缩蠕动，因此无阵发性腹痛，只有持续性胀痛或不适。听诊时肠鸣音减弱或消失。

508. C　乙状结肠扭转的典型 X 线征象是钡剂灌肠可见钡剂止于直肠上端，呈典型的"鸟嘴"样或螺旋形狭窄。

509. E　溃疡性结肠炎的 X 线检查：钡剂灌肠可见结肠黏膜粗糙不平、皱襞紊乱、边缘不规则呈锯齿状，晚期可见结肠袋消失、肠壁变硬僵直、肠管缩短失去张力如"铅管"状。

510. B 成人肠套叠多与器质性疾病有关（尤其是肠道息肉和肠道肿瘤）。成人肠套叠发生呕吐症状与套叠肠段部位有关，低位小肠套叠出现呕吐的症状较晚。肠套叠典型的临床表现为腹痛、呕吐、血便和腹部包块。空气或钡剂灌肠 X 线检查，可见空气或钡剂在套叠处受阻，受阻端钡剂呈"杯口状"甚至呈"弹簧"状阴影。

511. D 急性胆管炎常见症状为腹痛、寒战高热、黄疸，即 Charcot 三联征。

512. C 胆道蛔虫病患者常突发剑突下钻顶样剧烈绞痛，阵发性加剧。痛时辗转不安、大汗淋漓，同时可伴有恶心、呕吐或呕出蛔虫。腹痛可突然缓解，间歇期可全无症状。

513. B 脓肿切开引流术适用于较大脓肿估计有穿破可能或已穿破引起腹膜炎、脓胸者，或胆源性肝脓肿需同时处理胆道疾病，或慢性肝脓肿非手术治疗难以奏效者。

514. C 单发的小肝癌宜行的治疗是根治性肝切除术。根治性肝切除术的指征：①单发的微小肝癌和小肝癌。②单发向肝外生长的大肝癌或巨大肝癌，受肿瘤破坏的肝组织少于 30%，肿瘤包膜完整，周围界限清楚。③多发肿瘤，但肿瘤结节少于 3 个，且局限在肝的一段或一叶内。

515. E 射频消融适用于不宜手术切除的肝癌，肿瘤的直径应在 5cm 以内；最佳治疗大小在 3cm 以内；更大的病灶也可治疗，但多针穿刺易存留肿瘤，效果不佳。

516. A 大隐静脉曲张诊断明确且无禁忌证患者可施行高位结扎及剥脱术治疗。

517. B 血栓闭塞性脉管炎患者在闭塞动脉的近侧和远侧仍有通畅的动脉时，应首选

旁路转流术。目的是重建动脉血流通道，增加肢体供血，改善缺血引起的后果。

518. D 肝脏放射性核素扫描可发现肝内有占位性病变，即放射性缺损区，但直径 < 2cm 的脓肿或多发性小脓肿易被漏诊或误诊，因此仅对阿米巴肝脓肿定位诊断有帮助。

519. B 肝脏 CT 平扫和动态增强扫描是诊断和鉴别诊断肝海绵状血管瘤的主要方法。平扫图像上呈现密度均匀一致的低密度区，在快速注入造影剂做增强显像时则出现由瘤体周边向中心密度逐渐增高，可形成"环形""斑片状"高密度区，这些高密度区逐步弥散、扩大、融合。延迟扫描可见肿瘤完全填充，由高密度逐步变为等密度。

520. E 细菌性肝脓肿患者起病急，全身脓毒症状明显，临床表现主要为突发寒战高热、肝区疼痛、肝肿大，通常穿刺抽出黄白色脓液，涂片和培养可发现细菌。

521. D 阿米巴肝脓肿患者通常起病较缓慢，病程长，临床表现主要为高热或不规则发热、盗汗，通常穿刺抽出棕褐色脓液，镜检有时可见阿米巴滋养体。

522. A 亚急性甲状腺炎又称 De Quervain 甲状腺炎或巨细胞性甲状腺炎。常继发于病毒性上呼吸道感染，是颈前肿块和甲状腺疼痛的常见原因。病毒感染可能使部分甲状腺滤泡破坏和上皮脱落引起甲状腺异物反应和多形核白细胞、淋巴细胞及异物巨细胞浸润，并在病变滤泡周围出现巨细胞性肉芽肿是其特征。以 30～40 岁女性患者多见。多数表现为甲状腺突然肿胀、发硬、吞咽困难及疼痛，并向病侧耳颞处放射。常始于甲状腺的一侧，很快向腺体其他部位扩展。患者可有发热，血沉增快。病程约为 3 个月，愈后甲状腺功能多不减退。

523. B 慢性淋巴细胞性甲状腺炎又称桥

本甲状腺炎，是一种自身免疫性疾病，也是甲状腺功能减退最常见的原因。由于自身抗体的损害，病变甲状腺组织被大量淋巴细胞、浆细胞和纤维化所取代。血清中可检出甲状腺过氧化物酶抗体（TPOAb）和甲状腺球蛋白抗体（TgAb）等多种抗体。组织学显示甲状腺滤泡广泛被淋巴细胞和浆细胞浸润，并形成淋巴滤泡及生发中心，本病好发于 30～50 岁女性。临床上多为无痛性弥漫性甲状腺肿，对称，质硬，表面光滑，多伴甲状腺功能减退，较大腺肿可有压迫症状。

524. E 乳管内乳头状瘤多见于经产妇，40～50 岁为多。75% 病例发生在大乳管近乳头的壶腹部，瘤体很小，带蒂而有绒毛，且有很多壁薄的血管，故易出血。发生于中小乳管的乳头状瘤常位于乳房周围区域。临床特点一般无自觉症状，常因乳头溢液污染内衣而引起注意，溢液可为血性、暗棕色或黄色液体。肿瘤小，常不能触及肿块。大乳管乳头状瘤，可在乳晕区扣及直径为数毫米的小结节，多呈圆形、质软、可推动，轻压此肿块，常可从乳头溢出液体。

525. A 急性乳腺炎是乳腺的急性化脓性感染，多为产后哺乳的妇女，尤以初产妇更为多见，往往发生在产后 3～4 周。因乳房血管丰富，早期就可出现寒战、高热及脉搏快速等脓毒血症表现。患者常感觉乳房疼痛、局部红肿、发热。随着炎症发展，可有寒战、高热、脉搏加快，常有病侧淋巴结肿大、压痛，白细胞计数明显增高。

五、X 型题

526. AD 溃疡基底因炎症腐蚀到血管，导致破裂出血。通常多为动脉性出血。十二指肠溃疡出血多位于球部后壁，胃溃疡出血多位于胃小弯。

527. ABCD 预防肝癌肝叶切除术后肝性脑病的措施包括术前使用护肝药物，保持大便通畅，术前用酸性液灌肠，术后吸氧。

528. ACDE 胃十二指肠溃疡手术后早期并发症通常与术中操作不当或术前准备不足有关（包括术后出血，术后胃瘫，胃肠壁缺血坏死、吻合口破裂或漏，十二指肠残端破裂，术后肠梗阻）。术后远期并发症多因手术导致的解剖、生理改变造成对机体的扰乱所致（包括倾倒综合征，碱性反流性胃炎，溃疡复发，营养性并发症，残胃癌）。

529. BD 药物治疗是阿米巴肝脓肿首先应考虑的治疗方法，以抗阿米巴药物治疗和支持治疗为主。经药物治疗症状无明显改善者，或脓腔大或合并细菌感染病情严重者，在抗阿米巴药物应用的同时，进行穿刺抽脓。如合并细菌感染，穿刺抽脓后可于脓腔内注入抗生素。患者体温正常，脓腔缩小为 5～10ml 后，可停止穿刺抽脓。伴有继发性细菌感染，经综合治疗不能控制者应行切开引流术。左外叶肝脓肿因穿刺易损伤腹腔内脏器或污染腹腔，不宜穿刺治疗，宜行切开引流术。

530. ABDE 急性阑尾炎合并化脓性门静脉炎时，临床可表现为寒战、高热、肝大、剑突下压痛、轻度黄疸等。若病情加重会导致感染性休克和脓毒症，不及时治疗可发展为细菌性肝脓肿。

531. ABDE 原发性肝癌手术切除的适应证：①全身情况良好，无明显黄疸、腹水、下肢水肿或远处转移者；②肝功能正常或处于代偿期者；③不伴有严重的心、肺、肾功能障碍，能耐受肝脏手术者；④病变局限于半肝以内，未侵及肝门和下腔静脉者。

532. BCD 引起腹股沟疝的主要原因为腹壁强度降低和腹内压力增高。先天性发育异常多见于婴儿，由于婴儿先天性的腹壁薄弱或者缺损，从而导致腹内压增高，使腹腔内容物凸出，形成腹股沟疝。此外，妊娠，长期咳嗽、便秘、前列腺增生、排尿困难等也会导致腹内压升高，使腹腔内容物凸出，形成腹股沟疝。

533. DE 肝腺瘤影像学上与肝癌相比，无明显特异性征象，但原发性肝癌多有乙肝、肝硬化的病史，肝功能异常和 AFP 升高。如有口服避孕药、雄激素等药物史应怀疑肝腺瘤。

534. ABD 乳腺囊性增生症、乳腺癌和乳腺纤维腺瘤好发于外上象限，乳腺炎可发生于全乳房，乳管内乳头状瘤通常发生在乳头部。

535. AC 麻痹性肠梗阻又称无动力性肠麻痹，通常发生在腹腔手术后、腹部创伤或弥漫性腹膜炎患者，其最突出的表现为全腹明显腹胀，且常伴有呕吐胃内容物。麻痹性肠梗阻的肠壁肌为瘫痪状态，无收缩蠕动和阵发性腹痛，只有持续性胀痛或不适。

536. AB 非寄生虫性肝囊肿是常见的肝脏良性疾病，以潴留性肝囊肿和先天性多发性肝囊肿为多见。

537. ACE 急性胆囊炎主要是上腹部疼痛，开始表现为上腹胀痛不适，逐渐可发展为阵发性绞痛，如病情发展，疼痛可为持续性、阵发性加剧。急性胆囊炎通常好发于夜间，常在饱餐、进食油腻食物后发作。患者常有发热，但通常不会发生寒战，少数患者可出现轻度黄疸。

538. AB 细菌性肝脓肿主要需与阿米巴肝脓肿及包虫性肝脓肿鉴别，其他需要进行鉴别的疾病有膈下脓肿、胆道感染、先天性肝囊肿合并感染、原发性肝癌等。

539. ABCDE 引起肝性脑病的原发病包括重症病毒性肝炎、重症中毒性肝炎、药物性肝病、妊娠期急性脂肪肝、各型肝硬化、门-体静脉分流术后、原发性肝癌以及其他弥漫性肝病的终末期，而以肝硬化患者发生肝性脑病最多见（约占70%）。诱发肝性脑病的因素很多，包括高蛋白饮食、便秘、上消化道出血、大量排钾利尿、镇静剂的应用、大量放腹水、电解质紊乱、各种感染等。

540. ACDE 甲亢手术治疗一般可用气管插管全身麻醉。手术应轻柔、细致，认真止血、注意保护甲状旁腺和喉返神经。通常需切除腺体的80%～90%，并同时切除峡部，每侧残留腺体以如成人拇指末节大小为恰当（3～4g）。对较大血管应分别采用双重结扎，防止滑脱出血。

541. BCDE 甲亢术后除双侧喉返神经损伤可引起窒息外，还可由于巨大甲状腺长期压迫气管，造成气管软化，切除甲状腺后，软化的气管失去支撑，造成气管塌陷，导致窒息。还有可能为创面出血，引流不畅，导致血肿压迫气管引起窒息，及喉头水肿引起窒息。

542. BE 抗甲状腺药物治疗的适应证：①病程较短、病情较轻的原发性甲亢患者；②20岁以下的青少年和儿童；③伴有其他严重疾病而不宜施行手术的患者；④手术前准备。

543. AC 单纯性甲状腺肿的治疗：①青春期、妊娠期生理性甲状腺肿无须治疗，可多吃含碘丰富的食物，如海带、紫菜等。②单纯性甲状腺肿压迫气管、食管、血管或神经引起临床症状时，应尽早手术治疗，可行甲状腺大部切除术。③巨大的单纯性甲状腺肿虽没有引起压迫症状，但影响生活和工作，也应予手术。④结节性单纯性甲状腺肿继发功能亢进，或有恶变的可能，应尽早手术治疗。

544. ABCD　乳腺纤维腺瘤镜下观察可包括的病理类型有管内型纤维腺瘤、管周型纤维腺瘤、混合型纤维腺瘤、囊性增生型纤维腺瘤和分叶型纤维腺瘤（巨纤维腺瘤），不包括肉瘤型纤维腺瘤。

545. ACDE　炎性乳癌常无肿块，抗生素治疗无效，乳腺超声和钼靶 X 线检查对诊断有帮助，影像引导的对异常腺体和皮肤的组织活检可确诊本病。

546. ABCE　乳头湿疹样乳腺癌表现为乳头、乳晕糜烂、湿疹样变，可伴有瘙痒，乳晕区皮肤增厚、粗糙、表面有灰黄色痂皮，痂下可见肉芽创面伴少量渗液，早期乳腺内无肿块，皮肤科治疗无效时，应高度怀疑本病。

547. ABCE　乳腺癌术后辅助化疗的适应证：原则上淋巴结阳性的患者需要接受化疗，对于淋巴结阴性的高复发风险患者，如激素受体阴性、HER－2 阳性、组织学分级为Ⅲ级等也应接受化疗。妊娠早期、妊娠中期患者应慎重选择化疗。

548. ABDE　乳腺癌化学治疗的禁忌证：妊娠早期、妊娠中期患者应慎重选择化疗；年老体弱且伴有严重内脏器质性病变患者；未经组织病理学确诊的患者。激素受体阴性患者应进行术后辅助化疗。

549. ABC　副乳房多见于胸壁、腋窝和会阴处，而异位乳腺组织可发生于膝部、大腿外侧、臀部、面部和颈部。

550. BDE　乳腺囊性增生症按导管上皮增生的形态可将其分为 4 级。Ⅰ级：不伴有导管上皮增生，此级发生率为 70%。Ⅱ级：伴有导管上皮增生，但上皮细胞不呈异形性，发生率为 20%。Ⅲa 级：伴有导管上皮增生，上皮细胞呈轻度异形性，发生率为 5%；Ⅲb 级：伴有导管上皮增生，上皮细胞呈重度异形性，发生率为 5%，此级恶变率最高，可恶变率为 75%～100%。超声显像检查中，增生的乳腺呈不均匀低回声区，若有囊肿形成则显示为无回声区。临床表现为乳腺周期性肿胀、疼痛，常于月经前期出现或加重，月经后减轻或消失。本病的发生、发展与卵巢内分泌状态密切相关，临床上多数患者症状与月经周期有关。

551. ABC　术后近期的股动脉吻合口假性动脉瘤主要与感染有关，常见病原菌为白色念珠菌、表皮葡萄球菌和大肠埃希菌。

第三章 骨 科

一、A1 型题

1. E 运动系统损伤的一般表现为局部疼痛、肿胀、压痛和波动感。特有体征包括畸形、骨擦音和骨擦感（见于骨折）及活动受限。选项 A、B、C、D 为一般表现，选项 E 是特有体征之一。

2. E 按骨折是否与外界相通分为闭合性骨折和开放性骨折。

3. E 稳定性骨折指骨折端不易发生移位的骨折，如裂缝骨折、青枝骨折、横行骨折、压缩性骨折、嵌插骨折等。不稳定性骨折指骨折端易发生移位的骨折，如斜形骨折、螺旋形骨折、粉碎性骨折等。

4. C 闭合性骨折指骨折处皮肤或黏膜完整，骨折端不与外界相通。开放性骨折指骨折处皮肤或黏膜破裂，骨折端与外界相通。骨折处的创口可由刀伤、枪伤由外向内形成，亦可由骨折尖端刺破皮肤或黏膜从内向外所致。耻骨骨折伴膀胱或尿道破裂，尾骨骨折致直肠破裂均属开放性骨折。

5. C 闭合性骨折是指骨折处皮肤或黏膜完整，骨折端不与外界相通，选项 C 腰椎压缩性骨折伴腹膜后血肿形成属于闭合性骨折。

6. D 裂缝骨折和青枝骨折是不完全性骨折。

7. D 肱骨髁上骨折常见于 10 岁以下小儿，分伸直型和屈曲型两种，前者多见约占 97%。

8. B 肱骨外科颈为肱骨大结节、小结节

移行为肱骨干的交界部位，该部位是松质骨和密质骨的交界处，易发生骨折。

9. C 肱骨干与肱骨髁之间的前倾角是指肱骨干轴线与肱骨髁轴线的成角，正常为 $30° \sim 50°$，是导致肱骨髁上骨折的解剖学原因。

10. A 肱骨干中段骨折时，容易并发桡神经损伤，桡神经在肱骨中下 1/3 紧贴肱骨下行，垂腕畸形是桡神经受损的表现。

11. E 股骨干下 1/3 骨折后，骨折远端由于肌肉牵拉向后移位，容易损伤腘动脉。

12. A 肱骨干骨折后损伤桡神经易造成垂腕畸形，桡神经在肱骨中下 1/3 紧贴肱骨下行，垂腕畸形是桡神经受损的表现。

13. B 65 岁以上的老人，股骨颈骨折后股骨头坏死率高，多采用人工关节置换术治疗。

14. E 胫骨的营养血管从胫骨干上、中 1/3 交界处进入骨内，中、下 1/3 的骨折使营养动脉损伤，供应下 1/3 段胫骨的血液循环显著减少；同时下 1/3 段胫骨几乎无肌附着，由胫骨远端获得的血液循环很少，因此下 1/3 段骨折愈合较慢，容易发生延迟愈合或不愈合。

15. D 骨每天承受反复负荷，可发生显微镜下损伤或称微损伤，这种损伤不断积累，超过机体修复能力，就会产生骨的疲劳性骨折。

16. C 疲劳性骨折指在骨结构较纤细及易产生应力集中部位发生的骨折，如远距离行

军易致第 2、3 跖骨及腓骨下 1/3 骨干骨折。

17. D　一般肋骨骨折可采用口服或肌内注射镇痛剂，多根多处肋骨骨折则需要持久有效的镇痛治疗。方法包括硬膜外镇痛、静脉镇痛、肋间神经阻滞和胸膜腔内镇痛。最有效的为肋间神经阻滞。

18. D　胫骨易发生骨折的部位是中下 1/3 交界处。胫骨上 2/3 横切面呈三棱形，下 1/3 横切面呈四边形，两者交界处是骨折的好发部位。

19. B　大结节骨折移位小于 0.5cm 的患者，预后较好；移位大于 1cm 的患者，可能会留下后遗症。

20. A　屈曲型损伤是颈椎在屈曲位时受来自头侧的暴力所致，表现为前柱压缩、后柱牵张损伤，是最常见的颈椎骨折类型。

21. A　诊断骨折的主要依据是病史和体征，选项 A 正确。选项 B、C、D、E 四项均有一定的辅助诊断价值，但骨折的诊断以骨折特有的体征和损伤病史为主要依据。

22. A　骨盆骨折最常见也是最致命的并发症为腹膜后血肿，常可继发休克。

23. E　骨盆处血供丰富，腹膜后结缔组织疏松，骨折极易引起大量出血，造成失血性休克。发生失血性休克时，可在短时间内危及患者生命，是最严重的早期并发症。

24. D　骨折的早期并发症包括：①休克；②脂肪栓塞综合征；③重要内脏器官损伤；④重要周围组织损伤；⑤骨筋膜室综合征。骨折的晚期并发症有：①坠积性肺炎；②压力性损伤；③下肢深静脉血栓形成；④感染；⑤损伤性骨化；⑥创伤性关节炎；⑦关节僵硬；⑧急性骨萎缩；⑨缺血性骨坏死；⑩缺血性肌挛缩。

25. C　青枝骨折的体征为局部肿胀，不敢活动，且有按压疼痛。选项 A，肿胀及瘀斑对骨折无诊断意义。选项 B、D、E 是骨折的专有体征，青枝骨折属于不完全性骨折，不一定具有骨折的专有体征。

26. C　骨盆骨折由于其解剖的特殊性，畸形及反常活动均不明显，骨擦音与骨擦感有时可查到，而局部压痛及挤压分离试验阳性最具诊断意义。

27. E　影响骨折愈合的因素有全身因素、局部血运、局部损伤程度、骨折端的接触、固定不当、感染、不适当的切开复位等。骨折的复位分为解剖复位和功能复位两种，并不是非解剖复位都会造成骨折延迟愈合。

28. E　长骨干骨折的临床愈合一般需要 8 ~ 12 周。

29. B　X 线片只是骨折诊断中一个重要的辅助检查，而非必须。诊断主要依据为病史与体征，其中体征包含骨折的特有体征：畸形、反常活动、骨擦音或骨擦感，是最主要的依据。

30. B　开放性骨折的处理原则是及时正确地处理创口，尽可能地防止感染，力争将开放性骨折转化为闭合性骨折。最关键的步骤是彻底清创。

31. E　小夹板固定治疗骨折有很多优点，治疗费用低、并发症少等。但也非常严格，需要经常进行调整，否则会发生严重后果，假如绑扎过紧容易产生压迫性溃疡，缺血性肌挛缩甚至肢体坏疽。

32. D　嵌插骨折最重要的体征是出现间接的叩击疼痛，因为嵌插骨折往往查不到畸形，以及没有骨擦音或骨擦感。由于两端嵌插紧密，对肢体负重及行走影响不大。骨折嵌插后骨髓腔内血液外渗较少或不易渗出，故局部可无肿胀及瘀斑表现。

33. A 骨折的急救原则是：①止血和包扎伤口；②临时固定。

34. C 四肢骨折拆除外固定之后，出现活动比较差的现象，主要是由于外固定限制关节活动，关节长时间未活动导致僵直。

35. A 对于骨折成角大于 45°、移位大于 1cm 或超过肱骨干直径 50% 的患者需要采取手术治疗。

36. D 骨折断端有较多软组织的嵌入，可导致骨痂生长受阻，很难通过延长治疗时间来达到愈合。

37. E 骨折特有体征：畸形、异常活动、骨擦音或骨擦感。选项 A、B、C、D 均无骨折的特有体征。

38. C 骨折后 24 小时内，骨折端附近的外骨膜开始增生、肥厚，开始膜内成骨。

39. D 反复整复损伤骨折端周围软组织，进而损伤血运，严重影响骨折愈合。

40. C 骨折 X 线检查应拍摄包括邻近一个关节在内的正、侧位片，必要时应拍摄特殊位置的 X 线平片。如掌骨和跖骨应拍正位及斜位片，跟骨拍侧位和轴位片，腕舟骨拍正位和蝶位片，寰枢椎拍张口位片。有些轻微的裂缝骨折，急诊拍片未见明显骨折线，应于伤后 2 周拍片复查。此时，骨折断端的吸收常可出现骨折线，如腕舟状骨骨折，股骨颈嵌入骨折。

41. D 断端对位尚可不会影响骨折端的接触，因此对骨折愈合影响不大。行持续骨牵引治疗时，牵引力量过重，可造成骨折端分离，并可因血管痉挛而致局部血液供应不足，导致骨折延迟愈合或不愈合。反复多次的手法复位，可损伤局部软组织和骨外膜，不利于骨折愈合，应予避免。手法复位的优点是能较好地保持骨折部位的血供，但缺点是常较难达到解剖复位。切开复位时，软组织和骨膜剥离过多影响骨折段血供，可能导致骨折延迟愈合或不愈合，手术应尽可能地少干扰和破坏局部血液供应。骨折固定不牢固，骨折仍可受到剪力和旋转力的影响，干扰骨痂生长，不利于骨折愈合。

42. B 选项 A，胫骨干中、下 1/3 骨折因血供不良而愈合缓慢。选项 C、D、E，牵引过度、软组织嵌入、反复手法复位易致不愈合。

43. B 在股骨干上 1/3 骨折，由于髂腰肌、臀中肌、臀小肌和外旋肌的牵拉，使近折端向前、外及外旋方向移位；远折端则由于内收肌的牵拉而向内、后方向移位；由于股四头肌、阔筋膜张肌及内收肌的共同作用而向近端移位。

44. B 肱骨干中部骨折，骨折线位于三角肌止点以下，骨折近端因三角肌的牵拉向前、外移位，骨折远端因肱二头肌、肱三头肌的牵拉而向近端移位。

45. C 处理骨折时首先应该处理危及生命的并发症。休克是严重创伤、骨折引起大出血或重要器官损伤所致，应首先处理。

46. C 桡骨远端为松质骨与密质骨的交界处，老年人骨质疏松，脆性加大，此时一旦遭遇外力容易导致骨折。

47. D 股骨颈骨折易损伤旋股内、外侧动脉的分支，这些血管是股骨头、颈的重要营养动脉。旋股内侧动脉损伤是导致股骨头缺血坏死的主要原因。

48. E 骨折功能复位的标准是：①骨折

部位的旋转移位、分离移位必须完全矫正。②成角移位必须完全复位。否则关节内、外侧负重不平衡，易引起创伤性关节炎。肱骨干骨折稍有畸形，对功能影响不大。③长骨干横行骨折，骨折端对位至少达 1/3，干骺端骨折至少应对位 3/4。选项 E，成人下肢短缩小于 1cm，前后成角应小于 10°。

49. D 肱骨髁上骨折容易损伤压迫血管，加上此处筋膜室容积狭小，很容易导致神经、肌肉的缺血性损伤，引发骨筋膜室综合征。

50. A 肱骨髁上骨折损伤肱动脉未予早期处理，可造成前臂的缺血坏死，造成 Volkman 畸形，即缺血性肌挛缩。

51. B 对位、对线不良，导致畸形愈合。

52. B 局部无压痛及纵向叩击痛应该首先检查，如果出现局部压痛及纵向叩击痛，则说明骨折断端依然活动，其他检查如上肢向前平举 1kg 重物、下肢不扶拐杖行走 3 分钟不应再进行。

53. C 选项 A，骨折后持续牵引仅适用于部分骨折。选项 B，多次手法复位易致骨折不愈合。选项 D，胫骨中下 1/3 稳定骨折不伴有神经血管损伤不宜切开复位。选项 E，开放性骨折容易感染导致骨折不愈合。

54. B 骨折的治疗原则是复位、固定及康复治疗。

55. B 休克、脊髓损伤、脂肪栓塞、骨筋膜室综合征均发生在早期，创伤性关节炎属于晚期并发症。

56. B 骨的塑型沉积主要受应力的影响，应力大的部位有更多的新骨沉积，不足的部位通过膜内化骨而得到补充，而机械功能不需要的多余骨痂则被吸收。

57. C 骨折愈合过程分为血肿机化、原始骨痂形成、骨痂改造塑型三期。

58. D 骨折经过治疗，超过通常愈合所需要的时间（一般为 4~8 个月），骨折断端仍未出现骨折连接，称骨折延迟愈合。造成骨折延迟愈合的局部因素包括：骨折复位和固定不牢固，骨折端存在剪力和旋转力或者牵引过度所致的骨端分离。

59. B 骨折整复的原则是先纠正重叠短缩，远端对近端，矫正各种移位及成角。

60. D 尺骨上 1/3 骨干骨折可合并桡骨小头脱位称为孟氏骨折。桡骨干下 1/3 骨折合并尺骨小头脱位称为盖氏骨折。

61. E 肱骨髁上骨折晚期可发生肘内翻畸形。

62. A 前臂缺血性肌挛缩指前臂肌肉供血不足造成肌肉变性坏死，渐被瘢痕代替形成挛缩。肱骨髁上骨折为最常见原因。

63. A Colles 骨折即桡骨远端伸直型骨折，距桡骨远端关节面 3cm 以内，常伴有远侧骨折断端向桡、背侧移位，近端向掌侧移位，典型者伤手呈"银叉"畸形。

64. C

65. B 由于骨折端的挤压或挫伤引起的不完全性桡神经损伤，一般于 2~3 个月恢复，如无神经功能恢复，再行神经探查。

66. A 骨筋膜室综合征即由骨、骨间膜、肌间隔和深筋膜形成的骨筋膜室内肌肉和神经因急性缺血而产生的一系列早期综合征。常见于前臂掌侧和小腿，多由创伤骨折后血肿和组织水肿引起骨筋膜室内内容物体积增加，或外包扎过紧、局部压迫使骨筋膜室容积减小而导致骨筋膜室内压力增高所致。前臂双骨折易导致此并发症。

67. C 肱骨髁上骨折最易导致肱动脉损伤而致前臂缺血性肌挛缩。

68. C 伸直型肱骨髁上骨折由于近折端向前下移位，极易压迫肱动脉或刺破肱动脉，加上损伤后的组织反应，局部肿胀严重，均会影响远端肢体血液循环，导致前臂骨筋膜室综合征。如果早期未能做出诊断及正确的治疗，可导致缺血性肌挛缩，严重影响手的功能及肢体的发育，是肱骨髁上骨折伸直型最严重的并发症。

69. D 胫腓骨骨干骨折的治疗目的是矫正成角、旋转畸形，恢复胫骨上、下关节面的平行关系，恢复肢体长度。不稳定的胫腓骨干双骨折采用微创或切开复位，可选择钢板螺钉或髓内针固定。若固定牢固，术后 4～6 周可扶双拐下地部分负重行走，负重不当常出现膝关节疼痛，是最常见的并发症。

70. B 功能位是指能使肢体发挥最大功能的位置，腕关节背伸 20°～25° 是其功能位。

71. D 关节脱位是以脱位原因、脱位发生时间及关节腔是否与外界完全相通而分类的，其中脱位未满 3 周的称新鲜脱位；脱位超过 3 周的称陈旧性脱位。

72. A 肩关节脱位最常见的是前脱位，前脱位中主要为喙突下脱位。肩关节的前、后、上部都有肌肉、肌腱与关节囊纤维层愈合，增强了其牢固性。而只有关节囊的前下部没有肌肉、肌腱的增强，这是肩关节的一个薄弱区。因此当上肢外展时，在外力作用下或跌倒时，如上肢外展、外旋、后伸着地，肱骨头可冲破关节囊前下方的薄弱区，移出到肩胛骨的前方，造成肩关节前脱位。

73. E 肩关节弹性固定伴关节囊空虚感是肩关节脱位的特有体征，可以作为确诊依据。

74. B 腕关节功能位指背伸 20°～25°，尺偏 5°～10°（示指与前臂的纵轴在一直线），休息位时背伸 10°～15°，轻度尺偏。

75. B 肘关节脱位常为后脱位，肩关节脱位常为前脱位。

76. B 桡神经损伤典型的体征是垂腕。

77. A 尺桡骨骨折容易造成尺神经损伤，骨间肌和蚓状肌麻痹所致的环、小指爪形手畸形。

78. A 髋关节后脱位时，患肢呈现的典型畸形是：患肢缩短，髋关节呈屈曲、内收、内旋畸形。

79. A 一般来说色泽鲜红，切割时切面渗血，钳夹时有收缩力，肌肉有一定韧性，是肌肉保持活力的良好标志。如色泽暗红无张力，切时不出血，钳夹不收缩，表示无生机，应予清除。但如有外伤性休克和局部组织严重挫伤时，往往只有肌肉颜色是较为可靠的指标。

80. C 当肘关节伸直，前臂处于旋后位时，臂与前臂并不在一条直线上，前臂的远侧端偏向外侧，二者之间形成一向外开放的钝角称为肘关节提携角。临床上一般记为互补角的度数，正常约为 10°～15°。

81. A 化脓性关节炎最常累及膝、髋关节。

82. C 膝关节骨关节炎最常出现胫股关节内侧间室磨损，进一步发展为内翻畸形。

83. D 了解肢体远端血液循环的重要检查是足背动脉触诊。一般可在足背第 1、2 跖骨之间摸到足背动脉搏动。

84. A 立即手术切开深筋膜减压是骨筋膜室综合征治疗中最重要的部分。

85. C　X线摄片对于骨关节结核诊断价值较高，但一般在起病6~8周后才有X线改变，故不能做出早期诊断。对于治疗效果，X线也可以显示脓肿缩小乃至消失，或已经钙化；无死骨，病灶边缘轮廓清晰。

86. A　神经根型颈椎病占50%~60%，是颈椎病最常见的类型。

87. E　骨筋膜室综合征一经确诊，保守治疗不见好转，应尽快手术切开筋膜减压，防止神经和肌肉发生缺血坏死。

88. D　脊柱结核最严重的并发症是截瘫。

89. E　脊柱结核合并截瘫的发生率大约在10%，以胸椎结核发生截瘫最多见，颈椎次之，腰椎椎管管径宽大，内容物为马尾，故腰椎结核并发马尾神经受压极为罕见。脊柱附件结核少见，一旦发病，容易发生截瘫。

90. E　强直性脊柱炎影像学的典型表现为椎间小关节形成广泛而严重的骨化性骨桥表现，称为"竹节样脊柱"。因此，脊柱的"竹节"样改变常见于强直性脊柱炎。

91. E　由于95%左右的椎间盘突出发生在腰4~腰5及腰5~骶1间隙，故多伴有坐骨神经痛。坐骨神经痛多为逐渐发生，疼痛为放射性，由臀部、大腿后外侧、小腿外侧至足跟部或足背。

92. C　腰椎间盘突出症的病因：①椎间盘退变是根本原因：腰椎间盘在脊柱的运动和负荷中承受巨大的应力。随着年龄的增长，椎间盘逐渐发生退变，纤维环和髓核的含水量逐渐下降，髓核失去弹性，纤维环逐渐出现裂隙。在退变的基础上，劳损积累和外力的作用下，椎间盘发生破裂，髓核、纤维环甚至终板向后突出，严重者压迫神经产生症状。②损伤：积累损伤是椎间盘退变的主要原因。反复

弯腰、扭转等动作最易引起椎间盘损伤，故本病与职业有一定关系。驾驶员长期处于坐位和颠簸状态，及从事重体力劳动者，因过度负荷，均易造成椎间盘早期退变。急性的外伤可以作为椎间盘突出的诱发因素。③妊娠：妊娠期间整个韧带系统处于松弛状态，而腰骶部又承受比平时更大的应力，增加了椎间盘突出的风险。④遗传因素：有色人种本病的发病率较低。小于20岁的青少年患者中约32%有阳性家族史。⑤发育异常：腰椎骶化、骶椎腰化和关节突不对称等腰骶部先天发育异常，使下腰椎承受异常应力，均会增加椎间盘的损害。

93. D　腰椎间盘突出症以腰4~5，腰5~骶1间隙发病率最高，约占95%，其次为腰3~4。而腰4~5间隙较腰5~骶1间隙发病率高。

94. D

95. A　首次急性发作的腰椎间盘突出症，治疗方法应首选完全卧床休息同时行牵引治疗。

96. D　3级肌力指的是患者有一定的抵抗重力的作用能力，患肢可以抬离床面，但不能抵抗阻力。

97. D　局部脓肿分层穿刺选用有内芯的穿刺针，在压痛最明显的干骺端刺入，边抽吸浑边深入，不要一次穿入骨内，以免将单纯软组织脓肿的细菌带入骨内，抽出浑浊液体或血性液可做涂片检查与细菌培养，涂片中发现多是脓细胞或细菌即可明确诊断。任何性质穿刺液都应做细菌培养与药物敏感试验。X线改变往往在起病14天后出现。

98. B　骨关节炎的患者由于软骨下骨充血，患者会感到在静止时疼痛，一般称为"休息痛"，即关节处于一定的位置过久，或在清晨，使患者感到关节疼痛。

99. C 肘关节脱位临床表现为上肢外伤后，肘部疼痛、肿胀、活动障碍；检查发现肘后突畸形；前臂处于半屈位，并有弹性固定；肘后出现空虚感，可扣到凹陷；肘后三角关系发生改变；应考虑肘关节后脱位可能。

100. C 类风湿关节炎首先侵害滑膜，表现为炎症改变，滑膜充血、水肿，以靠近软骨边缘处最为明显，在滑膜表面有纤维蛋白渗出物覆盖，在滑膜下层有大量粒细胞浸润，并聚集于小血管周围。

101. B 类风湿关节炎的诊断标准包括：①晨起关节僵硬至少 1 小时（≥6 周）；②3 个或 3 个以上关节肿胀（≥6 周）；③腕、掌指关节或近侧指间关节肿胀（≥6 周）；④对称性关节肿胀（≥6 周）；⑤皮下结节；⑥手、腕关节 X 线平片有明确的骨质疏松或骨侵蚀；⑦类风湿因子阳性（滴度 >1∶32）。由其诊断标准可知，选项 B 最具有诊断价值。

102. D 高位截瘫是指颈段或上胸段脊髓受损所导致的损伤平面以下的瘫痪，与下腰痛无关。

103. D 诊断明确的颈椎病，手术治疗的指征有：①长期非手术治疗无效；②反复发作者；③脊髓型颈椎病症状进行性加重且适合于手术治疗的；④有脊髓受压或瘫痪。根据手术途径不同，可以分为前路手术及后路手术。

104. E 颈椎病患者应争取行颈椎 MRI 检查，这不仅对颈椎病的诊断和分型至关重要，且对手术的决定、手术部位的判定及术式的选择等都具有重要意义。通常 T_1WI 提示椎间盘向椎管内突出等，T_2WI 提示硬膜外腔消失，椎间盘呈低信号，脊髓受压或脊髓内出现高信号区。

105. A 转移性骨肿瘤原发灶以乳腺癌最多，其次为前列腺癌、肺癌和肾癌等。

106. B 骨巨细胞瘤的性质属于潜在恶性，是介于良恶性之间的溶骨性肿瘤。其细胞分化程度与生物学行为不一致。

107. E 以下情况，可采用切开复位内固定术：①手法复位失败，骨折端对位对线不良，估计愈合后影响功能；②骨折有分离移位，或骨折端有软组织嵌入；③合并神经血管损伤；④陈旧骨折不愈合；⑤影响功能的畸形愈合；⑥同一肢体有多发性骨折；⑦8～12 小时以内污染不重的开放性骨折。

108. E 鹰嘴滑囊炎临床上又称为"矿工肘"。

109. C 肢体损伤后各种原因造成筋膜间隙内压力增高，使骨筋膜室内的肌肉和神经组织进一步缺血，恶性循环，发生骨筋膜室综合征。

110. E 成人脊髓的长度短于脊柱，末端在第 1 腰椎椎体下缘水平。上颈髓的节段与相应椎骨平面一致，下颈髓则高 1 节；上中胸髓高 2 节，下胸髓高 3 节；腰髓在胸椎 10～12 之间，故第 10 胸椎压缩性骨折伤及腰段脊髓。

111. A 脊髓震荡临床上表现为损伤平面以下感觉、运动及反射完全消失或大部分消失。一般经过数小时至数天，感觉和运动开始恢复，不留任何神经系统后遗症，是最轻微的脊髓损伤。

112. A 选项 A，胸椎脱位常合并脊髓损伤。选项 B，由于脊髓节段与椎骨节段不完全对应，因此脊髓损伤节段与椎骨受伤平面不一定一致。选项 C，无骨折脱位型脊髓损伤并不少见，多由一过性脱位造成，外力消失后又复位。选项 D，屈曲型骨折脱位较伸直型多见，故造成脊髓损伤者也最多。选项 E，椎管狭窄患者，由于缓冲空间小，更易出现脊髓损伤。

113. E　高位脊髓损伤可引发神经源性休克及四肢瘫痪和呼吸功能障碍。

114. A　脊髓损伤时早期解除压迫，避免后续治疗的再损伤，为治疗的关键。

115. D　脊髓损伤的截瘫患者长期卧床，皮肤知觉丧失，骨隆突部位的皮肤长时间受压于床褥与骨隆突之间，而发生神经营养性改变，皮肤出现坏死，称为压力性损伤。压力性损伤最常发生的部位为骶部、股骨大转子、髂嵴和足跟等处。

116. A　依据脊髓损伤的临床表现进行分级，目前较常用的是美国脊髓损伤学会 ASIA 分级。

117. A　脊髓损伤患者早期使用硬板床，避免损伤的脊柱活动，造成脊髓二次损伤。

118. E　最常见的颈部脊髓损伤，伤及 C_4 或 C_5。胸段脊髓损伤最常伤及 T_{11} 和 T_{12}。

119. D　脊髓损伤后出现损伤平面以下截瘫。

120. B　应用关节腔内镜检查时应注意：①年龄因素。年龄不同，关节内的图像有区别。②定方位。在关节镜检查时，由于仅能窥见关节的一小部分，因此在开始检查时往往不容易判断关节内图像究竟属于哪一部分，髌上囊和髌上隐窝之间的髌上滑膜皱襞是一个很好的标志，容易定位。③滑膜充血现象。关节镜检查时，物理刺激会对视野产生影响，而且液温、液压也可影响血流，因此，关节镜插入后 10 分钟滑膜充血应视为正常现象。④关节内部结构存在个体差异。

121. C　脊髓半切征又名 Brown - Séquard 征，损伤平面以下同侧肢体的运动与深感觉消失，对侧肢体痛觉和温觉消失。其主要是皮质脊髓束、薄束楔束（传导来自同侧躯体的本体觉和精细触觉）、脊髓丘脑侧束（在脊髓内交叉，传导对侧躯体的痛觉、温度觉）受损引起的。

122. A　MRI 可以观察到椎体骨折处血肿的变化情况以及脊髓受损表现出来的异常信号。

123. B　拾物试验阳性是腰椎结核的典型表现。髋关节结核患者"4"字试验、髋关节过伸试验，托马斯征常阳性。肘关节结核会有肘关节肿胀、疼痛、压痛、活动受限等表现，但局限在肘关节。踝关节结核因踝关节周围软组织较少，踝部脓肿易穿破皮肤，形成窦道，长期可发生混合感染，晚期可见足下垂和内翻畸形。膝关节因位置表浅，膝关节结核时肿胀、积液较明显，浮髌试验阳性。

124. B　骨与关节结核的最好发部位是脊柱，约占 50%，膝关节结核和髋关节结核各占约 15%。骨与关节结核的好发部位都是一些负重大，活动多，易于发生损伤的部位。

125. E　全关节结核是骨结核或滑膜结核自然发展的最终结果，此时关节内的结构包括滑膜、软骨及骨组织均有破坏。

126. B　关节结核需要早期进行病灶清除和抗结核药物治疗，以保存关节的运动和负重功能。单纯滑膜型经穿刺抽脓、注入抗结核药一般效果良好，保守治疗无效者可考虑行滑膜切除术。

127. D　全髋关节置换术，其特点是切除有病变的髋臼和股骨头，可早期起床活动，达到无痛、运动范围正常和稳定的目的。

128. B　骨巨细胞瘤好发部位是股骨下段和胫骨上段。骨巨细胞瘤主要症状为疼痛和肿胀，与病情发展相关。局部包块压之有乒乓球样感觉和压痛，病变的关节活动受限。典型的

X 线特征为骨端偏心位、溶骨性、囊性破坏而无骨膜反应，病灶膨胀生长、骨皮质变薄，呈肥皂泡样改变。侵袭性强的肿瘤可穿破骨皮质致病理性骨折。血管造影显示肿瘤血管丰富，并有动静脉瘘形成。Codman 三角是骨膜反应征象，不符合骨巨细胞瘤 X 线表现。

129. D 尤因肉瘤是起源于骨髓的间充质细胞、以小圆细胞含糖原为特征的恶性骨肿瘤。X 线表现为发生于长骨骨干较广泛的溶骨性进行性破坏，骨皮质呈虫蚀样破坏；骨膜增生，有新骨形成，呈板层状或葱皮状。

130. D 骨软骨瘤临床表现为可长期无症状，多因无意中发现骨性包块而就诊。若肿瘤压迫周围组织或其表面的滑囊发生炎症，则可产生疼痛。体格检查所见肿块较 X 线平片显示大。X 线表现为单发或多发，在干骺端可见从皮质突向软组织的骨性突起，其皮质和松质骨以窄小或宽广的蒂与正常骨相连，彼此髓腔相通，皮质相连续，突起表面为软骨帽，不显影，厚薄不一，有时可呈不规则钙化影。肿瘤表面静脉怒张可见于骨肉瘤。骨软骨瘤无骨膜反应，与周围组织界限清。

131. E 滑膜骨软骨瘤病又称滑膜软骨化生，是一种少见的良性关节病，是由滑膜软骨化生而引起的一种关节病。属于滑膜组织来源的肿瘤。

132. E 膝关节半月板最易受伤的姿势是膝关节处于半屈状态，此时突然将膝关节伸直，并伴有旋转动作，易导致半月板损伤。

133. D 病理学检查和远处转移是恶性肿瘤诊断最重要的依据，其他选项也是诊断的依据，但不是最主要的依据。

134. A 软骨瘤是一种松质骨的、透明软骨组织构成的、软骨源性的良性肿瘤，好发于手和足的管状骨。位于骨干中心者称为内生

软骨瘤，较多见；偏心向外突出者称为骨膜软骨瘤或外生性软骨瘤，较少见。多发性软骨瘤恶变多形成软骨肉瘤。

135. E 腓总神经绕过腓骨头下方，最易损伤，导致踝背伸、外翻功能障碍。

136. C 骨肉瘤 X 线检查可有不同形态，主要表现有成骨性的骨硬化灶或溶骨性的破坏，骨膜反应可见 Codman 三角或呈"日光射线"现象。骨肉瘤好发部位为股骨远端、胫骨近端和肱骨近端的干骺端。

137. C 骨巨细胞瘤 X 线主要表现为骨端偏心性、溶骨性破坏，无骨膜反应，病灶骨皮质膨胀变薄，呈肥皂泡样改变。

二、A2 型题

138. D 骨折的特有体征包括骨擦音和骨擦感、异常活动、畸形。选项 D，肘部反常活动是医师诊断骨折的主要依据。

139. C 患者胫腓骨下 1/3 开放性骨折，骨折部血液供应差，所以容易导致骨折延迟愈合或不愈合，选项 C 正确。其余各项不是导致骨折延迟愈合或不愈合的主要因素。

140. A 患者多发性骨折导致多部位出血，且查体面色苍白，应注意是否合并休克。

141. B 外伤性骨折因暴力作用及肌肉牵拉同时作用，造成的移位多属于混合移位。

142. B 患者左小腿明显肿胀、疼痛，皮肤有张力性水疱，左小腿、足部血管多普勒超声测定能明确血管受压情况，判断血流受阻程度。

143. D Colles 骨折的特征性体征是"银叉"样畸形，Colles 骨折常伴有远侧骨折断端向桡、背侧移位，近侧断端向掌侧移位。

144. A 患儿肩部外伤后不愿活动上肢，

拒绝将手伸入衣袖，考虑是传导暴力造成锁骨骨折。小儿由于皮下脂肪饱满，畸形不明显，可表现为肩部无畸形。

145. B 第 1 ~ 3 肋骨粗短，且有锁骨、肩胛骨保护，不易发生骨折。但致伤暴力巨大时，也可能发生骨折，常常同时合并锁骨、肩胛骨骨折和颈部、腋部血管神经损伤。第 4 ~ 7 肋骨较长而纤薄，易发生骨折。第 8 ~ 10 肋前端肋软骨形成肋弓与胸骨相连，第 11 ~ 12 肋前端游离，弹性都较大，不易骨折；若发生骨折，应警惕合并腹内脏器和膈肌损伤。

146. C 根据题中已给的症状考虑患者为肩关节周围炎，其治疗方式主要为肩关节的主动功能锻炼，以减少可能并发的粘连与僵硬。无论病程长、短，症状轻、重，均应每日进行肩关节的主动活动，活动以不引起剧痛为限。

147. E 伤口较小的开放性骨折，污染不严重，清创后可以按照闭合性骨折处理，二期行其他治疗，但尽量避免小夹板固定。

148. E 该患者坠楼后臀部着地，导致双下肢完全不能活动，双侧腹股沟平面以下感觉丧失，伴有尿潴留，提示最可能的诊断是第 10 胸椎骨折伴脊髓损伤。

149. A 骨科体检的检查顺序按望、触、动、量进行。先查健侧，然后查患侧，遇有病痛处，先远后近。在进行局部检查时，应对全身情况进行观察。因此，应先望有无畸形。

150. B 压痛、异常活动等症状均是骨折的表现，该患者左小腿肿胀、压痛、异常活动，因此最可能诊断为左胫骨干骨折。

151. A 腓骨上端骨折患者，伴足下垂、背伸不能，应考虑腓总神经损伤。腓总神经于腘窝沿股二头肌内缘向外下行，于腓骨颈处走行最浅表，且绕过腓骨颈后分为腓浅、腓深神经，支配小腿前外侧伸肌群。因此腓骨上端骨折可伤及腓总神经，出现相应症状体征。

152. D 患者为中、老年人，有跌倒受伤史，伤后感觉髋部疼痛，下肢活动受限，不能站立和行走，应怀疑股骨颈骨折。有时伤后并不立即出现活动障碍，仍能行走，但数天后，髋部疼痛加重，逐渐出现活动后疼痛更重，甚至完全不能行走，这说明受伤时可能为稳定骨折，以后发展为不稳定骨折而出现功能障碍。检查时可发现患肢出现外旋畸形，一般在 45°~60°。若外旋畸形达到 90°，应怀疑有转子间骨折。股骨颈骨折伤后很少出现髋部肿胀及瘀斑，可出现局部压痛及轴向叩击痛。肢体测量可发现患肢短缩。

153. B 患者跌伤后入院就诊，应进行运动系统检查。物理学检查包括望诊、触诊、动诊、量诊，能对患部的活动度、力度、对称性、肢体长度等进行综合评估，可直接判断损伤程度，是最基本的检查方法。X 线是辅助检查的重要方法。肌电图用于确定周围神经、神经元、神经肌肉接头以及肌肉本身的功能状态。关节镜检查是使用内窥镜进行关节疾患诊治的检查，适用于半月板损伤、前后交叉韧带断裂等多种疾病的诊断和治疗。

154. E 去除椎管内碎骨片，解除对神经的压迫，恢复脊柱稳定性为治疗原则，因此必须手术。

155. D 患者在左上肢外展位时跌倒，手掌着地，出现左肩肿痛，左肩饱满，压痛明显，活动障碍，考虑诊断为肱骨外科颈骨折。患者无肩关节脱位的表现。

156. B CT 检查可以显示出椎体骨折时是否有碎骨片挤入椎管内，以及观察到椎管受压的情况。

157. D 在骨折发生后不可故意摇动患肢，以免增加患者的痛苦，或使锐利的骨折断端损伤血管、神经及其他软组织，或使嵌插骨折松脱而移位。患者没有明显的畸形，没有提到异常活动，最安全迅速，还可判断有无骨折的方法，选项 E 首先可以排除。选项 C，纵向压痛不能用来诊断骨折，故排除。选项 B，检查异常活动会给患者带来痛苦，故排除。选项 A 没有说明用什么方法来检查，如果是在自然环境下要直接用耳听到骨擦音，患者要承受巨大的疼痛并增加进一步损伤的风险。选项 D，骨传导音检查法是诊断长骨骨干骨折简单可靠的方法之一。

158. A 患者前臂肿胀，瘀斑，疼痛剧烈，并有短缩成角畸形，考虑诊断为尺桡骨双骨折。尺桡骨之间有坚硬的骨间膜相连，当单一尺骨或者桡骨骨折时，暴力通过骨间膜传导到另一骨干，引起不同平面的双骨折，或发生一侧骨干骨折，另一骨的上端或下端脱位。

159. B 患者约 5 个月骨折未愈合，考虑诊断为骨折延迟愈合。骨折延迟愈合是指骨折经过治疗，超过通常愈合所需要的时间（一般为 4~8 个月），骨折断端仍未出现骨折连接。骨折经过治疗，超过一般愈合时间（9 个月），且经再度延迟治疗（时间 3 个月），仍达不到骨性愈合，称为骨折不愈合。

160. C 患者感觉剧痛，手指麻木，肿胀，活动不灵等是前臂供血血管因骨折受损而导致手指缺血的临床表现。

161. E 患者右上臂肿胀畸形，肢体缩短，手腕背伸不能，伸指无力，考虑诊断为肱骨干骨折。肱骨干下 1/3 骨折的移位方向与暴力作用的方向、前臂和肘关节所处的位置有关，大多数有成角、短缩及旋转畸形。若合并桡神经损伤，可出现垂腕，各手指掌指关节不

能背伸，拇指不能伸，前臂旋后障碍，手背桡侧皮肤感觉减退或消失。切开复位的手术指征包括：以下情况，可采用切开复位内固定术：①手法复位失败，骨折端对位对线不良，估计愈合后影响功能；②骨折有分离移位，或骨折端有软组织嵌入；③合并神经血管损伤；④陈旧骨折不愈合；⑤影响功能的畸形愈合；⑥同一肢体有多发性骨折；⑦8~12 小时以内污染不重的开放性骨折。

162. A 肱骨髁上骨折往往合并肱动脉损伤，严重时引起缺血性肌挛缩。

163. B 肱骨干骨折并有桡神经损伤的患者可出现垂腕，各手指掌指关节不能背伸，拇指不能伸，前臂旋后障碍，手背桡侧皮肤感觉减退或消失。

164. D 石膏固定后出现的手指活动障碍多是由于被动屈伸锻炼不够，组织肌肉经常不锻炼萎缩而造成的关节僵硬。因此，选项 D 是患者拆除石膏后右手各手指屈伸均明显受限的主要原因。

165. E 肱骨髁上伸直型骨折手法复位：麻醉后仰卧于骨科牵引床上。屈肘约 50° 位、前臂中立位，沿前臂纵轴牵引。以同侧腋窝部向上做反牵引。在持续牵引下，纠正重叠畸形。选项 E，不严重的畸形在儿童生长发育过程中可以逐渐得到纠正，必须完全矫正太过于绝对。

166. C 患肢活动障碍，头向患侧偏斜，提示为强迫体位，肩部肌肉牵拉所致；Dugas 征阴性排除了肩关节脱位的可能性，考虑诊断为锁骨骨折。锁骨骨折时，患者常用健手托住肘部，减少肩部活动引起的骨折端移动而导致的疼痛，头部向病侧偏斜，以减轻因胸锁乳突肌牵拉骨折近端而导致的疼痛。

167. C 患者跌倒后手掌着地，损伤后餐

叉状畸形明显，考虑诊断为 Colles 骨折，即桡骨远端伸直型骨折，常伴有远侧骨折断端向桡、背侧移位，近端向掌侧移位。

168. D　尺桡骨双骨折经过手法复位失败，考虑骨折断端有软组织嵌入，应立即进行手术治疗。

169. C　股骨干下 1/3 骨折后，远折端由于腓肠肌的牵拉以及肢体的重力作用而向后方移位，又由于股前、外、内肌牵拉的合力，使近折端向前移位。

170. E　患者为中年男性，股骨颈骨折一年后摄片提示骨不连，但股骨头外形尚未改变，考虑为骨折不愈合。青壮年的陈旧股骨颈骨折不愈合，宜采用切开复位内固定术。经前外侧切口显露骨折后，清除骨折端的硬化组织，直视下经大转子打入空芯拉力螺钉，也可同时切取带旋髂深血管蒂的髂骨块植骨，或用旋股外血管升支的髂骨块植骨，或带缝匠肌蒂的髂骨块植骨，促进骨折愈合，防止股骨头缺血坏死。

171. C　腓总神经紧贴腓骨小头下方，支配小腿前外侧伸肌群及小腿前外侧和足背皮肤。腓骨小头骨折容易造成腓总神经损伤，使踝关节不能主动背伸。

172. D　患者为老年女性，有跌倒受伤史，伤后感髋部疼痛，且患肢外旋，考虑诊断为股骨颈骨折。有时骨折后并不立即出现活动障碍，仍能行走，但数天后，髋部疼痛加重，逐渐出现活动后疼痛更重，甚至完全不能行走，这说明受伤时可能为稳定骨折，以后发展为不稳定骨折而出现功能障碍。

173. E　桡骨头脱位可致桡神经深支损伤，造成患侧手掌指关节不能伸直，但可主动伸腕。

174. B　肱骨干骨折手法复位愈合不良的处理措施：手术切除硬化骨，钢板固定，植骨，加牢固的外固定。

175. B　尺神经支配手蚓状肌、骨间肌和拇收肌及尺侧皮肤感觉，在肘部，尺神经表浅，容易受损。损伤后表现为：第 3、4 蚓状肌麻痹所致的环、小指爪形手畸形，示指与拇指对指时，示指近侧指间关节屈曲，远侧指间关节过伸，而拇指的掌指关节过伸不能内收、指间关节屈曲、余四指并指无力。

176. A　选项 A，血肿越大，机化时间越长，却并不能加快骨折愈合速度。选项 B，Colles 骨折伤后局部疼痛、肿胀、可出现典型畸形姿势，即侧面看呈"银叉"样畸形，正面看呈"刺刀"样畸形。选项 C，为减轻患者痛苦，手法复位最好在局麻下完成。选项 D，固定时应将患腕固定在掌屈尺偏的位置。选项 E，整复后可用石膏托或小夹板固定，有助于良好愈合。

177. E　选项 A、B 主要是反映血供的情况。选项 C 项反映肢体软组织损伤情况。选项 D 反映肢体神经损伤情况。选项 E，静息痛及被动牵拉痛是骨筋膜室综合征的重要体征，因为它直接反映了前臂骨筋膜室内压力的大小。

178. E　骨折对位对线良好，只需要采用夹板或石膏进行外固定即可。

179. C　患者有右肩外伤史；转身开门时，突感右肩部疼痛，不敢活动；用左手托住右上肢来医院就诊，考虑诊断为肩关节脱位。肩关节脱位的临床表现是外伤后肩痛，上肢有弹性固定，患者常用健侧手托住患肢以减轻疼痛。

180. C　跟腱反射又称踝反射，反射中枢在骶髓第 1~2 节。膝反射，反射中枢在腰髓

第 2~4 节。因此，患者脊髓损伤节段定位于 L_5 以下。

181. D 伸腕为 C_7 神经根支配，肱三头肌及前臂背侧伸肌为 C_7 神经根支配，故损伤在第 7 颈髓处，下颈髓与上胸髓一般高于相应椎体一个椎体水平，因此损伤脊柱平面为 C_6。

182. E 脊神经后根、脊神经节、后角或中央灰质损害后出现的感觉障碍，表现为节段性（也称根性）分布的各种感觉障碍。脊髓感觉传导束损害后产生损害平面以下的感觉障碍。

183. B 脊髓震荡是脊髓遭受强烈震荡后损伤的平面以下感觉、运动及反射丧失，只是短暂性功能抑制，可以在数小时或数天内完全恢复。

184. B 尺神经损伤后小指及环指尺侧半感觉消失，夹纸试验即 Froment 征阳性。

185. C 脊髓型颈椎病早期脊髓受压多来自前方，故多为侧束、锥体束损害突出，表现为四肢乏力，行走、持物不稳等。患者有不规则感觉减弱区，肌张力增高，肌力弱，Hoffmann 征阳性，可诊断为脊髓型颈椎病。

186. B 骶段神经只控制大小便和性功能而不控制下肢肌肉，故在无肌力缺失的情况下，大小便功能不全考虑为骶段神经损伤。

187. C 在肌力分级中，3 级是指能对抗重力但不能对抗阻力。患者复查时肌力测定为抗地心引力时有完全运动幅度，属于肌力 3 级。

188. B 患者下台阶时扭伤右足部，疼痛剧烈，伴肿胀，踝关节前外侧足背青紫，被动内翻时疼痛，考虑诊断为踝关节外侧副韧带损伤。踝关节外侧副韧带损伤是常见的损伤，表现为外踝前外下方肿胀，压痛，局部淤血。

189. B 患儿哭诉右膝关节痛，右腿拒动，不敢行走及站立，X 线检查未见膝关节明显异常，考虑损伤部位为右髋关节。髋关节损伤时可表现为膝关节疼痛，而不伴有膝关节器质性结构异常。

190. B 患儿有被牵拉史，查体见拒绝取物，X 线摄片没有阳性征象，考虑诊断为桡骨头半脱位。桡骨头半脱位多见于 5 岁以下的小儿，其桡骨头发育尚不完全，环状韧带只是一片薄弱的纤维环，一旦小儿前臂被牵拉，桡骨头向远端滑行，恢复原位时，环状韧带来不及退缩，卡压在肱桡关节内，桡骨头不能回到正常解剖位置，形成半脱位。

191. E 类风湿关节炎时，关节受累表现为多关节、对称性。

192. D 肩关节周围炎是以肩部逐渐产生疼痛，夜间为甚，逐渐加重，肩关节活动功能受限而且日益加重，达到某种程度后逐渐缓解，直至最后完全复原为主要表现的肩关节囊及其周围韧带、肌腱和滑囊的慢性特异性炎症。

193. B 股骨头缺血坏死是髋关节脱位的后期并发症，特别是在 24 小时内没有复位的髋关节脱位，其发生率更高。

194. C 有活动性结核感染存在时，不宜进行手术治疗，为避免病变椎体压缩骨折引起神经系统症状，应该局部制动避免负重，卧硬板床即可。

195. A 患者右肩部疼痛，且活动受限 1 个月，无外伤史，右肩关节外展及后伸受限，考虑为肩周炎。

196. B 肩关节周围炎（肩周炎）好发于 50 岁左右的中老年人，严重者肩部活动明显受限，起病缓，病程长，症状冬春季加重、夏秋季减轻，有自愈倾向；肩痛开始较轻，以后逐渐明显，甚至疼痛难忍、夜不能寐，向颈、耳、前臂及手放射；压痛范围广；活动障碍以外展、抬举、旋转较重，致使系裤带、梳头、摸背、洗脸感到困难。

197. C 骨软骨瘤X线表现为单发或多发，在干骺端可见从皮质突向软组织的骨性突起，其皮质和松质骨以窄小或宽广的蒂与正常骨相连，彼此髓腔相通，皮质相连续，突起表面为软骨帽，不显影，厚薄不一，有时可呈不规则钙化影。

198. E 骨巨细胞瘤典型的X线特征为骨端偏心性、溶骨性、囊性破坏而无骨膜反应，病灶膨胀生长、骨皮质变薄，呈肥皂泡样改变。

199. D 骨肉瘤常见分期类型：ⅡA（$G_2T_1M_0$）：骨内，未转移；ⅡB（$G_2T_2M_0$）：已累及骨外软组织，未转移；ⅢA（$G_2T_1M_1$）：骨内，已有区域或远隔转移；ⅢB（$G_2T_2M_1$）：已累及骨外软组织，已有区域或远隔转移。

200. D 由于肿瘤生长较快，骨膜被掀起，尤因肉瘤的典型X线表现为葱皮样改变，骨髓炎及结核不具备此项表现。骨巨细胞瘤则较少具备发热、白细胞升高、血沉快等表现。

201. A 患者右胫骨上端肿胀压痛，X线示肥皂泡样阴影，题干描述符合骨巨细胞瘤特点，考虑为骨巨细胞瘤。选项A，骨巨细胞瘤好发年龄为20~40岁。好发部位为股骨下端和胫骨上端。疼痛和肿胀为主要症状，与病情发展相关。局部包块压之有乒乓球样感觉，病变的关节活动受限。X线主要表现为骨端偏心性、溶骨性破坏，无骨膜反应，病灶骨皮质膨胀变薄，呈肥皂泡样改变。选项B，骨样骨瘤，常发生于儿童和少年，好发部位以下肢长

骨为主。肿瘤直径很少超过1cm，主要症状是疼痛，有夜间痛，进行性加重。选项C，软骨瘤包括内生软骨瘤和外生软骨瘤，好发于手和足的管状骨，临床表现以无痛性肿胀居多，X线表现内生软骨瘤髓腔内有椭圆形透亮点，呈溶骨性破坏，皮质变薄无膨胀，溶骨区内有间隔或斑点状钙化影。选项D，骨肉瘤好发于青少年。好发部位为股骨远端、胫骨近端和肱骨近端的干骺端。临床表现主要为局部疼痛，多为持续性，逐渐加剧，夜间尤重，可伴有全身恶病质。附近关节活动受限。X线表现可有不同形态，主要表现为有成骨性的骨硬化灶或溶骨性破坏，骨膜反应可见Codman三角或呈"日光射线"现象。选项E，骨脓肿通常发生于长骨的干骺端，多见于胫骨、股骨和肱骨，当劳累或轻微外伤后局部有疼痛及皮温升高，罕见有皮肤发红，使用抗生素后炎症表现迅速消退。少数病例炎症不能控制时，可出现穿破流脓。X线平片表现为骨的囊性病变，周围有硬化骨包绕。

202. B 骨髓瘤实验室检查最支持诊断的指标是尿本周蛋白（＋），同时出现高血钙、氮质血症。

203. C 骨肉瘤是高度恶性的骨肿瘤，多见于年轻人，多发生于骨骺生长最活跃的部位，如股骨下端、胫骨上端和肱骨上端。骨肉瘤生长迅速，临床表现主要为疼痛，由间歇发作转为持续疼痛；关节功能障碍；局部皮肤发热，浅静脉怒张。X线显示干骺端骨破坏，有大量的肿瘤样骨。当肿瘤侵袭超过骨组织后，可掀起骨膜，形成骨膜下的三角状新骨，称为Codman三角，有"日光射线"征象。

204. E 患者为中老年女性，考虑乳腺癌骨转移可能，行放射性核素骨扫描可检查全身骨的情况，较X线平片、CT准确，较MRI检查范围广，且可避免脊髓造影造成的损伤。

205. D 患儿骨性肿块位于左膝下内侧，考虑为骨软骨瘤。选项A，骨结核好发于儿童和青少年，原发病灶为肺结核或消化道结核，好发部位是脊柱，其次是膝关节、髋关节与肘关节。起病缓慢，有低热、乏力、盗汗、消瘦、食欲缺乏及贫血等症状。浅表关节可以查出有肿胀与积液，并有压痛，关节常处于半屈状态。至后期，肌萎缩，关节呈梭形肿胀。选项B，半月板囊肿发病年龄主要为青年人，运动员较多见，多数发生在外侧半月板。其形成多数与外伤有关。常见的有半月板内囊肿和半月板周围囊肿。选项C，骨巨细胞瘤好发年龄为20~40岁，好发部位为股骨下段和胫骨上段。疼痛和肿胀为主要症状，与病情发展相关。局部包块压之有乒乓球样感觉，病变的关节活动受限。选项D，骨软骨瘤好发于青少年，好发于长骨的干骺端。此肿瘤属软骨源性，其结构包括骨组织和其上的软骨帽，可形成骨性肿块。选项E，骨囊肿好发年龄为儿童和青少年，好发部位为长管状骨干骺端，依次为肱骨上端、股骨上端、胫骨上端和桡骨下端。病理特点为囊肿内含有浆液或血清样液体，为囊性肿块，不符合题干中所描述的骨性肿块。

206. D 患者有抬重物史，放射性痛提示为神经根受损的表现；咳嗽时腹压加大，而使坐骨神经痛症状明显，很可能为腰椎间盘突出症。

207. C 患者有盗汗、午后潮热、消瘦、食欲不振、全身乏力的结核中毒症状，加之腰痛，行走时双手扶腰的特有症状，诊断为腰椎结核。

208. A 腰椎间盘突出症中80%的患者保守治疗有效，常用的手段为：硬板床卧床休息，牵引，理疗与按摩等使痉挛肌肉松弛，减轻椎间盘压力。非手术治疗的适应证：①初次发病，病程较短的患者；②休息以后症状可以自行缓解者；③由于全身疾病或有局部皮肤疾病，不能施行手术者；④不同意手术者。

209. D 直腿抬高试验及加强试验：患者仰卧，伸膝，被动抬高患肢，正常人神经根有4mm的滑动度，下肢抬高到60°~70°始感腘窝不适，腰椎间盘突出症患者神经根受压或粘连使滑动度减少或消失，抬高在60°以内即可出现坐骨神经痛，称为直腿抬高试验阳性。在直腿抬高试验阳性时，缓慢降低患肢高度，待放射痛消失，再被动背屈踝关节以牵拉坐骨神经，如又出现放射痛，称为加强试验阳性。患者有腰痛伴右下肢放射痛，右直腿抬高试验40°阳性，加强试验阳性，且X线片提示$L_{4~5}$椎间隙变窄，可诊断为腰椎间盘突出症。

210. C 颈痛不明显，以四肢乏力，行走、持物不稳为脊髓型颈椎病最先出现的症状。由于脊髓受压，上运动神经元通路异常，表现为肌张力不同程度的增高和肌力减损，膝反射和踝反射活跃、亢进，出现踝阵挛、髌阵挛、Babinski征阳性。

211. A 患者有坐骨神经痛及腰痛的临床表现，还有直腿抬高试验及加强试验阳性、踝反射异常、脊柱侧弯的特征性体征，可诊断为腰椎间盘突出症。

212. E 患者病史较长，在病变间隙的棘突间有压痛，并放射至小腿外侧，结合患者直腿抬高试验及加强试验阳性，最可能的诊断考虑腰椎间盘突出症。

213. D 该患者年龄较大，且经颈型骨折易发生股骨头缺血坏死，采用保守治疗不恰当；人工股骨头置换术恢复较快，对老年人减少并发症，尽快恢复自理能力是最合适的。

214. B 急性腰扭伤是腰部肌肉、筋膜、韧带等软组织因外力作用突然受到过度牵拉而引起的急性撕裂伤，常发生于搬抬重物、腰部肌肉强力收缩时。急性腰扭伤可使腰骶部肌肉的附着点、骨膜、筋膜和韧带等组织撕裂，但感觉、肌力、反射均正常。

三、A3/A4 型题

215. C　患者有高空坠落史，表现为颈部压痛、四肢瘫痪、呼吸困难、双肺闻及痰鸣音（提示出现膈神经损伤），X 线片示 $C_{4\sim5}$ 骨折脱位，应诊断为 $C_{4\sim5}$ 骨折脱位、脊髓损伤。$C_{4\sim5}$ 骨折脱位损伤的是膈神经的主要组成部分，膈神经损伤后膈肌功能瘫痪，导致呼吸困难，若不及时气管切开控制呼吸，将危及生命。

216. D　在脊髓损伤中，MRI 为明确脊髓损伤平面的首选检查手段。

217. B　CT 可以了解骨折块移位情况和关节面塌陷的形态，应首选。

218. E　Schatzker 分型是当前应用最广泛的分型，将胫骨平台骨折分为六型。其中，V 型为双侧平台骨折，高能量暴力损伤所致，易合并血管神经损伤。此型占胫骨平台骨折的 12.0%。

219. D　胫骨平台骨折 Schatzker V 型，骨折累及关节面，关节内骨折必要时手术切开复位，尽力做到关节面解剖复位。

220. D　急性血源性骨髓炎诊断：①全身中毒症状，寒战高热，患肢剧痛，不敢活动，长骨干骺端有深压痛。②白细胞总数升高，血沉加快，C - 反应蛋白增加，血培养阳性。③局部分层穿刺见脓液和炎性分泌物。④X 线检查：早期一般正常，发病 7~14 天平片显示可有骨破坏，2 周后逐渐出现虫蛀样骨破坏。⑤MRI：对病灶的敏感性和特异性均强，有早期诊断价值。

221. E　急性血源性骨髓炎早期以骨质破坏和坏死为主，晚期以死骨形成和新生骨形成为主。在死骨形成的同时，病灶周围的骨膜因炎性充血和脓液刺激而产生新骨，包围于骨干之外，成为骨性包壳，包壳将死骨、脓液和炎性肉芽组织包裹，形成感染的骨性死腔，此时进入慢性骨髓炎。

222. B　急性血源性骨髓炎最常见的致病菌是金黄色葡萄球菌。

223. B　痛风性关节炎诊断标准：①急性关节炎发作一次以上，在 1 天内即达到发作高峰。②急性关节炎局限于个别关节，整个关节呈暗红色。第一跖趾关节肿痛。③单侧跗骨关节炎急性发作。④有痛风结节。⑤高尿酸血症。⑥非对称性关节肿痛。⑦发作可自行停止。凡具备上述条件 3 条以上，并可排除继发性痛风者即可确诊。

224. B　痛风性关节炎急性期首选的药物是非甾体抗炎药，可以首选的止痛药物主要有双氯芬酸钠、双氯芬酸钾，塞来昔布、美洛昔康等，症状控制住以后要停药，应用期间注意监测血肌酐水平。非甾体抗炎药效果不好时改用秋水仙碱，症状缓解后需停用秋水仙碱。当急性期出现肾功能不全时，可考虑加用糖皮质激素。

225. A　脊髓型颈椎病临床表现包括四肢感觉、运动、反射以及二便功能障碍的综合征，为颈椎病最严重的类型。由于下颈段椎管相对较小（脊髓颈膨大处），且活动度大，故退变亦发生较早、较重，脊髓受压也易发生在下颈段。患者出现上肢或下肢麻木无力、僵硬、双足踩棉花感，束带感，双手精细动作障碍。后期可出现二便功能障碍。该患者慢性病程，双上肢麻木，双手笨拙，行走不稳，均符合脊髓型颈椎病的典型特征，X 线片显示颈椎退变，支持颈椎病诊断。

226. A 脊髓型颈椎病由于颈椎退变结构压迫脊髓或压迫供应脊髓的血管而出现一系列症状体征，其发病机制是退变导致的多种病理改变继发脊髓受累。

227. D 脊髓型颈椎病通常保守治疗无效，一旦确诊即应积极手术治疗。

228. B 脊髓型颈椎病检查时可有感觉障碍平面，肌力减退，四肢腱反射活跃或亢进，而浅反射减弱或消失。Hoffmann 征、Babinski 征等病理征可呈阳性。患者出现四肢锥体束征阳性已经 1 年，病变应定位在颈髓。颈椎平片有颈椎管狭窄，MRI 见 C_{4-7} 脊髓腹背侧受压，其诊断应该是脊髓型颈椎病。

229. D 脊髓型颈椎病应及早行手术治疗，解除对脊髓的压迫，以利其恢复。患者脊髓受压部位为 C_{4-7}，范围较广，因此宜后路手术，切除椎板，解除对脊髓的压迫。

230. B 右肩方肩畸形，Dugas 征（+）是肩关节脱位的典型特征，患者步行中后仰跌倒，右手掌撑地受伤。力由后向前经手掌传递至肩关节，肱骨头冲破关节囊致前脱位。因此，临床诊断首先考虑右肩关节前脱位。

231. C 肩关节脱位常做的辅助检查为正位及穿胸位平片。

232. A 正中神经损伤会出现拇指对掌、对指功能障碍，拇指处于手掌桡侧，形成"猿手"畸形，拇指不能外展，不能对掌及对指。

233. B 正中神经支配前臂屈侧的大部分肌肉，以及手内桡侧半的大部分肌肉和手掌桡侧皮肤感觉。损伤后会出现手的桡侧半感觉障碍，形成"猿手"畸形，拇指不能外展，不能对掌及对指。

234. C 马尾神经受压后的症状包括排尿困难、尿潴留、尿失禁、排便困难和便秘。出现鞍区、腹股沟和下肢的灼痛、麻木和刺痛，感觉障碍可沿会阴区向下辐射至足部。因此，患者出现排尿困难、鞍区麻木的原因是马尾神经受压。

235. D 马尾神经损伤的治疗原则是尽早诊断，早期手术，必要时急诊手术。因此，最佳措施是手术治疗。

236. A 狭窄性腱鞘炎起病缓慢，初时，晨起患指发僵、疼痛，缓慢活动后即消失。随病程延长逐渐出现弹响伴明显疼痛，严重者患指屈曲，不敢活动。屈伸中指时有弹响，是狭窄性腱鞘炎区别于类风湿关节炎、腱鞘囊肿、滑囊炎及创伤性关节炎的要点。

237. E 疗效较好的治疗方法是腱鞘内醋酸泼尼松龙注射，局部制动也有一定疗效。如非手术治疗无效，可考虑行狭窄腱鞘切开减压术。

四、B1 型题

238. E 胸 2 水平损伤后上肢完好；发生下肢的上运动神经元损伤，即硬瘫，表现为下肢肌张力增高、腱反射亢进和病理征阳性。

239. D 腰 3 水平损伤后由于不损伤脊髓，只损伤神经根，所以发生下肢的下运动神经元损伤，即软瘫，表现为肌张力下降、腱反射减弱和病理征阴性。

240. A 前脊髓综合征：颈脊髓前方受压严重，有时可引起脊髓前中央动脉闭塞，出现四肢瘫痪，下肢瘫痪重于上肢瘫痪，但下肢和会阴部仍保持位置觉和深感觉，有时甚至还保留有浅感觉。此型损伤的预后为不完全性损伤中最差者。

241. B 后脊髓综合征：脊髓受损平面以

下运动功能和痛温觉、触觉存在，但深感觉全部或部分消失。

242. C 脊髓中央管周围综合征：多数发生于颈椎过伸性损伤。颈椎管因颈椎过伸而发生急剧性容积减小，脊髓受黄韧带皱褶、椎间盘或骨刺的前后挤压，使脊髓中央管周围的传导束受到损伤，表现为损伤平面以下的四肢瘫，上肢重于下肢，没有感觉分离。

243. D 脊髓半切综合征：损伤平面以下同侧肢体的运动及深感觉消失，对侧肢体痛觉和温觉消失。

244. A 膨出型腰椎间盘突出症：纤维环有部分破裂，但表层完整，此时髓核因压力向椎管内局限性隆起，但表面光滑。这一类型保守治疗大多可缓解或治愈。

245. B 突出型腰椎间盘突出症：纤维环完全破裂，髓核突向椎管，但后纵韧带仍然完整。此型常需手术治疗。

246. C 脱出型腰椎间盘突出症：髓核穿破后纵韧带，形同菜花状，但其根部仍然在椎间隙内。需手术治疗。

247. D 游离型腰椎间盘突出症：大块髓核组织穿破纤维环和后纵韧带，完全突入椎管，与原间盘脱离。需手术治疗。

248. E Schmorl 结节及经骨突出型腰椎间盘突出症：前者指髓核经上下软骨板的发育性或后天性裂隙突入椎体松质骨内；后者是髓核沿椎体软骨终板和椎体之间的血管通道向前纵韧带方向突出，形成椎体前缘的游离骨块。这两型临床上无神经症状，无需手术治疗。

249. A Ⅰ型：外侧平台劈裂骨折，无关节面塌陷。多发生于年轻人。骨折移位时常伴有外侧半月板撕裂，或向四周移位或半月

板嵌入骨折间隙。此型占胫骨平台骨折的 15.0%。

250. B Ⅱ型：外侧平台劈裂，关节面塌陷，多发生于 40 岁以上的患者。此型占胫骨平台骨折的 23.2%。

251. C Ⅲ型：外侧平台单纯压缩骨折。压缩部分常位于关节中心部分，由于压缩部位大小和压缩程度的不同及外侧半月板损伤情况的不同，这种损伤可以是稳定或不稳定骨折。此型占胫骨平台骨折的 14.5%。

252. D Ⅳ型：胫骨内侧平台骨折，多由中等至高能量暴力致伤，常合并膝关节脱位、血管损伤，因此需仔细检查。此型占胫骨平台骨折的 14.5%。

253. E Ⅴ型：双侧平台骨折，高能量暴力损伤所致，易合并血管神经损伤。此型占胫骨平台骨折的 12.0%。

254. C 肩关节前脱位主要表现为 Dugas 征阳性。

255. A 端坐屈颈试验，也叫林德纳（Lindner）试验，患者端坐床上，双下肢伸直，屈颈低头，这时腿部疼痛加重，为阳性。这对诊断腰椎间盘突出症具有重要意义。

256. B Allis 征是检查膝顶部的高度，阳性主要见于髋关节脱位，亦可见于股骨颈骨折。

257. D 膝关节的轴移试验（Pivot Shift 试验）在检查膝关节前交叉韧带损伤中具有重要意义。

258. A 神经根型颈椎病发病率最高。由于突出的椎间盘、增生的钩椎关节压迫相应的神经根，引起神经根性刺激症状。临床上开始多为颈肩痛，短期内加重，并向上肢放射。放射痛范围根据受压神经根不同而表现在相应

皮节。皮肤可有麻木、过敏等异常，同时可有上肢肌力下降、手指动作不灵活。

259. C 椎动脉型颈椎病由于颈椎退变机械性压迫因素或颈椎退变所致颈椎节段性不稳定，致使椎动脉遭受压迫或刺激，椎动脉狭窄、迂曲或痉挛造成椎 – 基底动脉供血不全，出现头晕、恶心、耳鸣、偏头痛等症状，或转动颈椎时突发眩晕而猝倒。因椎动脉周围有大量交感神经的节后纤维可出现自主神经症状，表现为心悸、心律失常、胃肠功能减退等。

260. B 脊髓型颈椎病由于颈椎退变结构压迫脊髓或压迫供应脊髓的血管而出现一系列症状，包括四肢感觉、运动、反射以及二便功能障碍的综合征，为颈椎病最严重的类型。由于下颈段椎管相对较小（脊髓颈膨大处），且活动度大，故退变亦发生较早、较重，脊髓受压也易发生在下颈段。患者出现上肢或下肢麻木无力、僵硬、双足踩棉花感，束带感，双手精细动作障碍。后期可出现二便功能障碍。检查时可有感觉障碍平面，肌力减退，四肢腱反射活跃或亢进，而浅反射减弱或消失。

261. D 交感型颈椎病被认为是由退变因素，如椎间盘突出、小关节增生等，尤其是颈椎不稳刺激或压迫颈部交感神经纤维而引起的一系列反射性交感神经症状。多与长期低头、伏案工作有关，有交感神经抑制或兴奋的症状。表现为症状多，体征少。患者可感到颈项痛，头痛、头晕；面部或躯干麻木发凉，痛觉迟钝；感心悸、心律失常；亦可有耳鸣、听力减退，或诉记忆力减退、失眠等症状。

262. A 骨髓瘤是恶性肿瘤，但它是相对惰性的恶性肿瘤。

263. B 骨巨细胞瘤属于交界性肿瘤。

264. A 类风湿关节炎病因尚不清楚，目前认为是一种自身免疫性疾病，病变由滑膜开始，是一种非特异性滑膜炎，逐渐侵犯软骨、软骨下骨、关节囊、肌腱和腱鞘，最后导致关节破坏、强直和畸形。

265. D 股骨头无菌性坏死是由于股骨头血运受损，病变始于骨，造成骨缺血性坏死。

五、X 型题

266. ABCD 局部疼痛是肋骨骨折最明显的症状，且随咳嗽、深呼吸或身体转动等运动而加重，有时患者可自己听到或感觉到骨擦音或骨擦感。此外还有局部肿胀畸形，指（挤）压试验阳性。胸壁皮下气肿一般都继发于胸骨和（或）肋骨骨折伴气胸，而不是肋骨骨折的临床表现。

267. ABCD 骨折的一般表现为局部疼痛、肿胀和功能障碍。骨折的特有体征：①畸形：骨折端移位可使病肢外形发生改变，主要表现为缩短、成角或旋转畸形。②异常活动：正常情况下肢体不能活动的部位，骨折后出现异常活动。③骨擦音或骨擦感：骨折后，两骨折端相互摩擦时，可产生骨擦音或骨擦感。

268. ABE 脊髓损伤的常见并发症包括压力性损伤、静脉血栓、坠积性肺炎等。

269. ABDE 选项 C，屈曲型肱骨髁上骨折合并神经血管损伤不常见。

270. AB 对早期、不典型骨折病例以及复杂的解剖部位，X 线在确定病变部位和范围上受到限制。CT 尤其是三维 CT 以其分辨率高、无重叠和图像后处理的优点，弥补了传统 X 线检查的不足。骨和关节解剖部位越复杂或常规 X 线越难以检查的部位，CT 能提供更多的诊断信息，如骨盆、髋、骶骨、骶髂关节、胸骨、脊柱等部位的骨折。CT 能清晰地显示椎体爆裂骨折碎裂的后方骨片突入椎管的情况。选项 C、D、E 三项为 MRI 检查的优点。

271. ABCD 手外伤现场急救处理原则包括止血、创口包扎、局部固定和迅速转运。

272. ACDE 选项 B，无明确手术复位指征者，手术损伤骨折周围血供，不利于骨折愈合。手术复位的明确指征为手法复位难以达到功能复位，断端有软组织嵌入，合并血管神经损伤等，因此选项 B 错误，其余各项均正确。

273. ABDE 骨折临床愈合标准：①局部无压痛；②局部无纵向叩击痛；③局部无异常活动；④X 线片显示骨折线模糊，有连续性骨痂通过骨折线；⑤外固定解除后，上肢能向前举 1kg 重量达 1 分钟，下肢不扶拐在平地上连续行走 3 分钟，不少于 30 步；⑥连续观察 2 周，骨折不变形。

274. ABCD 原始骨痂形成期，成人一般约需 3～6 个月。首先形成内骨痂和外骨痂，骨内、外膜增生，新生血管长入，成骨细胞大量增生，合成并分泌骨基质，使骨折端附近内、外形成的骨样组织逐渐骨化，形成新骨，即膜内成骨。由骨内、外膜紧贴骨皮质内、外形成的新骨，分别称为内骨痂和外骨痂。选项 E，原始骨痂形成期 X 线平片上可见骨折处有梭形骨痂阴影，但骨折线仍隐约可见。

275. ABDE 急性腰扭伤的疼痛主要表现为突发的在腰部一侧或者双侧的剧烈疼痛，疼痛多呈持续性，疼痛性质多为刺痛，一般不伴坐骨神经痛。

276. ABCDE 关节 X 线检查对骨关节炎的诊断具有特异性。在骨关节炎早期仅有软骨退行性改变时，X 线检查多为正常。随着病情发展，X 线显示关节边缘有骨赘形成，关节间隙变窄，软骨下骨有硬化和囊腔形成。到后期骨端变形，关节面凹凸不平，边缘有骨质增生。

277. ABCD 选项 A、B、C、D 四项分别为肩周炎的好发年龄、病理特点和临床表现，均正确。选项 E，本病能自愈，但若不配合治疗和功能锻炼，将遗留不同程度的功能障碍。

278. ABCD 骨折后急救固定与患者进行早期功能锻炼无关，选项 E 错误，其余各项均正确。

279. DE 压缩性骨折较为多见。X 线侧位片为椎体前缘骨皮质嵌插成角，或为椎体上终板破裂压缩，多见于骨质疏松者。病理变化除有椎体骨折外，还有不同程度后方韧带结构损伤。骨折－脱位是因过度屈曲导致后纵韧带断裂，暴力使脱位椎体的下关节突移行于下位椎体上关节突的前方，称之为关节突交锁。单侧交锁时，椎体脱位程度不超过椎体前后径的 1/4；双侧交锁时，椎体脱位程度超过椎体前后径的 1/2。该类病例大部分有颈脊髓损伤。部分病例可有小关节突骨折。

280. ABCDE 滑膜切除术主要适用于病变早期，滑膜炎较重，关节有明显渗出，但关节面破坏较轻者。关节清理术适用于慢性病例，不仅有关节滑膜改变，同时有关节软骨剥脱者。截骨术适用于病变已稳定，不再发展，单有明显畸形者。关节融合术、关节成形术适用于关节破坏严重者。

281. BCDE 椎体结核可分为中心型和边缘型两种。中心型椎体结核多见于 10 岁以下儿童，好发于胸椎。病变进展快，一般只侵犯 1 个椎体，整个椎体被压缩成楔形。边缘型椎体结核多见于成人，好发于腰椎。

282. ABCD 脂肪栓塞综合征是骨髓腔脂肪入血，栓塞血管而出现的一系列症状，是骨折早期并发症。骨折晚期并发症包括：①坠积性肺炎；②压力性损伤；③下肢深静脉血栓形成；④感染；⑤损伤性骨化；⑥创伤性关节炎；⑦关节僵硬；⑧急性骨萎缩；⑨缺血性骨坏死；⑩缺血性肌挛缩。

283. BCDE 骨筋膜室综合征是由骨、骨间膜、肌间隔和深筋膜形成的骨筋膜室内肌肉和神经因急性缺血而产生的一系列早期综合征。选项 A，骨筋膜室综合征的诊断依据包括：筋膜间隙压、通过间隙的肌肉活动障碍、神经受压导致功能障碍，不包括组织压测定，故错误。

284. ABCD 选项 A，粉碎性骨折复位，骨块应该尽量保留。选项 B，肱骨干稍有畸形，对功能影响不大；前臂双骨折则要求对位、对线均好，否则影响前臂旋转功能。选项 C、D，长骨干横行骨折，骨折端对位至少达 1/3 左右，干骺端骨折至少应对位 3/4 左右。选项 E，根据骨折功能复位的标准，儿童若无骨骺损伤，下肢缩短在 2cm 以内，在生长发育过程中可自行矫正，但要注意不要遗留旋转及成角畸形。

第四章　泌尿外科

一、A1 型题

1. D　急性细菌性前列腺炎大多由尿道上行感染所致，如经尿道器械操作。

2. B　直肠指检前列腺肿胀、压痛、局部温度升高，表面光滑，形成脓肿则饱满或有波动感。

3. A　慢性细菌性前列腺炎，大多数患者没有急性炎症过程，患者有反复发作的下尿路感染症状，持续时间超过 3 个月。致病菌主要为葡萄球菌属，其次为大肠埃希菌、变形杆菌等，以逆行感染为主。前列腺腺上皮的类脂质膜是多种抗生素进入腺泡的屏障，也是慢性前列腺炎治疗不理想、难以根治的原因。前列腺液检查，前列腺液白细胞 >10 个/高倍视野，卵磷脂小体减少，可诊断为前列腺炎。

4. E　慢性细菌性前列腺炎临床表现包括：①排尿改变及尿道分泌物：尿频、尿急、尿痛，排尿时尿道不适或灼热。排尿后和便后常有白色分泌物自尿道口流出，俗称尿道口"滴白"。合并精囊炎时，可有血精。②疼痛：会阴部、下腹隐痛不适，有时腰骶部、耻骨上、腹股沟区等也有酸胀感。③性功能减退：可有勃起功能障碍、早泄、遗精或射精痛。④精神神经症状：出现头晕、头胀、乏力、疲惫、失眠、情绪低落、疑虑焦急等。

5. D　前列腺液检查，前列腺液白细胞 >10 个/高倍视野，卵磷脂小体减少，可诊断为前列腺炎。但前列腺炎症状的程度与前列腺液中白细胞的多少无相关性。

6. A　治疗急性前列腺炎，应积极卧床休息，输液，应用抗菌药物及大量饮水，并使用止痛、解痉、退热等药物，以缓解症状。前列腺按摩会使组织损伤、炎症扩散并可使细菌进入血液，导致菌血症，也会使症状加重。

7. A　目前没有实验研究和数据表明女性对于细菌的抵抗力低于男性，选项 A 错误。女性尿道短、宽、直，属于女性容易发生尿道炎的先天性因素；妇科的炎症因为解剖部位和尿道很近，容易引起尿道炎；尿道口与阴道口和肛门接近同样是女性好发尿道炎的原因；排尿不畅导致细菌滋生容易引起尿道炎。

8. E　淋病是由淋病奈瑟菌所致的急性或慢性泌尿生殖系统化脓性炎症性传染病，无并发症淋病的主要临床表现在男性为淋菌性尿道炎，淋病奈瑟双球菌在光镜下为典型的革兰阴性双球菌，有菌毛。

9. A　尿道炎时，尿道黏膜水肿，开始排尿时尿流挤压尿道黏膜引起疼痛。排尿终末时疼痛是膀胱炎的特点；膀胱结石常常伴有尿线中断；尿痛伴有耻骨上疼痛常为前列腺炎的表现；尿道炎时多无血尿。

10. D　淋菌性尿道炎有典型的临床表现及不洁性交史，尿道分泌物涂片可在多核白细胞内找到成对排列的革兰阴性双球菌。

11. C　淋菌性尿道狭窄的处理以定期逐渐扩张尿道为主，同时给予抗菌药物。对于有尿道外口狭窄的患者，可行尿道外口切开术；对于环形狭窄或较短的管状狭窄，尿道扩张效果不显著者，可行尿道内切开术。

12. B　非淋菌性尿道炎病原体以沙眼衣

原体或支原体为主，亦有滴虫、单纯疱疹病毒、肝炎病毒、白色念珠菌、包皮垢杆菌等。

13. B 急性附睾炎多见于中青年，常由泌尿系感染和前列腺炎、精囊炎、性传播疾病扩散所致。感染多从输精管逆行传播，血行感染少见。致病菌多为大肠埃希菌，也有淋球菌、衣原体、病毒等。

14. A 上行感染是膀胱感染最常见的感染途径。

15. D 急性膀胱炎的主要症状是有明显的尿频、尿急、尿痛，也可出现血尿。全身症状不明显，体温正常或仅有低热，当并发急性肾盂肾炎或前列腺炎、附睾炎时才有高热。

16. D 血尿伴膀胱刺激症状以急性膀胱炎最多见。若出现高热、寒战、腰痛等症状，应考虑急性肾盂肾炎。

17. D 正常人尿中偶见透明管型，若 12 小时尿沉渣计数管型超过 5000 个，镜检出现大量或出现其他类型管型称管型尿。尿液检查宜采集清晨标本做检查。若有细胞管型或较多的颗粒管型与蛋白尿同时出现，则临床意义较大。白细胞管型是活动性肾盂肾炎的特征，红细胞管型则常见于急性肾小球肾炎的急性活动期，上皮细胞管型主要见于肾病综合征；在肾衰竭时，可见到在集合管中形成的宽而短的管型，称为肾衰管型。

18. A 急性细菌性膀胱炎发病突然，有尿痛、尿频、尿急，严重者数分钟排尿一次，且不分昼夜。排空后仍有尿不尽感。患者常诉排尿时尿道有烧灼感，甚至不敢排尿。常见终末血尿，有时为全程血尿，甚至有血块排出。可有急迫性尿失禁。全身症状不明显，体温正常或仅有低热，当并发急性肾盂肾炎或前列腺炎、附睾炎时才有高热。在男性，可发现并发的附睾炎，检查附睾有压痛；如有尿道炎，

可有尿道脓性分泌物。男患者还应注意有无前列腺炎或良性前列腺增生。在女性应注意有无阴道炎、尿道炎、膀胱脱垂或憩室，检查有无处女膜及尿道口畸形，尿道旁腺感染积脓。耻骨上膀胱区可有压痛，但无腰部压痛。

19. D 包皮龟头炎表现为包皮红肿、灼痛，排尿时加重，可有脓性分泌物自包皮口流出。

20. B 滴虫性包皮龟头炎治疗首选甲硝唑，对于白色念珠菌引起的包皮龟头炎常用的药物是曲古霉素或伊曲康唑。

21. B 血精为精液中含有血液，大多是因前列腺和（或）精囊的非特异性炎症引起，为精囊炎的特征性表现。若血精持续数周以上，应排除泌尿生殖道结核、前列腺肿瘤等病变。

22. D 尿频、尿急、尿痛是肾结核的典型症状之一。尿频往往最早出现，常是患者就诊时的主诉。其他选项都是结核病变进展之后的症状。

23. B 肾结核行患肾切除术前，抗结核治疗不应少于 2 周。

24. D 睾丸非生殖细胞肿瘤包括：①性索间质肿瘤：a. 间质细胞瘤；b. 支持细胞瘤；c. 颗粒细胞瘤；d. 泡膜细胞瘤/纤维瘤。②其他性索/性腺间质肿瘤。③性腺母细胞瘤。④卵巢上皮细胞型肿瘤。⑤睾丸网及集合系统肿瘤。

25. B 成人的睾丸鞘膜积液，如积液量少，无任何症状，不需要手术治疗。积液量多，体积大伴明显的症状，可行鞘膜切除+翻转术。精索囊肿需将鞘膜囊全部切除。交通性鞘膜积液需做鞘状突高位切断及结扎手术，同时行鞘膜翻转术或切除术。单纯穿刺抽液仅能

缓解症状，无法破坏鞘膜积液的内壁，容易复发。婴儿先天性鞘膜积液常可自行吸收消退，可不急于手术治疗。

26. B　1 岁内的睾丸有自行下降可能，若 1 岁以后睾丸仍未下降，可短期应用绒毛膜促性腺激素每周肌注 2 次，每次 500U，总剂量为 5000～10000U。若 2 岁以前睾丸仍未下降，应采用睾丸固定术将其拉下，若睾丸萎缩，又不能被拉下并置入阴囊，而对侧睾丸正常，则可将未降睾丸切除。双侧腹腔内隐睾不能下降复位者，可采用显微外科技术，做睾丸自体移植术。

27. D　单侧隐睾患者，下降不全的睾丸受不良温差的影响，破坏了血睾屏障，体内因而产生相应的抗精子抗体或抗睾丸因子，将使对侧睾丸产生的精子活力下降，从而导致男性不育。

28. A　隐睾的简便检查方法是进行泌尿外科生殖器查体。

29. A　隐睾所致的睾丸肿瘤类型中，最常见的是精原细胞瘤。

30. A　原发性精索静脉曲张是由于精索内静脉静脉瓣发育不全，静脉丛壁的平滑肌或弹力纤维薄弱等原因所致。原发性精索静脉曲张左侧明显高于右侧的原因包括：左侧精索静脉比右侧长 8～10cm；左精索静脉压大于右侧；左精索内静脉呈直角注入左肾静脉；左肾静脉通过主动脉和肠系膜上动脉之间；左精索内静脉下段位于乙状结肠后面等。这些解剖结构使左精索内静脉容易受压，并增加静脉回流阻力。继发性精索静脉曲张则多因为腹膜后肿瘤、肾肿瘤等压迫精索内静脉，或下腔静脉、肾静脉癌栓，使静脉回流受阻所致等。长时间的站立是下肢静脉曲张的致病原因，并不是精索静脉曲张的致病原因。

31. A　原发性精索静脉曲张左侧明显高于右侧。

32. D　与活动有关的疼痛和血尿常见于泌尿系结石。泌尿系感染常见血尿合并膀胱刺激症，泌尿系统畸形常见血尿与活动无关，泌尿系肿瘤常见无痛性血尿，而泌尿系异物较少见。

33. E　尿路结石在肾和膀胱内形成，绝大多数输尿管结石和尿道结石是结石排出过程中停留该处所致。

34. B　上尿路结石通常导致镜下血尿，少数患者可见肉眼血尿。有时活动后出现镜下血尿是上尿路结石的唯一临床表现。血尿的多少与结石对尿路黏膜损伤程度有关。如果结石引起尿路完全性梗阻或固定不动（如肾盏小结石），则可能没有血尿。

35. D　肾和输尿管结石为上尿路结石，主要症状是疼痛和血尿。其程度与结石部位、大小、活动与否及有无损伤、感染、梗阻等有关。肾结石可引起肾区疼痛伴肋脊角叩击痛。肾盂内大结石及肾盏结石可无明显临床症状，或活动后出现上腹或腰部钝痛。输尿管结石可引起肾绞痛或输尿管绞痛，典型的表现为疼痛剧烈难忍，阵发性发作，位于腰部或上腹部，并沿输尿管行径放射至同侧腹股沟，还可放射到同侧睾丸或阴唇。结石处于输尿管膀胱壁段，可伴有膀胱刺激症状及尿道和阴茎头部放射痛。肾绞痛常见于结石活动并引起输尿管梗阻的情况。通常为镜下血尿，少数患者可见肉眼血尿。结石伴感染或输尿管膀胱壁段结石时，可有尿频、尿急、尿痛。双侧上尿路结石引起双侧尿路完全性梗阻或孤立肾上尿路完全性梗阻时，可导致无尿，出现尿毒症。

36. D　预防上尿路结石，应大量饮水，以增加尿量，稀释尿中形成结石物质的浓度，减少晶体沉积，也有利于结石排出。成人 24 小时尿量在 2000ml 以上是重要的预防措施。维持饮食营养的综合平衡，强调避免其中某一种营养成分的过度摄入。推荐吸收性高钙尿症患者摄入低钙饮食，不推荐其他含钙尿路结石患者进行限钙饮食。草酸盐结石的患者应限制浓茶、菠菜、番茄、芦笋、花生等摄入。高尿酸的患者应避免高嘌呤食物如动物内脏。经常检查尿 pH，预防尿酸和胱氨酸结石时尿 pH 保持在 6.5 以上。此外，还应限制钠盐、蛋白质的过量摄入，增加水果、蔬菜、粗粮及纤维素摄入。

37. E 体外冲击波碎石的适应证：适用于直径≤2cm 的肾结石及输尿管上段结石。输尿管中下段结石治疗的成功率比输尿管镜取石低。体外冲击波碎石的禁忌证：结石远端尿路梗阻、妊娠、出血性疾病、严重心脑血管病、主动脉或肾动脉瘤、尚未控制的泌尿系感染等。过于肥胖、肾位置过高、骨关节严重畸形、结石定位不清等，由于技术性原因而不适宜采用此法。为了减少并发症应采用低能量治疗、限制每次冲击次数。若需再次治疗，间隔时间 10 ~ 14 天以上为宜，推荐 ESWL 治疗次数不超过 3 ~ 5 次。结石成分会影响 ESWL 的治疗效果，通常情况下，磷酸镁铵结石和二水草酸钙结石容易粉碎，尿酸结石可配合溶石疗法进行 ESWL，一水草酸钙结石和胱氨酸结石较难粉碎。

38. B 膀胱结石的典型症状为排尿突然中断，是由于排尿过程中结石堵塞膀胱出口，使排尿突然中断并突发剧痛，疼痛可向阴茎、阴茎头和会阴部放射。

39. D 膀胱结石可以通过典型的尿流中断的表现做出初步诊断，但膀胱尿道镜检查能直接见到结石，可以确诊。

40. D 一侧肾结石，另一侧输尿管结石时，先处理输尿管结石。

41. A 输尿管镜碎石取石术（URL），经尿道置入输尿管镜，在膀胱内找到输尿管口，在安全导丝引导下进入输尿管，用套石篮、取石钳将结石取出，若结石较大可采用超声、激光或气压弹道等方法碎石。输尿管镜碎石取石术的适应证：①直径 >1cm 或合并有输尿管息肉、狭窄的输尿管结石，尤其适用于中、下段输尿管结石；②ESWL 失败的输尿管上段结石；③X 线阴性的输尿管结石；④停留时间超过 2 周的嵌顿性结石；⑤ESWL 治疗所致的"石街"。

42. D 因结石导致肾结构严重破坏，功能丧失，或合并肾积脓，而对侧肾功能良好，可将患肾切除。

43. E 由于 ESWL 及内镜技术的普遍开展，现在尿道结石大多数已不再用开放手术，开放性手术仅适用于合并尿道憩室、尿道狭窄、脓肿、尿道瘘等尿道生殖道解剖异常的病例及医疗技术条件较差，无法实施腔内技术的地区，选项 E 叙述错误。

44. C 良性前列腺增生（BPH）是引起男性老年人排尿障碍原因中最为常见的一种良性疾病，主要表现为组织学上的前列腺间质和腺体成分的增生、解剖学上的前列腺增大、尿动力学上的膀胱出口梗阻，临床表现为下尿路症状（LUTS）及相关并发症。

45. B 尿频是前列腺增生储尿期症状，也是最常见的早期症状，夜间更为明显。尿等待、尿线细和尿不尽感是前列腺增生排尿期和排尿后症状，下肢水肿是前列腺增生导致双肾积水、肾功能不全的继发症状，其发生均晚于夜尿增多症状。

46. D 前列腺增生后期，患者出现排尿困难，甚至出现尿道口完全堵塞引起不能自行排尿，导致尿潴留。长期尿潴留会引起双肾积水、肾功能不全，甚至肾衰竭、尿毒症等。

47. B　排尿困难是前列腺增生最重要的症状，病情发展缓慢。典型表现是排尿迟缓、断续、尿流细而无力、射程短、终末滴沥、排尿时间延长。如梗阻严重，残余尿量较多时，常需要用力并增加腹压以帮助排尿，排尿终末常有尿不尽感。尿急属于前列腺增生合并感染时引起的膀胱刺激症状，不属于前列腺增生引起的膀胱出口梗阻症状。

48. D　一般认为排尿量在 150～400ml 时，如最大尿流率 <15ml/s 表明排尿不畅；如 <10ml/s 则表明梗阻较为严重。如需进一步了解逼尿肌功能，明确排尿困难是否由于膀胱神经源性病变所致，应行尿流动力学检查。

49. D　排尿压力－流率测定属于尿流动力学检查，通过记录患者排尿全过程，分别以逼尿肌收缩压和尿流率为坐标，得到压力－流率曲线，检测结果如为高压低流曲线，表示逼尿肌收缩压高、尿流率低，为典型的尿道梗阻曲线；若为低压低流曲线，则为典型的逼尿肌无力曲线。

50. D　排尿困难是前列腺增生最重要的症状，病情发展缓慢。当梗阻加重达一定程度时，残余尿逐渐增加，继而发生慢性尿潴留甚至充溢性尿失禁。

51. B　5α 还原酶抑制剂是通过在前列腺内阻止睾酮转变为有活性的双氢睾酮，进而使前列腺体积部分缩小，改善排尿症状。一般在服药 3 个月左右见效，停药后症状易复发，需长期服药，对体积较大的前列腺效果较明显，与 α 受体阻滞剂联合治疗效果更佳。常用药物有非那雄胺和度他雄胺。

52. C　治疗前列腺增生的药物很多，常用的药物有 α 肾上腺素能受体阻滞剂（α 受体阻滞剂）、5α 还原酶抑制剂和植物类药等。α 受体分为 1、2 两型，其中 α1 受体主要分布在前列腺基质平滑肌中，对排尿影响较大，阻滞 α1 受体能有效地降低膀胱颈及前列腺的平滑肌张力，减少尿道阻力，改善排尿功能。常用药物有特拉唑嗪、阿夫唑嗪、多沙唑嗪及坦索罗辛等，对症状较轻、前列腺增生体积较小的患者有良好的疗效。副作用多较轻微，主要有头晕、鼻塞、体位性低血压等。

53. D　治疗前列腺增生的药物很多，常用的药物有 α 肾上腺素能受体阻滞剂（α 受体阻滞剂）、5α 还原酶抑制剂和植物类药等。阻滞 α1 受体能有效地降低膀胱颈及前列腺的平滑肌张力，减少尿道阻力，改善排尿功能。5α 还原酶抑制剂是通过在前列腺内阻止睾酮转变为有活性的双氢睾酮，进而使前列腺体积部分缩小，改善排尿症状。

54. C　经尿道前列腺切除术（TURP）适用于大多数良性前列腺增生患者，是目前最常用的手术方式。

55. A　前列腺增生症的手术适应证为：①中至重度下尿路症状（LUTS），已明显影响生活质量，经药物治疗无效或拒绝药物治疗者；②反复尿潴留；③反复血尿，5α 还原酶抑制剂治疗无效；④反复泌尿系感染；⑤膀胱结石；⑥继发上尿路积水（伴或不伴有肾功能损害）；⑦合并膀胱大憩室、腹股沟疝、严重的痔疮或脱肛，临床判断不解除下尿路梗阻难以达到治疗效果者。以前认为残余尿量 >60ml，是外科手术治疗的指征。

56. A　压力性尿失禁确诊性的诊断方法即观察到患者的压力性漏尿。压力诱发试验：仰卧或站立位，咳嗽时可见尿道口尿液漏出，停止咳嗽时消失，则为阳性。

57. D 尿标本的采集有三种方式：①分段收集尿液，一般采用中段尿；②导尿，常用于女性患者；③耻骨上膀胱穿刺，最适用于新生儿和截瘫患者，用此法留取的尿标本最为可靠。尿培养常采用清洁中段尿或耻骨上膀胱穿刺标本。尿标本采集后应在 2 小时内处理，以避免污染和杂菌生长。

58. C 细菌培养和菌落计数是诊断尿路感染的主要依据。如菌落计数多于 10^5/ml 应认为有感染，少于 10^4/ml 可能为污染，应重复培养，$10^4 \sim 10^5$/ml 为可疑。此值在急性尿路感染和未曾应用抗菌药物的病例中有意义，在慢性病例和已用过药物者则常常难以判断，必须与临床症状结合起来分析才可决断。

59. E 肾外伤临床主要表现为血尿、疼痛、腰腹部肿块、发热和休克。尿痛常见于下尿路感染和尿道结石，较少见于肾外伤。

60. B 肾外伤晚期病理改变：由于持久尿外渗可形成尿囊肿；血肿、尿外渗引起组织纤维化，压迫肾盂输尿管交界处可导致肾积水；开放性肾外伤偶可发生动静脉瘘或假性肾动脉瘤；部分肾实质缺血或肾蒂周围纤维化压迫肾动脉，可引起肾性高血压。

61. C 肾蒂断裂可引起急性大出血，所以损伤最严重。

62. E 严重肾裂伤、肾蒂血管破裂或合并其他脏器外伤时，因外伤和失血常发生休克，可危及生命。

63. A CT 尿路成像（CTU）可发现患肾造影剂排泄减少，造影剂外渗等，可评价肾外伤的范围和程度。

64. B CT 平扫及增强可清晰显示肾实质裂伤程度、尿外渗和血肿范围，以及肾组织有

无活力，并可了解与其他脏器的关系。CT 尿路成像（CTU）可发现患肾造影剂排泄减少，造影剂外渗等，可评价肾外伤的范围和程度。CT 血管成像（CTA）可显示肾动脉和肾实质外伤的情况，也可了解有无肾动静脉瘘或创伤性肾动脉瘤，若伤侧肾动脉完全梗阻，提示有外伤性血栓形成。

65. C 肾外伤的处理与外伤程度直接相关。轻微肾挫伤一般症状轻微，经短期休息可以康复，大多数患者属于此类外伤。多数肾部分裂伤可行保守治疗或者介入栓塞治疗，仅少数需手术治疗。几乎所有开放性肾外伤的患者都要施行手术探查，特别是枪伤或从腹壁进入的锐器伤，需经腹部切口进行手术，包括清创、缝合及引流，并探查腹部脏器有无外伤。如经皮肾镜穿刺外伤，出血较多时，可改变穿刺部位，或停止手术，或改为其他手术方法。一旦确定为严重肾部分裂伤、肾全层裂伤及肾蒂血管外伤需尽早进行手术。若肾外伤患者在保守治疗期间发生以下情况，则需施行手术治疗：①经积极抗休克后生命体征仍未见改善，提示有活动性内出血；②血尿逐渐加重，血红蛋白和血细胞比容继续降低；③腰、腹部肿块明显增大；④怀疑有腹腔其他脏器外伤。

66. C 输尿管位于腹膜后间隙，周围组织对其有良好的保护，因此外界暴力所致的输尿管外伤很少见，多为医源性外伤。

67. B 输尿管损伤常见的病因有手术操作损伤、腔内器械损伤、放射性损伤、外界暴力引起的损伤等，交通事故引起的输尿管损伤少见。

68. E 医源性外伤包括：①与输尿管腔内器械操作有关：经膀胱镜逆行输尿管插管、扩张、套石、活检、输尿管镜检查、取（碎）石等操作均可能发生输尿管穿孔、撕裂、断

裂、剥脱等情况。当输尿管有狭窄、扭曲、粘连或炎症时上述情况更易发生，务必慎重处理。②与输尿管腔外手术操作有关：常发生在盆腔、腹膜后的开放及腹腔镜手术时，如结肠、直肠、子宫切除术以及周围大血管手术。由于解剖复杂，手术野不清，匆忙止血，大块钳夹、结扎极易累及输尿管；肿瘤将输尿管推移或粘连，后腹膜纤维化等会使手术困难加重，累及输尿管的几率会增加。术中不一定能发现，术后发生漏尿或无尿时才察觉。

69. C　行逆行肾盂造影，输尿管插管至外伤部位有受阻感，注射造影剂可显示梗阻或造影剂外溢。术中发现输尿管被误扎，应立即松解，如该处缺血坏死，则需切除该处输尿管缺血段做端端吻合，并留置双 J 形输尿管支架引流管 3~4 周。静脉注射靛胭脂检查，手术中怀疑输尿管有外伤时，由静脉注射靛胭脂，如有裂口则可见蓝色尿液从外伤处流出。术中或术后可选择膀胱镜检查，如输尿管被结扎或裂口较大甚至断裂，则伤侧输尿管口无蓝色尿液喷出。

70. C　当膀胱充盈时，若下腹部遭撞击、挤压极易发生膀胱外伤。可见于酒后膀胱过度充盈，受力后膀胱破裂。

71. E　导尿管插入膀胱后，如引流出 300ml 以上的清亮尿液，基本上可排除膀胱破裂；如无尿液导出或仅导出少量血尿，则膀胱破裂的可能性大。

72. D　膀胱造影自导尿管向膀胱内注入 15% 泛影葡胺 300ml，摄前后位片，抽出造影剂后再摄片，如膀胱破裂，可发现造影剂漏至膀胱外，排液后的照片更能显示遗留于膀胱外的造影剂。腹膜内膀胱破裂时，则显示造影剂衬托的肠袢。腹膜外膀胱破裂者可见造影剂积聚在膀胱颈周围。

73. A　膀胱破裂后，尿液流入腹腔和膀胱周围时，患者有尿意，但不能排出尿液或仅排出少量血尿。

74. D　导尿管插入膀胱后，如引流出 300ml 以上的清亮尿液，基本上可排除膀胱破裂；如无尿液导出或仅导出少量血尿，则膀胱破裂的可能性大。此时可经导尿管向膀胱内注入灭菌生理盐水 200~300ml，片刻后再引出。液体外漏时引出量会减少，腹腔液体回流时引出量会增多。若液体出入量差异大，提示膀胱破裂。

75. B　尿道损伤后，损伤部位可形成血肿，此时排尿，尿液及血液经破损部位流至周围组织，形成尿外渗。球部尿道损伤的尿外渗先聚积于会阴浅袋内，使阴囊肿胀。继而沿会阴浅筋膜延伸，使会阴、阴茎肿胀，并可沿腹壁浅筋膜深层，向上蔓延至腹壁。后尿道损伤的尿外渗聚积于前列腺和膀胱周围。

76. B　尿道断裂后，用力排尿时，尿液可从裂口处渗入周围组织，形成尿外渗。

77. D　肾挫伤损伤仅局限于部分肾实质，形成肾瘀斑和（或）包膜下血肿，肾包膜及肾盂、肾盏黏膜完整。腹部 CT 平扫可清晰显示肾皮质裂伤、尿外渗和血肿范围，以及肾组织有无活力，为肾损伤的首选检查。血肌酐主要用于监测肾功能，对肾挫伤意义不大。肾挫伤一般不会引起大出血，损伤涉及肾集合管可有少量血尿，故尿常规、血细胞比容对肾挫伤诊断价值不大。静脉尿路造影也可发现肾有无损伤及损伤的范围、程度，但临床一般不作为首选。

78. B　骨盆骨折容易伤及后尿道，最易伤及尿道膜部，严重时可伤及尿道前列腺部。尿道球部损伤多见于骑跨伤，悬垂部尿道和膀胱颈部损伤较少见。

79. A 会阴部骑跨伤时，最易伤及前尿道，如尿道球部。尿道膜部、尿道前列腺部均属于后尿道，损伤多见于骨盆骨折。悬垂部尿道、膀胱颈部的损伤较少见。

80. A 肾癌起源于肾小管上皮细胞，病理类型包括透明细胞癌、乳头状细胞癌、嫌色细胞癌、未分类肾细胞癌、集合管癌、肾髓质癌和基因相关性肾癌。其中透明细胞癌占 70%～80%。

81. B 肾细胞癌转移部位的常见程度依次为肺、骨骼、肝。

82. C "肾癌三联征"具体包括：（肉眼）血尿、疼痛（腰部钝痛或隐痛）和（腹部）肿块。

83. B 肾癌对放疗、化疗都不敏感，最主要的治疗方法是根治性肾切除。根治性肾切除术的手术适应证：不适合行保留肾单位手术的 T_1 期肾癌，以及 T_2～T_4 期肾癌。经典的根治性肾切除术范围：病侧肾周筋膜、肾周脂肪、病肾、同侧肾上腺、从膈肌脚到腹主动脉分叉处腹主动脉或下腔静脉旁淋巴结及髂血管分叉处以上输尿管，如合并肾静脉或下腔静脉内癌栓应同时取出。

84. E 85. E 间歇性无痛性肉眼血尿为肾癌的常见症状，表明肿瘤已侵入肾盏、肾盂。

86. C 约有半数患者在体检时由超声或 CT 偶然发现，影像学能为肾癌的诊断提供最直接的诊断依据。超声检查无创伤，价格便宜，可作为肾癌的常规筛查，典型的肾癌常表现为不均质的中低回声实性肿块。部分囊性肾癌可表现为无回声的囊性肿块，合并钙化时可伴局部强回声。

87. C 晚期肾癌在肾门旁，腹膜后见有大小不等圆形或椭圆形低回声结节，考虑为肾癌淋巴结转移。

88. E 增强 CT 可见肾癌呈明显强化，造影剂呈"快进快出"表现。而肾囊肿没有强化效应。

89. D 90. D 肾母细胞瘤又称肾胚胎瘤或 Wilms 瘤，是儿童最常见的肾脏恶性肿瘤，占所有儿童期恶性肿瘤的 6%～7%，选项 D 正确。80% 以上在 5 岁以前发病，平均年龄 3.5 岁，选项 B 错误。肾母细胞瘤可发生于肾实质的任何部位，生长迅速，多为圆形实性肿块，周围包绕纤维性假包膜，与周围肾实质分界清楚；切面呈均一的灰白色或棕色，质地柔软；常有出血和坏死，间有囊腔形成，选项 C 错误。肾母细胞瘤是从胚胎性肾组织发生，典型的组织学特征为由胚芽、上皮和间质三种成分组成的恶性混合瘤，选项 E 错误。无症状的腹部肿块是最常见也是最重要的症状，见于 90% 以上患儿，选项 A 错误。

91. C 无症状的腹部肿块是最常见也是最重要的症状，见于 90% 以上患儿，通常是家长和医生偶然发现。肿块常位于上腹一侧季肋部，表面光滑，中等硬度，无压痛，有一定活动度。少数肿瘤巨大，超越腹中线则较为固定。约 20% 患儿有血尿，25% 患儿初次诊断时有高血压。其他常见症状有发热、厌食、体重减轻等。偶有肿瘤破裂出血以急腹症就诊者。晚期可出现恶心、呕吐、贫血等症状。此外，少数患儿伴有虹膜缺失、泌尿生殖系统异常和偏侧肥大等。

92. B 肾血管平滑肌脂肪瘤内含有脂肪组织，脂肪与周围组织声阻差大，所以超声表现为强回声；肾癌因不含脂肪组织，超声检查则多表现为低回声。CT 检查表现为单侧或双侧的肾脏增大或局部突出，内见类圆形或分叶状不均匀肿块，其中可见斑片状或多灶性低密度脂肪影（CT 值 < −20HU），境界一般较清楚。增强扫描中脂肪病灶无明显强化，脂肪间隔的平滑肌、血管部分的病灶可有不同程度的强化（CT 值升高约 20~30HU），强化程度低于正常肾实质，与正常肾脏分界清楚。

93. C　膀胱肿瘤是泌尿系统最常见的肿瘤，绝大多数来自上皮组织，其中 90% 以上为尿路上皮癌，鳞癌和腺癌各占 2%~3%；1%~5% 来自间叶组织，多数为肉瘤如横纹肌肉瘤，多见于儿童。

94. C　吸烟是最重要的致癌因素，约 1/3 膀胱癌与吸烟有关。吸烟可使膀胱癌发病风险增加 2~4 倍。可能与香烟含有多种芳香胺的衍生物致癌物质有关。戒烟后膀胱癌的发病率会有所下降。

95. E　根据癌浸润膀胱壁的深度，按 TNM 分期标准，膀胱肿瘤侵犯膀胱周围组织为 T_3 期。

96. A　膀胱癌的病理主要涉及肿瘤的组织学分级、生长方式和浸润深度，其中组织学分级和浸润深度对预后的影响最大。

97. C　膀胱癌按生长方式可以分为原位癌（CIS）、乳头状癌及浸润性癌。原位癌局限在黏膜内，无乳头亦无浸润基底膜现象，但与肌层浸润性直接相关。尿路上皮癌多为乳头状，高级别者常有浸润。不同生长方式可单独或同时存在。原位癌属于非肌层浸润性膀胱癌，但一般分化不良，高度恶性，易向肌层浸润性进展。

98. C　血尿是膀胱癌最常见的症状。约 85% 的患者表现为间歇性无痛全程肉眼血尿，可自行减轻或停止，易给患者造成"好转"或"治愈"的错觉而贻误治疗。有时可仅为镜下血尿。

99. D　膀胱癌首先出现的症状主要为间歇性无痛全程肉眼血尿，而不是肾功能不全，肾功能不全为膀胱癌的晚期表现。

100. C　血尿是膀胱癌最常见的症状。约 85% 的患者表现为间歇性无痛全程肉眼血尿，可自行减轻或停止。出血量与肿瘤大小、数目及恶性程度并不一致。

101. C　根据癌浸润膀胱壁的深度，按 TNM 分期标准，膀胱肿瘤浸润到肌层为 T_2 期，当肿瘤浸润肌层的深度小于 1/2 时，属于 T_{2a} 期。

102. E　膀胱镜下可以直接观察到肿瘤的部位、大小、数目、形态，初步估计浸润程度等，并可对肿瘤和可疑病变进行活检。原位癌局部黏膜呈红色点状改变，与充血的黏膜相似。低级别乳头状癌多浅红色，蒂细长，肿瘤有绒毛状分支。高级别浸润性癌呈深红色或褐色的团块状结节，基底部较宽，可有坏死或钙化。检查中需注意肿瘤与输尿管口及膀胱颈的关系以及有无憩室内肿瘤。此外，窄带光谱膀胱镜等新技术的应用有助于提高膀胱癌的诊断率。

103. E　膀胱癌的检查方法有很多，对怀疑存在膀胱癌的患者最可靠的诊断方法为膀胱镜下活检，一般不采用膀胱肿瘤切除活检。

104. C　膀胱肿瘤早期发现，早期治疗预后较好，但易复发，术后应辅助膀胱灌注化疗药物或免疫制剂。应在术后 24 小时内即刻膀胱灌注化疗药物。对于中高危患者还应进行维持膀胱腔内化疗或免疫治疗。常用药物有丝裂霉素、表柔比星和吉西他滨等。卡介苗（BCG）是最有效的膀胱内免疫治疗制剂，疗效优于膀胱腔内化疗药物，一般在术后 2 周使用。膀胱原位癌 TURBT 术后联合卡介苗膀胱灌注发生肿瘤复发、进展，应行根治性膀胱切除术。

105. E 早期前列腺癌多数无明显临床症状，常因体检或者在其他非前列腺癌手术后通过病理检查发现（如良性前列腺增生的手术）。随着肿瘤生长，前列腺癌可表现为下尿路梗阻症状，如尿频、尿急、尿流缓慢、排尿费力，甚至尿潴留或尿失禁等。

106. D 最常见的转移部位是淋巴结和骨骼，其他部位包括肺、肝、脑和肾上腺等。

107. E 前列腺癌的常用诊断模式为：通过体格检查、实验室检查、影像学检查筛选可疑患者，并通过后续的前列腺穿刺病理活检加以确认。临床诊断前列腺癌的三个基本方法为直肠指诊、经直肠超声和血 PSA 测定。70% 的前列腺癌患者直肠指诊可触及肿物，前列腺癌的患者血 PSA 升高。

108. E 前列腺穿刺活检是病理确诊前列腺癌的主要方法，多在经直肠超声的引导下进行。

109. D 前列腺特异性抗原（PSA）是前列腺癌重要的血清学标志物，正常参考值为 $0 \sim 4ng/ml$。当发生前列腺癌时，PSA 常有升高，并往往与体内肿瘤负荷的多少成正比。

110. E 经直肠超声检查以往常被用作前列腺癌的诊断，但多数早期前列腺癌患者常无异常发现。前列腺穿刺活检是病理确诊前列腺癌的主要方法，多在经直肠超声的引导下进行。因此，排除前列腺癌最好的方法是经直肠 B 超活检阴性。

111. E 当前列腺癌发生骨转移时，多数为成骨性转移病灶，可通过 X 线平片或全身放射性核素扫描得以发现，但后者较为敏感。

112. B 根治性前列腺切除术和盆腔淋巴

结清扫术适合于局限在前列腺包膜内的前列腺癌，适用于年龄较轻、手术耐受力较好的患者，已经有骨转移的患者不适用。内分泌治疗已成为目前前列腺癌辅助治疗的首选，尤其是进展性、转移性前列腺癌。内分泌治疗方法包括：①手术去势（切除双侧睾丸/包膜下睾丸切除术）；②药物去势（促黄体素释放激素类似物）；③抗雄药物。

113. D 尿比重能够反映肾浓缩功能和排泄功能。尿比重对诊断泌尿系结核没有意义。

114. B 急性尿潴留是突然出现膀胱充盈和肿胀而无排尿，导尿是最简单和最常用的缓解急性尿潴留的方法。

115. B 血清 PSA 正常值为 $0 \sim 4ng/ml$。如血清 PSA $>10ng/ml$ 应高度怀疑前列腺癌。经直肠指检、前列腺按摩和穿刺、经直肠前列腺超声等也可使 PSA 升高。

116. B 正常前列腺液呈淡乳白色，较稀薄，涂片镜检可见多量卵磷脂小体，白细胞 <10 个/高倍视野。如果有大量成簇的白细胞出现，则提示前列腺炎。

二、A2 型题

117. A 患者渐进性尿频，尿常规显示红细胞和白细胞增多，怀疑为前列腺炎。对患者进行前列腺液检查，正常前列腺液呈淡乳白色，较稀薄；涂片镜检可见多量卵磷脂小体，白细胞 <10 个/高倍视野。如果前列腺液白细胞 >10 个/高倍视野，卵磷脂小体减少，可诊断为前列腺炎。

118. E 该患者尿频、尿急、尿痛，提示有膀胱刺激症状。膀胱壁广泛不规则增厚，膀胱缩小以及内外缘不光滑，无其他明显器质性病变，结合患者有膀胱刺激症状，应考虑诊断为膀胱炎。

119. B 成人的睾丸鞘膜积液，如积液量少，无任何症状，不需要手术治疗。积液量多，体积大伴明显的症状，可行睾丸鞘膜切除＋翻转术。

120. A 婴儿先天性鞘膜积液常可自行吸收消退，可不急于手术治疗，1岁以后仍存在的建议手术治疗。

121. A 睾丸鞘膜积液呈球形或卵圆形，表面光滑，有弹性和囊样感，无压痛，一般触不到睾丸和附睾，透光试验阳性。若积液为脓性、血性或乳糜性，则透光试验为阴性。嵌顿性腹股沟斜疝，透光试验也呈阴性。该患者触不到左睾丸和附睾，可排除精索鞘膜积液；与体位无关，可排除交通性鞘膜积液。

122. E 60岁以上老年人睾丸恶性肿瘤中淋巴瘤占40%～50%，临床表现为无痛性睾丸弥漫性肿大。睾丸胚胎癌，发病高峰为20～30岁。睾丸鞘膜积液，阴囊呈球形或卵圆形，表面光滑，有弹性和囊样感，无压痛，一般触不到睾丸和附睾。附睾炎常有明显的疼痛症状，精索静脉曲张较少引起睾丸增大。

123. E 对于隐睾，通常激素治疗的时机应在出生后6～10个月，如超过2岁，内分泌治疗无效，则应考虑手术治疗。患者为20岁青年男性，右侧隐睾位于后腹膜处，右侧睾丸已失去正常功能，此时无论是否行下降固定术，将来发生睾丸恶性肿瘤的机率无差异，因此右侧睾丸切除术为最佳选择。

124. D 隐睾治疗适宜在2岁之前进行，先用绒毛膜促性腺激素治疗，效果不佳时即行睾丸松解固定术。

125. D 肾和输尿管结石为上尿路结石，主要症状是疼痛和血尿。该患者腰痛伴有血尿，是上尿路结石的典型表现。

126. E 体外冲击波碎石适用于直径≤2cm的肾结石及输尿管上段结石。该患者存在右侧输尿管结石，结石大小为0.8cm，右肾轻度积水，肾功能检查正常；合并存在左肾结核，但左肾无功能，可选择抗结核的同时进行输尿管结石治疗，患者结石大小为0.8cm，小于2cm，可以选择体外冲击波碎石。

127. E 体外冲击波碎石的适应证：适用于直径≤2cm的肾结石及输尿管上段结石。

128. A 身体的代谢异常、尿路的梗阻、感染、异物和药物的使用是结石形成的常见病因。该患者常于进食肉类后引起脚趾关节红肿、疼痛，泌尿系统平片检查未发现异常，反复出现肾绞痛，可诊断为由于尿酸过多引起痛风的肾结石。首选血尿酸检查和B超检查以明确诊断。

129. B 肾和输尿管结石为上尿路结石，主要症状是疼痛和血尿。该患者腰部绞痛，尿常规显示血尿，B超提示左肾积水，则最可能的原因是输尿管结石。

130. E 可采用以下预防方法：①草酸盐结石患者可口服维生素 B_6，以减少草酸盐排出；口服氧化镁可增加尿中草酸溶解度。②尿酸结石患者可口服别嘌醇减少尿酸合成；或口服碳酸氢钠以碱化尿液，预防尿酸结石复发。③胱氨酸结石患者可口服枸橼酸氢钾钠以碱化尿液或服用卡托普利增加尿中胱氨酸溶解度，预防结石复发。④对于磷酸盐等感染性结石，应积极控制感染。对于严重感染者，口服脲酶抑制剂；口服氯化铵酸化尿液；限制食物中磷酸的摄入；应用氢氧化铝凝胶限制肠道对磷酸的吸收。

131. D 肾和输尿管结石为上尿路结石，主要症状是疼痛和血尿。患者出现右腰疼痛，尿呈淡洗肉水样，说明患者有泌尿系活动性出血,最可能的原因为结石,可选择尿常规检查和泌尿系 X 线平片进行诊断。

132. D 肾结石可引起肾区疼痛伴肋脊角叩击痛。肾盂内大结石及肾盏结石可无明显临床症状,或活动后出现上腹或腰部钝痛。输尿管结石可引起肾绞痛或输尿管绞痛,典型的表现为疼痛剧烈难忍,阵发性发作,位于腰部或上腹部,并沿输尿管行径放射至同侧腹股沟,还可放射到同侧睾丸或阴唇。结石处于输尿管膀胱壁段,可伴有膀胱刺激症状及尿道和阴茎头部放射痛。

133. C 双侧上尿路同时存在结石约占患者 15%,其手术治疗原则:①双侧输尿管结石,应尽可能同时解除梗阻,可采用双侧输尿管镜碎石取石术,如不能成功,可行输尿管逆行插管或行经皮肾穿刺造瘘术。条件许可也可行经皮肾镜碎石取石术。②一侧肾结石,另一侧输尿管结石时,先处理输尿管结石。③双侧肾结石时,在尽可能保留肾的前提下,先处理容易取出且安全的一侧。若肾功能极差,梗阻严重,全身情况不良,宜先行经皮肾造瘘。待患者情况改善后再处理结石。④孤立肾上尿路结石或双侧上尿路结石引起急性完全性梗阻无尿时,一旦诊断明确,只要患者全身情况许可,应及时施行手术。若病情严重不能耐受手术,亦应试行输尿管插管,通过结石后留置导管引流;不能通过结石时,则改行经皮肾造瘘。所有这些措施目的是引流尿液,改善肾功能。待病情好转后再选择适当的治疗方法。患者出现尿闭,首先应解除尿路梗阻,应该先引流尿液,改善肾功能。

134. E 腹部平片可见右侧输尿管中段结石 1.2cm,行右肾穿刺造影提示右肾中度积水,输尿管上段扩张 2cm,结石下输尿管有狭窄,应该行输尿管切开取石,合并解除狭窄的输尿管成形术。

135. D 输尿管结石可引起肾绞痛或输尿管绞痛,典型的表现为疼痛剧烈难忍,阵发性发作,位于腰部或上腹部,并沿输尿管行径放射至同侧腹股沟,还可放射到同侧睾丸或阴唇。输尿管结石的主要症状为疼痛和血尿。

136. E 输尿管结石可引起肾绞痛或输尿管绞痛伴肉眼或镜下血尿,典型的表现为疼痛剧烈难忍,阵发性发作,位于腰部或上腹部,并沿输尿管行径放射到同侧睾丸或阴唇。输尿管结石引起尿路梗阻时,使输尿管管腔内压力增高,管壁局部扩张、痉挛和缺血。由于输尿管与肠有共同的神经支配而导致恶心、呕吐,常与肾绞痛伴发。患者突发右下腹痛,伴恶心,查体右下腹深压痛,尿常规提示红细胞(+++),应考虑诊断为右输尿管下段结石。

137. E 体外冲击波碎石的适应证:适用于直径≤2cm 的肾结石及输尿管上段结石。因此,该患者应进行体外冲击波碎石处理。

138. D 膀胱结石的典型症状为排尿突然中断,疼痛放射至远端尿道及阴茎头部,伴排尿困难和膀胱刺激症状。

139. A 经尿道膀胱镜取石或碎石:大多数结石可应用碎石钳机械碎石,并将碎石取出,适用于结石 <2~3cm 者。较大的结石需采用超声、激光或气压弹道碎石。结石过大、过硬或膀胱憩室病变时,应施行耻骨上膀胱切开取石。

140. B 良性前列腺增生是引起中老年男性排尿障碍最常见的一种良性疾病,在临床上以下尿路症状为主,包括储尿期症状,如尿频、夜尿次数多;排尿期症状,如排尿迟缓、无力等。

141. D 患者尿频伴排尿困难,直肠指诊提示前列腺增大,考虑诊断为前列腺增生。

PSA 3.5ng/ml，处于正常范围，目前需进一步检查以明确血尿及左肾积水的原因，因此泌尿系统增强 CT 为下一步检查首选。

142. B　老年男性出现尿频、排尿不畅等临床表现，需考虑有前列腺增生症的可能。排尿困难是前列腺增生最重要的症状；排尿中断伴有疼痛，并放射至阴茎头部，改变体位后可缓解，多伴有膀胱结石。

143. D　老年男性出现尿频、排尿不畅等临床表现，需考虑有前列腺增生症的可能。患者尿频、进行性排尿困难 1 年，直肠指诊提示前列腺增大，残余尿量多，考虑前列腺增生导致膀胱出口梗阻；膀胱造影发现膀胱颈部有弧形充盈缺损，考虑前列腺增生突入膀胱内，综合诊断为良性前列腺增生。

144. E　超声提示双肾严重积水，双侧输尿管扩张，考虑患者存在下尿路梗阻。膀胱有大量残余尿，因此解除梗阻、保护肾功能为最重要的治疗措施，留置导尿管为最快捷有效的措施。

145. B　老年男性出现尿频、排尿不畅等临床表现，需考虑有前列腺增生症的可能，排尿困难是前列腺增生最重要的症状，病情发展缓慢。典型表现是排尿迟缓、断续、尿流细而无力、射程短、终末滴沥、排尿时间延长。直肠指检是诊断前列腺增生的重要检查方法，多数患者可触到增大的前列腺，表面光滑，质韧、有弹性、边缘清楚，中间沟变浅或消失。患者直肠指诊前列腺Ⅱ度肿大，质地韧，表面光滑，中央沟消失；患者不能排尿 1 天，下腹部可扪及囊性包块，考虑前列腺增生引起急性尿潴留，膀胱过度充盈，综合诊断为前列腺增生。

146. A　压力性尿失禁指打喷嚏、咳嗽或运动等腹压增高时出现不自主的尿液自尿道外口漏出，多见于女性。临床症状主要是咳嗽、打喷嚏、大笑、跳跃、行走等各种腹压增加时尿液不自主漏出，停止加压动作后漏尿停止。一般不伴膀胱刺激症状、血尿和排尿困难等。

147. A　该患者尿频、尿急、尿痛 1 天余，提示急性起病，有膀胱刺激症状，尿中可见血尿，不伴发热，不伴腰腹疼痛，考虑急性单纯下尿路感染的可能性大，首先需要进行尿常规检查。如果尿中发现白细胞阳性，考虑下尿路感染。

148. E　该患者尿频、尿急、尿痛，下腹痛伴有终末血尿 2 天，提示急性起病，出现膀胱刺激症状，可判断处于泌尿系统感染的急性期。泌尿系统感染急性期最合适的检查为中断尿细菌培养加药敏试验，选项 E 正确。患者尿常规提示见大量红、白细胞，也可判断处于泌尿系统感染的急性期。选项 A、C、D 在泌尿系统感染急性期禁用。B 超检查对于泌尿系统感染的病因检查无意义。

149. A　患者左腰部受伤后，出现腰痛和镜下血尿，为肾损伤表现，生命体征稳定，提示患者症状较轻，应考虑左肾挫伤。肾部分裂伤、肾全层裂伤均会出现明显血尿，腰腹部可触及肿块；肾蒂损伤可迅速出现血尿、休克等表现，病情危急；肾盂裂伤导致尿液外渗进入腹腔时，可出现腹膜刺激症状。

150. A　当膀胱充盈时，若下腹部遭撞击、挤压极易发生膀胱外伤。可见于酒后膀胱过度充盈，受力后膀胱破裂。患者大量饮酒，4 小时未排尿，摔倒后出现下腹部剧痛，出现排尿困难，导尿引流出少量血尿，膀胱注水试验出入量相差较大，且移动性浊音阳性、腹腔穿刺可抽出血性液，综合考虑诊断为膀胱损伤。

151. C 导尿管插入膀胱后，如引流出 300ml 以上的清亮尿液，基本上可排除膀胱破裂；如无尿液导出或仅导出少量血尿，则膀胱破裂的可能性大。此时可经导尿管向膀胱内注入灭菌生理盐水 200～300ml，片刻后再引出。液体外漏时引出量会减少，腹腔液体回流时引出量会增多。若液体出入量差异大，提示膀胱破裂。

152. B 前列腺特异性抗原（PSA）是前列腺癌重要的血清标志物，正常参考值为 0～4ng/ml。当发生前列腺癌时 PSA 常有升高，并往往与体内肿瘤负荷的多少成正比。该患者高龄且查血清前列腺特异性抗原（PSA）明显增高，首先考虑诊断为前列腺癌。

153. D 患者出现全程无痛肉眼血尿，临床诊断为膀胱肿瘤的可能性最大，在初步筛选时要进行尿脱落细胞找癌细胞的检查，同时进行影像学检查。其他几项检查对膀胱肿瘤的诊断无临床意义。

154. D 该患者间歇性无痛肉眼血尿，膀胱镜检见输尿管口喷血，静脉尿路造影见肾盂内有充盈缺损，其最可能诊断为肾盂癌。

155. A 间歇无痛肉眼血尿为肾细胞癌的常见症状，表明肿瘤已侵入肾盏、肾盂。超声提示左肾上极 3cm 低回声占位，静脉尿路造影（IVU）可见肾盏受压移位，诊断肾细胞癌的可能性最大。肾盂癌超声多提示为肾盂或肾窦内实性占位；肾血管平滑肌脂肪瘤在超声下多为高回声不均质占位；肾囊肿典型超声表现为内部无回声的空腔，囊壁光滑而边界清楚，回声增强。

156. A 前列腺特异性抗原（PSA）是前列腺癌重要的血清标志物，正常参考值为 0～4ng/ml，其升高提示前列腺癌的可能性大，可用于前列腺癌的筛选、早期诊断、疗效

评估和随访观察。如血清 PSA > 10ng/ml 应高度怀疑前列腺癌。

157. A 肾肿瘤是泌尿系统常见的肿瘤之一，该患者体检 B 超发现右肾有一 4cm×3cm 的实性占位，怀疑为肾肿瘤的可能性较大。B 超为肾癌的主要筛查手段，进一步的检查可选择 CT。CT 对肾癌的确诊率高，可发现 0.5cm 以上的病变，同时显示肿瘤部位、大小、有无累及邻近器官等，是目前诊断肾癌最可靠的影像学方法。肾癌的 CT 表现为肾实质内不均质肿块，平扫 CT 值大多略低于或与肾实质相仿，少数高于肾实质；增强扫描后，肿瘤出现明显强化。

158. C 肾癌高发年龄为 50～70 岁，早期常无明显临床症状。患者为老年男性，近几个月以来有不明原因的低热，可能为癌性低热，并且 1 周前出现无痛性肉眼血尿，血压升高，血红蛋白降低，最可能诊断为肾癌。肾小球肾炎、肾病综合征尿常规一般可出现病理管型。

159. B 肾癌的肾外表现多种多样，有低热、高血压、红细胞沉降率快、消瘦、贫血等。此外，肿瘤还会引起红细胞增多，高血钙等表现，同侧阴囊内可见精索静脉曲张。头痛不属于肾癌的肾外表现。

160. A 该患者出现间歇性无痛性肉眼血尿，伴蚯蚓状血块，提示可能有泌尿系肿瘤。膀胱镜检查未见肿瘤，左侧输尿管口喷血，可考虑诊断为肾盂癌。静脉肾盂造影是诊断上尿路病变的传统方法，但目前增强 CT 尿路成像简便易行，在判断微小、不透射线物质方面较传统放射影像学检查敏感性更强，已逐渐取代传统静脉肾盂造影检查，成为了解上尿路情况的金标准。逆行尿路造影诊断上尿路恶性肿瘤的准确性约为 75%，还可同时留取单侧肾盂

尿液进行细胞学检查，但由于其为有创性操作，临床应用逐渐减少。

三、A3/A4 型题

161. B 急性细菌性膀胱炎发病突然，有尿痛、尿频、尿急，严重者数分钟排尿一次，且不分昼夜。排空后仍有尿不尽感。患者常诉排尿时尿道有烧灼感，甚至不敢排尿。常见终末血尿，有时为全程血尿，甚至有血块排出。可有急迫性尿失禁。全身症状不明显，体温正常或仅有低热。耻骨上膀胱区可有压痛，但无腰部压痛。尿沉渣检查可见白细胞增多，也可有红细胞。

162. B 膀胱炎主要是由于细菌感染引起的，细菌经尿道进入膀胱，这一逆行感染途径最为常见。

163. C 骨盆骨折所致尿道损伤多为后尿道损伤，多为尿道膜部损伤。

164. C 治疗以耻骨上膀胱造瘘常用，3个月后可行尿道修补术。患者目前已休克，并且不能排尿，因此首先应抗休克治疗以补充血容量，然后行膀胱造瘘术。

165. A 患者为青少年男性，突发右侧睾丸疼痛，查体见阴囊红肿，右侧睾丸肿大，位置升高，怀疑为睾丸扭转，阴囊抬高试验阳性为睾丸扭转的特征性体征，可予以鉴别。

166. D 阴囊多普勒超声可以了解患侧睾丸供血是否正常，如睾丸扭转可见睾丸供血障碍。

167. C 若该患者确诊为睾丸扭转，应行急诊手术探查，恢复睾丸至正常位置，以免缺血坏死。

168. A 隐睾症是指睾丸下降异常，使睾丸不能降至阴囊而停留在腹膜后、腹股沟管或阴囊入口处。B超提示右侧腹股沟皮下见直径为0.6cm团块，有血供，可考虑诊断为右侧隐睾。

169. E 阴囊的舒缩能调节温度低于体温1.5~2℃，以维持正常生精功能，而隐睾则受温度影响而导致精子发生障碍。双侧隐睾症引起不育达50%以上，单侧隐睾达30%以上。隐睾易发生恶变，尤其是位于腹膜后者，隐睾恶变的几率较普通人高40倍。选项A、B、C、D四项均属于隐睾的危害，隐睾不会导致智力发育障碍，选项E错误。

170. A 1岁内的睾丸有自行下降可能，若一岁以后睾丸仍未下降，可短期应用绒毛膜促性腺激素每周肌注2次，每次500U，总剂量为5000~10000U。若2岁以前睾丸仍未下降，应采用睾丸固定术将其拉下，若睾丸萎缩，又不能被拉下并置入阴囊，而对侧睾丸正常，则可将未降睾丸切除。双侧腹腔内隐睾不能下降复位者，可采用显微外科技术，做睾丸自体移植术。

171. E 1岁内的睾丸有自行下降可能，若一岁以后睾丸仍未下降，可短期应用绒毛膜促性腺激素每周肌注2次，每次500U，总剂量为5000~10000U。因此，选项E正确。

172. C 若2岁以前睾丸仍未下降，应采用睾丸固定术将其拉下。

173. A 若睾丸固定术中发现左睾丸发育极差，睾丸萎缩，又不能被拉下并置入阴囊，而对侧睾丸正常，则可将未降睾丸切除。

174. A 超声属于无创检查，应作为首选影像学检查，能显示结石的高回声及其后方的声影，亦能显示结石梗阻引起的肾积水及肾实质萎缩等，可发现尿路平片不能显示的小结石和X线阴性结石。超声适合于所有患者包括孕妇、儿童、肾功能不全和对造影剂过敏者。

175. E 肾图检查：右侧呈梗阻型曲线，说明右侧尿路有梗阻。在题目给出的 5 个选项中，只有右侧输尿管下段结石才可能引起尿路梗阻。该患者时有发作右下腹疼痛，体检右下腹深压痛，尿常规示红细胞（＋＋），与右侧输尿管下段结石符合。慢性膀胱炎、急性阑尾炎、慢性附件炎、急性肾盂肾炎一般不会导致右侧尿路梗阻。

176. A 输尿管镜碎石取石术适用于中、下段输尿管结石，ESWL 失败的输尿管上段结石，X 线阴性的输尿管结石，停留时间长的嵌顿性结石，亦用于 ESWL 治疗所致的"石街"。输尿管严重狭窄或扭曲、合并全身出血性疾病、未控制的尿路感染等不宜采用此法。

177. D 草酸钙结石最常见，磷酸盐、尿酸盐、碳酸盐次之，胱氨酸结石罕见。草酸钙结石质硬，不易碎，粗糙，不规则，呈桑葚样，棕褐色，尿路平片易显影。磷酸钙、磷酸镁铵结石与尿路感染和梗阻有关，易碎，表面粗糙，不规则，常呈鹿角形，灰白色、黄色或棕色，尿路平片可见分层现象。尿酸结石与尿酸代谢异常有关，其质硬，光滑，多呈颗粒状，黄色或红棕色，纯尿酸结石不被尿路平片所显影。胱氨酸结石是罕见的家族性遗传性疾病所致，质坚，光滑，呈蜡样，淡黄至黄棕色，X 光平片亦不显影。

178. C 根据结石成分、代谢状态等调节食物构成。推荐吸收性高钙尿症患者摄入低钙饮食，不推荐其他含钙尿路结石患者进行限钙饮食。草酸盐结石的患者应限制浓茶、菠菜、番茄、芦笋、花生等摄入。

179. D X 线尿路平片能发现 90% 以上的 X 线阳性结石。正侧位摄片可以除外腹内其他钙化阴影如胆囊结石、肠系膜淋巴结钙化、静脉石等。侧位片显示上尿路结石位于椎体前

缘之后，腹腔内钙化阴影位于椎体之前。结石过小或钙化程度不高，纯尿酸结石及胱氨酸结石，则不显示。静脉尿路造影可以评价结石所致的肾结构和功能改变，有无引起结石的尿路异常如先天性畸形等。若有充盈缺损，则提示有 X 线阴性结石或合并息肉、肾盂癌等可能。因此，泌尿系 X 线平片检查（KUB）＋静脉肾盂造影（IVP）可明确诊断泌尿系结石。

180. A 肾和输尿管结石为上尿路结石，主要的症状是疼痛和血尿。

181. D 体外冲击波碎石（ESWL）通过 X 线或超声对结石进行定位，利用高能冲击波聚焦后作用于结石，使结石裂解，直至粉碎成细砂，随尿液排出体外。实践证明它是一种安全而有效的非侵入性治疗，且大多数的上尿路结石可采用此方法治疗。适应证：适用于直径≤2cm 的肾结石及输尿管上段结石。输尿管中下段结石治疗的成功率比输尿管镜取石低。

182. D 患者出现左腰痛，且有结石病史，超声检查发现左输尿管上段明显扩张，输尿管中下段观察不清楚，考虑诊断为输尿管结石伴梗阻的可能性比较大，出现高热、寒战以及脓尿，考虑并发感染，因此选项 D 正确。目前缺乏结核感染证据，选项 B 错误。

183. C 为明确诊断，进一步需了解结石梗阻的部位、结石大小及形态、肾脏感染情况等，CT 检查能比较全面直接地获取上述信息。平扫 CT 能发现输尿管中、下段结石，有助于鉴别不透光的结石、肿瘤、血凝块等，以及了解有无肾畸形。MRI 检查对结石不敏感；逆行造影易造成感染加重；肾图可反映患肾受损情况；目前并不是必要的。

184. E 结石梗阻导致肾积水合并感染，需先做造瘘引流。

185. D 膀胱结石的典型症状为排尿突然

中断，疼痛放射至远端尿道及阴茎头部，伴排尿困难和膀胱刺激症状。小儿常用手搓拉阴茎，跑跳或改变排尿姿势后，能使疼痛缓解，继续排尿。

186. A　膀胱结石的常用辅助诊断方法有：①超声检查，能发现膀胱及后尿道强光团及声影，还可同时发现膀胱憩室、良性前列腺增生等；②X 线检查，能显示绝大多数结石，怀疑有尿路结石可能时，还需做尿路平片及排泄性尿路造影；③膀胱尿道镜检查，能直接见到结石，并可发现膀胱及尿道病变。膀胱镜为侵入性检查，不作为常规检查。

187. D　膀胱结石采用手术治疗，并应同时治疗病因。膀胱感染严重时，应用抗菌药物；若有排尿困难，则应先留置导尿，以利于引流尿液及控制感染。

188. E　患者为老年男性，有进行性排尿困难症状，查体见双下肢可凹性水肿，超声提示双肾积水，有肾功能不全的可能，需要进行生化检查以明确。

189. D　患者为老年男性，有进行性排尿困难症状，加重 1 个月，并且合并双肾积水，首先选择引流尿液，保护肾功能。

190. A　尿频是前列腺增生最常见的早期症状，夜间更为明显。尿频的原因，早期是因增生的前列腺充血刺激引起。随着病情发展，梗阻加重，残余尿量增多，膀胱有效容量减少，尿频逐渐加重。排尿困难是前列腺增生最重要的症状，病情发展缓慢。典型表现是排尿迟缓、断续、尿流细而无力、射程短、终末滴沥、排尿时间延长。直肠指检是重要的检查方法，前列腺增生症患者均需做此项检查。多数患者可触到增大的前列腺，表面光滑、质韧、有弹性、边缘清楚，中间沟变浅或消失。

191. E　前列腺穿刺活检是确诊前列腺癌的金标准，直肠指检发现前列腺可疑结节，应进行经直肠前列腺穿刺活检以鉴别。

192. E　对症状严重、存在明显梗阻或有并发症者应选择手术治疗。经尿道前列腺切除术（TURP）适用于大多数良性前列腺增生患者，是目前最常用的手术方式。

193. C　膀胱镜检查对前列腺增生及膀胱结石都有诊断意义。

194. E　患者有进行性排尿困难病史及间断性排尿中断病史，结合辅助检查结果考虑前列腺增生合并膀胱结石。

195. E　患者前列腺增生合并膀胱结石，首选经尿道的微创手术方式，同时处理前列腺增生和膀胱结石两种疾病。

196. A　增生的前列腺将外周带腺体压扁形成假包膜，称外科包膜，与增生的腺体有明显的界限。

197. B　膀胱造影可以查看膀胱内是否存在结石、肿瘤以及膀胱憩室等，对判断有无神经源性膀胱没有帮助。

198. B　当膀胱充盈时，若下腹部遭撞击、挤压极易发生膀胱外伤。可见于酒后膀胱过度充盈，受力后膀胱破裂。腹膜外破裂时，尿外渗及血肿可引起下腹部疼痛、压痛及肌紧张，直肠指检可触及直肠前壁饱满并有触痛。腹膜内破裂时，尿液流入腹腔常引起急性腹膜炎症状；如果腹腔内尿液较多，可有移动性浊音。因此，该患者为膀胱损伤。

199. D　膀胱造影自导尿管向膀胱内注入 15% 泛影葡胺 300ml，摄前后位片，抽出造影剂后再摄片，如膀胱破裂，可发现造影剂漏至膀胱外，排液后的照片更能显示遗留于膀胱外的造影剂。腹膜内膀胱破裂时，则显示造影剂衬托的肠袢。

200. C 患者下腹轻压痛，导尿有少量血性尿液，4 小时后腹痛加重，有移动性浊音，考虑患者为膀胱损伤。

201. E 膀胱注水试验是泌尿外科膀胱破裂的常用诊断方法，常规方法是经导尿管向膀胱内注入灭菌生理盐水 200～300ml，片刻后再引出。液体外漏时引出量会减少，腹腔液体回流时引出量会增多。若液体出入量差异大，提示膀胱破裂。

202. A 膀胱破裂伴有出血和尿外渗，病情严重，须尽早施行手术。

203. C CT 平扫及增强可清晰显示肾实质裂伤程度、尿外渗和血肿范围，以及肾组织有无活力，并可了解与其他脏器的关系。患者肉眼血尿，右腰部疼痛明显，右肾区略隆起，有叩痛，应首先进行 CT 检查。

204. A 肾外伤的处理与外伤程度直接相关。轻微肾挫伤一般症状轻微，经短期休息可以康复，大多数患者属于此类外伤。多数肾部分裂伤可行保守治疗或者介入栓塞治疗，仅少数需手术治疗。

205. A 尿中含多量红细胞，血红蛋白和血细胞比容持续降低提示有活动性出血。进行保守治疗时，应定时测量血压、脉搏、呼吸、体温，注意腰、腹部肿块范围有无增大。观察每次排出的尿液颜色深浅的变化。定期检测血红蛋白和血细胞比容。因此，选项 B、C、D、E 在保守治疗中均很重要。

206. B 肾外伤患者在保守治疗期间发生以下情况，则需施行手术治疗：①经积极抗休克后生命体征仍未见改善，提示有活动性内出血；②血尿逐渐加重，血红蛋白和血细胞比容继续降低；③腰、腹部肿块明显增大；④怀疑有腹腔其他脏器外伤。

207. D 静脉尿路造影（IVP）可见肾盏、肾盂因肿瘤挤压、侵犯出现不规则变形、狭窄、拉长、移位或充盈缺损，是肾盂癌的 X 线表现。

208. D 肾盂癌的标准切除范围为患肾、输尿管全长。

209. A 血尿是膀胱癌最常见的症状。约85% 的患者表现为间歇性无痛全程肉眼血尿，可自行减轻或停止，易给患者造成"好转"或"治愈"的错觉而贻误治疗。有时可仅为镜下血尿。

210. D 膀胱癌以手术治疗为主。

211. D 对膀胱癌发病目前尚缺乏有效的预防措施，但对密切接触致癌物质的职业人员应加强劳动保护，嗜烟者及早戒烟，可以预防或减少肿瘤的发生。对保留膀胱手术后患者，膀胱灌注化疗药物或卡介苗，可以预防或推迟肿瘤的复发和进展。

212. A 睾丸鞘膜积液呈球形或卵圆形，表面光滑，有弹性和囊样感，无压痛，一般触不到睾丸和附睾。透光试验阳性。若积液为脓性、血性或乳糜性，则透光试验为阴性。

213. C 成人的睾丸鞘膜积液，如积液量少，无任何症状，不需要手术治疗。积液量多，体积大伴明显的症状，可行睾丸鞘膜切除＋翻转术。

214. C 该患者为中老年男性，间歇性、无痛性全程血尿，初步判断泌尿系肿瘤的可能性大，且以膀胱癌最多见。B 超提示支持诊断膀胱癌（T_a 或 T_1）。为明确诊断，最重要的检查是膀胱镜检查。尿脱落细胞学检查可作为初步筛选。静脉尿路造影可了解肾盂、输尿管有无肿瘤以及膀胱肿瘤对上尿路的影响。CT 和 MRI 用于浸润性癌。

215. B 对于 T_a 或 T_1 期膀胱肿瘤，以经尿

道切除手术为主要治疗方法。

四、B1 型题

216. B 骨盆骨折容易伤及后尿道，最易伤及尿道膜部，严重时可伤及尿道前列腺部。

217. A 会阴部骑跨伤时，最易伤及前尿道，如尿道球部。

218. D 与输尿管腔外手术操作有关的医源性外伤：常发生在盆腔、腹膜后的开放及腹腔镜手术时，如结肠、直肠、子宫切除术以及周围大血管手术。由于解剖复杂，手术野不清，匆忙止血，大块钳夹、结扎极易累及输尿管；肿瘤将输尿管推移或粘连，后腹膜纤维化等会使手术困难加重，累及输尿管的几率也会增加。术中不一定能发现，术后发生漏尿或无尿时才察觉。

219. C 当膀胱充盈时，若下腹部遭撞击、挤压极易发生膀胱外伤。

220. E 肾外伤常是严重多发性外伤的一部分。多见于成年男性。按外伤病因的不同，可分为开放性外伤和闭合性外伤两类。①开放性外伤：因弹片、枪弹、刀刃等锐器致伤，外伤复杂而严重，常伴有胸、腹部等其他组织器官外伤，有创口与外界相通。②闭合性外伤：因直接暴力（如撞击、跌打、挤压、肋骨或横突骨折等）或间接暴力（如对冲伤、突然暴力扭转等）所致，一般没有创口与外界相通。

221. E 尿道挫伤时仅有局部水肿和出血，愈合后一般不发生尿道狭窄。因尿道连续性尚存在，不需特殊治疗，可止血、止痛，同时应用抗生素预防感染，必要时插入导尿管引流尿液 1 周。

222. A 尿道断裂时，球部远端和阴茎部的尿道完全性断裂，会阴、阴茎、阴囊内会形成大血肿，应及时经会阴切口予以清除，然后

行尿道端端吻合术，留置导尿管 3 周。条件不允许时也可仅做耻骨上膀胱造瘘术。

223. C 肾挫伤仅局限于部分肾实质，形成肾瘀斑和（或）包膜下血肿，肾包膜及肾盏、肾盂黏膜完整。外伤涉及肾集合系统可有少量血尿。轻微肾挫伤一般症状轻微，经短期休息可以康复，大多数患者属于此类外伤。多数肾部分裂伤可行保守治疗或者介入栓塞治疗，仅少数需手术治疗。

224. D 后尿道损伤合并休克时，须抗休克治疗，抢救生命。尿潴留者可行耻骨上膀胱穿刺造瘘，休克时不宜行尿道会师术。

225. B 尿道裂伤时，如导尿管插入顺利，可留置导尿管引流 2 周左右。如插入失败，可能有尿道部分裂伤，应即行经会阴尿道修补术，并留置导尿管 2~3 周。

226. A 肾结核血尿主要表现为终末血尿，常在尿频、尿急、尿痛等膀胱刺激症状发生以后出现。肾结核患者均有不同程度的脓尿。

227. B 肾肿瘤早期常无明显临床症状，间歇性无痛肉眼血尿为常见症状。

228. C 上尿路结石通常是指肾结石或输尿管结石，出现血尿的特点是活动后出现血尿，且镜下血尿多于肉眼血尿。

229. C 膀胱镜碎石适用于结石 <2~3cm 者，此患者膀胱内结石直径 1cm，故可以考虑采用此方法。

230. B 结石过大、过硬或膀胱憩室病变时，应施行耻骨上膀胱切开取石。

231. C 小儿泌尿系统梗阻常见的原因是先天性畸形，如肾盂-输尿管连接处的狭窄。

232. E 成人泌尿系统梗阻以结石、损伤、炎症、肿瘤常见。

233. B 前列腺特异性抗原（PSA）是前列腺癌重要的血清标志物，当发生前列腺癌时，PSA 常有升高，并往往与体内肿瘤负荷的多少成正比。

234. C 经直肠超声检查以往常被用作前列腺癌的诊断，但多数早期前列腺癌患者常无异常发现。

235. A 前尿道损伤可以通过病史、症状、诊断性导尿和逆行尿道造影诊断。

236. D 膀胱尿道镜检查是诊断尿道损伤最直观的方法。

237. A 前列腺癌好发于老年男性。早期前列腺癌多数无明显临床症状，常因体检或者在其他非前列腺癌手术后通过病理检查发现（如良性前列腺增生的手术）。随着肿瘤生长，前列腺癌可表现为下尿路梗阻症状，如尿频、尿急、尿流缓慢、排尿费力，甚至尿潴留或尿失禁等。前列腺癌可经血行、淋巴扩散或直接侵及邻近器官（如精囊、膀胱等）。最常见的转移部位是淋巴结和骨骼，其他部位包括肺、肝、脑和肾上腺等。前列腺癌出现骨骼转移时可以引起骨痛、脊髓压迫症状及病理性骨折等。其他晚期前列腺癌的症状包括：贫血、衰弱、下肢水肿、排便困难等。

238. B 膀胱颈挛缩亦称膀胱颈纤维化。多为慢性炎症、结核或手术后瘢痕形成所致，发病年龄较轻，多在 40~50 岁出现排尿不畅症状，但前列腺体积不增大，膀胱镜检查可以确诊。

239. C 尿道狭窄多有尿道损伤及感染病史，行尿道膀胱造影与尿道镜检查可以确诊。

240. D 神经源性膀胱功能障碍临床表现与前列腺增生症相似，可有排尿困难、残余尿量较多、肾积水和肾功能不全，但前列腺不增大，为动力性梗阻。患者常有中枢或周围神经系统损害的病史和体征，如有下肢感觉和运动障碍，会阴皮肤感觉减退、肛门括约肌松弛或反射消失等。静脉尿路造影常显示上尿路有扩张积水，膀胱常呈"圣诞树"形。尿流动力学检查可以明确诊断。

241. B 肾细胞癌 CT 常表现为外生性生长的圆形或类圆形具有假包膜、注射造影剂为"快进快退"影像学表现的富血供肿瘤。

242. C 膀胱癌易复发，非肌层浸润性膀胱癌的复发率高达 50%~70%，少部分患者复发后可进展为肌层浸润性膀胱癌。肿瘤的扩散主要向膀胱壁浸润，可突破浆膜层侵及邻近器官。淋巴转移是最主要的转移途径，主要转移到闭孔及髂血管等处盆腔淋巴结。血行转移多在晚期，主要转移至肝、肺、肾上腺等。种植转移可见于尿道上皮、腹部切口、切除的前列腺窝和腹腔。

五、X 型题

243. ABCE 根据目前对前列腺炎的基础和临床研究情况，1995 年美国国立卫生研究院（NIH）提出新的分类方法，将前列腺炎分为四型：I 型，急性细菌性前列腺炎（ABP）；II 型，慢性细菌性前列腺炎（CBP）；III 型，慢性前列腺炎/慢性骨盆疼痛综合征（CP/CPPS），该型又分为 IIIA（炎症性 CPPS）和 IIIB（非炎症性 CPPS）两种亚型；IV 型，无症状性前列腺炎（AIP）。

244. ABDE 治疗急性前列腺炎应积极卧床休息，输液，应用抗菌药物及大量饮水。急性前列腺炎预后一般良好，少数并发前列腺脓肿，则应经会阴切开引流。前列腺炎急性期进行前列腺按摩可以导致感染扩散。出现排尿困难可行耻骨上膀胱穿刺造瘘。

245. ABDE 慢性细菌性膀胱炎常是上尿路急性感染的迁移或慢性感染所致，亦可诱发或继发于某些下尿路病变，如良性前列腺增生、慢性前列腺炎、尿道狭窄、膀胱结石或异物、尿道口处女膜融合、处女膜伞、尿道旁腺炎等。临床表现为反复发作或持续存在尿频、尿急、尿痛，并有耻骨上膀胱区不适，膀胱充盈时疼痛较明显，尿液浑浊。治疗慢性细菌性膀胱炎，应用抗菌药物，保持排尿通畅，处理诱发尿路感染的病因，必要时需手术纠正，如处女膜成形术等。病程较长，抵抗力弱者，应全身支持，增进营养。

246. ABC　包皮龟头炎是包皮与龟头的弥漫性炎症，可以由感染性或非感染性因素所引起。临床上以感染性者较多见，常常由未行包皮环切术的包皮下的酵母菌或细菌引起。包皮龟头炎可分为包皮炎和龟头炎，包皮炎指包皮及其黏膜的炎症，龟头炎是指阴茎头黏膜的炎症，由于两者常常同时出现故称为包皮龟头炎。

247. CD　对于白色念珠菌引起的包皮龟头炎的治疗，常用曲古霉素或伊曲康唑治疗。

248. ABCD　睾丸鞘膜积液可分为原发性和继发性。原发者病因不清，病程缓慢，常为鞘膜慢性炎症反应，可能与创伤和炎症有关。继发者是由原发疾病引起，如睾丸炎、附睾炎、创伤、阴囊术后及继发于高热、心力衰竭、腹水等，表现为急性鞘膜积液。慢性鞘膜积液见于睾丸附睾炎、梅毒、结核、睾丸肿瘤等。在热带和我国南方地区可见丝虫病、血吸虫病引起的鞘膜积液。

249. ABDE　患儿在出生后睾丸仍有自行下降可能，一般发生在出生后 3~6 个月内，1 岁后睾丸基本不会自行下降。目前公认为 2 岁后睾丸功能开始受损，因此内分泌治疗应及早进行，超过 2 岁则应行手术治疗。目前临床常用内分泌治疗药物有绒毛膜促性腺激素（HCG）或促黄体激素释放激素（LHRH）。腹膜后睾丸周围温度较正常高，导致睾丸功能受损引起不育。隐睾较正常睾丸发生恶变的

机会大 20~40 倍。

250. ABCD　隐睾一般不影响第二性征发育。隐睾由于局部温度高，生殖细胞数目减少、退变，使睾丸生精功能明显受损；双侧隐睾有失去生育能力的可能，单侧隐睾也偶有不育。隐睾易发生恶变，较正常睾丸发生恶变的机会大 20~40 倍，恶变以精原细胞瘤多见，也可有畸胎瘤。

251. ABC　胎儿时期垂体功能不足，可影响睾丸的发育及正常下降，造成原发性性腺功能不足及隐睾症。患有隐睾，会因睾丸温度调节差而使生精上皮萎缩。

252. ACE　腹腔镜手术适应证：所有不可触及的睾丸；可疑睾丸缺如；活检或腹腔内高位睾丸切除。禁忌证：急性感染；凝血异常；既往有腹部手术史，疑有腹膜粘连。

253. BCD　青春期后，绝大多数隐睾出现萎缩，可见生精上皮的严重损害，影响精子的生长，双侧隐睾将丧失生育能力，更易发生睾丸恶变。隐睾组织学检查主要表现为生殖细胞发育的障碍，其次是间质细胞数目的减少。

254. ABCE　体外冲击波碎石（ESWL）适用于大多数上尿路结石，但出现以下情况均不宜使用：结石远端尿路梗阻、妊娠、出血性疾病、严重心脑血管病、主动脉或肾动脉瘤、尚未控制的泌尿系感染等。过于肥胖、肾位置过高、骨关节严重畸形、结石定位不清等，由于技术性原因而不适宜采用此法。

255. ABCE　体外冲击波碎石后，多数患者出现一过性肉眼血尿，一般无须特殊处理。肾周围血肿形成较为少见，可保守治疗。感染性结石或结石合并感染者，由于结石内细菌播散、碎石梗阻引起肾盂内高压、冲击波引起的肾组织损伤等因素，可发生尿源性败血症，往往病程进展很快，可继发感染性休克甚至死亡，需高度重视积极治疗。碎石排出过程中，

由于结石碎片或颗粒排出可引起肾绞痛。ESWL在术后早期肾功能的变化主要是由于冲击波直接损伤肾组织，导致肾实质水肿，肾小管梗阻，肾小囊内压增高，影响肾小球滤过和肾小管重吸收功能的结果。若碎石过多地积聚于输尿管内，可引起"石街"，如"石街"形成 3 周后不及时处理，肾功能恢复将会受到影响；如果"石街"完全堵塞输尿管，6 周后肾功能将会完全丧失。为了减少并发症应采用低能量治疗、限制每次冲击次数。若需再次治疗，间隔时间 10 ~ 14 天以上为宜，推荐 ESWL 治疗次数不超过 3 ~ 5 次。

256. ABCD 输尿管结石常见于以下部位：①肾盂输尿管连接部；②输尿管跨越髂血管部位；③女性输尿管经过子宫阔韧带的基底部，男性输精管跨越输尿管处；④输尿管膀胱壁段包括膀胱开口处。

257. ACDE 输尿管镜碎石取石术的并发症有感染、黏膜下损伤、假道、穿孔、撕裂等。输尿管撕脱或断裂是最严重并发症，与术中采用高压灌注、进镜出镜时操作不当有关。远期并发症主要是输尿管狭窄或闭塞等。

258. ACDE 输尿管镜碎石取石术适用于中、下段输尿管结石，ESWL 失败的输尿管上段结石，X 线阴性的输尿管结石，停留时间长的嵌顿性结石，亦用于 ESWL 治疗所致的"石街"。

259. ABDE 输尿管严重狭窄或扭曲、全身出血性疾病、严重心肺功能障碍不能耐受手术、严重髋关节畸形致截石位困难、未控制的尿路感染等不宜采用输尿管镜碎石取石术。

260. ABCD 根据结石成分、代谢状态等调节食物构成。推荐吸收性高钙尿症患者摄入低钙饮食，不推荐其他含钙尿路结石患者进行限钙饮食。草酸盐结石的患者应限制浓茶、菠菜、番茄、芦笋、花生等摄入，选项 D

错误。草酸盐结石患者可口服维生素 B_6，以减少草酸盐排出，选项 A 错误；口服氧化镁可增加尿中草酸溶解度，选项 B 错误。尿酸结石患者可口服别嘌呤醇和碳酸氢钠，以抑制结石形成，选项 E 正确。碱化尿液不利于磷酸盐的溶解，选项 C 错误。

261. AB 原发性膀胱结石多发于男孩，与营养不良和低蛋白饮食有关，其发生率在我国已明显降低。

262. ABCDE 继发性膀胱结石常见于良性前列腺增生、膀胱憩室、神经源性膀胱、异物或肾、输尿管结石排入膀胱。

263. BC 膀胱结石采用手术治疗，并应同时治疗病因。膀胱感染严重时，应用抗菌药物；若有排尿困难，则应先留置导尿，以利于引流尿液及控制感染。

264. CDE 尿道狭窄，尿道憩室伴慢性感染和异物可以导致尿道结石。大多数男性尿道结石来自肾和膀胱。

265. ACDE 尿道结石的治疗应根据结石的位置、大小及尿道情况选择适当的方法。如结石位于尿道舟状窝，可向尿道内注入无菌液体石蜡，然后将结石推挤出尿道口，或用血管钳经尿道口伸入将结石取出。前尿道结石采用阴茎根阻滞麻醉下，压迫结石近端尿道，阻止结石后退，注入无菌液体石蜡，再轻轻地向尿道远端推挤，钩取或钳出，取出有困难者可选择内镜下碎石后取出。处理切忌粗暴，尽量不做尿道切开取石，以免尿道狭窄。后尿道结石可用尿道探条将结石轻轻地推入膀胱，再按膀胱结石处理。

266. BC 良性前列腺增生的发病率随年龄的增长而增加，男性在 45 岁以后前列腺可有不同程度的增生，多在 50 岁以后出现临床症状，选项 A 正确。前列腺的正常发育有赖于雄激素，青春期前切除睾丸，前列腺即不发育，老年后也不会发生前列腺增生。前列腺增生的患者在切除睾丸后，增生的上皮细胞会发生凋亡，腺体萎缩，选项 E 正确。前列腺增生手术切除后是可能复发的，临床上前列腺增生复发一般在术后 8～10 年左右，选项 B 错误。前列腺腺体增生开始于围绕尿道的腺体，这部分腺体称为移行带，未增生之前仅占前列腺组织的 5%。前列腺其余腺体由中央带（占 25%）和外周带（占 70%）组成。中央带似楔形并包绕射精管。外周带组成前列腺的背侧及外侧部分，是前列腺癌最常发生的部位，选项 C 错误。前列腺增生会造成膀胱出口梗阻，为了克服排尿阻力，逼尿肌增强其收缩能力，逐渐代偿性肥大，肌束形成粗糙的网状结构，加上长期膀胱内高压，膀胱壁出现小梁小室或假性憩室。由于逼尿肌退变，顺应性差，出现逼尿肌不稳定收缩，患者有明显尿频、尿急和急迫性尿失禁，可造成输尿管尿液排出阻力增大，引起上尿路扩张积水。如梗阻长期未能解除，逼尿肌萎缩，失去代偿能力，收缩力减弱，导致膀胱不能完全排空而出现残余尿。随着残余尿量增加，膀胱壁变薄，膀胱腔扩大，可出现慢性尿潴留及充溢性尿失禁，尿液反流引起上尿路积水及肾功能损害，选项 D 正确。

267. ABCD 前列腺增生症引起排尿困难，应与下列疾病鉴别：①前列腺癌：若前列腺有结节，质地硬，或血清 PSA 升高应行 MRI 和前列腺穿刺活检等检查。②膀胱颈挛缩：亦称膀胱颈纤维化。多为慢性炎症、结核或手术后瘢痕形成所致，发病年龄较轻，多在 40～50 岁出现排尿不畅症状，但前列腺体积不增大，膀胱镜检查可以确诊。③尿道狭窄：多有尿道损伤及感染病史，行尿道膀胱造影与尿道镜检查，不难确诊。④神经源性膀胱功能障碍：临床表现与前列腺增生症相似，可有排尿困难、残余尿量较多、肾积水和肾功能不

全，但前列腺不增大，为动力性梗阻。患者常有中枢或周围神经系统损害的病史和体征，如有下肢感觉和运动障碍，会阴皮肤感觉减退、肛门括约肌松弛或反射消失等。静脉尿路造影常显示上尿路有扩张积水，膀胱常呈"圣诞树"形。尿流动力学检查可以明确诊断。

268. ABCD 治疗肾损伤时，应追踪观察有无后期的各种并发症，如肾性高血压、肾积水、肾周感染等，并进行相应治疗。

269. ABDE 根据输尿管外伤的性质和类型，其临床表现不尽相同，如有其他重要脏器同时外伤，常可掩盖输尿管外伤的症状。①血尿：常见于器械伤及输尿管黏膜，一般血尿会自行缓解和消失。输尿管完全断离者，不一定有血尿出现。血尿有无或轻重并不与输尿管外伤程度一致。②尿外渗：可发生于外伤时或数日后，尿液由输尿管外伤处渗入后腹膜间隙，引起腰痛、腹痛、腹胀、局部肿胀、肿块及触痛。如腹膜破裂，尿液漏入腹腔，则会产生腹膜刺激症状。一旦继发感染，可出现脓毒症如寒战、高热。③尿瘘：如尿液与腹壁创口或与阴道、肠道创口相通，会形成尿瘘，有时经久不愈。④梗阻症状：输尿管被缝扎、结扎后可引起完全性梗阻，因肾盂压力增高，可有病侧腰部胀痛、腰肌紧张、肾区叩痛及发热等。如孤立肾或双侧输尿管被结扎，则可发生无尿。输尿管狭窄者可致不完全性梗阻，也会产生腰部胀痛及发热等症状。

270. CDE 开放性输尿管外伤多见于枪击伤所致，偶见于锐器刺伤。另外，交通事故、从高处坠落也可引起输尿管撕裂。输尿管开放性外伤常伴有大血管或腹腔内脏器外伤。术中发现输尿管被误扎，应立即松解，如该处缺血坏死，则需切除该处输尿管缺血段，做端端吻合，并留置双 J 形输尿管支架引流管 3～4 周。开放性输尿管外伤的处理原则：如有休克等严重合并症时应先抗休克，处理其他严重的合并

外伤，而后再处理输尿管外伤。只要病情允许，输尿管外伤应尽早修复，以利尿液通畅，保护肾功能。尿外渗应彻底引流，避免继发感染，如全身情况差不能耐受手术，可先行伤侧肾穿刺造瘘。在输尿管镜碎石术中如果发现输尿管外伤，此时会有大量冲洗液外渗到腹膜后，故在术中应及时应用利尿剂，以促进渗出液排出，并注意血液中电解质变化。

271. ABCD 输尿管损伤常用的诊断方法有：①静脉注射靛胭脂检查，手术中怀疑输尿管有外伤时，由静脉注射靛胭脂，如有裂口则可见蓝色尿液从外伤处流出。术中或术后可选择膀胱镜检查，如输尿管被结扎或裂口较大甚至断裂，则伤侧输尿管口无蓝色尿液喷出。②静脉尿路造影可显示输尿管外伤处的尿外渗、尿漏或有无梗阻。③逆行肾盂造影，输尿管插管至外伤部位有受阻感，注射造影剂可显示梗阻或造影剂外溢。④超声可发现尿外渗和梗阻所致的肾积水。⑤放射性核素肾显像可显示伤侧上尿路有无梗阻。⑥CT 检查虽不能直接显示输尿管有无外伤，但可显示外伤区域的变化，如尿液囊肿、输尿管周围脓肿、肾积水及尿瘘。而 CTU 可见外伤部位是否通畅或有无造影剂外渗。PET – CT 检查是核医学科常用的一种检查方式，主要用于肿瘤患者的检查。

272. ABDE CT 对肾癌的确诊率高，可发现 0.5cm 以上的病变，同时显示肿瘤部位、大小、有无累及邻近器官等，是目前诊断肾癌最可靠的影像学方法。肾癌的 CT 表现为肾实质内不均质肿块，平扫 CT 值大多略低于或与肾实质相仿，少数高于肾实质；增强扫描后，肿瘤出现明显强化。CT 增强血管造影及三维重建可以见到增粗、增多和紊乱的肿瘤血管，可替代传统的肾动脉造影。CT 显示肾蒂或腹膜后淋巴结直径等于或大于 1.5cm 者应考虑转移的可能性。

273. ABCD 下腔静脉损伤是右肾切除术的并发症，左侧经腰手术较少涉及下腔静脉的走行区域。

274. ABCD 肾脏超声检查提示右肾可见直径约 3cm 的无回声肿物，考虑右肾囊肿的可能性大，绝大部分囊肿均不需要处理。囊肿一般不会导致肉眼血尿，该患者的症状与囊肿无相关性，因此需进一步完善相关检查明确血尿的来源，可以行膀胱、前列腺超声，泌尿系 CT，尿脱落细胞学 + FISH 检查和尿红细胞位相检查。不能因为肾脏有肿物，就必然进行处理，选项 E 错误。

275. ABD 早期（器官局限性，即肿瘤仅位于前列腺内部）前列腺癌可以通过根治性手术或者根治性放疗等方式达到良好的治疗效果，甚至得以治愈。前列腺癌的放疗分为根治性放疗和姑息性放疗。对于器官局限性肿瘤，根治性放疗能达到近似治愈的效果，其 5~10 年内的无瘤存活率可与根治性前列腺切除术相似。姑息性放疗主要用于前列腺癌骨转移病灶的治疗，达到缓解疼痛的目的。外放射治疗与内放射治疗可以同时进行，以期达到良好的肿瘤杀灭效果。术前放疗可能会影响局部组织愈合，对于前列腺癌通常不建议在术前开展新辅助放疗。

第五章　胸心外科

一、A1 型题

1. D 多根多处肋骨骨折是指在两根以上相邻肋骨各自发生2处或以上骨折，使局部胸壁失去完整肋骨支撑而软化，在自主呼吸时出现反常运动，即吸气时软化区胸壁内陷，呼气时相对外突，导致伤员出现低通气状态，甚至诱发呼吸衰竭，称为连枷胸。

2. D 张力性气胸患者表现为严重或极度呼吸困难、烦躁、意识障碍、大汗淋漓、发绀。气管明显移向健侧，颈静脉怒张，多有皮下气肿。伤侧胸部饱满，叩诊呈鼓音，呼吸音消失。胸部X线检查显示胸腔严重积气，肺完全萎陷、纵隔移位，并可能有纵隔和皮下气肿。

3. C 张力性气胸患者气管明显移向健侧，颈静脉怒张，多有皮下气肿。胸部X线检查显示胸腔严重积气，肺完全萎陷、纵隔移位，并可能有纵隔和皮下气肿。胸腔穿刺有高压气体外推针筒芯。不少患者有脉搏细快、血压降低等循环障碍表现。

4. A 胸部穿透伤时，胸膜腔与外界相通，属于开放性损伤。

5. D 开放性气胸出现明显呼吸困难、鼻翼扇动、口唇发绀、颈静脉怒张。伤侧胸壁可见伴有气体进出胸腔发出吸吮样声音的伤口，称为胸部吸吮性伤口。

6. D 开放性气胸是指外界空气经胸壁伤口或软组织缺损处，随呼吸自由进出胸膜腔。空气出入量与胸壁伤口大小有密切关系，伤口大于气管口径时，空气出入量多，胸内压几乎等于大气压，伤侧肺将完全萎陷，丧失呼吸功能。伤侧胸内压显著高于健侧，纵隔向健侧移位，进一步使健侧肺扩张受限。呼、吸气时，出现两侧胸膜腔压力不均衡的周期性变化，使纵隔在吸气时移向健侧，呼气时移向伤侧，称为纵隔扑动。纵隔扑动和移位影响腔静脉回心血流，可引起严重循环功能障碍。

7. D 张力性气胸为气管、支气管或肺损伤处形成活瓣，气体随每次吸气进入胸膜腔并积累增多，导致胸膜腔压力高于大气压，又称为高压性气胸。伤侧肺严重萎陷，纵隔显著向健侧移位，健侧肺受压，腔静脉回流障碍。高于大气压的胸内压，驱使气体经支气管、气管周围疏松结缔组织或壁层胸膜裂伤处，进入纵隔或胸壁软组织，形成纵隔气肿或面、颈、胸部的皮下气肿。张力性气胸患者表现为严重或极度呼吸困难、烦躁、意识障碍、大汗淋漓、发绀。气管明显移向健侧，颈静脉怒张，多有皮下气肿。伤侧胸部饱满，叩诊呈鼓音，呼吸音消失。胸部X线检查显示胸腔严重积气，肺完全萎陷、纵隔移位，并可能有纵隔和皮下气肿。胸腔穿刺有高压气体外推针筒芯。张力性气胸不会发生纵隔扑动。

8. B 张力性气胸是可迅速致死的危急重症。入院前或院内急救需迅速使用粗针头穿刺胸膜腔减压，并外接单向活瓣装置；在紧急时可在针柄部外接剪有小口的外科手套、柔软塑料袋或气球等，使胸腔内高压气体易于排出，而外界空气不能进入胸腔。进一步处理应安置闭式胸腔引流，使用抗生素预防感染。闭式引流装置可连接负压引流瓶，以利于加快气体排出，促使肺膨胀。待漏气停止 24 小时后，X 线检查证实肺已膨胀，方可拔除引流管。持续漏气而肺难以膨胀时需考虑开胸或电视胸腔镜探查手术。

9. A 进行性血胸应及时行开胸探查手术。

10. A 胸外伤有下列情况时应行急诊开胸探查手术：①进行性血胸；②心脏大血管损伤；③严重肺裂伤或气管、支气管损伤；④食管破裂；⑤胸腹或腹胸联合伤；⑥胸壁大块缺损；⑦胸内存留较大的异物。不包括闭合性气胸。

11. C 开放性气胸急救处理要点为：立即将开放性气胸变为闭合性气胸，赢得挽救生命的时间，并迅速转送至医院。使用无菌敷料如凡士林纱布、纱布、棉垫或清洁器材如塑料袋、衣物、碗杯等制作不透气敷料和压迫物，在伤员用力呼气末封盖吸吮性伤口，并加压包扎。转运途中如伤员呼吸困难加重或有张力性气胸表现，应在伤员呼气时开放密闭敷料，排出高压气体。送达医院进一步处理为：给氧，补充血容量，纠正休克；清创、缝合胸壁伤口，并做闭式胸腔引流；给予抗生素，鼓励患者咳嗽排痰，预防感染。如疑有胸腔内脏器损伤或进行性出血，则需行开胸探查手术。

12. D 随着技术的发展，胸部高分辨 CT 已经是诊断支气管扩张最常用的方法，不仅可以提供平面影像，还可以进行三维模拟重建。支气管碘油造影已不常用。

13. D 急性脓胸的治疗原则是：①控制原发感染，根据致病菌对药物的敏感性，选用有效抗生素；②彻底排净脓液，促使肺组织尽快复张。排净脓液的方法有胸腔穿刺抽脓和胸腔闭式引流两种。局限性脓胸或胸腔积液

较少的脓胸可采用胸腔穿刺抽脓，并向胸膜腔内注入抗生素。若脓液稠厚不易抽出，或经过治疗脓量未减少、患者症状无明显改善，或发现有大量气体，疑似伴有气管 – 食管瘘或腐败性脓胸等，均应及早施行胸腔闭式引流术。闭式引流术的方法有经肋间插管和经肋床插管两种方法。尽管开放引流可以引流脓液，但在急性脓胸期间，纵隔未固定，开放引流会导致开放性气胸，肺进一步萎陷，危及生命。

14. A 治疗阿米巴性脓胸的首选药物为甲硝唑。

15. E 肺癌通常分为小细胞肺癌和非小细胞肺癌两大类。由于小细胞肺癌在生物学行为、治疗、预后等方面与其他类型差别巨大，因此将小细胞肺癌以外的肺癌统称为非小细胞肺癌。目前肺癌病理学分类采用的是 2015 年世界卫生组织（WHO）修订的病理分型标准，其中较为常见的肺癌病理类型包括鳞状细胞癌（简称"鳞癌"）、腺癌和小细胞癌，其中小细胞癌和鳞癌与吸烟关系密切。

16. E 肺癌起源于支气管黏膜上皮或肺泡上皮。肺癌的分布，右肺多于左肺，上叶多于下叶。传统上把起源于肺段支气管开口以近，位置靠近肺门的肺癌称为中心型肺癌；起源于肺段支气管开口以远，位于肺周围部分的肺癌称为周围型肺癌，选项 A、B 均错误。腺癌一般生长较慢，但有时在早期即发生血行转移，淋巴转移相对较晚。近年来腺癌的发病率逐渐增高，目前已超过鳞状细胞癌而成为最常见的肺癌类型，选项 C 错误。大细胞癌较少见，约半数起源于大支气管。细胞大，胞浆丰富，胞核形态多样，排列不规则。大细胞癌分化程度低，常发生脑转移，选项 D 错误。小细胞肺癌多见于老年男性，中心型多见。小细胞癌恶性程度高，生长快，较早出现淋巴和血行广泛转移，对放疗和化疗敏感，但在各型肺

癌中预后最差，选项 E 正确。

17. A　传统上把起源于肺段支气管开口以近，位置靠近肺门的肺癌称为中心型肺癌；起源于肺段支气管开口以远，位于肺周围部分的肺癌称为周围型肺癌。

18. B　腺癌近年来发病率上升明显，已超越鳞癌成为最常见的肺癌。

19. D　大细胞肺癌早期即发生淋巴及血行转移，预后较差。

20. D　鳞状细胞癌患者年龄大多数在 50 岁以上，男性占多数。大多起源于较大支气管，常为中心型肺癌。生长速度较缓慢，对放疗和化疗较敏感，以淋巴转移为主。

21. E　弥漫型细支气管肺泡癌患者因肺泡广泛受累，可在疾病早期即有气短症状。

22. D　小细胞肺癌多见于老年男性，选项 A 错误；其发病率低于常见的腺癌和鳞癌，选项 B 错误；多为中心型，选项 C 错误；手术难以切除，但对放化疗敏感，选项 E 错误。

23. C　肺癌脱落的癌细胞可随痰液咳出，痰细胞学检查找到癌细胞可以明确诊断。

24. D　小细胞癌和腺癌的血行转移，较鳞癌常见。肺癌最常见的远处转移部位是肺、骨、脑、肝、肾上腺。

25. B　早期肺癌特别是周围型肺癌往往无任何症状，大多在行胸片或胸部 CT 检查时发现。随着肿瘤的进展，出现不同的症状。临床常见症状包括：咳嗽、血痰、胸痛、发热、气促。其中最常见的症状为咳嗽，癌肿在较大的支气管内长大后，常出现刺激性咳嗽。当癌肿继续长大阻塞支气管，继发肺部感染，痰量增多，伴有脓性痰液。血痰常见于中心型肺癌，通常为痰中带血点、血丝或断续地少量咯血；大量咯血则很少见。

26. C　小细胞肺癌恶性程度高，生长快，较早出现淋巴和血行广泛转移，对放疗和化疗敏感，但在各型肺癌中预后最差。

27. D　低磷血症提示异位甲状旁腺激素分泌，多发生于鳞癌。

28. E　细支气管肺泡癌的转移不一定通过淋巴或血液，还可以通过肺泡孔直接在气道内播散。

29. B　细支气管肺泡癌的 CT 特征是可见含气支气管征象，原因是肿瘤倾向于充满肺泡腔，而不是破坏和压迫细支气管。

30. C　穿透性心脏损伤伤员已有心脏压塞或失血性休克表现，应立即在急诊手术室施行开胸手术。在气管插管全身麻醉下，切开心包缓解压塞，控制出血，迅速补充血容量。大量失血者需回收胸腔内积血，经大口径输液通道回输。情况稳定后，缝合修补心脏裂口。经上述处理，心包有持续出血，患者循环不稳定，甚至有心脏压塞表现者，应积极开胸手术修复。在有条件的医院，对于心脏裂口复杂、患者循环难以维持、需要同时处理基础心脏疾病者，可以建立体外循环，完成心脏裂口修补。

31. D　支气管扩张症脓痰较多者，术前应积极准备，如雾化吸入，体位引流排痰，争取每日排痰量在 50ml 以下，并做痰培养和涂片检查，选用敏感有效的抗生素。

32. D　肺或支气管损伤出血可进入呼吸道造成咯血或痰中带血，其余损伤血液不能进入呼吸道。

33. E　食管造影是诊断贲门失弛缓症的首选检查；胸部 CT（平扫＋增强）可以了解食管壁厚度及周围情况，与肿瘤和其他疾病相鉴别；纤维内镜及细胞学检查可了解食管黏膜病变情况，与食管癌、食管良性肿瘤等相鉴别；食管压力测定对于诊断和治疗效果评判有重要意义；腹部 CT 检查可了解腹腔脏器有无异常。

34. E 食管癌的确切病因尚不清楚，但吸烟和重度饮酒已证明是食管鳞癌重要致病原因。研究显示，吸烟者食管癌的发生率增加 3～8 倍，而饮酒者增加 7～50 倍。在我国食管癌高发区，主要致癌危险因素还有亚硝胺和某些霉菌及其毒素。其他可能的病因包括：①缺乏某些微量元素及维生素；②不良饮食习惯：食物过硬、过热、进食过快；③食管癌遗传易感因素。大气污染多与肺癌发生有关。

35. C 食管癌以胸中段较多见，下段次之，上段较少。

36. E 食管癌以胸中段较多见，下段次之，上段较少。早期病变多限于黏膜（原位癌），表现为黏膜充血、糜烂、斑块或乳头状，少见肿块。淋巴结转移是最常见的转移途径。中、晚期癌肿长大，逐渐累及食管全周，肿块突入腔内，还可穿透食管壁全层，侵入纵隔和心包，侵犯主动脉。食管癌早期病变虽然可不向深度侵犯，但可累及食管整个周径的黏膜，以斑块和糜烂型常见。

37. E 早期食管癌症状不明显，吞咽粗硬食物时可能偶有不适，如胸骨后烧灼样、针刺样或牵拉摩擦样疼痛。食物通过缓慢，并有停滞感或异物感。哽噎停滞感常通过吞咽水后缓解消失。症状时轻时重，进展缓慢。

38. E 中晚期食管癌的典型症状为进行性吞咽困难，即先是难咽固体食物，继而半流质食物，最后液体也不能咽下。

39. B 食管癌患者出现持续胸痛或背痛表示癌已侵犯食管外组织，为中晚期食管癌症状。

40. D 食管癌可外侵周围器官和组织出现不同临床症状，例如侵犯喉返神经可出现声音嘶哑；压迫颈交感神经节可产生 Horner 综合征；侵入气管、支气管，可形成食管 - 气管瘘，出现吞咽水或食物时剧烈呛咳，并发生呼吸系统感染。由于长期不能正常进食最终出现恶病质状态。

41. A 色素内镜又称染色内镜，是指将试剂或色素配置成一定浓度的溶液对消化道黏膜进行染色，通过内镜进行观察、诊断的检查方法。色素内镜检查术能发现及诊断胃肠道的多种病变，尤对早期恶性肿瘤，可观察病变范围及其深度。早期无颈部淋巴结转移，选项 B 错误。选项 C、D 对早期食管癌没有色素内镜敏感。选项 E 多用于中心型肺癌。

42. C 食管癌放疗禁忌证：有食管穿孔前征象者，不可行根治性放疗。深部溃疡穿孔风险高。

43. B 在食管镜检查时还可同时做染色检查法，即将 3% Lugol 碘溶液喷布于食管黏膜上。正常食管鳞状上皮被染成棕黑色，这是上皮细胞内糖原与碘的反应，而肿瘤组织因癌细胞内的糖原消耗殆尽，故仍呈碘本身的黄色。

44. B 神经源性肿瘤多起源于交感神经，少数起源于外围神经。这类肿瘤多位于后纵隔脊柱旁肋脊区内。以单侧多见。肿瘤较小时无明显症状，较大可压迫神经干或恶变侵蚀时可发生疼痛。

45. D 动脉导管未闭临床表现为：导管直径细、分流量小者常无明显症状。直径粗、分流量大者常并发充血性心力衰竭，表现为易激惹、气促、乏力、多汗以及喂养困难、发育不良等。当病情发展为严重肺动脉高压且出现右向左分流时，表现为下半身发绀和杵状指/

趾，称为"差异性发绀"。因此，动脉导管未闭出现差异性发绀，见于并发重度肺动脉高压有双向分流者。

46. A　房间隔缺损（ASD）是心房间隔先天性发育不全导致的左、右心房间异常交通，可分为原发孔型和继发孔型。

47. B　房间隔缺损进行体格检查时，因肺循环血流增加、肺动脉瓣相对狭窄，胸骨左缘第 2 ~ 3 肋间闻及 2 ~ 3 级吹风样收缩期杂音，肺动脉瓣区第二心音亢进伴固定分裂。原发孔型房间隔缺损伴二尖瓣裂缺者在心尖部闻及 2 ~ 3 级收缩期杂音。病程晚期出现心房纤颤和肝大、腹水、下肢水肿等表现。

48. E　右心房、右心室、肺循环、左心房血流量增多，而左心室、体循环血流量减少是房间隔缺损典型的血流动力学改变。动脉导管未闭引起肺循环、左心房、左心室血流量增多，体循环血流量减少。室间隔缺损引起右心室、肺循环、左心房血流量增多，左心室、体循环血流量减少。法洛四联症肺循环血流量减少，体循环血流量增多。

49. A　室间隔缺损听诊可在胸骨左缘第 2 ~ 4 肋间闻及 3 级以上粗糙、响亮的全收缩期杂音，常伴收缩期震颤。心脏杂音部位与室间隔缺损的解剖位置有关。分流量大者因二尖瓣相对性狭窄在心尖部可闻及柔和的、舒张期杂音。肺动脉高压时心前区杂音柔和、短促且强度降低，肺动脉瓣区第二心音亢进，可伴有肺动脉瓣关闭不全的舒张期杂音。

50. C　若第一房间隔过度吸收，不能完全覆盖卵圆孔，或（和）第二房间隔发育不全，形成异常大的卵圆孔，上下两边缘未能很好重叠，形成缺口，即为继发孔型房间隔缺损。

51. E　法洛四联症常见合并畸形有房间隔缺损、右位主动脉弓、动脉导管未闭和左位上腔静脉等。

52. E　姑息手术目的是增加肺血流量，改善动脉血氧饱和度，促进左心室和肺血管发育，为根治手术创造条件。

53. B　经胸骨正中切口，建立体外循环，经右心房或右心室切口，剪除肥厚的壁束和隔束肌肉，疏通右心室流出道，用补片修补室间隔缺损，将骑跨的主动脉隔入左心室，自体心包片或人工血管片加宽右心室流出道、肺动脉瓣环或肺动脉主干及分支。法洛四联症的室间隔缺损较大，且四周均为肌性组织，均应用补片修补。缝线时以圆锥乳头肌为标志，其右后下方缺损缘为传导束通过的危险区。

54. A　动脉导管未闭听诊可在胸骨左缘第 2 肋间闻及粗糙的连续性机器样杂音，以收缩末期最为响亮，向颈背部传导，常扪及连续性震颤。肺动脉高压时，表现为收缩期杂音或杂音消失，肺动脉瓣区第二心音亢进。左向右分流量大者，可因相对性二尖瓣狭窄而闻及心尖部舒张中期隆隆样杂音。由于舒张压降低，脉压增大，有甲床毛细血管搏动、水冲脉、股动脉枪击音等周围血管征。

55. B　主动脉瓣关闭不全主要的血流动力学改变是舒张期血液自主动脉反流入左心室。由于主动脉与左心室之间舒张压力阶差较大，瓣口关闭不全的面积即使仅为 $0.5cm^2$，每分钟反流量也可达 2 ~ 5L。左心室在舒张期同时接受来自左心房和主动脉反流的血液，因而充盈过度，肌纤维伸长，左心室逐渐扩大。在心脏功能代偿期，左心室排血量可以高于正常。左心室功能失代偿时，出现心排血量减少，左心房和肺动脉压力升高，可导致左心衰竭。由于舒张压低，冠状动脉灌注量减少和左心室高度肥厚，氧耗量加大，因而造成心肌供血不足。

56. A 二尖瓣损害最常见的病因为风湿热。

57. E 多数二尖瓣狭窄病例在心尖区能扪到舒张期震颤。心尖区可听到第一心音亢进和舒张中期隆隆样杂音，后者是二尖瓣狭窄的典型杂音。在胸骨左缘第3、第4肋间，常可听到二尖瓣开瓣音。但在瓣叶高度硬化，尤其并有关闭不全的病例，心尖区第一心音则不脆，二尖瓣开瓣音常消失，肺动脉瓣区第二心音常增强，有时轻度分裂。重度肺动脉高压伴有肺动脉瓣功能性关闭不全的病例，在胸骨左缘第2、第3或第4肋间，可能听到舒张早期高音调吹风样杂音，在吸气末增强，呼气末减弱。右心衰竭患者可呈现肝大、腹水、颈静脉怒张、踝部水肿等。

58. D 正常成年人二尖瓣瓣口面积为 $4 \sim 5cm^2$，若瓣口面积小于 $1.5cm^2$ 时，即可产生血流障碍。瓣口面积缩小至 $1cm^2$ 以下时，血流障碍更加严重，左心房压力升高。左心房逐渐扩大，肺静脉和肺毛细血管扩张、淤血，造成肺部慢性梗阻性淤血。

59. D 二维或切面超声心动图可直接显现二尖瓣瓣叶增厚和变形、活动异常、瓣口狭小、左房增大，并可检查左房内有无血栓、瓣膜有无钙化以及估算肺动脉压力增高的程度等情况。

60. D 二尖瓣狭窄致血流梗阻明显时，左心房压升高，肺静脉淤血，肺毛细血管楔压升高。早期心排血量尚可代偿，晚期至心功能严重受损时，才会出现明显心排血量减低。

61. C 主动脉瓣狭窄最常见的并发症是心律失常，10%的患者可以发生房颤，导致左心房压力升高和心排出量明显减少。

62. C 由于主动脉瓣狭窄，左心室排血受阻，左心室后负荷加重，心肌细胞代偿性肥大，心肌进行性向心性肥厚。

63. B 冠心病的典型症状是劳累或运动后突然发生位于胸骨后，呈压榨性、闷胀性或窒息性的疼痛，亦可能波及大部分心前区，放射至左肩、左上肢前内侧，甚至无名指和小指范围。

64. C 冠心病的危险因素有：①高血压；②血脂异常和高胆固醇血症；③超重和肥胖；④糖尿病；⑤生活方式：吸烟、高脂饮食、缺乏身体活动；⑥其他：冠心病家族史在其发病中具有重要作用，是一独立的危险因素。精神紧张、忧虑、时间紧迫感等与冠心病发病的关系还不明确，但对已患有冠心病的患者，可诱发其急性发作。

65. B 心房颤动是冠状动脉旁路移植术（CABG）后最常见的心律失常。

66. D 慢性缩窄性心包炎临床表现主要是右心功能不全的表现。常见的症状为易倦、乏力、咳嗽、气促、腹部饱胀和胃纳不佳等。气促常发生于劳累后，但如有大量胸水或因腹水使膈肌抬高，则静息时亦感气促。肺部明显淤血者，可出现端坐呼吸。体格检查：颈静脉怒张、肝大、腹水、下肢水肿，心搏动减弱或消失，心浊音界一般不增大。心音遥远。通常心律正常，脉搏细速，有奇脉。收缩压较低，脉压小，静脉压常可升至 $20 \sim 40cmH_2O$。部分患者可有心房颤动。

67. C 缩窄性心包炎明确诊断后，应行手术治疗。手术前需改善患者的营养状况，纠正电解质紊乱、低蛋白血症和贫血，给予低盐饮食和利尿药物。

68. D 一旦疑诊主动脉夹层，需尽快通过影像学检查，了解夹层类型、受累范围、破口位置、假腔内血栓、分支血管和主动脉瓣受累情况以及是否有心包积液等，在此基础上决定治疗措施。全主动脉 CTA 是主动脉夹层的诊断首选和治疗后随访评价的主要技术。

69. D 胸主动脉瘤最常见的病因是动脉粥样硬化、非特异性主动脉退行性病变。其次为主动脉中层囊性坏死、感染（梅毒、细菌、真菌等）、损伤及先天性发育不良等。

70. B 冠状动脉旁路移植术即冠状动脉搭桥术，是一项通过替换梗阻的冠状动脉以改善心肌血供，缓解心绞痛，提高生活质量和减少冠心病死亡风险的手术。其方法为用移植的血管即桥血管（常为大隐静脉及带蒂的胸廓内动脉，也可用桡动脉、带蒂胃网膜动脉和其他肢体动静脉）在升主动脉根部与病变冠状动脉梗阻以远建立一条血管通路，使心脏搏出的血从主动脉经过所架的血管桥，绕过冠状动脉病变部位，流向冠状动脉狭窄或梗阻处的远端，到达缺血的心肌，从而提高冠脉灌注，增加心肌氧供。术后早期出现急剧血压下降、心率减慢，可能与搭桥血管堵塞、心肌缺血有关。低血容量时心率会代偿性增快。

71. A 后纵隔最常见的肿瘤是神经源性肿瘤，胸腺瘤、畸胎瘤多见于前纵隔，心包囊肿多见于中纵隔。淋巴源性肿瘤常位于中纵隔，多为双侧增大。

二、A2 型题

72. E 张力性气胸患者入院前或院内急救时，需迅速使用粗针头穿刺胸膜腔减压，并外接单向活瓣装置；在紧急时可在针柄部外接剪有小口的外科手套、柔软塑料袋或气球等，使胸腔内高压气体易于排出，而外界空气不能进入胸腔。

73. C 患者伤侧胸腔有积液征，胸穿抽出血液，静置后血液不凝固，说明为血胸。患者受伤已 12 小时，目前生命体征平稳，无呼吸困难，胸穿抽出不凝固血液，估计出血已停止，出血量不多，其主要治疗措施是胸腔穿刺排出积血，减少感染机会。

74. E 该患者伤侧胸壁有气体进出胸腔，为开放性气胸。患者血压低，胸内有活动性出血，胸部 X 线检查提示患侧肺完全萎陷，因此需输液，输血抗休克同时剖胸探查，找到活动性出血点和肺损伤处，予以止血和修补。

75. A 穿透性心脏损伤临床表现为静脉压升高、颈静脉怒张，心音遥远、心搏微弱，脉压窄、动脉压降低的贝克三联征。迅速解除心脏压塞并控制心脏出血，可以成功地挽救患者生命。致伤物和致伤动能较大时，心包和心脏裂口较大，心包裂口不易被血凝块阻塞，大部分出血流入胸腔，主要表现为失血性休克。患者胸部伤口位于心脏体表投影区域或其附近，同时出现失血性休克征象，并有心音遥远、微弱，应考虑为穿透性心脏损伤。

76. D 自发性气胸是肺大疱最常出现的并发症。临床表现为突发胸痛、喘憋、咳嗽及呼吸困难，体格检查病侧胸部叩诊呈鼓音，听诊呼吸音减弱或消失，严重时可见气管向健侧移位。患者症状的严重程度取决于气胸量的多少，发病时间长短，以及是否伴有其他肺部疾病。本题患者为年轻男性，瘦高体形，为肺大疱的高危因素，突发胸痛、胸闷，首先应考虑为自发性气胸。

77. A 男性最常见的病理类型为鳞癌，多为中央型，患者常有多年吸烟史。女性最常见的病理类型为腺癌，多为周围型，与吸烟关系不密切。本题患者为女性，无吸烟史，脑转移可能，考虑肺部肿瘤最可能为腺癌。

78. A 患者为青年男性，胸部 CT 发现左肺下叶分叶状肿物，边缘光滑且可见"爆米花"样钙化,肺错构瘤的可能性大。

79. D 患者胸部 X 线片提示右肺上叶肿块影,伴右侧膈肌抬高,且咳血痰 1 个月,可能为肺癌侵犯了膈神经,应首选纤维支气管镜检查。

80. C 肺鳞癌一般是支气管黏膜上鳞状上皮细胞恶变后长出的肿瘤,其病理特征是鳞状上皮恶变,临床又称肺鳞状上皮癌。

81. C 上消化道造影显示食管下端呈鸟嘴样变是诊断贲门失弛缓症的主要依据,同时也可对食管黏膜进行初步判断,是最常用的检查方式。

82. B 吻合口瘘是食管癌切除手术较严重的术后并发症之一,吻合口瘘的好发时间是术后 5~7 天,且多为高热,故应首先考虑吻合口瘘。

83. C 早期食管癌症状不明显,吞咽粗硬食物时可能偶有不适,如胸骨后烧灼样、针刺样或牵拉摩擦样疼痛。食物通过缓慢,并有停滞感或异物感。哽噎停滞感常通过吞咽水后缓解消失。症状时轻时重,进展缓慢。对食管癌可疑病例应行食管气钡双重造影。早期可见:①食管黏膜皱襞紊乱、粗糙或有中断现象;②小的充盈缺损;③局限性管壁僵硬,蠕动中断;④小龛影。中、晚期有明显的不规则狭窄和充盈缺损,管壁僵硬。有时狭窄上方食管有不同程度的扩张。故该患者应考虑为食管癌。

84. A 患者为中年男性,有食管癌危险因素的生活习惯,且有进行性吞咽困难,食管吞钡造影提示食管有狭窄和黏膜断裂,考虑食管癌可能性大。

85. C 根据患者临床表现,对食管癌可疑病例首先应行食管气钡双重造影。

86. D 外科手术是食管癌治疗方法的首选,尤其是早期食管癌患者,但是根治性切除手术,仍有 40% 左右的病例在术后发生肿瘤局部复发和区域性淋巴结转移,其远期疗效不佳。目前晚期食管癌治疗方法多采用以手术为主,中医中药结合放化疗的综合性治疗方法。

87. E 根据患者病史及上消化道造影结果,考虑食管平滑肌瘤可能。食管超声内镜检查可以了解病变深度和毗邻关系,是诊断和鉴别诊断最合适的检查。

88. A 患者进食后胸骨后刺痛伴哽噎感,X 线食管钡餐检查示:钡剂通过贲门时受阻,表明病变存在于贲门处,因贲门失弛缓症病程一般较长,症状时轻时重,发作常与精神因素有关,因此最可能诊断为贲门癌。

89. C 食管良性肿瘤患者,不论有无症状,通过影像学检查(钡餐造影和胸部 CT 扫描)和内镜检查可以做出诊断。发病最多的有食管平滑肌瘤和食管间质瘤,因发生于肌层,故黏膜完整,肿瘤大小不一,呈椭圆形、生姜形或螺旋形。食管钡餐检查可出现"半月状"压迹。故该患者考虑食管平滑肌瘤。

90. E 神经源性肿瘤多起源于交感神经,少数起源于外围神经,肿瘤多位于后纵隔脊柱旁肋脊区内,以单侧多见。肿瘤较小时无明显症状,较大可压迫神经干或恶变侵蚀时可发生疼痛。

91. D 神经源性肿瘤是后纵隔脊柱旁最常见的肿瘤,畸胎瘤是前纵隔最常见的肿瘤,胸腺瘤最常见于前上纵隔。

92. C 纵隔肿瘤的来源不同,其所处的解剖位置也常不同,临床上根据病变的位置,常可初步判断良恶性。经皮肤穿刺活组织检查尽管可以明确病理,但是对于单纯胸腺肿瘤,需要结合术中大体所见,而对于后纵隔神经源性肿瘤、中纵隔肿瘤等常无法进行穿刺。

93. A　动脉导管未闭 X 线检查可见：心影增大，主动脉结突出，左心室扩大，肺血增多，透视下可见肺门区动脉搏动增强，称为"肺门舞蹈征"。如发现心影较原来缩小，肺门血管增粗，肺野外带血管变细，即"残根征"，表明肺动脉高压严重。患儿左心室增大，主动脉影增宽，肺血增多，且无发绀，提示动脉导管未闭的可能。房、室间隔缺损一般不引起主动脉增宽，法洛四联症及艾森曼格综合征则伴有发绀。

94. A　室间隔缺损临床表现为缺损小、分流量少者，一般无明显症状。分流量大者出生后即反复呼吸道感染、充血性心力衰竭、喂养困难和发育迟缓。能度过婴幼儿期的较大缺损者，表现为活动耐量差、劳累后心悸、气促，逐渐出现发绀和右心衰竭。室间隔缺损患者易并发感染性心内膜炎。听诊可在胸骨左缘第 2~4 肋间闻及 3 级以上粗糙、响亮的全收缩期杂音，常伴收缩期震颤。心脏杂音部位与室间隔缺损的解剖位置有关。分流量大者因二尖瓣相对性狭窄在心尖部可闻及柔和的、舒张期杂音。肺动脉高压时心前区杂音柔和、短促且强度降低，肺动脉瓣区第二心音亢进，可伴有肺动脉瓣关闭不全的舒张期杂音。因此，选项 A 最符合题意。房间隔缺损早期可无症状，当右心房压力高于左心房时可出现紫绀，听诊特点为胸骨左缘第 2~3 肋间吹风样收缩期杂音，肺动脉瓣区第二心音亢进伴固定分裂。先天性二尖瓣关闭不全多合并其他心血管畸形，其听诊特点为心尖区全收缩期杂音，多向左侧腋中线传导。动脉导管未闭听诊特点为胸骨左缘第 2 肋间连续性机器样杂音。肺动脉瓣狭窄听诊特点为胸骨左缘第 2 肋间响亮的喷射性收缩期杂音，漏斗部狭窄者杂音一般在胸骨左缘第 3~4 肋间出现，但是

肺动脉瓣区第二心音常减弱或消失。

95. E　婴幼儿左向右分流型先天性心脏病，由于肺血增多，最常见发生的并发症为支气管肺炎。

96. E　小室间隔缺损：随访观察，约半数室间隔缺损在 3 岁以前自然闭合，以膜部缺损最为多见。患儿目前无明显症状，无需手术治疗。

97. B　患者既往有四肢关节酸痛史，考虑风湿病史；咳血性泡沫样痰，表示出现了肺淤血；心尖区舒张期隆隆样杂音，肺动脉瓣区第二心音增强，故考虑二尖瓣狭窄。

98. B　患者查体发现胸骨左缘第 2~3 肋间闻及舒张期叹气样杂音，考虑主动脉瓣关闭不全。但风湿性心脏病最好发二尖瓣狭窄，二尖瓣狭窄患者肺动脉压增高、肺动脉扩张引起肺动脉瓣相对性关闭不全时，肺动脉瓣听诊区出现柔和的吹风样舒张期反流性杂音，称为 Graham - Steell 杂音。因此，应该认真鉴别该患者是否有二尖瓣狭窄 Graham - Steell 杂音。

99. C　患者低于日常活动即出现心衰的症状，应为心功能Ⅲ级。

100. A　急性主动脉夹层发病突然，90% 以上表现为前胸、后背或腹部突发性剧烈的撕裂样或刀割样锐痛，疼痛可沿大动脉走行方向传导和转移至腹部或下腹部，80% 患者伴有高血压和心动过速。患者多烦躁不安、大汗淋漓，需与心绞痛、肺栓塞、心肌梗死相鉴别。随病程进展，主动脉夹层患者可能出现与主动脉破裂、主动脉瓣关闭不全或（和）重要脏器组织供血障碍相关的症状和体征。根据该患者的临床表现，撕裂样胸部剧痛，并有高血压病史，且含服硝酸甘油不缓解，可诊断为主动脉夹层。

101. D　急性脓胸常有高热、脉快、呼吸急促、食欲缺乏、胸痛、全身乏力、白细胞增高等征象。积脓较多者还有胸闷、咳嗽、咳痰症状。体格检查病侧语颤减弱，叩诊呈浊音，听诊呼吸音减弱或消失。严重者可伴有发绀和休克。根据题干所提供的患者的病史及影像学表现，提示该患者处于脓胸的急性渗出期，可能出现的体征包括气管移向健侧、右胸叩诊浊音、右胸呼吸动度变小以及右肺呼吸音减弱等，而肋间隙变窄则是慢性脓胸机化期时出现的临床表现，不是急性脓胸时应有的表现。

102. C　肺气肿患者肺大疱破裂时易并发自发性气胸。自发性气胸可突然发生胸痛、呼吸困难、胸闷，气管向健侧移位，患侧胸部饱满，呼吸运动减弱或消失，叩诊呈鼓音，语颤及呼吸音减弱。严重者烦躁不安、大汗、发绀、呼吸加快，脉搏细速甚至出现休克。X 线检查显示气胸征可明确诊断。

103. D　因左肺中心型肺癌行左全肺切除术，患者术后出现气急，咳白色泡沫痰，心率快，右肺闻及哮鸣音及湿啰音，可诊断为急性肺水肿。

三、A3/A4 型题

104. C　由于心、肺和膈肌的运动有去纤维蛋白的作用，故胸膜腔内的积血不易凝固。但若短期内大量积血，去纤维蛋白的作用不完善，即可凝固成血块。

105. D　患者左前胸刀刺伤后大量胸腔积液，穿刺抽出不凝血。说明有胸腔进行性出血且速度快，应尽快开胸探查止血。

106. D　患者为老年男性，有长期大量吸烟史，刺激性咳嗽，痰中带血，胸片示肺部结节边界不清伴短毛刺，提示肺癌的可能性大。

107. B　胸部 CT 不但可以显示病灶的局部影像学特征，还可以评估肿瘤范围、与邻近器官的关系、淋巴结转移情况等，为制订肺癌的治疗方案提供重要依据。故为明确诊断，该患者应首先进行胸部 CT 检查。

108. E　心、肺功能评估手术耐受度，头颅 MRI 和全身骨显像评估有无远处转移，都是肺癌手术的术前常规检查。CT 引导下肺穿刺活检可能引起胸腔种植转移，不应作为可手术患者的术前检查。

109. E　患者老年男性，有慢性阻塞性肺疾病病史，现活动后突发胸痛、呼吸困难，查体可见发绀及左肺呼吸音减弱，考虑自发性气胸可能性大。

110. D　胸部 X 线片可明确气胸诊断。

111. C　早期食管癌症状不明显，吞咽粗硬食物时可能偶有不适，如胸骨后烧灼样、针刺样或牵拉摩擦样疼痛。食物通过缓慢，并有停滞感或异物感。哽噎停滞感常通过吞咽水后缓解消失。症状时轻时重，进展缓慢。中晚期食管癌的典型症状为进行性吞咽困难，即先是难咽固体食物，继而半流质食物，最后液体也不能咽下。患者逐渐消瘦、脱水、无力。故该患者考虑为食管癌。

112. C　对食管癌可疑病例应行食管气钡双重造影检查。

113. D　进行性吞咽困难是中晚期食管癌的典型症状，因此首先应考虑诊断为食管癌。

114. A　上消化道造影是食管癌诊断和鉴别诊断的首选检查。胸部 CT、PET－CT、血液肿瘤标志物对于诊断有意义，但不是首先需要进行的检查。

115. A　食管癌患者若有持续性胸背痛多为癌肿侵犯或压迫胸膜及脊神经所致，提示预后不良。缩窄型食管癌在早期即可出现明显的进食困难；胸骨后烧灼感、胸骨后针刺样疼痛常常是早期食管癌的症状；反酸明显主要是反流性食管炎的表现。

116. C 手术治疗是可切除食管癌的首选治疗方法。术前应进行准确的 TNM 分期。手术方式是肿瘤完全性切除（切除的长度应在距癌瘤上、下缘 5～8cm 以上）、消化道重建和胸、腹两野或颈、胸、腹三野淋巴结清扫。

117. A 胃是替代器官中的首选。

118. A 艾森曼格综合征又称肺动脉高压右向左分流综合征，是指先天性心血管畸形、继发性或原发性肺动脉高压、右向左分流或双向分流，产生中心性发绀的临床综合征。房间隔缺损、室间隔缺损、动脉导管未闭等，都可能发展成艾森曼格综合征。室间隔缺损患者，最初是左心室血液流向右心室，后来发展到右心室压力超过左心室，左心室血液不再流入右心室，此时右心室血液开始流向左心室，因此可能出现发绀，即为艾森曼格综合征。

119. E 右向左分流型心脏病，右心系统压力超过左心系统，右心导管检查术目的是将心导管插入周围静脉后，沿静脉送至右心房、右心室、肺动脉及其分支以了解上述各部位的压力、血氧含量及血流动力学改变情况，以明确诊断，确定治疗方案。

120. E 右心导管检查可了解肺动脉压力和阻力情况，确定有无手术禁忌。

121. B 经典的心肌梗死诊断标准是：①典型的缺血样胸痛持续 30 分钟以上；②符合心肌梗死演变过程的心电图动态变化；③心肌损伤标志物升高且符合心肌梗死演变规律，这三项中具备任意两项可诊断为急性心肌梗死。患者劳累后剑突下疼痛，向咽部放

射，持续数分钟可自行缓解符合心绞痛特点，结合 2 周来发作频繁且有夜间睡眠中发生，符合心绞痛恶化，此次发病心绞痛症状持续无缓解符合急性心肌梗死表现。

122. D 急性心肌梗死发作常伴有典型心电图变化和心肌酶谱变化。因此该患者应首先进行心电图检查。

123. D 恶性心律失常是急性心肌梗死最常见的死亡原因。

124. A 缩窄性心包炎是由于心包慢性炎症所导致心包增厚、粘连甚至钙化，使心脏舒张功能受限，心功能减退，引起全身血液循环障碍的疾病。主要表现为右心功能不全，查体可有心音遥远、肝大、颈静脉怒张。该患者符合此诊断。

125. C 胸部 X 线检查可见心影大小接近正常，左右心缘变直，主动脉弓小或难以辨认；上腔静脉常扩张，有时可见心包钙化，可高度提示缩窄性心包炎，有较高特异性。心电图中有 QRS 波低电压、T 波倒置，但缺乏特异性。超声心动图对缩窄性心包炎的诊断价值比心积液低。超声检查时可见心包增厚、室壁活动减弱等，但均非特异而恒定的征象。中心静脉压增高，特异性也低。

126. A 早期施行心包切除术可避免发展到心源性恶病质、严重肝功能不全、心肌萎缩等。通常在心包感染被控制、结核活动已静止时即应手术，并在术后继续用药 1 年。已知或疑为结核性缩窄性心包炎，术前应抗结核治疗 1～4 周，如诊断肯定，在心包切除术后应继续服药 6～12 个月。

四、B1 型题

127. C 进行性血胸应及时行开胸探查手术。

128. D 患者为非进行性血胸，胸腔积血量少，可采用胸腔穿刺及时排出积血。

129. E 凝固性血胸应待伤员情况稳定后尽早手术，清除血块，并剥除胸膜表面血凝块和机化形成的纤维包膜；开胸手术可提早到伤后 2~3 天，更为积极地开胸引流则无益，但明显推迟手术时间可能使清除肺表面纤维蛋白膜变得困难，从而使手术复杂化。同时增加患者肺复张不良的概率。

130. A 感染性血胸应及时改善胸腔引流，排尽感染性积血、积脓；若效果不佳或肺复张不良，应尽早手术清除感染性积血及积脓，剥离脓性纤维膜。

131. C 鳞状细胞癌与吸烟关系密切，男性占多数。大多起源于较大的支气管，常为中心型肺癌。鳞癌的分化程度不一，生长速度较缓慢，病程较长，肿块较大时可以发生中心坏死，形成厚壁空洞。通常先经淋巴转移，血行转移发生相对较晚。

132. D 腺癌近年来发病率上升明显，已超越鳞癌成为最常见的肺癌。发病年龄普遍低于鳞癌和小细胞肺癌，多为周围型，一般生长较慢，但有时在早期即发生血行转移，淋巴转移相对较晚。

133. B 小细胞癌与吸烟关系密切。老年男性、中心型多见。小细胞癌为神经内分泌起源，恶性程度高，生长快，很早可出现淋巴和血行转移。其对放射和化学治疗虽较敏感，但在各型肺癌中预后最差。

134. D 缩窄型：瘤体形成明显的环行狭窄，累及食管全部周径，较早出现阻塞症状。

135. C 溃疡型：瘤体的黏膜面呈深陷而边缘清楚的溃疡。溃疡的大小和外形不一，深入肌层，阻塞程度较轻。

136. A 髓质型：管壁明显增厚并向腔内外扩展，使癌瘤的上下端边缘呈坡状隆起。多数累及食管周径的全部或绝大部分。切面呈灰白色均匀致密的实体肿块。

137. B 蕈伞型：瘤体呈卵圆形扁平肿块状，向腔内呈蘑菇样突起。隆起的边缘与其周围的黏膜境界清楚，瘤体表面多有浅表溃疡，其底部凹凸不平。

138. A 缩窄段切除及端端吻合术适合于缩窄段局限，切除后能无张力地吻合切缘者。

139. B 左锁骨下动脉蒂片成形术：结扎、切断足够长度的左锁骨下动脉，纵行剖开左锁骨下动脉形成带蒂瓣，作扩大主动脉缩窄段的补片。适用于左锁骨下动脉较粗、缩窄段较长的婴幼儿。其优点是采用自体血管，有潜在生长能力，术后再狭窄发生率低。

140. E 补片成形术：纵切缩窄血管段，使用人工补片加宽缝合。近年有应用自体肺动脉片代替人工材料。适用于缩窄段较长、端端吻合困难者。主要缺点是易致动脉瘤形成。

141. D 人工血管旁路移植术：经左侧第 4 肋间切口或联合正中切口，选用适宜大小的人工血管连接缩窄段的近远端。适用于缩窄部位不易显露、切除有困难以及再缩窄需再次手术者。

五、X 型题

142. ABCDE 具备以下征象则提示存在进行性血胸：①持续脉搏加快、血压降低，或虽经补充血容量血压仍不稳定；②闭式胸腔引流量每小时超过 200ml，持续 3 小时；③血红蛋白量、红细胞计数和血细胞比容进行性降低，引流胸腔积血的血红蛋白量和红细胞计数与周围血相接近，且迅速凝固。

143. ABDE 张力性气胸可以引起纵隔移

向健侧，而不是引起纵隔左右摆动。

144. BCDE 患者为非进行性血胸，胸腔积血量少，可采用胸腔穿刺及时排出积血。中等量以上血胸、血胸持续存在会增加发生凝固性或感染性血胸的可能者，应该积极安置闭式胸腔引流，促使肺膨胀，改善呼吸功能，并使用抗生素预防感染。进行性血胸应及时开胸探查手术。凝固性血胸应待伤员情况稳定后尽早手术，清除血块，并剥除胸膜表面血凝块和机化形成的纤维包膜；开胸手术可提早到伤后 2 ~ 3 天，更为积极地开胸引流则无益，但明显推迟手术时间可能使清除肺表面纤维蛋白膜变得困难，从而使手术复杂化。感染性血胸应及时改善胸腔引流，排尽感染性积血积脓；若效果不佳或肺复张不良，应尽早手术清除感染性积血，剥离脓性纤维膜。电视胸腔镜用于凝固性血胸、感染性血胸的处理，具有创伤小、疗效好、住院时间短、费用低等优点。

145. ACDE 闭合性气胸的胸内压仍低于大气压。胸膜腔积气量决定伤侧肺萎陷的程度。随着胸腔内积气与肺萎陷程度增加，肺表面裂口缩小，直至吸气时也不开放，气胸则趋于稳定并可缓慢吸收。伤侧肺萎陷使肺呼吸面积减少，通气血流比失衡，影响肺通气和换气功能。伤侧胸内压增加引起纵隔向健侧移位。根据胸膜腔内积气的量与速度，轻者可无症状，重者有明显呼吸困难。查体可能发现伤侧胸廓饱满，呼吸活动度降低，气管向健侧移位，伤侧胸部叩诊呈鼓音，呼吸音降低。胸部 X 线检查可显示不同程度的肺萎陷和胸膜腔积气，有时可伴有少量胸腔积液。肺压缩量小于 30% 的闭合性气胸患者，无需特殊处理，胸腔内的积气一般可在 1 ~ 2 周内自行吸收。大量气胸需进行胸膜腔穿刺，或行闭式胸腔引流术，排出积气，促使肺尽早膨胀。

146. ACE 闭合性单处肋骨骨折处理原则为有效控制疼痛、肺部物理治疗和早期活动。

147. DE 局部晚期肺癌压迫或侵犯邻近器官时可产生下列症状和体征：①压迫或侵犯膈神经，引起同侧膈肌麻痹。②压迫或侵犯喉返神经，引起声带麻痹，声音嘶哑。③压迫上腔静脉，引起上腔静脉梗阻综合征，表现为面部、颈部、上肢和上胸部静脉怒张，皮下组织水肿。④胸膜腔种植，可引起胸膜腔积液，常为血性积液，导致气促；癌肿侵犯胸膜及胸壁，还可引起持续性剧烈胸痛。⑤癌肿侵入纵隔，压迫食管，可引起吞咽困难。⑥肺上沟瘤，亦称 Pancoast 瘤，侵入纵隔和压迫位于胸廓入口的器官或组织，如第 1 肋骨、锁骨下动脉和静脉、臂丛神经、颈交感神经等，产生剧烈胸肩痛、上肢静脉怒张、水肿、臂痛和上肢运动障碍，也可引起同侧上眼睑下垂、瞳孔缩小、眼球内陷、面部无汗等颈交感神经综合征（Horner 综合征）。

148. ABCE 按照侵入的器官不同产生不同症状，脑转移可引起头痛、恶心或其他的神经系统症状和体征；骨转移可引起骨痛、血液碱性磷酸酶或血钙升高；肝转移可导致肝大、碱性磷酸酶、天门冬氨酸氨基转移酶、乳酸脱氢酶或胆红素升高等；皮下转移时可在皮下触及结节。

149. ABCDE 少数肺癌病例，由于肿瘤产生内分泌物质，临床上呈现非转移性的全身症状，如骨关节病综合征（杵状指、骨关节痛、骨膜增生等）、Cushing 综合征、Lambert - Eaton 综合征、男性乳腺增大、多发性肌肉神经痛等。这些症状在切除肺癌后有可能会消失。

150. ABCE 食管癌以胸中段食管癌较多见，下段次之，上段较少。早期引起梗阻症状的是缩窄型食管癌；食管癌最常见的转移方式是淋巴结转移，血行转移发生较晚；中段食管癌手术切除率较上、下段低；食管镜可以确诊，但对于黏膜下病变诊断率达不到 100%。

151. ABCE 胸腺瘤首选手术治疗，淋巴瘤属于血液系统恶性肿瘤，以放化疗为主，除需要活检明确类型外，一般不手术。胸骨后甲状腺肿可经颈部切除。神经源性肿瘤多数可经胸腔镜切除，个别需要开胸。较大或出现压迫症状的支气管囊肿需行手术治疗。

152. ABCD 胸膜腔积血称为血胸，与气胸同时存在称为血气胸。胸腔积血主要来源于心脏、胸内大血管及其分支、胸壁、肺组织、膈肌和心包血管。选项 A、B、C、D 均是血胸常见的出血来源。

153. ABDE 吻合口瘘是食管癌手术后最常见的严重并发症，其中一个主要原因是吻合口周围的血运差，造成愈合困难。多发生在术后 1 周左右，发生原因较为复杂，如吻合口局部缝线感染、组织切割坏死、术后胸腔积液未及时处理，剧烈咳嗽等。首先应胃肠减压以及胸腔引流管通畅引流，同时选用广谱敏感抗菌药物联合应用。由于胸胃坏死穿孔多较大，胃内容物溢入胸腔较多，胃内感染严重，而且不易局限。对穿孔大于 0.5cm 者，及时诊断和尽早手术是降低死亡率的关键，选项 C 错误。

154. ABCDE 主动脉瓣关闭不全的病因包括风湿性心脏病、老年退行性病变、细菌性心内膜炎、马方综合征、先天性主动脉瓣畸形、主动脉夹层等。

155. ACD 冠心病中通常所说的三支病变为回旋支，前降支和右冠状动脉。

156. ABCD 原发性二尖瓣脱垂病因还不清楚，部分患者有家族史，可能为常染色体显性遗传性疾患。继发性二尖瓣脱垂可见于冠心病、先心病（继发孔型房间隔缺损）、遗传性结缔组织病、马方综合征等。

157. ABDE 肺动脉口狭窄和室间隔缺损是引起法洛四联症病理生理改变的基础。主要表现在四个方面：①左、右心室收缩压峰值相等。右心室压力只能等于而不超过体循环压力，右心室功能得到保护，避免承担进行性加重的压力超负荷，临床很少出现充血性心力衰竭。成人法洛四联症因左心室高压导致右心室压力超负荷，右心室心肌肥厚，常伴三尖瓣关闭不全。②心内分流方向主要取决于右心室流出道梗阻严重程度和体循环阻力。法洛四联症一般是右向左分流，体循环阻力骤然下降或右心室漏斗部肌肉强烈收缩时，可致肺循环血流突然减少，引起缺氧发作；蹲踞时体循环阻力上升，右向左分流减少，发绀减轻，缺氧症状缓解。③肺部血流减少主要取决于肺动脉口狭窄严重程度，与狭窄部位无关。④慢性缺氧导致红细胞增多症和体–肺循环侧支血管增多。

第六章　神经外科

一、A1 型题

1. D 引起颅内压增高的原因可分为五大类：①颅内占位性病变挤占了颅内空间，如颅内血肿、脑肿瘤、脑脓肿等。②脑组织体积增大，如脑水肿。③脑脊液循环和（或）吸收障碍所致梗阻性脑积水或交通性脑积水。④脑血流过度灌注或静脉回流受阻，见于脑肿胀、静脉窦血栓等。⑤先天性畸形使颅腔的容积变小引起弥漫性颅内压增高，如狭颅症等。

2. C 脑室系统病变可堵塞脑脊液循环通路；脑室系统，就是脑质内部的室管系统。脑室共有四个，第一、第二脑室最大，左右各一个，相互对称，统称为侧脑室。第三、第四脑室位于中线，且第三和第四脑室由中脑导水管相连。脑室内含有脉络丛，产生脑脊液充溢脑室，并注入蛛网膜下腔，滋养神经组织。其作为一种缓冲介质保护脑组织免受震荡，如果脑室系统某个部位产生梗阻，就会产生梗阻性脑积水。故第四脑室最容易早期出现颅内压增高。

3. B 颅内压增高是神经外科常见的临床病理综合征，是颅内多种疾病的共有征象。头痛是其常见的症状之一，是脑膜、血管、感觉神经根等痛觉敏感组织受到增高压力的刺激牵张所致。多为持续性，可阵发加重，清晨或夜间重，任何使颅内压增高的活动如咳嗽、用力排便等均可使头痛加剧。头痛重时伴呕吐，呈喷射状为其特点。视神经乳头水肿为颅内压增高的重要客观体征之一。以上三者是颅内压增高的典型表现，称之为颅内压增高"三主征"。

4. D 根据病变进展速度，颅内压增高可分为急性、亚急性和慢性三类：①急性颅内压增高：见于急性颅脑损伤引起的颅内血肿、高血压性脑出血等。其病情发展快，颅内压增高所引起的症状和体征严重，生命体征（血压、呼吸、脉搏、体温）变化剧烈。②亚急性颅内压增高：病情发展较快，颅内压增高的反应较轻，多见于颅内恶性肿瘤、转移瘤及各种颅内炎症等。③慢性颅内压增高：病情发展较慢，可长期无颅内压增高的症状和体征，多见于生长缓慢的颅内良性肿瘤、慢性硬脑膜下血肿等。急性或慢性颅内压增高均可导致脑疝发生。脑疝发生后，移位脑组织被挤进小脑幕裂孔、硬脑膜裂隙或枕骨大孔中，压迫脑干，产生一系列危急症状。脑疝发生后，加剧了脑脊液和血液循环障碍，使颅内压力进一步增高，从而形成恶性循环，最终导致患者死亡。选项A、B为慢性颅内压增高。选项 C、E 为亚急性颅内压增高。选项 D 为急性颅内压增高。

5. E 急性颅内压增高时，可引起血压升高、心率（脉搏）缓慢、脉压增大、呼吸减慢、体温升高等，称为库欣（Cushing）反应。

6. B 良性颅内压增高是指颅内压增高伴头痛、视神经乳头水肿等症状，但没有其他阳性神经系统体征，脑脊液检查正常，排除占位性病变及脑积水。

7. E 头痛是颅内压增高的最常见症状之一，多为持续性，以早晨或者夜间较重，部位多在额部及颞部。头痛程度随颅内压的增高而进行性加重，当用力、咳嗽、弯腰或低头活动时常使头痛加重。颅内压增高引发的头痛，疼痛部位和性质与原发病有关；疼痛由脑膜、血管和神经受刺激与牵张所致。

8. E 治疗呼吸道梗阻最有效的措施是气管切开。颅内压增高患者应该尽量避免头部扭动、头颈扭曲，以防因头颈扭曲而放射性地引起颅内压增高，气管插管动作较为剧烈。通过鼻腔、口腔吸痰也可能会反射性引起颅内压增高。无创呼吸机辅助呼吸，放置口咽通气道都不是治疗呼吸道梗阻最有效的措施。

9. A 脑震荡是指头部遭受外力打击后，即刻发生短暂的脑功能障碍。病理改变无明显变化，不会引起病理性颅内压增高。其余各项均可引起病理性颅内压增高。

10. A 药物治疗降低颅内压适用于颅内压增高但暂时尚未查明原因，或虽已查明原因，但仍需要非手术治疗的病例。若患者意识清楚，颅内压增高较轻，先选用口服药物。常用的口服药物有氢氯噻嗪、乙酰唑胺、氨苯蝶啶、呋塞米（速尿）。若有意识障碍或颅内压增高症状较重的病例，则选用静脉或肌内注射药物。常用注射制剂有：20% 甘露醇、甘油果糖、呋塞米。此外，也可采用 20% 人血白蛋白静脉注射。最常用的是 20% 甘露醇降颅内压。

11. D 小脑幕切迹疝患者由于脑干内网状上行激动系统受累，患者随脑疝进展可出现嗜睡、浅昏迷至深昏迷，选项 A 正确。小脑幕切迹疝患者临床有颅内压增高的症状，表现为剧烈头痛，与进食无关的频繁呕吐，选项 B 正确。小脑幕切迹疝患者病初由于病侧动眼神经受刺激导致病侧瞳孔变小，对光反射迟钝，随病情进展病侧动眼神经麻痹，病侧瞳孔逐渐散大，直接和间接对光反射均消失，并有病侧上睑下垂、眼球外斜，选项 E 正确。双侧瞳孔大小多变是枕骨大孔疝的表现，小

脑幕切迹疝表现为病侧瞳孔散大，选项 D 错误。小脑幕切迹疝患者运动障碍表现为病变对侧肢体的肌力减弱或麻痹，病理征阳性。严重时可出现去脑强直发作，这是脑干严重受损的信号，选项 C 正确。

12. E 枕骨大孔疝临床表现：由于脑脊液循环通路被堵塞，颅内压增高，患者剧烈头痛。频繁呕吐，颈项强直，强迫头位。生命体征紊乱出现较早，意识障碍出现较晚。因脑干缺氧，瞳孔可忽大忽小。由于位于延髓的呼吸中枢受损严重，患者早期可突发呼吸骤停而死亡。尿崩多见于垂体受损，不是枕骨大孔疝的临床表现，选项 E 错误。

13. D 小脑幕切迹疝的特点是意识障碍发生较早，枕骨大孔疝的特点是生命体征变化出现较早，意识障碍出现较晚。枕骨大孔疝患者早期可突发呼吸骤停而死亡。

14. E 第四脑室肿瘤及小脑蚓部肿瘤最易引起枕骨大孔疝。

15. B 脑疝是由于急剧的颅内压增高造成的，在做出脑疝诊断的同时应按颅内压增高的处理原则快速静脉滴注高渗降颅内压药物，以缓解病情，争取时间。病因明确者，应尽快手术去除病因，如清除颅内血肿或切除脑肿瘤等。如难以确诊或病因难以去除时，可选用姑息性手术，以降低颅内高压和抢救脑疝。

16. B 腰穿引流脑脊液会使幕上、幕下的压力差进一步增大，从而加重脑移位。脑室穿刺引流脑脊液可迅速降低幕上压力，减轻脑组织的向下移位，其他各项均利于降低颅内压，因此选项 B 错误。

17. A 头皮裂伤系头皮的开放伤，宜尽早行清创缝合术，如受伤时间达 24 小时，只要无明显感染征象，仍可彻底清创后行一期缝合。一般头皮裂伤清创的时限不应超过 24

小时。

18. D　颅底骨折绝大多数是线形骨折，也有粉碎骨折，按其发生部位分为：颅前窝、颅中窝、颅后窝骨折。颅中窝骨折可因面神经损伤出现周围性面瘫，但不是中枢性面瘫，中枢性面瘫是指一侧皮质脑干束受损时引起的面瘫。

19. B　颅底骨折的诊断主要依靠临床表现，需要头颅 CT 明确诊断。①颅前窝骨折：骨折多累及额骨水平部（眶顶）和筛骨。骨折出血可经前鼻孔流出，或进入眶内在眼睑和球结膜下形成瘀血斑，俗称"熊猫眼"或"眼镜征"。②颅中窝骨折：骨折可累及蝶骨和颞骨，常伴脑脊液耳漏或者鼻漏。③颅后窝骨折：骨折常累及岩骨和枕骨基底部。在乳突和枕下部可见皮下淤血（Battle 征），或在咽后壁发现黏膜下淤血。

20. A　诊断颅底骨折最重要的依据是脑脊液耳、鼻漏。

21. E　传统观念认为，脑震荡仅是中枢神经系统暂时的功能障碍，并无影像学可见的器质性损害。但近年来的研究发现，受力脑组织的神经元线粒体、轴突肿胀，间质水肿；脑脊液中乙酰胆碱和钾离子浓度升高，影响轴突传导或脑组织代谢的酶系统紊乱。临床资料也证实，部分脑震荡患者的脑干听觉诱发电位检查提示有器质性损害。有学者指出，脑震荡可能是一种最轻的弥漫性轴索损伤。

22. C　伤后立即出现短暂的意识丧失，持续数秒至数分钟，一般不超过半小时。有的仅表现为瞬间意识混乱或恍惚，并无昏迷。同时伴有面色苍白、瞳孔改变、出冷汗、血压下降、脉弱、呼吸浅慢等自主神经和脑干功能紊乱的表现。意识恢复后，对受伤当时和伤前近期的情况不能记忆，即逆行性遗忘。多有头痛、头晕、疲乏无力、失眠、耳鸣、心悸、畏光、情绪不稳、记忆力减退等症状，一般持续数日、数周，少数持续时间较长。

23. C　脑震荡是脑外伤后较轻的一种脑损伤。疾病本质为出现短暂的脑功能障碍，如近事遗忘、短暂性昏迷，以及头痛、恶心等症状。无病理改变，神经系统查体无阳性，脑脊液成分、压力均正常，CT 检查颅内无异常。近事遗忘体现了脑功能的短暂性障碍，选项 C 正确。选项 A、B、D 均为脑外伤常见伴随症状，非脑震荡区别于其他脑疾病的本质表现。选项 E 属于辅助诊断，用于排除其他脑疾病，不是最具诊断价值的表现。

24. C　脑震荡无特殊治疗，一般卧床休息 5~7 天，酌用镇静、镇痛药物，消除患者的畏惧心理，多数患者在 2 周内恢复正常，预后良好。脑震荡给予强镇痛药物可掩盖病情的变化，因此应禁用。

25. D　意识障碍是脑挫裂伤最突出的症状之一。伤后可立即发生，持续时间长短不一，由数分钟至数小时、数日、数月乃至迁延性昏迷，与脑损伤轻重程度相关，选项 A 正确。头痛、恶心、呕吐也是脑挫裂伤最常见的症状，选项 C 正确。伤后立即出现与脑挫裂伤部位相应的神经功能障碍或体征，如运动区损伤出现对侧肢体瘫痪，语言中枢损伤出现失语等。但额叶和颞叶前端损伤后，可无明显神经功能障碍，选项 B 正确。脑挫裂伤患者，由于继发性脑水肿或颅内血肿，可造成颅内压增高并引起脑疝，出现脑疝的临床表现，选项 D 错误。腰椎穿刺可检查脑脊液是否含有血液，同时可测定颅内压，并可引流血性脑脊液，以减轻症状，选项 E 正确。

26. C　脑挫裂伤后脑水肿高峰期出现于伤后的 2~4 天，1 周左右消退，2 周后消失。

27. C 目前较为公认的脑弥漫性轴索损伤诊断标准为：①伤后持续昏迷（＞6 小时）；②CT 示脑组织撕裂出血或正常；③颅内压正常但临床状况差；④无明确脑结构异常的伤后持续植物状态；⑤创伤后期弥漫性脑萎缩；⑥尸检见脑组织特征性病理改变。

28. C 脑干损伤后，患者出现肢体瘫痪，特别是中脑损伤以后会出现去大脑强直的表现。

29. B 脑挫裂伤是头部遭受暴力造成的原发性脑器质性损伤，既可发生于着力点的脑组织，也可在对冲部位。脑挫裂伤轻者仅见局部软膜下脑皮质散在点片状出血点。较重者损伤范围较广泛，常有软膜撕裂，深部白质亦受累。严重者脑皮质及其深部的白质广泛挫碎、破裂、坏死，局部出血、水肿，甚至形成脑内血肿。显微镜下可见脑组织出血，脑皮质分层不清或消失；神经元胞质空泡形成，尼氏体消失，核固缩、碎裂、溶解，轴突肿胀、断裂，髓鞘崩解；胶质细胞变性肿胀；毛细血管充血，细胞外间隙水肿。

30. A 硬脑膜外血肿主要源于脑膜中动脉和静脉窦破裂以及颅骨骨折出血。脑膜中动脉经颅中窝底的棘孔入颅后，沿颞骨脑膜中动脉沟走行，在近翼点处分为前后两支，主干及分支均可因颞骨骨折而撕破，于颞叶硬脑膜外形成血肿。颅内静脉窦（上矢状窦，横窦）、脑膜中静脉、板障静脉或导静脉损伤也可形成硬脑膜外血肿。

31. C 脑膜中动脉经颅中窝底的棘孔入颅后，沿颞骨脑膜中动脉沟走行，在近翼点处分为前后两支，主干及分支均可因颞骨骨折而撕破，于颞叶硬脑膜外形成血肿。硬脑膜外血肿最多见于颞部、额顶部和颞顶部。因脑膜中动脉主干撕裂所致的血肿，多在颞部，可向

额部或顶部扩展；前支出血，血肿多在额顶部；后支出血，多在颞顶部。由上矢状窦破裂形成的血肿位于其一侧大脑半球或两侧。横窦出血形成的血肿多在颅后窝或骑跨于颅后窝和枕部。

32. D 硬脑膜外血肿患者进行性意识障碍的变化过程与原发性脑损伤的轻重和血肿形成的速度密切相关。血肿形成于硬脑膜和颅骨之间，随着血肿的增大，压力过高可向内压迫脑组织，导致颅压增高，患者产生意识障碍。

33. D 进行性意识障碍为硬脑膜外血肿的主要症状。

34. E 慢性硬脑膜下血肿是外伤 3 周以后出现的症状，位于硬脑膜与蛛网膜之间，具有包膜。血肿增大缓慢，一般在 2~3 周后，由于脑直接受压和颅内压增高而出现临床症状。与急性硬脑膜外血肿相反，它好发于额、顶、枕区。

35. B 对骨折线延伸较长的硬脑膜外血肿，清除血肿后硬膜悬吊缝合多可制止再出血，沿骨折线追寻出血来源将加重硬膜外出血及渗血，应予避免。

36. C 因硬脑膜外血肿不伴脑组织损伤或相对较轻，故预后较好。

37. D 硬脑膜外血肿的临床表现可因出血速度、血肿部位及年龄的差异而有所不同，但从临床特征看，仍有一定规律及共性，即昏迷→清醒→再昏迷，中间清醒期为硬脑膜外血肿的特征性表现。

38. A 急性和亚急性硬脑膜下血肿的出血主要是因为脑皮质血管破裂，大多由对冲性脑挫裂伤所致，好发于额极、颞极及其底面，可视为脑挫裂伤的一种并发症，称为复合型硬

脑膜下血肿。另一种较少见的血肿是由于大脑表面回流到静脉窦的桥静脉或静脉窦本身撕裂所致，范围较广，可不伴有脑挫裂伤，称为单纯型硬脑膜下血肿。

39. B　急性硬脑膜下血肿为伤后3天以内；亚急性硬脑膜下血肿为伤后3天~3周；慢性硬脑膜下血肿为3周以上。

40. B　慢性硬脑膜下血肿是外伤3周以后出现的症状，位于硬脑膜与蛛网膜之间，具有包膜。血肿增大缓慢，一般在2~3周后，由于脑直接受压和颅内压增高而出现临床症状，选项A正确。外伤后可出现短暂的昏迷甚至无症状，然后昏迷患者出现中间清醒期，之后血肿进一步增加后，患者又再一次陷入昏迷，是急性硬脑膜外血肿特征性表现，因此选项B错误。老年患者血肿增大的机制目前认为是脑萎缩、低颅压、桥静脉张力大和出血纤溶亢进，选项D正确。慢性硬脑膜下血肿的出血来源和发病机制尚不完全清楚，多发于老年人，绝大多数有轻微头部外伤史，选项C正确。极少部分患者无外伤，可能与长期服用抗凝药物、营养不良、维生素C缺乏、硬脑膜出血性或血管性疾病等相关。此类血肿常有厚薄不一的包膜，选项E正确。

41. C　开放性颅脑损伤的特有表现是脑脊液漏，提示硬脑膜已破裂。颅底骨折伴随的内开放性损伤，可以不伴有头皮的损伤。

42. B　开放性颅脑损伤应争取在6~8小时内施行清创术，在无明显污染并应用抗生素的前提下，早期清创的时限可延长到72小时。术前应仔细检查伤口，仔细阅读CT片，充分了解骨折、碎骨片及异物分布、脑挫裂伤和颅内血肿等情况。清创由浅入深，逐层进行，彻底清除头发、碎骨片等异物，吸除血肿和破碎的脑组织，彻底止血。硬脑膜应严密缝

合，如有困难，可取自体帽状腱膜或颞肌筋膜修补。术后加强抗感染。如开放伤累及脑室，术中应尽可能清除脑室中的血块、脑碎屑和异物等。累及静脉窦时，术前需准备充足的血液，以及进行静脉窦修补的器材，才能进行清创。累及鼻旁窦时，清创术中应严密修复硬脑膜，对破损的颅底进行修补与重建。

43. A　当原发性颅脑损伤较重时，患者原发性昏迷和继发性昏迷重叠时，或昏迷进行性加重时，即使急性硬脑膜外血肿也不出现中间清醒期。另外，原发性颅脑损伤较轻时，伤后可无原发昏迷，至颅内血肿形成后出现进行性颅内压增高及意识障碍，此时即使存在急性硬脑膜外血肿也不会出现中间清醒期。

44. D　开放性颅脑损伤是指致伤物所造成的头皮、颅骨、硬脑膜均向外界开放的损伤。如硬脑膜未破、颅腔与外界不相通，则损伤仍为闭合性。

45. D　开放性颅脑损伤的治疗与闭合性颅脑损伤有许多相似之处，如严密观察病情，保持呼吸道通畅，防治脑水肿或脑肿胀等。开放性颅脑损伤应争取在6~8小时内施行清创术，预防颅内感染，因此选项D正确，其余各项均不是预防颅内感染的主要措施。

46. D　硬脑膜动静脉瘘多见的首发临床表现为伴随心跳出现的血管杂音。

47. D　对于脑深部1cm以下的弹片如寻找困难可以保留，以免寻找时加重脑损伤。

48. A　选项B、C、D、E为颅内压增高的表现，脑干内胶质瘤晚期出现颅内压增高症状。

49. C　脑肿瘤患者的癫痫（瘤性癫痫）发病率高达30%~50%，缓慢生长的脑肿瘤（如低级别胶质瘤、脑膜瘤、胚胎发育不良性

神经上皮肿瘤等）其癫痫发生率明显高于迅速生长的恶性脑肿瘤（如胶质母细胞瘤、转移瘤等）。瘤性癫痫的发生及发作类型与肿瘤部位有关，例如运动功能区胶质瘤癫痫发生率高达90%，多为局灶性发作。长程视频脑电图监测到癫痫发作期的棘波、棘尖波具有诊断价值。

50. D 老年人脑萎缩，颅内空间相对增大，发生颅脑肿瘤时颅内压增高不明显易误诊。老年以幕上脑膜瘤和转移瘤多见。儿童以发生于中线区肿瘤多见，幕下以髓母细胞瘤和室管膜瘤常见，幕上以颅咽管瘤为多；常出现脑积水症状而掩盖肿瘤定位体征，易误诊为胃肠道疾病。

51. C 低级别星形细胞瘤（WHO Ⅱ级）主要发生于中青年，发病高峰是25～45岁。多位于大脑半球，以额叶、颞叶多见，顶叶次之，枕叶少见。星型细胞瘤生长缓慢，平均病史2～3年，病情呈缓慢进行性发展。癫痫常为首发症状，超过50%以癫痫起病，75%患者有头痛。在CT上常表现为低密度脑内病灶，较均匀一致，占位效应不明显，瘤周无明显水肿；在MRI上，多呈长T_1、长T_2信号，增强扫描后肿瘤一般不强化，与脑实质分界不清，少数可表现为囊性。

52. D 手术是低级别星型细胞瘤的主要治疗措施，目前主张早期手术治疗。手术治疗的目的是：①明确组织学和分子病理诊断；②缓解占位效应，改善症状；③降低瘤负荷，延缓生长；④预防肿瘤恶变。对于肿瘤未能完整切除或年龄大于40岁的患者，术后应辅助性放疗。

53. D 少突胶质细胞肿瘤（WHO Ⅱ/Ⅲ级）占神经上皮肿瘤的25%～33%，根据2016 WHO分类，少突胶质细胞瘤的确诊需要

IDH突变伴1p/19q联合缺失同时存在。发病高峰30～40岁，男性多于女性为3：2。肿瘤生长较缓慢，平均病程4年，常以癫痫为首发症状，病程中85%的患者有癫痫发作。少突胶质细胞瘤最显著的影像学特征是钙化，见于约90%的病例。肿瘤有浸润性生长倾向，呈灰红色，质地柔韧，与正常脑组织界限较清楚。

54. C 垂体腺瘤常因垂体或靶腺功能亢进或减退导致相应内分泌症状。垂体腺瘤体积较大时可产生占位症状，包括压迫视神经，可引起视力下降、视野缺损，膨胀性生长推挤硬膜引起头痛等。肿瘤内出血、坏死导致垂体卒中，患者出现突然头痛，视力急剧下降。

55. D 多数垂体腺瘤首选手术治疗，手术指征包括：①非分泌性肿瘤体积较大引起占位症状；②垂体卒中；③溴隐亭治疗无效或药物副作用不能耐受的PRL细胞腺瘤；④GH细胞腺瘤；⑤ACTH细胞腺瘤；⑥伴脑脊液漏的垂体瘤。绝大部分垂体腺瘤可采用经鼻腔-蝶窦入路手术切除。PRL细胞腺瘤首选药物治疗。溴隐亭治疗可使90%的肿瘤体积缩小和PRL水平下降。

56. A 鞍区是颅脑内部蝶鞍及其周围形成的类似马鞍状的区域。颅咽管瘤是最常见的先天性颅内肿瘤之一，占儿童鞍区肿瘤第一位。首发症状表现为视力下降，易被误诊，其生长常累及下丘脑结构。

57. B 儿童颅咽管瘤会出现颅内压增高，可为首发症状，主要是由于肿瘤阻塞脑室体系造成脑积水、脑压升高所致。

58. C 室管膜瘤占颅内肿瘤的1.2%～7.8%，近70%发生于儿童。60%～70%位于幕下，肿瘤常起源于Ⅳ脑室侵犯闩部，灰色似有边界，恶性程度较髓母细胞瘤低，但可通过

脑脊液种植散播，预后差。患者多伴有颅内压增高，眩晕，共济失调。幕上肿瘤可能发生癫痫。如肿瘤起源于Ⅳ脑室底，常伴脑积水。MRI T_1 加权像为混杂信号，T_2 加权像为显著高信号，有时 CT 可见钙化。室管膜瘤呈 *RELA* 融合基因阳性，是一类特殊基因型肿瘤，见于 70% 的儿童幕上室管膜瘤，提示预后不良。室管膜下瘤常发生于脑室室管膜下胶质细胞，分化好，生长缓慢，预后较好。手术切除肿瘤，术后放射治疗。如脊髓转移应行全脊髓小剂量照射，5 年生存率 41%，儿童预后差仅为 30%。

59. B　先天性脊髓肿瘤是由胚胎残存组织发生而来的良性肿瘤，包括表皮样囊肿、皮样囊肿、畸胎瘤、脊索瘤等。

60. D　表皮样囊肿占颅脑肿瘤 0.5% ~ 1.5%，好发于桥脑小脑角、鞍上，由鳞状上皮层状排列，内含角蛋白、细胞碎片和胆固醇，囊肿破裂会出现无菌性脑膜炎。皮样囊肿占颅内肿瘤 0.3%，内含皮肤附属器官如毛发和皮脂腺，有些可见成熟骨，多发生在儿童，肿瘤多位于中线如囟门、第四脑室、鞍上和椎管，出现相应临床症状。CT 表现肿瘤低密度，略高于脑脊液，不被强化，无脑水肿。MRI 扫描 T_1 加权像为不均匀低信号，T_2 加权像为与脑脊液相似的高信号。肿瘤全切可治愈，少数复发。表皮样囊肿刺激性强，会导致化学性脑膜炎，应尽量全切除，但不勉强切除囊壁以防损伤脑神经。

61. A　约 80% 的脑转移瘤发生在大脑半球，最常见灰白质交界处。

62. A　神经根痛常为髓外占位病变的首发症状，其中颈段和马尾部肿瘤更多见。早期症状中以神经根性痛最为常见，其次是运动感觉障碍，如肢体肌肉萎缩，肌力减退等以及

大小便功能障碍。

63. B　脑转移瘤入颅途径为血液，可单发或多发，80% 位于大脑中动脉分布区。肺癌、乳腺癌和黑色素瘤是脑转移瘤最常见的原发肿瘤类型，肉瘤脑转移少见。黑色素瘤、绒毛膜癌和支气管肺癌所致脑转移瘤常伴瘤内出血。15% 既往无肿瘤病史，以脑转移灶为首发症状。75% 脑转移瘤因肿瘤压迫出现肢体运动障碍或癌性脑膜炎。一半患者颅内压增高，表现嗜睡、淡漠。15% 患者发生癫痫。确定为脑转移瘤后要寻找原发病灶。伴颅内压增高单发病灶可手术切除。多发转移灶可采用全脑放射治疗或立体定向放射治疗。激素可减轻脑水肿。

64. B　听神经瘤大多起源于前庭上神经，其次为前庭下神经。

65. C　耳鸣或发作性眩晕是听神经瘤最常见的早期症状，进而可能会出现一侧听力进行性减退至失聪。

66. D　脊髓压迫症最常见的病因是肿瘤，约占 1/3 以上；绝大多数起源于脊髓组织及邻近结构，其中，神经鞘膜瘤约占一半。对于老年人来说，最常见的病因是转移癌，多位于硬膜外，脊柱恶性肿瘤可沿椎管周围静脉丛侵犯脊髓。

67. A　海绵窦综合征是指由海绵窦外侧壁肿瘤、垂体瘤、蝶骨肿瘤及海绵窦血栓性静脉炎、海绵窦内动脉瘤等致第Ⅲ、Ⅳ、Ⅴ、Ⅵ脑神经麻痹的症候群。

68. B　帕金森病的外科治疗主要是损毁致病灶及选择性地阻断引起症状的神经通路，尾状核不在此列。目前外科治疗主要集中在丘脑、苍白球及 STN 核等。

69. D　帕金森病是一种常见的中老年人

神经系统变性疾病，主要病变在黑质和纹状体。震颤、肌强直及运动减少是本病的主要临床特征。

70. C 神经鞘瘤为最常见的椎管内肿瘤，占椎管内良性肿瘤的一半，起源于神经根鞘膜。

71. C 左侧偏瘫属中枢性，在病变的对侧；右侧展神经和面神经麻痹属周围性，在病变的同侧。病变应在椎体交叉以上，因展神经和面神经均发自脑桥，所以病变在右脑桥。

72. B X 线侧位可显示腰椎正常生理前凸消失、脊柱侧弯、椎间隙变窄、关节突增生等，是腰椎疾患的基本检查项目，对手术定位亦有很大帮助。CT 扫描对腰椎间盘突出的定位、判断突出的大小、神经根受压程度等有重要意义，同时可观察骨性椎管的狭窄程度、关节突出增生情况和侧隐窝的情况。MRI 可从矢状、冠状及横轴位对某一平面椎管的情况进行整体观察，并可鉴别是否有椎管内肿瘤性占位等，但对骨性结构的判定欠佳。脊髓造影可较好地显示神经根的情况，由于是有创检查，目前应用已受限制。肌电图用来判定神经肌肉所处的功能状态。

73. A 星形细胞瘤是指星形胶质细胞来源的肿瘤，是最常见的神经上皮肿瘤。胶质母细胞瘤是最恶性的星形细胞来源的肿瘤。

74. C 椎管内肿瘤包括发生于脊髓、神经根、脊膜和椎管壁组织的原发和继发性肿瘤，约占原发性中枢神经系统肿瘤的 15%。

75. E 根性痛是脊髓肿瘤早期最常见的症状，原因是脊神经后根或脊髓后角细胞受刺激；脊髓感觉传导束受到刺激；硬脊膜受压或受牵张；体位改变牵拉脊髓。疼痛部位与肿瘤所在平面的神经分布一致，对定位诊断有重要意义。神经根痛常为髓外占位病变的首

发症状，其中颈段和马尾部肿瘤更多见。硬脊膜外转移瘤疼痛最严重。

76. A CTA 是诊断动脉瘤和血管畸形的首选无创检查，对蛛网膜下腔出血（SAH）的鉴别很有帮助。已确诊的 SAH 不需再做腰椎穿刺。

77. B 颅内动脉瘤和脑血管畸形为自发性蛛网膜下腔出血最常见的病因，前者较后者多见。

78. C 畸形血管破裂出血多发生在脑内，也可导致脑室内或蛛网膜下腔出血。30% ~ 65% 的 AVM 首发症状是出血，出血好发年龄 20 ~ 40 岁。出血后患者出现意识障碍、头痛、呕吐等症状。单支动脉供血、体积小、部位深在，以及颅后窝 AVM 容易急性破裂出血。妇女妊娠期 AVM 出血风险较高。额、颞部 AVM 的患者多以癫痫为首发症状，与病灶周围脑缺血、胶质增生，以及出血后含铁血黄素刺激大脑皮层有关。长期顽固性癫痫发作脑组织缺氧，会造成患者智力减退。间断性局部或全头痛，可能与供血动脉、引流静脉以及静脉窦扩张，或因 AVM 小量出血、脑积水和颅内压增高有关。儿童大脑大静脉畸形也称大脑大静脉动脉瘤，可以导致心力衰竭和脑积水。

79. B 按照脑积水临床发病的长短及症状轻重，可将其分为急性、亚急性和慢性三种类型。急性脑积水在 1 周内，亚急性脑积水在 1 个月内，慢性脑积水在 1 个月以上。

80. C 出血后高压性脑积水常在 2 ~ 3 周出现，选项 A 错误。高压性脑积水，坐位可以缓解，选项 B 错误。正压性脑积水即正常颅压性脑积水，主要症状包括步态障碍如步态不稳；以智能障碍为主的精神症状如记忆力下降及计算力减退，常伴有迟钝、淡漠、缄默等，重者可呈痴呆，少数可有激动、易怒、哭

笑无常、幻觉、谵妄等；以及尿便障碍，如尿便频繁、失禁或困难，有时仅在晚期出现，头痛较少见，选项 C 正确。儿童脑脊液每日分泌量与成人相同，选项 D 错误。脑室－腹腔分流术最常见的并发症是堵管，选项 E 错误。

81. A　脑脊液主要产生于脑室的脉络丛，其中 90% 的脑脊液产生于侧脑室的脉络丛。

82. C　脑脊液正常日分泌量为 400 ~ 500ml，脑脊液每小时分泌量约为 20ml。

83. E　颈动脉内膜切除手术适应证：120 天之内大脑半球性或视网膜 TIA 或轻度无残疾卒中、同侧颈动脉重度狭窄（＞70%）患者。90% ~ 99% 狭窄患者的获益程度是 70% ~ 79% 狭窄患者的两倍。①暂时缺血性发作（TIA）：a. 多发 TIAs，相关颈动脉狭窄；b. 单次 TIA，相关颈动脉狭窄≥50%；c. 颈动脉软性粥样硬化斑或有溃疡形成；d. 抗血小板治疗无效。②轻、中度脑卒中：相关颈动脉狭窄。③无症状颈动脉狭窄：a. 狭窄≥70%；b. 软性粥样硬化斑或有溃疡形成；c. 术者以往对此类患者手术的严重并发症率＜3%。④斑块严重钙化或血栓形成，狭窄在颈内动脉 C_2 段以下。⑤颈内动脉严重偏心型狭窄。⑥颈内动脉迂曲严重。选项 E 是颈动脉内膜切除手术的禁忌证。

84. A　择期手术：①暂时性缺血发作；②无症状狭窄；③卒中后稳定期。延期手术：①轻、中度急性卒中；②症状波动的卒中。急诊（或尽早）手术：①颈动脉高度狭窄、伴血流延迟；②颈动脉狭窄伴血栓形成；③TIA 频繁发作；④颈部杂音突然消失。颈内动脉完全性闭塞 24 小时以内亦可考虑手术，闭塞超过 24 ~ 48 小时，已发生脑软化者不宜手术。

二、A2 型题

85. C　患儿突然出现剧烈头痛、呕吐后昏迷，考虑颅内压增高加重，此时最有效的措施是立即行侧脑室穿刺外引流术，达到在最短时间内降低颅内压的目的。

86. E　枕骨大孔疝临床表现：由于脑脊液循环通路被堵塞，颅内压增高，患者剧烈头痛。频繁呕吐，颈项强直，强迫头位。生命体征紊乱出现较早，意识障碍出现较晚。因脑干缺氧，瞳孔可忽大忽小。由于位于延髓的呼吸中枢受损严重，患者早期可突发呼吸骤停而死亡。枕骨大孔疝病情变化凶险，由于直接压迫脑干会出现呼吸骤停。

87. A　头痛，呕吐，颈项强直考虑颅内压增高，短期内突然出现呼吸停止，心跳存在，首先诊断为枕骨大孔疝。

88. A　小脑幕切迹疝时可采用颞肌下减压术；枕骨大孔疝时可采用枕下减压术。患者枕部外伤后出现双瞳孔散大，对光反射弱，四肢强直，双下肢病理征阳性，为脑疝恶化后影响脑干供血，致脑干内动眼神经核功能丧失引起，脱水治疗后左瞳孔缩小，说明治疗有效，右侧为非优势半球，进一步的急救措施应为右侧颞肌下减压术。

89. A　脑震荡的临床表现为伤后立即出现短暂的意识丧失，持续数秒至数分钟，一般不超过半小时。有的仅表现为瞬间意识混乱或恍惚，并无昏迷。同时伴有面色苍白、瞳孔改变、出冷汗、血压下降、脉弱、呼吸浅慢等自主神经和脑干功能紊乱的表现。意识恢复后，对受伤当时和伤前近期的情况不能记忆，即逆行性遗忘。多有头痛、头晕、疲乏无力、失眠、耳鸣、心悸、畏光、情绪不稳、记忆力减退等症状，一般持续数日、数周，少数持续时间较长。

90. C　脑挫裂伤伤后立即出现与受伤部位相应的神经功能障碍或体征，如运动区损伤出现对侧肢体瘫痪，语言中枢损伤出现失语等。但额叶和颞叶前端损伤后，可无明显神经功能障碍。腰椎穿刺可检查脑脊液是否含有血液，同时可测定颅内压，并可引流血性脑脊液，以减轻症状。患者头部受伤后昏迷，清醒后左侧肢体肌力弱，且腰穿引出血性脑脊液后逐渐好转，可诊断为脑挫裂伤。

91. D 去脑强直发作是中脑损伤的重要表现之一。因为中脑前庭核水平存在促进伸肌收缩的中枢，而中脑红核及其周围网状结构是抑制伸肌收缩的中枢所在。两者之间切断时，便出现去脑强直发作。表现为伸肌张力增高，两上肢过伸并内旋，下肢亦过度伸直，头部后仰呈角弓反张状。损伤较轻者可为阵发性，重者则持续发作。

92. C 慢性硬脑膜下血肿容易误诊、漏诊。凡老年人出现慢性颅内压增高症状、智力和精神异常，或病灶症状，特别近期有过轻度头部受伤史者，应考虑到慢性硬脑膜下血肿的可能，及时行 CT 或 MRI 检查可确诊。CT 显示脑表面新月形或半月形低密度或等密度影，MRI 则为新月形或半月形的短 T_1、长 T_2 信号影。

93. A 该患者 X 线示左侧颞骨骨折线跨过脑膜中动脉，考虑脑膜中动脉受损。脑膜中动脉为硬脑膜外血肿的责任血管，故考虑诊断为急性硬脑膜外血肿。急性硬脑膜下血肿的责任血管一般是脑皮质血管。C、D、E 三项均和脑膜中动脉无直接联系。

94. C 慢性硬脑膜下血肿大多数有轻微头部外伤史，血肿进展缓慢，病程较长，可为数月甚至数年。临床表现可归纳为三种类型：以颅内压增高症状为主；以病灶症状为主；以智力和精神症状为主。该患者头部棍击伤 1 个月后出现颅内高压症状，符合以颅内压增高

症状为主的慢性硬脑膜下血肿。

95. D 患者头部外伤后昏迷，有中间清醒期，浅昏迷，双侧瞳孔等大等圆、对光反射迟钝，单侧肌力减低并伴病理征，最可能的诊断是硬脑膜外血肿。脑震荡不会有中间清醒期，也不会出现锥体束征阳性。脑挫裂伤、硬脑膜下血肿、脑内血肿一般也不会有中间清醒期。

96. E 该患者优先考虑硬脑膜外血肿，CT 扫描不仅可以直接显示硬脑膜外血肿，表现为颅骨内板与硬脑膜之间的双凸镜形或弓形高密度影，还可了解脑室受压和中线结构移位的程度及并存的脑挫裂伤、脑水肿等情况，应尽早做 CT 检查，并随时复查 CT。

97. B 患者 X 线提示颅骨线状骨折，且骨折线越过脑膜中动脉沟，考虑脑膜中动脉受损。脑膜中动脉为硬脑膜外血肿的责任血管，因此诊断为急性硬脑膜外血肿。

98. C 椎管内神经鞘瘤一旦确诊，均应手术治疗，手术效果好。

99. D 对开放性颅脑损伤所致颅骨缺损，应在初期清创术的伤口愈合 3～6 个月后行颅骨成形术，若伤口发生感染，应在伤口愈合后 6 个月行颅骨成形术。

100. C 交通性脑积水是第四脑室出口以远的正常脑脊液通路梗阻或脑脊液不能被蛛网膜颗粒吸收所产生的脑积水。患者有颅内感染病史，CT 示全脑室系统扩张，因此考虑为交通性脑积水。

101. E 帕金森病的典型震颤为静止性震颤。

102. A 帕金森病伴有肢体震颤，可以选择复方左旋多巴进行治疗，其为治疗这种疾病最基本、最有效的药物。

103. D 枕叶癫痫发作患者可表现为对侧肢体局灶性抽搐，或者有些患者会成癫痫持续状态。主要表现视觉发作，如盲点、黑蒙及偏盲，闪光、火花和光幻视等，可有视错觉。

104. D 颅底骨折本身无需特殊治疗，合并脑脊液漏时，须预防颅内感染。不必堵塞和冲洗，不做腰穿，取头高位卧床休息，避免用力咳嗽、打喷嚏，同时给予抗生素治疗。

三、A3/A4 型题

105. E 颅内压增高是神经外科常见的临床病理综合征，是颅内多种疾病的共有征象。头痛是其常见的症状之一，是脑膜、血管、感觉神经根等痛觉敏感组织受到增高压力的刺激牵张所致。多为持续性，可阵发加重，清晨重，任何使颅内压增高的活动如咳嗽、用力排便等均可使头痛加剧。头痛重时伴呕吐，喷射状为其特点。视神经乳头水肿为颅内压增高的重要客观体征之一。以上三者是颅内压增高的典型表现，称之为颅内压增高"三主征"。

106. D 目前 CT 是诊断颅内占位性病变的首选辅助检查措施。它不仅能对绝大多数占位性病变做出定位诊断，而且还有助于定性诊断。CT 具有无创伤性特点，易于被患者接受。

107. D 诊断明确后，根本的治疗原则是去病因治疗。根据情况适时给予对症处理是必要的。

108. D 蛛网膜下腔出血临床表现为突发头痛如"头要炸开"，伴有恶心呕吐、面色苍白、全身冷汗、眩晕、项背痛或下肢疼痛。出血后 1～2 天内脑膜刺激征阳性。半数患者出现一过性意识障碍，严重者昏迷。颈内动脉－后交通动脉、基底动脉顶端和大脑后动脉动脉瘤可造成同侧动眼神经麻痹。蛛网膜下腔

出血沿视神经鞘延伸，眼底检查可见视网膜下片状出血。出血量过多血液浸入玻璃体内，引起视力障碍。巨大动脉瘤压迫视神经或视放射时，患者可出现双颞偏盲或同向偏盲。因此，该患者可诊断为蛛网膜下腔出血。

109. D 蛛网膜下腔出血（SAH）后 48 小时内，非强化高分辨率 CT 可发现 ≥95% 的 SAH。第一周内 CT 显示最清晰。显示脑沟与脑池密度增高。颈内动脉瘤破裂出血以环池最多，大脑中动脉瘤破裂血液积聚病侧外侧裂，大脑前动脉瘤出血集中在前纵裂池。基底动脉瘤破裂后，血液主要聚积于脚间池与环池附近。

110. D 颅中窝骨折可累及蝶骨和颞骨。血液和脑脊液经蝶窦口流至鼻咽部。若骨折线累及颞骨岩部，血液和脑脊液可经中耳和破裂的鼓膜由外耳道流出，形成耳漏；如鼓膜未破，则可沿咽鼓管流至鼻咽部。颞骨岩部骨折常发生面神经和听神经损伤。如骨折位于中线处，可累及视神经、动眼神经、滑车神经、三叉神经和展神经。

111. E 颅底骨折如为闭合性，可无特殊处理。若合并脑脊液漏，患者须取头高位并绝对卧床休息，避免用力咳嗽、打喷嚏和擤鼻涕，同时给予抗生素预防颅内感染治疗，一般不堵塞或冲洗破口处，不做腰穿。绝大多数漏口会在伤后 1～2 周内自行愈合。如超过 1 个月仍未停止漏液，可考虑行手术修补漏口。对伤后视力减退，疑为碎骨片挫伤或血肿压迫视神经者，应争取在 24 小时内行视神经探查减压术。

112. D 由于脑脊液循环通路被堵塞，颅内压增高，枕骨大孔疝患者剧烈头痛。频繁呕吐，颈项强直，强迫头位。生命体征紊乱出现较早，意识障碍出现较晚。因脑干缺氧，瞳孔

可忽大忽小。由于位于延髓的呼吸中枢受损严重，患者早期可突发呼吸骤停而死亡。

113. E 脑疝是由于急剧的颅内压增高造成的，在做出脑疝诊断的同时应按颅内压增高的处理原则快速静脉输注高渗降颅内压药物，以缓解病情，争取时间。病因明确者，应尽快手术去除病因，如清除颅内血肿或切除脑肿瘤等。如难以确诊或病因难以去除时，可选用姑息性手术，以降低颅内高压和抢救脑疝。经额、枕部快速钻颅或锥颅，穿刺侧脑室并安置引流管，行脑脊液外引流，以迅速降低颅内压。

114. C 发生枕骨大孔疝行脑室穿刺外引流后可能会发生小脑幕切迹上疝。

115. E 短暂性脑缺血发作（TIA）是颈内动脉系统或椎－基底动脉系统的短暂性血液供应不足引起的短暂性神经功能缺损，表现为突然发作的局限性神经功能缺失，在数秒钟、数分钟及数小时，最长不超过 24 小时完全恢复，而不遗留任何症状和体征，常反复发作。因此，该患者应诊断为短暂性脑缺血发作。

116. C 短暂性脑缺血发作主要累及的血管为颈内动脉系和椎－基底动脉系。

117. C 患者有颅内压增高"三主征"，嗅觉丧失，提示颅前窝病变的可能性大。

118. D 头部 CT/MRI 是目前颅内病变诊断的首选检查手段。

119. C 对于颅前窝肿瘤，手术治疗是首选的治疗方法，手术的原则是在保全重要的神经、血管和脑组织的前提下，全切除肿瘤。

120. C 第四脑室病变的临床特点有：①早期出现梗阻性脑积水和颅内压增高综合征。②第四脑室底受压或刺激：产生眩晕、耳鸣、发作性呕吐、呛水、吞咽困难、面瘫等。③病变向上累及第四脑室顶部的小脑：出现躯干性共济失调、平衡障碍和眼震等小脑症状。因此，患者的病变部位可能是第四脑室。

121. C 患者的病变部位在第四脑室，应进行 MRI 检查，MRI 检查可揭示肿瘤与大脑皮层功能区以及皮质下传导纤维束的关系。

122. E 髓母细胞瘤属胚胎性肿瘤，是儿童颅后窝最常见的颅脑肿瘤，肿瘤多起自小脑蚓部，位于第四脑室顶，易引起梗阻性脑积水。5% 的患者发生颅外、骨、淋巴结核肺转移。临床表现为颅内压增高和共济失调。CT 和 MRI 扫描可见颅后窝中线实性肿瘤，MRI T_2 像为轻度高信号，肿瘤增强明显。

123. E 室管膜瘤占颅内肿瘤的 1.2% ～ 7.8%，60% ～ 70% 位于幕下，肿瘤常起源于第四脑室侵犯闩部，灰色似有边界，恶性程度较髓母细胞瘤低，但可通过脑脊液"种植"散播，预后差。患者多伴有颅内压增高，眩晕，共济失调。幕上肿瘤可能发生癫痫。如肿瘤起源于第四脑室底，常伴脑积水。室管膜瘤易通过脑脊液在中枢神经系统种植传播，并可引起神经系统外肿瘤的复发或转移，因此选项 E 错误。

124. B 首先应保证呼吸道通畅，这是后续救治的重要基础。

125. C 脑动静脉畸形（AVM）血管破裂出血多发生在脑内，也可导致脑室内或蛛网膜下腔出血。30% ～ 65% 的 AVM 首发症状是出血，出血好发年龄 20 ～ 40 岁。出血后患者出现意识障碍、头痛、呕吐等症状。单支动脉供血、体积小、部位深在，以及颅后窝 AVM 容易急性破裂出血。

126. C 数字减影血管造影（DSA）可明确动脉瘤尺寸、部位、单发或多发，有无血管痉挛，动静脉畸形的供应动脉和引流静脉，以及侧支循环情况。

127. B 脊髓内室管膜瘤患者 MRI 扫描 T_1 加权像肿瘤边界清楚，信号高于正常脊髓，因此该患者最可能的诊断为室管膜瘤。

128. A 脊髓室管膜瘤边界清楚或比较表浅局限者，应行手术全部切除。

四、B1 型题

129. A 成人颅腔的容积相对恒定，一般认为脑组织的体积约为 1400～1500ml。

130. B 成人脑脊液的量约为 125～150ml。

131. A 星形细胞瘤是星形胶质细胞来源的肿瘤，是颅内最常见的神经上皮性肿瘤，胶质母细胞瘤是最恶性的星形胶质细胞来源的肿瘤。

132. D 前庭神经施万细胞瘤源于前庭神经的 Schwann 细胞，发生在内听道段，临床习惯称为听神经瘤，为良性，占颅内肿瘤 8%～10%，年发病率约 1.5/10 万。40 岁以下听神经瘤患者应注意排除神经纤维瘤病。多以单侧高频耳鸣隐匿性起病，逐渐丧失听力，是颅内次多见的神经上皮性肿瘤。

133. C 髓母细胞瘤属胚胎性肿瘤，是儿童颅后窝最常见的颅脑肿瘤，肿瘤多起自小脑蚓部，位于第四脑室顶，易引起梗阻性脑积水。

134. B 室管膜下瘤常发生于脑室室管膜下胶质细胞，分化好，生长缓慢，预后较好。

135. E 少突胶质细胞瘤最显著的影像学特征是钙化，见于约 90% 的病例。肿瘤有浸润性生长倾向，呈灰红色，质地柔韧，与正常脑组织界限较清楚。

136. B 由于垂体瘤造成垂体激素促肾上腺皮质激素过度产生而导致肾上腺的皮质醇过度分泌。表现为向心性肥胖、满月脸、水牛背、多血质、腹部及大腿部皮肤有紫纹、毳毛增多等。

137. C 垂体生长激素腺瘤的特点是生长缓慢，主要表现为肢端肥大，毛发增多。

138. D 神经鞘瘤的首发症状多为神经根性疼痛；从远端开始肢体运动障碍；肿瘤水平附近有皮肤过敏区和括约肌功能障碍。

139. E 神经纤维瘤病咖啡斑通常在皮肤表面，最常见于腋下等部位，表面光滑，并不凸出或凹陷于皮肤表面，形状不规则，可大可小，分散也无特征，颜色为咖啡样棕色，但可出现颜色的深浅不一。

140. A 颈内－后交通动脉瘤是最常见的颅内动脉瘤。

141. D 大脑中动脉瘤的血肿常位于颞上、中回；瘤体突向上方时，血肿常位于岛叶或额叶内。

142. C 蛛网膜下腔出血常见的脑积水是交通性脑积水。

143. A "落日眼"常见于儿童先天性脑积水。

144. B 先天性导水管闭塞，脑室和中脑导水管室管膜的炎症，脑脊液通路被肿瘤、结核、囊尾蚴、包虫囊肿、外伤或者炎症性瘢痕梗阻都可以导致梗阻性脑积水。

145. A 急性颅内压增高见于急性颅脑损伤引起的颅内血肿、高血压性脑出血等。

146. C 亚急性颅内压增高多见于发展较快的颅内恶性肿瘤、转移瘤及各种颅内炎症等。

147. E 慢性颅内压增高多见于生长缓慢的颅内良性肿瘤、慢性硬脑膜下血肿等。

148. B 颅前窝骨折累及眶顶和筛骨，可出现眶周软组织广泛瘀斑（"熊猫眼"征）。

149. D 颅中窝骨折累及蝶骨可出现脑脊液鼻漏，累及颞骨岩部可出现脑脊液耳漏及听神经、面神经损伤。

150. C 颅后窝骨折可出现乳突部皮下瘀斑（Battle 征）和枕下部肿胀及皮下淤血。

五、X 型题

151. ABDE 颅内压增高的影响因素有：①年龄：婴幼儿及小儿的颅缝未闭合或尚未牢固融合，颅内压增高可使颅缝裂开而相应地增加颅腔容积，从而缓和或延长了病情的进展。老年人由于脑萎缩使颅内的代偿空间增多，故病程亦较长。②病变的扩张速度：当颅内占位性病变时，随着病变的缓慢增长，可以长期不出现颅内压增高症状。一旦颅内代偿功能失调，则病情将迅速发展，往往在短期内即出现颅内高压危象或脑疝。③病变部位：颅脑中线或颅后窝的占位性病变容易阻塞脑脊液循环通路而发生梗阻性脑积水，故颅内压增高症状突出。静脉窦受累的病变，可引起颅内静脉血液回流障碍或脑脊液吸收障碍，颅内压增高症状亦可早期出现。④伴发脑水肿程度：脑转移性肿瘤，脑肿瘤放射治疗后，炎症性反应等均可伴有较明显的脑水肿，故早期即可出现颅内压增高症状。⑤全身系统性疾病：电解质及酸碱平衡失调、尿毒症、肝性脑病、毒血症、肺部感染等都可引起继发性脑水肿而致颅内压增高。高热往往会加重颅内压增高的程度。

152. ABCE 小脑幕切迹疝临床表现为：①颅内压增高的症状：表现为剧烈头痛，与进食无关的频繁呕吐。头痛程度进行性加重伴

烦躁不安。急性脑疝患者视神经乳头水肿可无。②瞳孔改变：病初由于病侧动眼神经受刺激导致病侧瞳孔变小，对光反射迟钝，随病情进展病侧动眼神经麻痹，病侧瞳孔逐渐散大，直接和间接对光反射均消失，并有病侧上睑下垂、眼球外斜。如果脑疝进行性恶化，影响脑干血供时，由于脑干内动眼神经核功能丧失可致双侧瞳孔散大，对光反射消失，此时患者多已处于濒死状态。③运动障碍：表现为病变对侧肢体的肌力减弱或麻痹，病理征阳性。严重时可出现去脑强直发作，这是脑干严重受损的信号。④意识改变：由于脑干内网状上行激动系统受累，患者随脑疝进展可出现嗜睡、浅昏迷至深昏迷。⑤生命体征紊乱：脑干内生命中枢功能紊乱或衰竭，可出现生命体征异常。表现为心率减慢或不规则，血压忽高忽低，呼吸不规则、大汗淋漓或汗闭，面色潮红或苍白，体温可高达 41℃ 以上或体温不升。最终因呼吸循环衰竭而致呼吸停止，血压下降，心脏停搏。

153. ABCD 颈丛分支包括枕小神经、耳大神经、颈横神经、锁骨上神经。隐神经为股神经最长的皮支，分布于髌下、小腿内侧面和足内侧缘的皮肤。

154. DE 听神经和面神经通常通过颅中窝。

155. ABCE 意识障碍是脑挫裂伤最突出的症状之一。伤后可立即发生，持续时间长短不一，由数分钟至数小时、数日、数月乃至迁延性昏迷，与脑损伤轻重程度相关。头痛、恶心、呕吐也是脑挫裂伤最常见的症状，疼痛可局限于某一部位（多为着力部位），亦可为全头性疼痛，呈间歇或持续性，伤后 1~2 周内最明显，以后逐渐减轻，可能与蛛网膜下腔出血、颅内压增高或脑血管运动功能障碍相关。头部 CT 扫描能清楚地显示脑挫裂伤的部位、

范围和程度，是目前最常用的检查手段。腰椎穿刺可检查脑脊液是否含有血液，同时可测定颅内压，并可引流血性脑脊液，以减轻症状。但对颅内压明显增高的患者，腰穿应谨慎或禁忌。

156. ABCE 现场急救条件简陋，不能实施抗休克、止痛等急救措施，只有选项 D 压迫止血包扎可以实施。

157. ACDE 神经鞘瘤占椎管内良性肿瘤一半，起源于神经根鞘膜。神经鞘瘤以胸段最常见。大部分起源于脊神经后根，呈纺锤状。本病发展缓慢，瘤内囊变或出血可呈急性发病。首发症状多为神经根性疼痛；从远端开始肢体运动障碍；肿瘤水平附近有皮肤过敏区和括约肌功能障碍。

158. BD 放射治疗是多数恶性肿瘤切除术后的辅助治疗或少数特殊肿瘤的主要治疗手段。生殖细胞瘤和淋巴瘤对放射线高度敏感，垂体腺瘤、颅咽管瘤、脊索瘤、星形细胞瘤对放射线低度敏感。方法：①全脑、全脊髓照射，用于容易种植的髓母细胞瘤、生殖细胞肿瘤、胚胎性肿瘤。②瘤内放射治疗，将放射范围小的液体核素（^{32}P、^{198}Au 等）注入瘤腔，或将颗粒状核素植入瘤体内，依靠 γ 或 β 射线电离辐射作用杀伤肿瘤细胞，适用于部分囊性颅咽管瘤。③立体定向放射治疗。

159. ABE 硬脑膜外血肿的出血来源有：①脑膜血管：是造成急性硬脑膜外血肿的主要原因，尤以脑膜中动、静脉最为常见。脑膜中动、静脉位于颞部的同名骨沟中。颞部骨质较薄，受外力打击后引起骨折，刺破血管引起出血。如损伤位于动脉主干或大的分支，则出血凶猛，血肿迅速增大，短时间内可形成巨大血肿，导致脑疝。如出血由静脉引起，则病情发展稍缓。②静脉窦：上矢状窦、横窦均位于同名骨沟中，如发生骑跨静脉窦的颅骨骨折，即可使其受损。此种出血凶猛，与静脉窦没有平滑肌层，破裂后无收缩能力有关，而血肿范围的扩大则因出血使硬脑膜剥离，剥离的硬脑膜引致再出血。③颅骨板障静脉：颅骨骨折常有板障静脉出血，但出血量有限，不易单独形成巨大血肿，是成为颅后窝硬脑膜外血肿的主要来源。

160. ABCE 髓母细胞瘤属胚胎性肿瘤，是儿童常见恶性肿瘤，占儿童颅内肿瘤15%～20%，多在 10 岁前发病，男女比为 2∶1。肿瘤多起自小脑蚓部，位于第四脑室顶，易引起梗阻性脑积水。5％ 的患者发生颅外、骨、淋巴结核肺转移。临床表现为颅内压增高和共济失调。CT 和 MRI 扫描可见颅后窝中线实性肿瘤，MRI T_2 像为轻度高信号，肿瘤增强明显。

161. ABDE 先天性脑积水手术后的并发症有：①穿刺并发症：穿刺道出血、脑内血肿。快速引流高压的脑脊液容易诱发急性硬膜下出血、脑室内出血或硬膜外血肿。②分流管梗阻：梗阻部位可以发生于脑室端和（或）腹腔端。常见的堵管原因有：a. 脑脊液蛋白含量过高；b. 脉络丛或血凝块堵塞脑室端；c. 大网膜粘连包裹腹腔端。③感染：一旦怀疑分流感染，应立即采集标本、尽快明确病原学，使用强力药物控制感染。感染迁延不愈者应拔除分流装置，改行腰池持续引流或脑室外引流。如果发生脑室炎，则病死、病残率激增。腹腔感染可并发腹膜炎、腹腔脓肿。④分流管移位：分流管穿透皮肤、肠管、腹壁脱出时，应及时处理，防止感染逆行入体腔、颅腔，并兼顾脑积水的治疗。⑤过度引流：临床出现颅内低压症状，严重者可导致硬膜下积液/积血、脑室内出血或硬膜外血肿。分流装置的选择和压力的调节至关重要。⑥裂隙脑室综合征：脑脊液引流过度、脑室狭小、脑室壁间歇性阻塞引流管导致颅内压力的增高，脑室顺应性下降。

162. ABCD 根性痛是脊髓肿瘤早期最常见症状。感觉纤维受压时表现为感觉减退和感觉错乱，被破坏后则感觉丧失。肿瘤压迫神经前根或脊髓前角，出现支配区肌群下位运动元瘫痪，即肌张力低，腱反射减弱或消失，肌萎缩，病理征阴性。肿瘤压迫脊髓，使肿瘤平面以下的锥体束向下传导受阻，表现为上位运动神经元瘫痪，即肌张力高，腱反射亢进，无肌萎缩，病理征阳性。自主神经功能障碍最常见膀胱和直肠功能障碍。髓外硬脊膜下肿瘤出血导致脊髓蛛网膜下腔出血。高颈段或腰骶段以下肿瘤，阻碍脑脊液循环和吸收，导致颅内压增高。

第七章 麻醉学

一、A1 型题

1. E 择期手术前应常规排空胃，以避免围术期间发生胃内容物的反流误吸，及由此而导致的窒息和吸入性肺炎。正常胃排空时间为 4~6 小时，但恐惧、焦虑等情绪改变及严重创伤可使胃排空显著减慢。一般认为，择期手术患者，无论选择何种麻醉方法，术前都应禁食易消化固体食物或非母乳至少 6 小时；而禁食油炸食物、富含脂肪或肉类食物至少 8 小时；如果对以上食物摄入量过多，胃排空时间可延长，应适当延长禁食时间。所有年龄患者术前 2 小时可饮少量清水，包括饮用水、果汁（无果肉）、苏打饮料、清茶和纯咖啡，但不包括酒精饮料。因此术前 8 小时禁食，2 小时禁水的主要目的是防止麻醉或手术中呕吐而引起吸入性肺炎，甚至窒息。

2. C 神经纤维越细，被麻药阻断越迅速。神经纤维被麻醉的顺序为：植物神经（由 C 纤维传导的痛觉）→感觉神经（Aδ 纤维传导的痛觉和冷感觉，Aβ 传导的触觉和压迫觉）→Aα 纤维传导的躯体性运动→Aγ 纤维传导的固有感觉（深感觉和位置觉）。因此，椎管内麻醉时本体感觉最后被阻滞。

3. C 臂丛神经是由 $C_{5~8}$ 及 T_1 脊神经的前支组成并支配整个上肢的感觉和运动。臂丛神经阻滞麻醉的径路主要包括肌间沟径路、锁骨上径路和腋径路。

4. D 用局部麻醉药暂时阻断某些周围神经的冲动传导，使受这些神经支配的相应区域产生麻醉作用，称为局部麻醉（简称局

麻）。局部麻醉包括表面麻醉、局部浸润麻醉、区域阻滞、神经阻滞。骶管阻滞属于硬膜外阻滞，并非局部麻醉。

5. A 氟烷作为一种吸入麻醉药，特点是作用强而快、诱导期短、停药后苏醒快、对呼吸道黏膜无刺激性，不燃不爆。但本品有较强的抑制心脏的作用，而镇痛和肌松作用较弱，且易引起呼吸抑制。临床主要用于大手术的全麻和诱导麻醉。氟烷是各选项中麻醉效能最强的药物。

6. D 麻醉前用药的目的：①消除患者紧张、焦虑及恐惧的情绪，同时也可增强全身麻醉药的效果，减少全麻药的副作用，对一些不良刺激可产生遗忘作用。②提高患者的痛阈。③抑制呼吸道腺体的分泌功能，减少唾液分泌，保持口腔内的干燥，以防发生误吸。④消除因手术或麻醉引起的不良反射，特别是迷走神经反射，抑制交感神经兴奋，以维持血流动力学的稳定。

7. C 麻醉前的准备包括：①为避免发生胃内容物反流、呕吐或误吸导致窒息和吸入性肺炎，择期手术前应保证胃排空。成人应禁食 8 小时，禁水 2 小时。小儿应禁食 4~6 小时，禁水 2 小时。②合并高血压者，应经严格内科治疗，维持血压在 160/100mmHg 以下才较安全。③凡有心衰史、心房颤动或明显心脏扩大者，应以洋地黄类药物治疗，并延续使用至手术前。④合并呼吸系统疾病者，应停止吸烟至少 2 个月，并进行呼吸功能训练，雾化吸入，应用有效抗生素 5~7 天以控制肺部感染。⑤合并糖尿病者，应控制空腹血糖 ≤8.3mmol/L、

尿糖（＋＋）以下、尿酮体阴性的水平。

8. E 麻醉前使用抗胆碱药可抑制腺体分泌、解除平滑肌痉挛和迷走神经兴奋，以减少呼吸道分泌物。代表药物：阿托品和东莨菪碱等。

9. D 根据全麻药进入人体的途径不同，全麻可分为吸入麻醉和非吸入麻醉两大类。非吸入麻醉包括静脉麻醉、肌内注射麻醉和直肠灌注麻醉等，临床上主要使用静脉麻醉。蛛网膜下腔阻滞也称为蛛网膜下腔麻醉，属于椎管内麻醉。

10. B 全脊椎麻醉是由于硬膜外麻醉所用局麻药大部分或全部误注入蛛网膜下腔，使全部脊神经被阻滞的现象。患者可在注药后几分钟内发生呼吸困难、血压下降、意识模糊或消失，继而呼吸停止，死亡率高，是硬膜外麻醉最严重的并发症，也可发生在骶管阻滞时。

11. A 影响蛛网膜下腔阻滞平面的因素：①麻醉药溶液的比重和患者的体位：如在头低位时，重比重溶液阻滞平面较高，而轻比重溶液的阻滞平面较低。②麻醉药的剂量、容积。③穿刺部位：穿刺部位高者，药物容易向头方向扩散，阻滞平面较高。④注药时针头斜面的方向及注药速度：斜面向头时，注药速度越快，麻醉平面越高，一般注药速度为每 5 秒注射 1ml。

12. E 蛛网膜下腔阻滞的并发症：①术中并发症：血压下降、呼吸抑制、恶心呕吐；②术后并发症：腰麻后头痛、尿潴留、腰麻后神经并发症（脑神经麻痹、粘连性蛛网膜炎和马尾神经综合征）、化脓性脑脊髓膜炎。因支配膀胱的副交感神经纤维很细，对局麻药很敏感，阻滞后恢复较晚，即使皮肤感觉恢复，仍可发生尿潴留，不会出现多尿，选项 E

错误。

13. E 腰麻术后常见并发症包括：腰麻后头痛；尿潴留；腰麻后神经并发症；化脓性脑脊髓膜炎等。其中，腰麻后头痛的发生率最高，为 3%～30%，常出现于麻醉后 2～7 天，年轻女性较多见。

14. E 蛛网膜下腔阻滞麻醉的禁忌证：①中枢神经系统疾病，如脑脊膜炎、脊髓前角灰白质炎、颅内压增高等；②凝血功能障碍；③休克；④穿刺部位有皮肤感染；⑤脓毒症；⑥脊柱外伤或结核；⑦急性心力衰竭或冠心病发作。对老年人、心脏病、高血压等患者应严格控制用药量和麻醉平面。不能合作者，如小儿或精神病患者，一般不用蛛网膜下腔阻滞麻醉。

15. A 蛛网膜下腔阻滞麻醉适用于 2～3 小时以内的下腹部、盆腔、下肢和肛门会阴部手术，如阑尾切除术、疝修补术、半月板摘除术、痔切除术、肛瘘切除术等。

16. E 硬膜外麻醉的主要并发症有：全脊椎麻醉、局麻药毒性反应、神经损伤、硬膜外血肿、硬膜外脓肿等。其中，全脊椎麻醉是硬膜外麻醉最严重的并发症，表现为呼吸循环功能急剧下降，甚至呼吸、心跳骤停。一旦发生，患者数分钟内呼吸困难、血压下降。

17. B 局部麻醉前应用镇静药宜选苯巴比妥钠，作用部位在脑干网状结构和大脑皮质。

18. D 硬膜外血肿形成若处理不及时可引起截瘫。凝血功能障碍或应用抗凝药者容易发生。硬膜外麻醉后若出现麻醉作用持久不退，或消退后再出现肌无力、截瘫等，可能是血肿形成压迫脊髓的征兆。应及早进行磁共振检查做出诊断，争取在血肿形成后 8 小时内进行椎板切开减压术，清除血肿。如超过 24 小时则一般很难恢复。有凝血功能障碍或正在抗凝治疗者，禁用硬膜外阻滞麻醉。

19. D　全麻后苏醒延迟的常见原因为全麻药的残余作用，包括吸入及静脉全麻药、肌松药和麻醉性镇痛药等。可因麻醉过深引起，亦可因患者的病理生理改变而引起药物的代谢和排泄时间延长所致，如高龄、肝肾功能障碍和低温等。此外，麻醉期间发生的并发症（如电解质紊乱、脑出血或脑血栓形成、低体温、血糖过高或过低、脓毒症等）也可引起患者的意识障碍，即使麻醉因素已排除，患者仍可发生不同程度的意识障碍。无论是何种原因引起的麻醉后苏醒延迟，首先都应维持循环稳定、通气功能正常和充分供氧。对于术后长时间不苏醒者，应进一步检查其原因，并针对病因治疗。饮酒史对麻醉苏醒期干预不大，故选 D 项。

20. B　通过在局部麻醉药中加入少量肾上腺素，达到麻醉时间延长的目的。

21. B　术前注射阿托品，主要的目的是抑制机体多种腺体的分泌，松弛平滑肌。阿托品可以减少呼吸道腺体分泌黏液，有利于保持呼吸道的通畅。

22. C　目前心肺复苏的首选药物是肾上腺素，该药物能够使冠状动脉血管扩张、心肌兴奋、增加心肌收缩力，具有强心作用，同时可使心率增快、血压升高，因此应用于心肺复苏。

23. B　利多卡因局部浸润麻醉时，通常会选用 0.25% ~ 0.5% 的浓度，起效时间为 1 分钟，作用时效为 60 ~ 120 分钟，成人一次限量表面麻醉为 100mg，局部浸润麻醉和神经阻滞为 400mg。利多卡因麻醉的用药浓度：①表面麻醉：2% ~ 4%；②局部浸润麻醉：0.25% ~ 0.5%；③硬脊膜外隙阻滞：1.5% ~ 2.0%；

④骶管阻滞：1.5%。

24. B　为门（急）诊癌症疼痛患者和中、重度慢性疼痛患者开具的麻醉药品、第一类精神药品注射剂，每张处方不得超过 3 日常用量；控、缓释制剂，每张处方不得超过 15 日常用量；其他剂型，每张处方不得超过 7 日常用量。

25. D　由于麻醉，术中患者无法主诉症状，溶血反应的最早征象是不明原因的血压下降和手术野渗血。

26. A　氧化亚氮（N_2O）为常用吸入麻醉药，吸入后可使体内封闭腔（如肠腔、中耳等）内压升高，因此禁用于肠梗阻患者。选项 B、C、D、E，恩氟烷、异氟烷、七氟烷、地氟烷对于肠梗阻患者均可使用。

27. A　肌松药是全麻用药的重要组成部分，只能使骨骼肌麻痹。肌松药不产生麻醉作用，不能使患者的神志和感觉丧失，也不产生遗忘作用，体温降低可延长肌松药的肌松作用。

28. C　全麻时导管插入气管内的深度，成人为 4 ~ 5cm，导管尖端至中切牙的距离约为 18 ~ 22cm。

29. D　全身麻醉深度的分期标准如下：①第一期（镇痛期），从麻醉诱导开始到患者意识消失，大脑皮层逐渐受到抑制，意识逐渐消失，痛觉减退，呼吸和心率稍增快，其他反射仍存在，此期不宜手术。②第二期（兴奋期），大脑皮层受到抑制，皮层下中枢失去控制，临床表现为兴奋状态，如呼吸紊乱、血压和心率波动。最后出现深而有律的呼吸，此期禁忌任何手术。③第三期（手术麻醉期），皮层下中枢被抑制，兴奋状态消失，痛觉消失，此期适宜手术，分为 4 级：a. 第一级呼吸规律，频率稍快，眼睑反射消失，眼球活动减少，但肌肉不松弛，可施行一般手术；b. 第二级眼球固定中央，瞳孔不大、呼吸频率稍慢，但幅度无明显改变，肌张力逐渐减弱，可施行腹部手术；c. 第三级瞳孔开始散大，胸式呼吸减弱，腹式呼吸增强，血压下降，肌肉松弛，可施行刺激强度大的手术及操作；d. 第四级肌肉完全松弛，呼吸逐渐停止，循环显著抑制，应立即施行人工呼吸，减浅麻醉。④第四期（延髓麻醉期），呼吸停止，血压测不到，瞳孔散大，如不及时抢救可导致心脏停搏。

30. D 利多卡因是常用的局部麻醉药，其成人一次限量为：表面麻醉100mg，局部浸润麻醉或神经阻滞400mg。

31. B 伤口清创中，用2%利多卡因沿伤口外周，距伤口边缘约1~2cm，做局部浸润麻醉。

32. D 局麻药若剂量和浓度过高，或误将药物注入血管，使血中药物达到一定浓度时，可对中枢神经系统、心血管系统产生毒性反应。酯类局麻药如普鲁卡因，其代谢产物在小部分人群中会产生过敏反应，故用前应做皮试。丁卡因属于酯类局麻药，主要在肝脏代谢，但转化、降解速度缓慢，加之吸收迅速，易发生毒性反应。因毒性大，一般不用于浸润麻醉。

33. C 臂丛神经阻滞引起霍纳综合征的主要原因是星状神经节被阻滞。而单侧喉返神经阻滞表现为声音嘶哑，双侧喉返神经被阻滞表现为呼吸困难。

34. B 常用局麻药的一次限量：①普鲁卡因：成人一次限量1000mg；②丁卡因：成人一次限量表面麻醉40mg、神经阻滞为80mg；③利多卡因：成人一次限量表面麻醉为100mg，局部浸润麻醉和神经阻滞为

400mg；④布比卡因：成人一次限量150mg；⑤罗哌卡因：成人一次限量150mg。

35. D 局部麻醉药物从结构上，可以分为酯类局麻药和酰胺类局麻药：①酯类局麻药，如普鲁卡因、丁卡因；②酰胺类局麻药，如利多卡因、布比卡因和罗哌卡因等。

36. C 麻醉药经呼吸道吸入或静脉、肌内注射进入人体内，产生中枢神经系统抑制，临床表现为神志消失、全身的痛觉丧失、遗忘、反射抑制和一定程度的肌肉松弛，这种方法称为全身麻醉。

37. B 恶心、呕吐是麻醉恢复期的常见并发症，以全麻后患者发生率较高，尤其是以吸入麻醉药为主、麻醉时间较长者更易发生；麻醉期间应用麻醉性镇痛药也可增加恶心、呕吐的发生率。麻醉中使用的哌替啶等药物常可引起恶心、呕吐等不良反应，属于手术并发症。

38. A 七氟烷对呼吸道无刺激性，不增加呼吸道的分泌物，对呼吸的抑制作用比较强，且对气道平滑肌有舒张作用。

39. E 七氟烷可用于麻醉诱导和维持；用面罩诱导时，呛咳和屏气的发生率很低；维持麻醉浓度为1.5%~2.5%时，循环稳定；麻醉后清醒迅速，清醒时间在成人平均为10分钟，小儿为8.6分钟；苏醒过程平稳，恶心和呕吐的发生率低。

40. A 地氟烷可抑制大脑皮层的电活动，降低脑氧代谢率；低浓度虽不抑制中枢对CO_2的反应，但过度通气时也不使颅内压降低；高浓度可使脑血管舒张，并降低其自身调节能力。对心肌收缩力有轻度抑制作用，对心率、血压和心排血量影响较轻；当浓度增加时，可引起外周血管阻力降低和血压下降。其不增加心肌对外源性儿茶酚胺的敏感性，对呼吸有轻

度抑制作用，可抑制机体对 $PaCO_2$ 升高的反应，对呼吸道也有刺激作用。对神经 - 肌肉接头有抑制作用，可增强非去极化肌松药的效应。几乎全部由肺排出，除长时间或高浓度应用外，其体内代谢率极低，因而肝、肾毒性很低。

41. A　氧化亚氮为麻醉性能较弱的气体麻醉药，选项 A 错误。N_2O 对心肌有一定的直接抑制作用，但对心排血量、心率和血压都无明显影响，选项 B、C 正确。对呼吸有轻度抑制作用，使潮气量降低和呼吸频率加快，选项 D 正确。临床应用上，氧化亚氮常与其他全麻药复合应用于麻醉维持，常用吸入浓度为 50%～70%，选项 E 正确。

42. A　临床常用的吸入麻醉药有：氧化亚氮、七氟烷、异氟烷、恩氟烷和地氟烷等。乙醚属于单一麻醉药，乙醚可以达到所有全麻的作用，但此药的诱导期和苏醒期较长，易发生意外，现已少用。

43. D　氯胺酮主要选择性抑制大脑联络径路和丘脑 - 新皮质系统，兴奋边缘系统，而对脑干网状结构的影响较轻。镇痛作用显著；静脉注射后 30～60 秒患者意识消失，作用时间约 15～20 分钟；肌内注射后约 5 分钟起效，15 分钟作用最强。可增加脑血流量、颅内压及脑代谢率。氯胺酮有兴奋交感神经作用，使心率增快、血压及肺动脉压升高。对呼吸的影响较轻，但用量过大或注射速度过快，或与其他麻醉性镇痛药配伍用时，可引起显著的呼吸抑制，甚至呼吸暂停。氯胺酮可使唾液和支气管分泌物增加，对支气管平滑肌有松弛作用。主要在肝脏内代谢，代谢产物去甲氯胺酮仍具有一定生物活性，最终代谢产物由肾脏排出。

44. C　氯胺酮常用于小儿基础麻醉，肌

注 5～10mg/kg 可维持麻醉 30 分钟左右。主要副作用为可引起一过性呼吸暂停，幻觉、噩梦及精神症状，使眼内压和颅内压升高。

45. E　（1）硬膜外麻醉的术中并发症有：①全脊椎麻醉；②局麻药毒性反应；③血压下降；④呼吸抑制；⑤恶心、呕吐。（2）硬膜外麻醉的术后并发症有：①神经损伤；②硬膜外血肿；③脊髓前动脉综合征；④硬膜外脓肿；⑤导管拔出困难或折断。

46. E　局麻药中毒的常见原因有：①一次用量超过患者的耐受量；②药物意外注入血管内；③注射部位对局麻药的吸收过快；④个体差异致对局麻药的耐受力下降。选项 E，药物注射速度过快不易引起毒性反应。

47. D　丙泊酚可降低脑血流量、颅内压和脑代谢率。丙泊酚对心血管系统有明显的抑制作用，主要表现为对心肌的直接抑制作用及血管舒张作用，结果导致明显的血压下降、心率减慢、外周阻力和心排血量降低。当大剂量、快速注射，或用于低血容量者及老年人时，有引起严重低血压的危险。对呼吸有明显抑制作用，表现为潮气量降低和呼吸频率减慢，甚至呼吸暂停，抑制程度与剂量相关。经肝脏代谢，代谢产物无生物活性。反复注射或静脉持续输注时体内有蓄积，但对肝肾功能无明显影响。

48. C　琥珀胆碱为去极化肌松药，起效快，肌松作用完全且短暂。静脉注射后 15～20 秒即出现肌纤维震颤，在 1 分钟内肌松作用达高峰。静脉注射 1mg/kg 后，可使呼吸暂停 4～5 分钟，肌张力完全恢复约需 10～12 分钟。对血流动力学的影响不明显，但可引起血钾一过性升高，严重者可导致心律失常。不引起组胺释放，因而不引起支气管痉挛。可被血浆胆碱酯酶迅速水解，代谢产物随尿排出，以

原形排出者不超过2%。临床主要用于全麻时的气管内插管，用量为1~2mg/kg，由静脉快速注入。副作用为：有引起心动过缓及心律失常的可能；广泛骨骼肌去极化过程中，可引起血清钾升高；肌强直收缩时可引起眼内压、颅内压及胃内压升高；术后肌痛。

49. E 臂丛神经阻滞的常见并发症：局麻药毒性反应、膈神经麻痹、喉返神经麻痹和霍纳综合征；其中锁骨上径路易发生气胸，肌间沟径路可引起高位硬膜外阻滞、全脊椎麻醉。空气栓塞常常是静脉输液或插管的并发症。

50. B 哌替啶具有镇痛、安眠和解除平滑肌痉挛等作用。用药后有欣快感，并有成瘾性。对心肌收缩力有抑制作用，可引起血压下降和心排血量降低。对呼吸有轻度抑制作用。常作为麻醉前用药或急性疼痛治疗，与异丙嗪或氟哌利多合用可作为区域麻醉的辅助用药。2岁以内小儿不宜使用此药。

51. C 瑞芬太尼为超短效镇痛药。单独应用时对循环的影响不明显，但可使心率明显减慢；与其他全麻药合并使用时可引起血压和心率的降低。小剂量时不会引起组胺释放。可产生剂量依赖性呼吸抑制，但停药后5~8分钟自主呼吸可恢复。引起肌强直的发生率较高。可用于麻醉诱导和术中维持镇痛作用，抑制气管插管时的反应。因停止输注瑞芬太尼后，镇痛作用很快消失，应在停药前采取适当的镇痛措施，如给予小剂量芬太尼或硬膜外镇痛等。

52. C 气管内插管的并发症：①气管内插管时有引起牙齿损伤或脱落，口腔、咽喉部和鼻腔的黏膜损伤导致出血，颞下颌关节脱位的可能。②浅麻醉下行气管内插管可引起剧烈呛咳、屏气、喉头及支气管痉挛，心率增

快及血压剧烈波动可导致心肌缺血或脑血管意外。严重的迷走神经反射可导致心律失常、心动过缓，甚至心搏骤停。③气管导管内径过小时，可使呼吸阻力增加；导管内径过大或质地过硬时，则容易损伤呼吸道黏膜，可形成慢性肉芽肿，严重者可引起急性喉头水肿；导管过软则容易变形，或因压迫、扭折而引起呼吸道梗阻。④导管插入过深可误入一侧主支气管内，引起通气不足、缺氧或术后肺不张。导管插入过浅时，可因患者体位变动而意外脱出，导致严重事件发生。因此，插管后及改变体位时应仔细检查导管插入深度，并常规听诊两肺的呼吸音。

53. C 全身麻醉过程中应积极预防反流、误吸的发生。对于择期手术患者，麻醉前应禁食禁水，饱胃患者应延期手术。凡饱胃后又必须进行手术者，可采用局部麻醉或椎管内麻醉并保持患者清醒。急诊饱胃患者必须行全身麻醉时，手术前可给予促进胃排空、升高胃液pH的药物；麻醉诱导时采用快速顺序诱导的方法，并给予环状软骨按压以降低反流误吸的风险；麻醉苏醒期等患者完全清醒且咽喉部保护性反射恢复以后再尝试拔管。

54. E 由于硬脊膜和蛛网膜的血供差异，腰麻时穿刺孔不易愈合；因脑脊液漏出导致颅内压降低和颅内血管扩张而引起头痛，为减少脑脊液的漏出和促进穿刺孔的愈合，需去枕平卧6小时。

55. D 吸空气时，$SpO_2 < 90\%$，$PaO_2 < 60mmHg$，或吸纯氧时$PaO_2 < 90mmHg$即可诊断为低氧血症。临床表现为呼吸急促、发绀、躁动不安、心动过速、心律失常及血压升高等。常见原因和处理原则为：①麻醉机的故障、氧气供应不足可引起吸入氧浓度过低；气管内导管插入一侧支气管或脱出气管外以及呼吸道梗阻均可引起低氧血症，应及时发现和

纠正。②弥散性缺氧：可见于 N_2O 吸入麻醉。停止吸入 N_2O 后应继续吸氧至少 5 ~ 10 分钟。③肺不张：可通过吸痰、增大通气量及肺复张等措施纠正。④误吸：轻者应用氧治疗有效，严重者应行机械通气治疗。⑤肺水肿：可发生于急性左心衰竭或肺毛细血管通透性增加。应增加吸入氧浓度，同时积极治疗原发病。

56. B 丁卡因是一种强效、长时效的局麻药。此药的黏膜穿透力强，适用于表面麻醉、神经阻滞、腰麻及硬膜外阻滞。一般不用于局部浸润麻醉。成人一次限量表面麻醉为 40mg、神经阻滞为 80mg。

57. B 术中患者发生呕吐和反流时，立即将患者置于头低脚高位，并将头转向一侧，同时将反流物吸出。

二、A2 型题

58. D 肾上腺素是抢救心搏骤停、心肺复苏的常用药物。用于溺水、麻醉和手术中的意外、药物中毒、传染病、心脏传导阻滞等导致的心搏骤停及心室纤颤。心肺复苏时，肾上腺素提高心脏传导系统和心肌兴奋性，同时在心脏按压时可以提高冠脉灌注压，有利于心脏血液灌注。此外用药后外周血管的收缩有助于脑血管扩张及增加脑血流量，有利于脑复苏。肾上腺素还可松弛支气管平滑肌及解除支气管平滑肌痉挛。利用其兴奋心脏及松弛支气管平滑肌等作用，可以缓解心跳微弱、血压下降、呼吸困难等症状。

59. B 该患者局麻药使用浓度过高，局麻药总量过大，易引起局麻药毒性反应。局麻药中枢神经系统的毒性反应多表现为先兴奋后抑制。临床表现初期为舌或唇麻木、头痛头晕、耳鸣、多语、视力模糊、烦躁不安，进一步发展为注视困难或眼球震颤、言语不清、语无伦次、肌肉颤搐、意识不清及全身抽搐、惊

厥，最后转入昏迷、呼吸停止。因此该患者应考虑为局麻药毒性反应。

60. C 患者行硬膜外麻醉时发生轻度的局麻药毒性反应，应当立即停用局麻药，给予镇静、吸氧，麻黄碱会增加心率和血压，加重中毒的表现。

61. B 氯胺酮是一种特殊的静脉麻醉药，可兴奋交感神经中枢，使内源性儿茶酚胺释放增加，对交感神经系统活性正常的患者，通常有心脏兴奋作用，表现为心率、平均动脉压、心排血量的增高，但该效应与剂量无关。在离体兔和犬的心脏及活体犬实验中，已证实氯胺酮可产生心肌抑制作用。然而，临床中氯胺酮的心肌抑制作用往往被交感神经系统的兴奋作用所掩盖。当全身儿茶酚胺耗竭或患者处于深麻醉状态下时，氯胺酮的心肌抑制作用可能占主导地位。所以氯胺酮对一般患者引起血压升高及心率增快，但对失代偿的休克患者或心功能不全的患者可引起血压剧降，心动过缓，甚至心脏停搏。

62. B 睾丸的神经支配起源于 T_{10} 脊髓节段，因此，任何涉及睾丸的操作或牵拉，均应保证足够的麻醉效果。硬膜外腔或蛛网膜下腔阻滞麻醉均应达到 T_{10} 阻滞平面。

63. D 急性间歇性卟啉病同时影响中枢和周围神经系统。多种情况可引起急性间歇性卟啉病，包括饥饿、脱水、应激、脓毒症和部分药物（如依托咪酯和巴比妥类药物）。确定会诱发血卟啉病发作的相关药物有硫喷妥钠、红霉素、甲基多巴、肼苯哒嗪、甲基麦角新碱；可能会诱发其发作的药物有依托咪酯、氟烷、双氯芬酸、克拉霉素、苯甲嗪。大部分苯二氮䓬类药物、丙泊酚、氧化亚氮、异氟醚、地氟醚、芬太尼、瑞芬太尼、吗啡、曲马多、布比卡因、利多卡因、罗库溴铵、维曲库铵、阿

曲库铵、新斯的明、阿托品等药物是相对安全的。七氟醚和氯胺酮的安全性则有争议。

64. B 对于局麻的短小手术，患者一般状况无异常，一般无需常规应用麻醉前用药。

65. D 在常用的静脉麻醉药中，对循环功能抑制最小的是依托咪酯，适合应用于术前心功能差的患者。

66. A 胆囊、胆道部位迷走神经丰富，在游离胆囊床、探查胆总管时，可发生胆-心反射。目前该患者血压稳定，心率较低，故可使用阿托品提高心率。

67. A 吗啡禁用于肾上腺皮质功能不全患者，该患者半年前长期应用糖皮质激素治疗多日，应考虑是否伴有肾上腺皮质功能不全，故吗啡应禁用。

三、A3/A4 型题

68. C 患者为酒后打架刀刺伤，属于饱腹状态，为了避免误吸，可选择清醒气管插管或快速诱导气管插管。清醒气管插管的优点是患者保持清醒，能够保留咽部肌张力和上呼吸道通畅，保留自主呼吸，气道保护性反射存在，避免发生误吸，但该患者意识淡漠，如表面麻醉不充分时更易发生呕吐、误吸，快速顺序诱导气管插管是常用于有反流误吸风险的静脉诱导方法，适用于该患者。

69. A 反流误吸的预防：①择期手术常规术前禁食，禁水，成人应禁食水 6~8 小时，小儿禁食水 4~6 小时。②术前应用氟哌利多或异丙嗪，对患者起到镇静作用，缓解患者的紧张情绪。③进食患者术前应常规放置胃管，麻醉诱导前尽量将胃内容物吸尽，减少胃内容物反流的机率。④麻醉快速诱导插管时采用头部抬高和后仰体位，并在插管前用拇指和示指压迫环状软骨-食道，完成气管插管

后，立即将气管导管套囊充气，再松开手指。如患者已发生呕吐，则摆头低脚高位，便于呕吐物流出，减少误吸。⑤麻醉操作过程中应尽量减轻或消除内脏牵拉反应，必要时应用抗胆碱类药物。⑥麻醉医师术前应该会诊患者，必要时交代临床主管医师，术前给予西咪替丁等药物。⑦完善气道保护的情况下催吐，但要求患者意识清醒、配合。该患者术前意识不清，不宜采取催吐。

70. E 有些极其特殊的患者，诱导后就可能出现面罩通气困难，或者困难插管后喉罩通气困难，这时需要置入长度合适的口咽通气道后，再行面罩正压通气。面罩通气困难时，可放置口咽通气道，缓解面罩通气困难或置入喉罩维持通气。双人加压辅助通气是在嗅物位下置入口咽和（或）鼻咽通气道，由双人四手，用力托下颌扣面罩并加压通气。

71. C 二氧化碳监测仪持续监测到二氧化碳波形是确认导管在气管内的金标准。

72. B 患者体温下降与患者的性别无关。手术患者在围术期体温下降的原因有：①患者自身因素：比如患者自身体质比较差，术前禁食以及恐惧心理、情绪紧张都可以引起对外界刺激的敏感加强。②环境因素：室温对患者的体温影响较大，当室温低于 21℃ 时，患者散热明显增加。③麻醉因素：麻醉对体温调节机制有影响。④手术及输血、输液等因素：术前外科手术区皮肤用冷消毒液擦洗，如裸露皮肤的面积大，时间长，通过皮肤的蒸发、辐射丢失热量。

73. B 由于低体温使麻醉药物代谢减慢，麻醉药物在体内滞留导致患者苏醒延迟。控制环境温度，确保患者术前停留区域的温暖，麻醉前尽量减少皮肤暴露面积，保持皮肤温暖可减轻温度的外周散布和中心温度降低。手术室

温度最好在 21 ~ 25℃，湿度 30% ~ 60%。主动加温装置有强制气流加温系统、热电阻加温毯和循环水褥。其中，强制气流加温系统安全有效；热电阻加温毯运行时安静，消毒相对简单，降低病原菌的定植风险。

74. B　局部浸润麻醉是将局麻药注射于手术区组织内，阻滞神经末梢达到麻醉效果。该患者肿物活动度良好，大小约 1.5cm × 1.0cm，可在局部浸润麻醉下切除肿块。

75. B　大剂量丁卡因可致心脏传导系统和中枢神经系统抑制，毒性强，不得用于局部浸润麻醉和神经阻滞麻醉。

四、B1 型题

76. B　罗通定为非阿片类中枢镇痛药。罗通定具有镇静、催眠、镇痛和镇咳作用。

77. D　曲马多无呼吸抑制，对心血管系统无影响，故对老年人和患有呼吸道疾病者镇痛较适用，长期使用亦会出现成瘾性。

78. D　椎管内麻醉禁用于休克患者；硫喷妥钠有明显的呼吸、循环抑制作用，禁用于未经处理的休克患者；乙醚诱导苏醒缓慢，诱导期易出现兴奋、挣扎、躁动、喉痉挛、呼吸不规则等反应，在临床麻醉中已基本停用。氯胺酮体表镇痛效果好，对呼吸、循环系统影响较轻，适用于短小手术和小儿麻醉，以及血流动力学不稳定患者的麻醉诱导。

79. E　乙醚对血糖影响最大，可能与交感神经兴奋、儿茶酚胺释放增多有关，故糖尿病和酸中毒患者禁用乙醚。

80. E　乙醚禁用于急性呼吸道感染、糖尿病、颅内压增高、肝肾功能严重损害者。

81. B　脂肪瘤是良性肿瘤，手术比较简单，手术用时较短，常采用局部浸润麻醉。

82. E　冠状动脉搭桥手术是比较大的心脏外科手术，需要全身麻醉。

五、X 型题

83. ABCE　患者于术前难免紧张和焦虑，甚至有恐惧感，这种心理状态可致中枢神经和交感神经系统过度兴奋，并对整个围术期产生影响。患者恐惧、或紧张、或焦虑等心理波动，情绪激动或彻夜失眠，导致中枢神经系统活动过度，麻醉手术耐受力明显削弱，术中或术后容易发生休克，因此选项 D 错误。在访视患者时，应以关心和鼓励的方法消除其思想顾虑和焦虑心情；耐心听取和解答患者提出的问题，以取得患者的理解、信任和合作。对于过度紧张而难以自控者，应配合药物治疗。有心理障碍者，应请心理学专家协助处理。

84. ABCD　麻醉前用药的目的：①消除患者紧张、焦虑及恐惧的情绪，同时也可增强全身麻醉药的效果，减少全麻药用量及其副作用，对一些不良刺激可产生遗忘作用。②提高患者的痛阈。③抑制呼吸道腺体的分泌功能，减少唾液分泌，保持口腔内的干燥，以防发生误吸。④消除因手术或麻醉引起的不良反射，特别是迷走神经反射，抑制因激动或疼痛引起的交感神经兴奋，以维持血流动力学的稳定。

85. ABDE　硬膜外阻滞的麻醉平面是节段性的，影响麻醉平面的主要因素有：①穿刺间隙：麻醉上、下平面的高低取决于穿刺间隙的高低。②麻药容积：容积越大，扩散越广，麻醉范围越宽。③导管方向：导管向头端插入，药液易向胸颈段扩散；导管向尾端插入，则药液易向腰骶段扩散。④注药方式：一次性集中注药则麻醉范围较广，分次注药则麻醉范围缩窄。麻药种类只影响麻醉强度、快慢、时间等，不影响麻醉平面。

86. ABCD　麻醉前进行的检查有血常规、

尿常规、粪常规、肝肾功、乙肝病毒、常规病毒、凝血常规；备选项目有心电图、胸片、电解质、血糖测定、妊娠试验等。血气分析并不是所有患者麻醉前必须做的化验，合并呼吸系统疾病，肺功能有异常，血氧饱和度检查异常的患者术前应进一步检查。

87. BC 七氟烷对中枢神经系统有抑制作用，对脑血管有舒张作用，可引起颅内压升高。对心肌收缩力有轻度抑制，可降低外周血管阻力，引起动脉压和心排血量降低。对心肌传导系统无影响，不增加心肌对外源性儿茶酚胺的敏感性。对呼吸道无刺激性，不增加呼吸道的分泌物。对呼吸的抑制作用比较强，对气管平滑肌有舒张作用。可增强非去极化肌松药的作用，并延长其作用时间。主要在肝脏代谢，产生 F^- 和有机氟，临床麻醉后，血浆 F^- 浓度低于肾毒性阈值，无明显肝肾毒性。

88. BC 氧化亚氮为麻醉效能较弱的气体麻醉药，吸入浓度大于 60% 时可产生遗忘作用，有较强的镇痛作用，不能产生明显的肌肉松弛。N_2O 对心肌有直接抑制作用，可兴奋交感神经系统，因此心排血量、心率和血压基本不变或轻度升高。对呼吸有轻度抑制作用，使潮气量降低和呼吸频率加快，但对呼吸道无刺激性。因其血/气分配系数很低，诱导和苏醒均很迅速。N_2O 可引起脑血流量增加而使颅内压轻度升高。N_2O 几乎全部以原形由呼吸道排出，对肝肾功能无明显影响。

89. ADE 依托咪酯为短效静脉麻醉药，无镇痛作用。起效快，静脉注射后约 30 秒患者意识即可消失，1 分钟时脑内浓度达峰值。可降低脑血流量、颅内压及脑代谢率，但脑灌注压维持正常。对心功能无明显影响，心率略减慢，动脉压轻度下降，外周阻力稍降低，不增加心肌耗氧量，并有轻度冠状动脉扩张作用。对肝肾功能无明显影响。临床应用：主要

用于全麻诱导及短小手术的麻醉维持，适用于老年患者及合并心血管并发症的患者。不良反应有：诱导时可出现肌震颤和肌强直；对静脉有刺激性，引起注射部位局部疼痛；易发生恶心、呕吐；长时间反复输注可能抑制肾上腺皮质功能。

90. ABCE 丙泊酚的临床应用：全麻静脉诱导，剂量为 1.0~2.5mg/kg。可静脉持续输注与其他全麻药复合应用于麻醉维持，用量为 6~10mg/（kg·h），但个体差异较大。副作用为：对静脉有刺激作用，可导致注射部位局部疼痛；对呼吸有抑制作用，必要时应行人工辅助呼吸；麻醉后恶心、呕吐的发生率约为 2%~5%。

91. AE 丙泊酚能降低颅内压及眼压，减少脑耗氧量及脑血流量。氟烷能够引起脑血管扩张，脑血流增加，颅内压升高。氯胺酮可使脑血流量和脑耗氧量增加，颅内压增高。氟哌利多无脑血管扩张作用，对脑血流量和脑代谢率无影响，偶见颅内压升高。硫喷妥钠可以使脑血管收缩，减少脑血流、降低颅内压。

92. ABCD 全麻药临床表现为神志消失、全身痛觉消失、遗忘、反射抑制和骨骼肌松弛。对中枢神经系统抑制的程度与血液内药物浓度有关，并且可以控制和调节。

93. ABCE 依托咪酯的不良反应：注射后常发生肌阵挛；对静脉有刺激性，引起注射部位局部疼痛；术后易发生恶心、呕吐；反复用药或持续静滴后可能抑制肾上腺皮质功能。

94. ABD 麻醉前用药的注意事项：①一般情况差、年老、体弱、恶病质、休克和甲状腺功能低下者，吗啡类及巴比妥类药物剂量应酌减。②呼吸功能不全、颅内压升高或产妇应禁用吗啡等麻醉镇痛药。③体壮、剧痛、甲亢、高热及精神紧张者，镇痛及镇静药均应酌

增。④甲亢、高热、心动过速者应不用或少用抗胆碱药，必须用者可选用东莨菪碱。⑤小儿、迷走神经紧张型及使用硫喷妥钠、氟烷或椎管内麻醉时，抗胆碱药剂量应增大。东莨菪碱易致老年人兴奋、谵妄。卟啉病患者禁用巴比妥类药物。

95. ABCDE　吗啡禁用于分娩及哺乳妇女、新生儿、支气管哮喘、肺心病、慢性阻塞性肺疾患、甲状腺功能减退、肾上腺皮质功能不全、前列腺肥大、排尿困难、肝功能减退患者和颅脑损伤所致的颅内压升高者。

第八章 基本技能

1. B 完整的复苏过程分为 3 个阶段：基础生命支持、高级生命支持和复苏后治疗。基础生命支持（BLS）又称初期复苏或心肺复苏，是心搏骤停后第一时间开始挽救患者生命的基本急救措施，关键操作是胸外按压和早期除颤。成年患者 BLS 的主要内容有：尽早识别心搏骤停和启动紧急医疗服务系统（EMSs）、尽早开始 CPR、尽早电除颤。高级生命支持（ALS）是基础生命支持的延续，是以高质量的复苏技术、复苏设备和药物治疗为依托，争取最佳疗效和预后的复苏阶段，是生命链中的重要环节，其内容包括：呼吸支持、恢复和维持自主的循环、CPR 期间的监测、药物治疗。复苏后治疗（PCAC）包括优化通气和氧合、维持血流动力学稳定、脑复苏。

2. C 在胸壁外施压对心脏间接按压的方法，称为胸外心脏按压或闭式心脏按压。传统概念认为，胸外心脏按压之所以能使心脏排血，是由于心脏在胸骨和脊柱之间直接受压，使心室内压升高推动血液循环，即心泵机制。研究认为，胸外心脏按压时，胸内压力明显升高并传递到胸内的心脏和血管，再传递到胸腔以外的大血管，驱使血液流动；按压解除时脑内压下降，静脉血回流到心脏，称为胸泵机制。

3. A 心搏骤停是指心脏突然丧失其排血功能而导致全身血液循环停止和组织缺血、缺氧的状态。患者心脏骤停后首先要采取的抢救措施为心脏按压。

4. E 成人胸外心脏按压，按压深度为 5~6cm。

5. B 根据 2015 年 AHA 复苏指南，高质量的复苏措施包括：胸外按压频率 100~120 次/分；成人按压深度 5~6cm，儿童按压深度至少为胸廓前后径的 1/3，青春期前的儿童约为 5cm，1 岁以内的婴儿约为 4cm；每次按压后胸部充分回弹；在心脏按压过程中，容易发生疲劳而影响心脏按压的频率和深度。

6. D 施行胸外心脏按压时，患者必须平卧于硬板或地上，术者立于或跪于患者一侧。按压部位在患者胸骨中下 1/3 交界处或两乳头连线中点的胸骨上。将一手掌根部置于按压点，另一手掌根部覆于前者之上，手指向上方跷起，两臂伸直，凭自身重力通过双臂和双手掌，垂直向胸骨加压。每次按压后应使胸廓充分回弹，胸骨回到其自然位置，否则可导致胸内压升高，冠状动脉和脑的灌注减少。

7. B 在心肺复苏过程中，施行胸外心脏按压时，按压部位在患者胸骨中下 1/3 交界处或两乳头连线中点的胸骨上，选项 A 错误，选项 B 正确。成人按压深度为 5~6cm，儿童按压深度至少为胸廓前后径的 1/3，青春期前的儿童约为 5cm，1 岁以内的婴儿约为 4cm，选项 C 错误。胸外按压频率 100~120 次/分，选项 D 错误。心脏按压 30 次后即进行 2 次通气，选项 E 错误。

8. E 根据 2015 年 AHA 复苏指南，胸外心脏按压的频率为 100~120 次/分。

9. D 双人心肺复苏时，心脏按压与人工通气的比例为 30 : 2。

10. B 现在的 AHA 复苏指南推荐直接使用最大能量除颤，双相波 200J（或制造商建议的能量，120~200J），单相波 360J。

11. B 儿童首次除颤的能量一般为 2J/kg，再次除颤至少为 4J/kg，最大不超过 10J/kg。

12. C 胸外除颤时最常见的电极安放位置是"前-侧位"，将一个电极板放在胸骨右缘锁骨下方（心底部），另一个电极板置于左乳头外侧（心尖部）。

13. C 电除颤是以一定能量的电流冲击心脏使室颤终止的方法，以直流电除颤法应用最为广泛。过去常用的单相波除颤器近年来多被能量更低、除颤成功率更高的双相波除颤器所取代。心搏骤停最常见（85% 的成人）和最初发生的心律失常是室颤（VF）；无脉性室速（PVT）可在很短时间内迅速恶化为室颤，可以和室颤同等对待。电除颤是目前治疗室颤和无脉室速的最有效方法。对于室颤患者，如果除颤延迟，除颤的成功率会明显降低，室颤后 4 分钟内、CPR 8 分钟内除颤可使其预后明显改善。室颤时选用非同步直流电除颤。

14. A 气管插管前，吸纯氧数分钟后，将患者头部后仰，加大经口腔和经喉头轴线的角度，并迅速以负压吸引器清理口腔及气道分泌物，便于显露声门。

15. A 气管插管的方法通常分为经口腔明视插管、经鼻管插管法等。急诊最常用为经口腔明视插管法。

16. B 股动脉穿刺法是心脏导管术中动脉穿刺的最常见方法。确定腹股沟韧带的位置后，在腹股沟韧带下方 1~2cm（约 1 指宽）扪及股动脉搏动，此处作为动脉穿刺点。

17. E 桡动脉是动脉插管最常用的穿刺部位。桡动脉插管后血栓栓塞发生于低血容量下血流缓慢时或应用 α 肾上腺素能激动剂的情况下。桡动脉穿刺置管术的血栓形成和动脉栓塞的原因主要为：①置管时间过长；②导管过粗或质量差；③穿刺技术不成熟或血肿形成；④严重休克、低心排出量综合征和高脂血症。防治策略为：在置管过程中应以肝素生理盐水冲洗。在桡动脉穿刺之前应该常规先做 Allen 试验，判断尺动脉是否有足够的血液供应。

18. A 动脉穿刺术无绝对禁忌证，以下情况可视为相对禁忌：①若该动脉是肢体或部位唯一的血液供应径路，则不得在此做长时间的动脉置管；②进行桡动脉穿刺时 Allen 试验阳性；③高凝状态；④有出血倾向或抗凝、溶栓治疗期间；⑤局部感染或皮肤破损。选项 B、C、D、E 项均是动脉穿刺术的适应证。

19. B 进行桡动脉穿刺时，进针角度一般为 30°~45°，根据血管粗细调整进针角度，见血流出，稍前送再缓慢回撤至喷血，然后送入导丝。

20. A 置管过程中应予以肝素生理盐水冲洗，以保证管道通畅，避免局部血栓形成和远端栓塞。

21. A 桡动脉穿刺置管前，应先做 Allen 试验，Allen 试验阴性，表示尺动脉通畅；Allen 试验阳性，说明尺动脉堵塞，则不宜做桡动脉穿刺。

22. A 股静脉在股三角区，位于股鞘内，在腹股沟韧带下方紧靠股动脉内侧，如在髂前上棘和耻骨结节之间划一连线，股动脉走向和该线的中点相交，股静脉在股动脉的内侧 0.5cm 处。

23. C 颈内静脉穿刺时，患者去枕仰卧头低 15°~30°，头转向对侧。根据穿刺点与胸锁乳突肌的关系，将颈内静脉穿刺路径分为前位路径、中央路径和后侧路径。

24. A 常见的中心静脉穿刺置管术并发症有气胸、血肿、空气栓塞、血胸、神经损伤、胸导管损伤、血栓形成和栓塞、感染等。

25. C 脊柱骨折患者从受伤现场运送至医院内的急救搬运方式至关重要。一人抬头，一人抬脚或搂抱的搬运方法十分危险，因这些方法会增加脊柱的弯曲，可能将碎骨片向后挤入椎管内，加重脊髓的损伤。正确的方法是采用担架、木板或门板运送。先使伤员双下肢伸直，担架放在伤员一侧，搬运人员用手将伤员平托至担架上；或采用滚动法，使伤员保持平直状态，成一整体滚动至担架上。无论采用何种搬运方法，都应该注意保持伤员颈部的稳定性，以免加重颈脊髓损伤。

26. C 因为脊髓在椎体后方的椎管内，仰卧过伸位时不易使骨折断端压迫到椎管内的脊髓。因此选项 C 是正确的搬运体位。

27. B 脊柱损伤伤员的搬运过程中，需要保持脊柱轴线的稳定，避免脊柱扭曲、转动进而造成二次损伤，两人或三人用手分别托住伤员的头、肩、臀和下肢，动作一致地将伤员托起，平放在硬板或门板担架上。绝不可一人抱头、一人抱脚的不一致搬动。

28. C 搬运脊柱损伤患者的正确方法是采用担架、木板或门板运送。先使伤员双下肢伸直，担架放在伤员一侧，搬运人员用手将伤员平托至担架上；或采用滚动法，使伤员保持平直状态，成一整体滚动至担架上。脊柱损伤的搬运特别注意勿使伤者呈屈曲体位时搬运。对颈椎损伤的伤员，要另有一人专门托扶头部，并沿纵轴向上略加牵引。

29. D 煮沸法适用于金属器械、玻璃制品及橡胶类物品。在水中煮沸至 100℃ 并持续 15~20 分钟，一般细菌即可被杀灭，但带芽孢的细菌至少需煮沸 1 小时才能被杀灭。该方法简单易行，效果肯定，在部分基层医疗单位或急救场合采用。为节省时间和保证灭菌质量，高原地区可采用压力锅做煮沸灭菌。压力锅内的蒸汽压力可达到 127.5kPa，锅内最高温度为 124℃ 左右，10 分钟即可达到灭菌效果。

30. B 手术区皮肤消毒范围要包括手术切口周围 15cm 的区域。如切口有延长的可能，应相应扩大皮肤消毒范围。

31. A 手术区皮肤消毒范围要包括手术切口周围至少 15 厘米的区域，选项 B 错误；已经接触污染部位的药液纱布，不可以再返擦清洁处，选项 C 错误；如手术时有延长切口的可能，应适当扩大消毒范围，选项 E 错误；行肘部手术时，消毒范围应包括整个上肢，选项 D 错误。

32. A 手术区消毒后，需铺设无菌布单，目的是除显露手术切口所必需的最小皮肤区以外，遮盖非手术区，尽量减少手术中的污染，为手术操作提供充分的无菌平面。除手术切开部位外，手术切口周围必须覆盖四层或四层以上无菌巾。铺巾原则是：先铺相对不洁区（如下腹部、会阴部），最后铺靠近操作者的一侧，并用布巾钳将交角夹住，以防移动。无菌巾铺设完成，不可随便移动，如果位置不准确，只能由手术区向外移，不能由外向内移动。

33. C 手术人员穿无菌手术衣和戴无菌手套之后，个人的无菌空间为肩部以下、腰部以上的身前区（至腋中线）、双侧手臂。手术台及器械推车铺设无菌单后，台面范围也是无菌区。所有手术人员必须时时保持明确的意识，在操作过程中对无菌区域加以严格保护。手不能接触背部、腰部以下和肩部以上部位，这些区域属于有菌地带；同样，也不要接触手术台边缘以下的布单。如发生意外污染，需要立即更换或重新消毒。

34. B 乳房检查时，检查者采用手指掌面而不是指尖做扣诊，不要用手指捏乳房组织。应循序对乳房外上（包括腋尾部）、外下、内下、内上各象限及中央区做全面检查。先查健侧，后查病侧。

35. B 臂丛神经的终末支为正中神经、尺神经和桡神经，支配手部的运动和感觉。在腕平面及以远，正中神经、尺神经支配手部内在肌运动功能及感觉，而桡神经仅支配感觉。正中神经损伤后，其运动功能障碍，表现为拇短展肌、拇对掌肌麻痹所致的拇外展、对掌功能及拇示指捏物功能丧失，选项 B 正确；感觉障碍位于手掌桡侧半，拇示中指和环指桡侧半，拇指指间关节和示中指及环指桡侧半近侧指间关节以远的背面。

36. A 加压包扎法最为常用。一般小动脉和静脉损伤出血均可用此法止血。方法是先将灭菌纱布或敷料填塞或置于伤口，外加纱布垫压，再以绷带加压包扎。包扎的压力要均匀，范围应够大。包扎后将伤肢抬高，以增加静脉回流和减少出血。

37. D 头、面、颈部在术后 4 ~ 5 日拆线，选项 A 正确；下腹部、会阴部在术后 6 ~ 7 日拆线，选项 C 正确；胸部、上腹部、背部、臀部手术 7 ~ 9 日拆线，选项 D 错误；四肢手术 10 ~ 12 日拆线，近关节处可延长一些，减张缝线 14 日方可拆线，选项 B、E 正确。

38. D 开放性伤口的处理应根据伤口部位、污染程度、气候环境等多方面因素考虑，清创时间越早越好，伤后 6 ~ 8 小时内清创一般都可达到一期愈合。如果伤口污染较重或处理时间已超过伤后 8 ~ 12 小时，但尚未发生明显的感染，皮肤的缝线暂不结扎，伤口内留置盐水纱条引流；24 ~ 48 小时后伤口仍无明显感染者，可将缝线结扎使创缘对合；如果伤口已感染，则取下缝线按感染伤口处理。面颈部血运丰富，神经血管不宜长期暴露，故受伤时间稍长，也应行清创缝合术。关节、大血管或神经暴露的伤口清创后应缝合，否则会损伤关节、大血管及神经引起严重并发症。

39. A 清创时间越早越好，伤后 6 ~ 8 小时内清创一般都可达到一期愈合。污染较轻的伤口在 4 小时内清创后可以一期缝合，但战地四肢伤多为火器伤，污染较重，而且初期清创时挫伤区和震荡区不易区分，故清创后不宜一期缝合，应开放引流 3 ~ 5 天，酌情行延期缝合。

40. A 腹部皮肤切口缝合的针距一般为 1cm，肠吻合的针距约为 0.3cm。

41. A 手部创口清创后尽可能一期修复手部的肌腱、神经、血管、骨等组织，应争取在伤后 6 ~ 8 小时内进行。

42. C 体表肿物切除时，应采用梭形或纵行切口（应平行于皮纹方向，避开关节、血管等部位）。

43. A 心包穿刺的部位在剑突下与左肋缘相交的夹角处或者左侧第 5 肋间，心浊音界内侧 1 ~ 2 厘米处。

44. B 胸腔闭式引流，经肋骨上缘置入带侧孔的胸腔引流管，引流管的侧孔应深入胸腔内 2 ~ 3cm。

45. A 腹腔镜手术由于手术视野小，手术中止血主要靠电凝止血，因此对有凝血功能障碍的患者，手术中一旦发生出血不易控制。

46. C 腹腔穿刺术的禁忌证有：广泛腹膜粘连者；有肝性脑病先兆、棘球蚴病及巨大卵巢囊肿者；大量腹水伴有严重电解质紊乱者禁忌大量放腹水；精神异常或不能配合者；妊娠。选项 C 严重腹胀者，禁用诊断性腹腔穿刺术。

47. C 胸腔穿刺抽液时穿刺针应沿下一肋骨上缘进针以免损伤血管。

48. A 耻骨上膀胱穿刺造瘘点位于耻骨上正中 2cm。

49. D 外固定是骨折后一种常用的治疗方法，可以有效预防骨折断端移位。但部分石膏或夹板外固定可因束缚过紧而造成血液循环受阻，甚至引发骨筋膜室综合征，故施行外固定后需密切关注患肢血供。

50. C 影响骨折愈合的最根本因素是局部的血液供应，切开复位时，需要剥离局部的骨外膜，使骨外膜进入骨内的营养血管损伤，影响断端血运。断端血运不良不但影响骨折端修复组织生长，而且造成骨折端骨坏死，直接影响骨的愈合过程。

51. D 如牵引过重，骨折端将产生间隙，即分离移位。

52. B 开放伤口检查要点为伤口大小、深度、形状、性状、污染情况、有无异物存留。

二、A2 型题

53. E 现在的 AHA 复苏指南推荐直接使用最大能量除颤，双相波 200J（或制造商建议的能量，120～200J），单相波 360J。室颤时应选择非同步电除颤。

54. B

55. C 心搏骤停一旦发生，如得不到即刻及时地抢救复苏，4～6 分钟后会造成患者脑和其他人体重要器官组织不可逆的损害。尽早实施电除颤是复苏成功的关键。

56. D 呼吸、心跳停止的患者最重要的是恢复呼吸和循环功能。恢复呼吸功能时，气管插管方法的效果明显好于口对口人工呼吸，并辅助胸外心脏按压以恢复循环功能，效果较好。

57. D 经过训练的施救者可在水中口对口人工呼吸，进行早期复苏，但不必进行胸外心脏按压。应尽快将患者转移到陆地进行心肺复苏。

58. A 对可疑颈椎损伤患者进行复苏时，既要有效维持气道开放和充分通气，又要注意不加重脊髓损伤。复苏过程中应避免颈椎不稳或移动导致脊髓损伤加重，选项 A 叙述错误。

59. E 脊柱骨折患者从受伤现场运送至医院内的急救搬运方式至关重要。正确的方法是采用担架、木板或门板运送。

60. E 对于特殊感染、传染病患者，手术中所使用的物品、器械、手术间均需特别处理。该患者为乙肝病毒感染者，手术中应尽量使用一次性无菌巾和手术衣，用后送焚烧炉进行焚烧。

61. A 手术区消毒后，需铺设无菌布单，目的是除显露手术切口所必需的最小皮肤区以外，遮盖非手术区，尽量减少手术中的污染，为手术操作提供充分的无菌平面。除手术切开部位外，手术切口周围必须覆盖四层或四层以上无菌巾。铺巾原则是：先铺相对不洁区（如下腹部、会阴部），最后铺靠近操作者的一侧，并用布巾钳将交角夹住，以防移动。无菌巾铺设完成，不可随便移动，如果位置不准确，只能由手术区向外移，不能由外向内移动。

62. C 阑尾炎最有效的治疗手段是阑尾切除术，选择右下腹麦氏切口或者腹直肌外缘的切口。麦氏切口的消毒范围：上至剑突、下至大腿上1/3，两侧至腋中线。

63. C 乙型肝炎、铜绿假单胞菌感染、开放性肺结核患者，所用手术器械先在2000mg/L有效氯溶液中浸泡60分钟然后清洗、高压蒸汽灭菌。

64. E 手术人员穿无菌手术衣和戴无菌手套之后，个人的无菌空间为肩部以下、腰部以上的身前区（至腋中线）、双侧手臂。手术台及器械推车铺设无菌单后，台面范围也是无菌区。所有手术人员必须时时保持明确的意识，在操作过程中对无菌区域加以严格保护。手不能接触背部、腰部以下和肩部以上部位，这些区域属于有菌地带；同样，也不要接触手术台边缘以下的布单。如发生意外污染，需要立即更换或重新消毒。手术中如果手套破损或接触到有菌地方，应更换无菌手套。如果前臂或肘部触碰到有菌地方，应更换无菌手术衣或加套无菌袖套。如果无菌巾、布单等已被浸湿，其无菌隔离作用已不再完整，应加盖干的无菌布单。参观手术的人员不能太多，应与手术人员和无菌器械台保持30cm以上的距离，尽量减少在手术间的走动。除头部手术，手术台头侧是相对污染区及麻醉区域，手术人员及参观人员不应到此区域。手术进行时不应开窗通风或用电扇，室内空调机风口不能吹向手术台。不可在手术人员的背后传递手术器械或物品。

65. B 在手术开始之际，手术器械物品均已灭菌消毒，手术人员完成手臂消毒、穿手术衣、戴手套，患者手术区也已消毒并覆盖无菌布单。这一切已为手术提供了一个无菌操作的环境。但是在手术过程中，如果没有一定的规章制度来保持这种无菌环境，则已经灭

菌和消毒的物品或手术区域很有可能受到污染，引发伤口甚至深部感染。

66. A 消毒规范：①涂擦消毒剂时，应由手术区中心部向四周涂擦。如为感染部位手术，或为肛门区手术，则应从手术区外周涂向感染处或会阴肛门处。已经接触污染部位的药液纱布，不应再返擦清洁处。②手术区皮肤消毒范围要包括手术切口周围15cm的区域。如切口有延长的可能，应相应扩大皮肤消毒范围。

67. B 气性坏疽、铜绿假单胞菌感染者术后，用40%甲醛+高锰酸钾熏蒸（每100m³用40%甲醛200ml+高锰酸钾100g）。

68. E 患者为急性心包压塞，开胸探查切口应选择左前胸第4或第5肋间。

69. D 患者伤后8小时，伤口内沾有泥土，污染严重，不宜进行一期缝合；但组织挫伤不严重，创面换药无明显炎症反应后可以延期缝合。

70. B 面颊部清洁伤口在12小时内可一期缝合。

71. B 黑色素瘤属于恶性肿瘤，恶变程度较高，严重时危及患者生命。当黑痣色素加深、变大伴有瘙痒、疼痛时，可能存在恶变，应及时做完整切除，送病理检查。切忌做不完整切除或化学烧灼、冷冻、电灼等。

72. C 钳取活检多用于体表或腔道黏膜的表浅肿瘤，特别是外生性或溃疡性肿瘤。

73. D 患者左前胸刀刺伤后，血压下降，脉压差明显变小，心率加快，提示有休克发生。但其中心静脉压升高至20cmH₂O，心音减弱，颈静脉怒张，考虑失血性并非主要因素。该患者应诊断为心包压塞，故首要任务是心包穿刺引流减压，然后再考虑补充血容量。

74. B 患者半年前有心悸症状，超声提示心包内大量液性暗区，提示有大量心包积液。心包积液严重时会危及患者生命，应进行心包穿刺置管术。

75. A 心包穿刺术后，待 24 小时心包引流液 <25ml 时拔除导管。

76. D 单纯气胸的引流管位置一般在前胸壁锁骨中线第 2 肋间，血胸则在腋中线与腋后线之间第 6~7 肋间。该患者气胸并发血胸，故应放置在腋中线与腋后线之间第 6~7 肋间。

77. B 胆道镜不宜采用过氧化氢等离子灭菌方法，推荐采用环氧乙烷气体灭菌法，也可采用戊二醛浸泡灭菌法。

78. A 一切器械、敷料和用具在使用后，都必须经过一定的处理，重新消毒才能供下次手术使用。其处理方法随物品种类、污染性质和程度而不同，尤其是乙肝抗原阳性患者手术后的器械应严格进行处理，一般应使用 2% 戊二醛水溶液或 0.2% 过氧乙酸溶液浸泡 1 小时。

79. D 患者脚踝部扭伤，X 线片提示踝关节骨折，骨折分型 Lange – Hansen Ⅱ 型，为不稳定骨折应进行切开复位内固定。内固定采用金属内固定物，如克氏针、接骨板、螺丝钉、加压钢板或带锁髓内钉等，踝关节骨折应选择钢板、螺钉。

80. C 患者从高处坠落，出现反常呼吸，提示多根多处肋骨骨折，急救重点为迅速消除反常呼吸，常采用加压包扎法。

81. C 青枝骨折属于稳定性骨折，小儿的青枝骨折一般手法复位石膏外固定即可，儿童骨再塑能力强，恢复状况好。

82. A 肩部外伤致锁骨骨折患者，有患侧上肢运动及感觉障碍，是伤及臂丛神经的

表现，合并重要神经损伤，是切开复位内固定的适应证。

83. D 骨折应用夹板固定损伤部位的上、下两个关节，即小儿的膝关节与踝关节。

84. C 在治疗膝关节结核中，除全身治疗外，可采用关节腔穿刺抽脓、抗结核药物局部注射治疗。局部制动十分重要，固定时间不少于 3 个月。

85. A 8 小时以内的开放性伤口可以行清创缝合，选项 A 叙述错误。

86. C 头面部创伤的主要处理原则是宜尽早行清创缝合术，如受伤时间达 24 小时，只要无明显感染征象，仍然可清创后行一期缝合。

三、A3/A4 型题

87. A 心搏骤停最常见（85% 的成人）和最初发生的心律失常是室颤；无脉性室速可在很短时间内迅速恶化为室颤，可以和室颤同等对待。电除颤是目前治疗室颤和无脉性室速的最有效方法。复苏时，伴有室颤优先选择非同步电除颤。单相波应选用 360J。

88. A 除颤一次后立即恢复胸外心脏按压，CPR 5 个周期（按压 30 次 + 通气 2 次 = 1 个周期）（约 2 分钟）后再判断心律，减少因除颤导致的按压中断。

89. B 胺碘酮可在室颤和无脉性室速对 CPR、除颤、血管升压药无反应时应用。首次剂量 300mg 静脉/骨内注射，可追加 1 剂 150mg。

90. D 脑保护是指在发生脑损害前采取的保护性方法。

91. A 患者实施心肺复苏后浅昏迷，两侧瞳孔不等大，提示脑仍缺氧或水肿，应行降

温（物理降温使体温降至 33℃ ~ 35℃）、脱水（呋塞米 20mg 静脉滴注、20% 甘露醇 250ml 静脉快速滴注）、高压氧治疗等降低颅压，恢复脑灌注。心肌梗死非细菌性感染疾病，也无细菌感染证据，无抗生素使用指征。

92. C 呼吸、心搏骤停短时间内因 CO_2 蓄积，可引起呼吸性酸中毒。

93. B 患者经心肺复苏 5 分钟后，恢复自主心律，1 分钟后又变成心室颤动，如此反复 3 次，说明状况仍未稳定，应继续 CPR，符合下列条件者，现场抢救人员方可考虑终止复苏：①患者呼吸和循环已有效恢复；②无心搏和自主呼吸，CPR 在常温下持续 30 分钟以上，EMS 人员到场确定患者已死亡；③有 EMS 人员接手承担复苏或其他人员接替抢救。

94. B 手术开始前需观察麻醉是否达到手术要求，查看患者血压、脉搏是否稳定。

95. D 衣袖被浸湿或污染时应更换手术衣或加戴无菌袖套；手套破损或被污染，应立即更换。

96. D 手术开始前要清点器械、敷料，手术结束时，检查胸、腹等体腔，待核对器械、敷料数无误后，才能关闭切口，以免异物遗留体腔内，产生严重后果。切开皮肤及缝合皮肤前应用消毒液消毒切口周围皮肤一次。

97. B Ⅰ类切口为无菌切口，指局部无感染、非外伤的、未进入空腔脏器（胃肠、胆道、呼吸道等）的切口，如甲状腺切除术、开颅术及闭合性骨折切开复位等。Ⅱ类切口为可能感染切口，包含：①某些脏器手术的切口可能遇到污染，如阑尾、胃、肾、肺、子宫切除术等；②手术区皮肤不易完全灭菌（如会阴、阴囊部手术）；③新近愈合的切口需再次切开手术，如腹部手术出现并发症需再次剖腹的切口（如脾切除术后大出血需再次切

开剖腹探查止血等）；④伤口 6 小时内经清创早期缝合的切口。Ⅲ类切口为污染切口，包含：①切口直接裸露于感染区中或周边感染区，如胃十二指肠溃疡穿孔手术、阑尾穿孔手术、结核性脓肿或窦道切除缝合术的切口等；②与口腔相通的手术，如唇裂、腭裂手术等；③某系腹内显然感染的手术，如胆囊积脓、肠绞窄坏死等的手术。在个别病例中，切口分类有困难时，一般可定为下一类，即不可以确立为Ⅰ类者可定为Ⅱ类；不可以定为Ⅱ类者可定为Ⅲ类。即使胆囊未穿孔，因术中切断胆囊管，也应为Ⅱ类切口。

98. C 行腹腔镜切除胆囊时，消毒的范围应该是以胆囊部位为中心，向周围消毒 15 厘米。上部消毒到乳头连线，下部到耻骨联合，两侧到腋中线，右侧可以到腋后线。因左侧腹壁无切口，故左侧消毒范围至腋中线即可。

99. E 手术区消毒后，需铺设无菌布单。除手术切开部位外，手术切口周围必须覆盖四层或四层以上无菌巾。铺巾原则是：先铺相对不洁区（如下腹部、会阴部），最后铺靠近操作者的一侧，并用布巾钳将交角夹住，以防移动。无菌巾铺设完成，不可随便移动，如果位置不准确，只能由手术区向外移，不能由外向内移动。

100. E 外伤及开放性骨折的治疗原则为伤情评估、止血、镇痛、清创、骨折固定、破伤风被动免疫及术前准备。患者胫骨骨折，首先应进行局部固定，不但稳定骨折，减少软组织二次损伤及减轻患者疼痛，同时可便于转运进行下一步影像学检查。

101. A X 线检查是骨折首选、最基本的影像学检查方式。

102. D 行腰椎穿刺术前患者需要进行的

准备包括：①穿刺前先测量血压；②患者侧卧于硬板床上，背部与床面垂直，头向前胸屈曲，两手抱膝紧贴腹部，使躯干呈弓形；或由助手在术者对面一手挽住患者头部，另一手挽双下肢腘窝处并用力抱紧，使脊柱尽量后凸，以增宽椎间隙，便于进针。

103. A 选择穿刺点以髂后上棘连线与后正中线的交会处为穿刺点在皮肤上做一标记，此处相当于第 3 ~ 4 腰椎棘突间隙，有时也可在上一或下一腰椎间隙进行。

104. B 凡疑有颅内压升高者必须先做眼底检查，如有明显视神经乳头水肿或有脑疝者，禁忌穿刺。凡患者处于休克、衰竭或濒危状态以及局部皮肤有炎症、颅后窝有占位性病变者均禁忌穿刺。

105. A 当腰椎穿刺发现脑脊液含血时，应该鉴别是损伤性出血，还是由于脑出血或蛛网膜下腔出血所造成。将脑脊液收集在 3 个试管中，如果血色逐渐变清即为创伤所致；如果 3 管均匀血性，则为脑出血或蛛网膜下腔出血。

106. C 外伤性颅内血肿会导致严重的颅内高压，不主张做腰穿。

四、B1 型题

107. B 煮沸法适用于金属器械、玻璃制品及橡胶类物品。在水中煮沸至 100℃并持续 15 ~ 20 分钟，一般细菌即可被杀灭，但带芽孢的细菌至少需煮沸 1 小时才能被杀灭。

108. A 高压蒸汽法适用于大多数医用物品，包括手术器械、消毒衣巾及布类敷料等的灭菌。

109. E 10% 甲醛溶液，浸泡时间为 30 分钟，适用于输尿管导管、塑料类、有机玻璃的消毒。

110. D 1∶1000 苯扎溴铵溶液，浸泡时间为 30 分钟，常用于刀片、剪刀、缝针的消毒。

111. D 乙型肝炎、铜绿假单胞菌感染、开放性结核患者，所用手术器械先在 2000mg/L 有效氯溶液中浸泡 60 分钟，然后清洗、高压蒸汽灭菌。引流物及引流瓶用 2000mg/L 有效氯溶液浸泡 60 分钟后倒入指定容器，由医院统一处理。

112. C 气性坏疽、铜绿假单胞菌感染者术后，用 40% 甲醛 + 高锰酸钾熏蒸（每 100m³ 用 40% 甲醛 200ml + 高锰酸钾 100g）。

113. A

114. E 紫外线常用于室内空气消毒。

115. D 电离辐射灭菌法主要用于一次性医疗用品，如一次性注射器、输液管、手术缝线的灭菌和密闭不耐热药物（抗生素、激素）的灭菌。

五、X 型题

116. ABCE 煮沸法适用于金属器械、玻璃制品及橡胶类物品。有专门用于煮沸消毒的灭菌器，但一般铝锅或不锈钢锅洗去油脂后也可用于煮沸灭菌。在水中煮沸至 100℃并持续 15 ~ 20 分钟，一般细菌即可被杀灭，但带芽孢的细菌至少需煮沸 1 小时才能被杀灭。该方法简单易行，效果肯定，在部分基层医疗单位或急救场合采用。为节省时间和保证灭菌质量，高原地区可采用压力锅煮沸灭菌。海拔高度每增高 300 米，一般应延长灭菌时间 2 分钟。

117. ACDE 灭菌王不含碘，选项 A 错误；消毒用的碘酊浓度是 2% ~ 3%，手术医务人员手臂消毒较少使用，选项 D 错误；传统肥皂水洗手需要刷手 3 次，共 10 分钟，选项 B 正确，选项 C 错误；连续手术，从无菌手术到有菌手术，不用重新刷手，但需用消毒液再次涂擦或浸泡手和前臂，选项 E 错误。

118. BC　手术人员穿无菌手术衣和戴无菌手套之后，个人的无菌空间为肩部以下、腰部以上的身前区（至腋中线）、双侧手臂。手术台及器械推车铺设无菌单后，台面范围也是无菌区。所有手术人员必须时时保持明确的意识，在操作过程中对无菌区域加以严格保护。手不能接触背部、腰部以下和肩部以上部位，这些区域属于有菌地带；同样，也不要接触手术台边缘以下的布单。如发生意外污染，需要立即更换或重新消毒。

119. ACDE　肥皂液洗手 2 分钟，快速洗手液洗手 2 分钟，选项 B 错误，其余各项均正确。

120. ACDE　开放性创伤早期为污染伤口可行清创术，直接缝合或者延期缝合。感染伤口要先引流，然后再做其他处理，选项 B 正确。较深入体内的创伤在手术中必须仔细探查和修复。伤口或组织内存有异物，应尽量取出以利于组织修复；但如果异物数量多，或者摘取可能造成严重的再次损伤，处理时必须衡量利弊。另外，开放性创伤者应注射破伤风抗毒素治疗，在伤后 12 小时内应用可起到预防作用。污染和感染伤口还要根据伤情和感染程度考虑使用抗菌药。临床上多见的浅部开放性创伤如浅部的小刺伤，多由庄稼刺条、木刺、缝针等误伤造成，可用非手术治疗，选项 A 错误。如果伤口污染较重或处理时间已超过伤后 8 ~ 12 小时，但尚未发生明显的感染，皮肤的缝线暂不结扎，伤口内留置盐水纱条引流；24 ~ 48 小时后伤口仍无明显感染者，可将缝线结扎使创缘对合；如果伤口已感染，则取下缝线按感染伤口处理，选项 C 错误。头面部等显露部位的开放性创伤在清创处理

时应尽量保留原有组织，选项 D 错误。清创术完成后一期缝合的伤口，若空腔较大也应该放置引流，防止积血积液，选项 E 错误。

121. BCDE　体表肿物切除术适用于全身各部位的体表肿物，如皮脂腺囊肿、表皮样囊肿等，以及一些体表的良性肿瘤，如纤维瘤、脂肪瘤、表浅血管瘤等。对于恶性肿瘤、有凝血机制障碍、非炎性肿块局部有感染、穿刺可能损伤重要结构等情况，则不适用。

122. ABCD　胸腔闭式引流术的适应证为：①中、大量气胸、开放性气胸、张力性气胸；②经胸腔穿刺术治疗，伤员下肺无法复张者；③需使用机械通气或人工通气的气胸或血气胸者；④拔除胸腔引流管后气胸或血胸复发者；⑤剖胸手术。

123. ABCE　切开的切口大小应适中。切口过大套管鞘随着腹腔镜的放入与取出在脐孔上下抽动难以固定，而且容易出现切口处出血，均可能影响腹腔镜视野；而切口过小则会感觉套管鞘进入有一定阻力而使术者穿刺难以控制，因此选项 D 错误。

124. ABCD　石膏固定的缺点包括：无弹性，不能随肌肉收缩而变形；不能随意调节松紧度；不适合使用固定垫；长期固定易使关节僵硬。

125. ABCE　当针进入关节腔后，左手不动，固定针头及注射器，右手缓慢抽动注射器筒栓进行抽液或注药等操作，如有阻塞，可将注射器取下，注入少许空气，将阻塞排除，再继续抽吸。

126. ABCE　将患者脱离呼吸机，采用复苏球囊进行手法通气并胸外按压是心跳呼吸停止者的首要处理。原因考虑脑疝或肺血管栓塞，呼吸机故障也不除外。

127. ABDE 判断复苏有效的标志有：瞳孔（瞳孔由大变小）、面色/口唇（面色由发绀转为红润）、颈动脉搏动（若停止按压后，脉搏仍然跳动）、呼吸（恢复自主呼吸）、神志（神志转清或反射较前灵敏）。

128. ABDE 施行胸外心脏按压时，患者必须平卧于硬板或地上，术者立于或跪于患者一侧。按压部位在患者胸骨中下 1/3 交界处或两乳头连线中点的胸骨上，选项 C 错误，其余各项均正确。

129. BCDE 患者术后拔除胸腔引流管的指征包括：术侧呼吸音良好，胸片显示肺扩张满意，水封瓶无气泡逸出，引流量每天 < 50ml。胸腔闭式引流术后 48 ~ 72 小时，观察引流液少于 50ml，无气体溢出，胸部 X 线摄片呈肺膨胀或无漏气，患者无呼吸困难或气促时，可考虑拔管。拔管时，指导患者深吸一口气，吸气末迅速拔管，用凡士林纱布封住伤口，包扎固定。拔管后注意观察患者有无胸闷、呼吸困难的症状，切口有无漏气、渗液、出血和皮下气肿等。

130. ACDE 不能使用绷带环形缠绕衬垫，以免影响血液循环，选项 B 错误，其余各项均正确。

131. ACE 威胁生命的严重胸外伤需在现场施行特殊急救处理：张力性气胸需放置具有单向活瓣作用的胸腔穿刺针或胸腔闭式引流；开放性气胸需迅速包扎和封闭胸部吸吮伤口，有条件时安置上述穿刺针或引流管；对大面积胸壁软化的连枷胸有呼吸困难者，予以人工辅助呼吸。没有气胸或胸腔积液，不需行胸腔穿刺或胸腔闭式引流，伴有严重并发症时才行剖胸探查，一般不立即剖胸探查。

132. ABC 冻伤患者没有外伤感染时不需治疗感染，并且禁忌用冰块擦拭冻僵的肢体、干热（火炉烘烤）或缓慢复温，这可进一步损伤组织，对受伤部位的任何摩擦都是禁止的。对冻伤患者应快速复温，温水浸泡；处理局部冻伤；施行心肺复苏；应用内服活血化瘀类等药物；迅速脱离寒冷环境，防止继续受冻；局部涂敷冻伤膏；改善局部微循环。冻伤的基本治疗目标是迅速复温，防止进一步的冷暴露以及恢复血液循环。

133. ABCDE 腹腔镜胆囊切除术属微创手术，适应证包括胆石病、胆囊息肉及胆囊炎等。

134. CD 腹腔镜探查指征：①伴有胸部和头部伤的钝性腹部损伤；②临床及辅助检查不能做出准确判断的钝性腹部损伤；③考虑钝性腹腔内脏损伤，因药物应用、醉酒、颅脑损伤等伴意识障碍者；④腹部损伤后出现原因不明的低血压或腹部发现可疑阳性体征时；⑤穿透性腹部损伤，可能伤及腹腔内重要脏器，或需判断损伤程度者；⑥骨盆骨折伴腹膜外血肿，需除外腹腔、盆腔脏器损伤者。

135. ABCE 患者气胸伴随血流动力学不稳，有休克症状，考虑为血气胸，应行闭式引流。

模拟试卷

一、A1/A2 型题

1. 关于医疗事故的叙述，下列说法错误的是

A. 医疗事故和医疗纠纷是两个不同的概念

B. 医疗事故的责任双方往往是患者和医生

C. 医疗事故如果情况严重，会追究医生个人的刑事责任

D. 根据对患者人身造成的直接损害程度，医疗事故分为四级

E. 医疗事故是因医护人员的过失而造成患者的人身损害

2. 患者在诊疗活动中受到损害，医疗机构及其医务人员有过错的，承担赔偿责任的主体是

A. 医疗机构

B. 医务人员

C. 医疗机构及医务人员

D. 保险公司

E. 卫生行政主管部门

3. 突发公共卫生事件应急工作应当遵循的方针是

A. 预防为主，常备不懈

B. 统一领导，分级负责

C. 预防为主，常备不懈，反应及时，措施果断，依靠科学

D. 统一领导，分级负责，依靠科学，加强合作

E. 统一领导，分级负责，反应及时，措施果断，依靠科学，加强合作

4. 循证医学的三个要素是

A. 医生技能、最佳证据、患者需要

B. 医生技能、患者、随机对照试验

C. 提出问题、查询证据、评价证据

D. 医生、患者、疗法

E. 期刊、书籍、互联网

5. 循证医学的理念认为

A. 专家的经验是不可靠的，不能采用

B. 临床决策应完全按照临床实践指南

C. 任何医疗干预都应建立在随机对照试验的证据之上

D. 应将最佳的证据、医生的临床实践和患者价值三者结合

E. 应为患者提供最先进的医疗措施

6. 在临床试验中，将研究对象进行随机分组的目的是

A. 提高研究对象的依从性

B. 增强研究对象的代表性

C. 增强试验组和对照组的可比性

D. 使试验组和对照组都受益

E. 降低试验组的失访率

7. 下列属于医学伦理学的基本原则的是

A. 有求必应   B. 诚实守信

C. 不伤害原则   D. 刻苦钻研

E. 热情服务

8. 在医疗实践中，能体现不伤害原则的措施是

A. 一视同仁地对待所有患者

B. 尊重患者的隐私权

C. 同情所有患者

D. 选择对患者、社会均有利的卫生保健措施

E. 在诊疗活动中杜绝有意伤害和责任伤害

9. 在消毒皮肤的操作中，不恰当的是
   A. 消毒感染伤口或肛门，涂擦方向由四周向中心
   B. 由手术区中心部向四周涂擦
   C. 已接触污染部位的纱布，禁忌返擦清洁处
   D. 消毒范围为切口周围 10cm 区域
   E. 手术区皮肤消毒的范围应为切口周围 15cm

10. 关于外科无菌术的叙述，下列错误的是
    A. 针对微生物及感染途径所采取的一系列预防措施
    B. 外科手术必须做到绝对无菌
    C. 内容包括灭菌法、消毒法
    D. 遵守一定的操作规程及管理制度
    E. 防止病原微生物在手术、换药、穿刺等过程中通过接触、空气或飞沫进入伤口

11. 一实习医师参加阑尾切除手术，在上级医师指导下，担任术者，上级医师任第一助手，进腹后发现阑尾已穿孔，手术困难，上级医师要转换到主刀位置。此时该实习医师应如何转换位置
    A. 自手术器械台后走向对面位置
    B. 自手术台前走向对面位置
    C. 先退后一步，转过身，背对器械台走向对侧位置
    D. 先退后一步，面对器械台走向对侧与器械护士相遇时，转过身，背对背转至第一助手位置
    E. 先退后一步，面对器械台自器械台后走向对侧位置

12. 休克代偿期的血压变化是
    A. 收缩压不变或略升高，舒张压下降
    B. 收缩压和舒张压均下降，脉压变大
    C. 收缩压不变或略升高，脉压变小
    D. 舒张压下降，脉压变小
    E. 收缩压下降或不变，舒张压下降

13. 幽门梗阻所引起的持续呕吐可造成
    A. 低氯高钠性碱中毒
    B. 低氯低钾性碱中毒
    C. 低氯低钠性酸中毒
    D. 低氯低钾性酸中毒
    E. 低钠低钾性酸中毒

14. 胃、十二指肠溃疡大出血的原因是
    A. 胃酸作用使创面渗血不易凝固
    B. 胃窦部黏膜糜烂渗血
    C. 溃疡侵犯胰腺引起大出血
    D. 反复溃疡使创面微血管渗出
    E. 溃疡基底动脉被腐蚀破裂

15. 铺手术单要求两侧和足端应垂下超过手术台边
    A. 10cm   B. 15cm
    C. 20cm   D. 25cm
    E. 30cm

16. 确诊为小肠破裂，手术方式可以采用单纯修补的是
    A. 小肠破裂口平行于肠管的长轴
    B. 小肠管短距离内多处破裂
    C. 肠系膜内有大血肿
    D. 肠系膜血管损伤影响肠壁血供
    E. 裂口边缘肠壁组织挫伤严重

17. 急性肠梗阻时，下列可暂时考虑采取非手术综合治疗的是
    A. 行胃肠减压，补液后一般情况加重
    B. 腹部压痛性包块
    C. 腹痛加剧，出现腹膜刺激征
    D. 腹胀，并呈溢出性呕吐
    E. 间断、少量便血

18. 关于粘连性肠梗阻的全身情况，叙述不正确的是
    A. 早期多无明显改变
    B. 早期大量呕吐，出现神经症状
    C. 晚期可出现体液丢失的体征
    D. 发生绞窄时可出现全身中毒症状
    E. 发生绞窄时可出现休克

19. 盆腔位阑尾急性炎症时，主要症状为
    A. 发热   B. 腹痛
    C. 肠麻痹   D. 腹胀
    E. 里急后重

20. 用激素治疗感染性休克的作用不包括
    A. 促进糖异生
    B. 增强心肌收缩力
    C. 改善组织血液灌流
    D. 保护细胞内溶酶体
    E. 阻断 α 受体兴奋作用

21. 关于四肢血栓性浅静脉炎的临床表现，下列叙述错误的是
    A. 全身反应症状比较轻，局部症状比较明显
    B. 典型的表现为局部突然呈现网状和柱状的红肿条状物
    C. 皮肤苍白，温度明显降低
    D. 有明显的疼痛和触痛
    E. 疼痛可于 2~4 周内减弱或消失

22. 下列选项中，不属于深静脉血栓形成因素的是
    A. 短时间运动、站立
    B. 手术后、偏瘫、截瘫
    C. 长期口服避孕药
    D. 血液中凝血因子异常
    E. 静脉输注刺激性药物

23. 引起脾动脉瘤的原因不包括
    A. 首次妊娠
    B. 动脉粥样硬化
    C. 肌纤维发育异常
    D. 胰腺炎
    E. 创伤

24. 低镁血症的病因不包括
    A. 长期厌食
    B. 长期胃肠减压引流
    C. 高钙血症
    D. 甲状腺功能亢进症
    E. 肾衰竭

25. 体液平衡中细胞外液最重要的阴离子是
    A. HPO_4^{2-} B. Cl^-
    C. SO_4^{2-} D. HCO_3^-
    E. 蛋白质

26. 关于急性阑尾炎的典型腹痛，最佳叙述是
    A. 躯体性疼痛
    B. 内脏性疼痛
    C. 先为内脏性疼痛，后为躯体性疼痛
    D. 先为躯体性疼痛，后为内脏性疼痛
    E. 混合性疼痛

27. 阑尾血运障碍容易导致其坏死的解剖学特点是
    A. 阑尾开口细小
    B. 阑尾体部卷曲
    C. 阑尾动脉为无侧支终末动脉
    D. 阑尾黏膜深部有嗜银细胞
    E. 阑尾腔内富含微生物

28. 关于直肠肛管的淋巴引流的叙述，下列正确的是
    A. 上组引流多数经直肠下动脉注入肠系膜上动脉旁淋巴结
    B. 上组引流中一部分沿着直肠下动脉旁淋巴结注入髂外淋巴结
    C. 部分引流沿肛管动脉注入髂外淋巴结
    D. 下组沿外阴及大腿内侧皮下注入髂外

淋巴结

E. 下组沿闭孔动脉旁引流入髂外淋巴结

29. 血栓性外痔的临床特点是

  A. 无痛性间歇性排便后滴鲜血或有肉样物脱出

  B. 感觉肛门处潮湿不洁、伴瘙痒不适

  C. 周期性疼痛、便秘、便鲜血

  D. 肛周暗紫色长条圆形肿物，并可触及明显的血栓块

  E. 腹胀痛并有大便习惯改变

30. 在直肠癌延误诊断的原因中，最常见的是

  A. 未仔细询问病史

  B. 未做直肠指检

  C. 未查大便隐血试验

  D. 未做直肠镜检查

  E. 未查肿瘤标志物

31. 急性肾衰竭少尿期最主要的死亡原因是

  A. 水中毒　　B. 低氯血症

  C. 高钾血症　　D. 低钠血症

  E. 酸中毒

32. 在心搏骤停的原因中，下列病因最难恢复自主循环的是

  A. 心脏压塞　　B. 中毒

  C. 张力性气胸　　D. 脑卒中

  E. 肺栓塞

33. 关于急性失血患者的输血，正确的做法是

  A. 用等量的全血补充所估计的失血量

  B. 在晶体液、胶体液扩容的基础上，适当输注全血

  C. 在晶体液、胶体液扩容的基础上，合理输血（主要是输红细胞）

  D. 先输注血浆补充血容量，再输注红细胞纠正贫血

  E. 红细胞、新鲜冰冻血浆及血小板三者合理搭配输注

34. 创伤性休克早期会出现

  A. 碱中毒　　B. 酸中毒

  C. 血压下降　　D. 皮肤湿冷

  E. 合并感染

35. 感染性休克大剂量应用糖皮质激素治疗的时间最长不宜超过

  A. 1 天　　B. 5 天

  C. 3 天　　D. 7 天

  E. 2 天

36. 面部"危险三角区"疖的主要危险是

  A. 易引起眼球感染

  B. 易侵入上颌窦

  C. 可导致海绵状静脉窦炎

  D. 易导致中耳炎

  E. 抗生素治疗无效

37. 关于手部化脓性感染的手术原则，错误的是

  A. 手术宜选用神经阻滞麻醉

  B. 脓液应做细菌培养及药敏试验

  C. 应用有效抗生素

  D. 伤口不应置引流物

  E. 炎症消退后，早期进行功能锻炼

38. 切口乙级愈合的表现不包括

  A. 积液　　B. 红肿

  C. 血肿　　D. 硬结

  E. 化脓

39. 心内直视手术时，心内暗红色血液回流异常增多，应考虑存在

  A. 动脉导管未闭

  B. 主动脉瓣反流

  C. 肺静脉畸形引流

  D. 肺动脉闭锁

  E. 永存左上腔静脉

40. 脑复苏过程中防止脑水肿的最重要措施是

  A. 输血

B. 输高渗溶液

C. 头部低温与脱水疗法

D. 吸入高浓度氧

E. 输碳酸氢钠溶液

41. 下列哪项不是重症烧伤患者营养支持的目的

    A. 降低代谢消耗

    B. 改善免疫功能

    C. 增加患者脂肪合成

    D. 预防感染

    E. 维持细胞代谢

42. 腹部手术选择开始进流质饮食的时间是

    A. 切口疼痛轻微

    B. 患者要求进食时

    C. 肛门排气之后

    D. 体温低于 $37.5℃$

    E. 恶心、呕吐消失

43. 手术前准备的最根本目的是

    A. 防止切口感染

    B. 促进切口愈合

    C. 提高患者对手术的耐受力

    D. 预防术中各种并发症

    E. 促进术后康复

44. 关于切口裂开的预防，错误的是

    A. 在良好麻醉、腹壁松弛条件下缝合切口

    B. 对腹壁张力较大者，可加用腹壁全层减张缝合

    C. 及时处理腹胀

    D. 患者咳嗽时，最好半坐卧位，以减少腹部张力

    E. 腹部伤口加压包扎

45. 行颈、胸部手术后，患者应采取的体位是

    A. 仰卧位　　　　B. 侧卧位

    C. 高半坐位　　　D. 低半坐位

E. $15°～30°$头高脚低斜坡卧位

46. 手术前不需要预防性使用抗生素的是

    A. 先天性心脏病手术

    B. 主动脉弓置换术

    C. 乳腺癌根治术

    D. 甲状腺腺瘤切除术

    E. 无张力疝修补术

47. 预防术后肺不张最主要的措施是

    A. 应用大量抗生素

    B. 雾化吸入

    C. 多翻身、多做深呼吸，鼓励咳嗽

    D. 多卧床休息

    E. 氧气吸入

48. 下列哪种疾病的手术属于择期手术

    A. 胃穿孔

    B. 控制良好的胃溃疡

    C. 胃癌

    D. 幽门梗阻

    E. 肠扭转

49. 手术后出现尿潴留，导出尿量超过多少时应该留置尿管

    A. 300ml　　　　　B. 500ml

    C. 600ml　　　　　D. 800ml

    E. 1000ml

50. 下列可引起低渗性脱水的是

    A. 急性肠梗阻

    B. 利用排钠利尿剂

    C. 大量出汗

    D. 弥漫性腹膜炎

    E. 尿崩症

51. 不适宜行甲状腺手术的是

    A. 结节性甲状腺肿继发亢进

    B. 巨大甲状腺肿影响工作和生活

    C. 原发性甲状腺功能亢进症药物治疗后复发

D. 慢性淋巴细胞性甲状腺肿

E. 结节性甲状腺肿疑有恶变

52. 血栓闭塞性脉管炎可有

A. Trendelenburg 试验（+）

B. Perthes 试验（+）

C. Pratt 试验（+）

D. Buerger 试验（+）

E. Trendelenburg 试验（-）

53. 血栓闭塞性脉管炎病变主要位于

A. 中小动静脉，以静脉为主

B. 中小动脉

C. 中小动静脉，以动脉为主

D. 大、中动脉

E. 小动静脉，而不发生于中动静脉

54. 大隐静脉曲张患者，根据其解剖生理特点，判断是否手术的关键是

A. Pratt 试验

B. Trendelenburg 试验

C. Perthes 试验

D. Buerger 试验

E. 毛细血管充盈试验

55. 下列关于外科营养的叙述，正确的是

A. 临床营养支持首先考虑肠内营养

B. 肠外营养的完善使其可以替代肠内营养

C. 肠瘘的患者应首选肠内营养

D. 肠外营养较肠内营养安全、并发症少

E. 肠外营养可使胃肠道处于休息状态，可保护胃肠道的黏膜和功能

56. 关于关节腔穿刺的叙述，下列错误的是

A. 严格无菌操作

B. 怀疑关节感染但穿刺阴性时，可取少量生理盐水清洗关节腔，取清洗液做检查

C. 穿刺后及时送检

D. 可选用草酸盐抗凝

E. 可选用枸橼酸抗凝

57. 对于开放性关节损伤的处理，下列错误的是

A. 全身及局部应用抗生素

B. 术后持续骨牵引或皮肤牵引

C. 冲洗关节腔时应从正常皮肤处穿刺

D. 切除失去活力的组织时，要爱惜关节囊

E. 关节囊缺损较多无法缝合时，不必利用邻近的软组织拼凑缝合

58. 术中鉴别直疝与斜疝主要依靠

A. 精索与疝囊的关系

B. 疝囊颈与腹壁下动脉的关系

C. 疝块与内环的关系

D. 疝块是否进入阴囊

E. 是否产生嵌顿

59. 疝内容物是指进入疝囊的腹腔内组织或脏器，除小肠外以下哪一种最为常见

A. 大网膜　　　　B. 阑尾

C. 乙状结肠　　　D. 盲肠

E. 膀胱

60. 脾破裂时可出现的X线征象不包括

A. 胃向右前方移位

B. 胃大弯有受压现象

C. 出现气液平面

D. 胃与横结肠间距离增宽

E. 左膈升高，结肠脾曲下移

61. 关于腹腔诊断性穿刺，说法错误的是

A. 可根据受伤和病变部位决定在左侧或右侧腹部穿刺

B. 抽出暗红色不凝固血或浑浊液体说明有脏器损伤或病变

C. 抽出血液迅速凝固说明穿入血管或血肿

D. 对腹胀明显的患者易穿破肠壁，应引起注意

E. 抽不出液体能除外内脏损伤的可能

62. 恶性度较高的胃癌发生跳跃式转移，最常见的部位是

A. 左侧锁骨上淋巴结

B. 腹腔淋巴结

C. 腹主动脉旁淋巴结

D. 脾门淋巴结

E. 肝十二指肠韧带淋巴结

63. 残胃癌发生在胃良性病变施行胃大部切除术后至少

A. 1 年　　　　　B. 2 年

C. 4 年　　　　　D. 5 年

E. 10 年

64. 低位肠梗阻与高位肠梗阻不同之处主要在

A. 以腹胀为主

B. 有无血便

C. 以呕吐为主

D. 肛门无排气、排便

E. 有无腹膜炎

65. 急性阑尾炎患者直肠指诊发现直肠前壁有触痛，并有波动感，提示

A. 合并内痔

B. 并发盆腔脓肿

C. 盆腔位阑尾

D. 盲肠后位阑尾

E. 合并前列腺炎

66. 急性阑尾炎上腹部及脐周疼痛是因为

A. 胃肠道反射痉挛

B. 腹膜炎刺激

C. 内脏神经反射

D. 内脏功能紊乱

E. 合并急性胃肠炎

67. 急性阑尾炎容易发生阑尾坏死、穿孔的主要原因是

A. 阑尾开口较小

B. 阑尾蠕动较缓而弱

C. 阑尾系膜短，易屈曲扭转

D. 阑尾淋巴丰富

E. 阑尾动脉系终末支，易致血运障碍

68. 直肠及乙状结肠镜检时易引起穿孔，主要因为

A. 肠壁炎症

B. 肠道畸形

C. 术前未做清洁灌肠

D. 未在直视下推进

E. 肠腔有肿块

69. 贲门周围血管离断术需离断的血管除外

A. 胃冠状静脉　　　B. 胃短静脉

C. 胃网膜右静脉　　D. 胃后静脉

E. 左膈下静脉

70. 贲门周围血管离断术后再次出血的原因经常是血管结扎不彻底，其中最容易遗漏的血管为

A. 胃网膜左静脉

B. 胃短静脉

C. 胃冠状静脉

D. 高位食管支或异位高位食管支

E. 左膈下静脉

71. 下列哪项骨折为稳定性骨折

A. 伸直型肱骨髁上骨折

B. 股骨干的螺旋形骨折

C. 单一桡骨干的斜形骨折

D. 尺、桡骨双骨的青枝骨折

E. 股骨颈骨折内收型

72. 下列骨折中，选用小夹板治疗的是

A. 坐骨支骨折

B. 肱骨外科颈骨折

C. 椎体 1/3 的压缩骨折

D. 肱骨开放性骨折

E. 股骨颈骨折

73. 2 岁半小儿外伤致股骨干骨折, 较为合适的治疗方案是

A. 切开复位内固定

B. 闭合复位外固定支架固定

C. 悬吊牵引

D. 骨牵引

E. 手法复位, 石膏外固定

74. 在下列影响骨折愈合的说法中, 错误的是

A. 营养不良, 不利于骨折的愈合

B. 局部软组织损伤严重, 不利于骨折愈合

C. 局部血运供应不良, 不利于骨折愈合

D. 多服用维生素 A 有利于骨折的愈合

E. 骨折断端的压力有利于骨折的愈合

75. Colles 骨折典型的餐叉样畸形是由于桡骨远端骨折块向

A. 掌侧移位, 桡骨短缩

B. 背侧及桡侧移位, 桡骨短缩

C. 桡侧及掌侧移位

D. 尺侧及背侧移位

E. 掌侧移位, 向背侧成角

76. 新鲜肩关节前脱位常用的治疗方法是

A. 局麻下闭合复位, 不需固定, 立即开始肩关节功能锻炼

B. 局麻下闭合复位, 三角巾悬吊固定 3 周, 固定期间活动患手及腕关节

C. 臂丛麻醉下闭合复位, 石膏外固定 3 周, 固定期间活动患手及腕关节

D. 全麻下切开复位, 修复关节囊, 术后立即开始肩关节功能锻炼

E. 臂丛麻醉下切开复位, 修复关节囊, 术后三角巾外固定 3 周

77. 诊断肾细胞癌最可靠的影像学方法是

A. CT

B. B 超

C. 尿路平片

D. 肾动脉造影

E. 静脉尿路造影

78. 肾癌的早期症状是

A. 无症状　　　　B. 腰部疼痛

C. 腰部包块　　　D. 蛋白尿

E. 全身水肿

79. 肾肿瘤的血尿特点是

A. 间歇性无痛性肉眼血尿

B. 全程肉眼血尿初始加重

C. 全程肉眼血尿终末加重

D. 腰部剧痛后出现血尿

E. 血尿伴膀胱刺激症状

80. 法洛四联症根治手术常见的并发症不包括

A. 低心排血量综合征

B. 灌注肺

C. 残余室间隔缺损

D. 右心室功能不全

E. 三度房室传导阻滞

81. 下列关于 TIPS 的叙述, 错误的是

A. 主要是用来治疗肝硬化所致的急性大出血

B. 穿刺点为左侧颈内静脉

C. 可用球囊导管扩张穿刺道

D. 使肝静脉至门静脉间形成通道

E. 可引起腹腔出血等并发症

82. 贲门周围血管离断术的优点不包括

A. 有可能改善部分肝功能

B. 对肝脏门静脉血供影响较少

C. 手术创伤相对较小

D. 有利于门静脉高压性胃病的恢复

E. 操作相对简单, 易于在基层推广

83. 在多数情况下, 继发性腹膜炎的最主要治

疗方法是

A. 静脉滴注抗菌药物

B. 胃肠减压

C. 营养支持

D. 手术治疗

E. 腹腔灌洗

84. 关于胆囊结石症的叙述，下列错误的是

A. 可导致胆囊积脓

B. 可继发感染，引起急性胆囊炎

C. 可导致急性化脓性胆管炎和全身感染

D. 结石较大者比小结石更易引起临床症状

E. 静止性胆囊结石无需处理

85. 不会引起急性胰腺炎的是

A. 氢氧化铝　　B. 氢氯噻嗪

C. 硫唑嘌呤　　D. 酒精

E. 促肾上腺皮质激素

86. 关于急性胰腺炎的叙述，下列错误的是

A. 约50%继发于胆道疾病

B. 细菌感染不是发病的主要原因

C. 血、尿淀粉酶不高，可以除外诊断

D. 某些类型可以突然死亡

E. 可继发胰腺假性囊肿

87. 脾切除的适应证不包括

A. 多毛细胞白血病

B. 蚕豆病

C. 淋巴瘤

D. 遗传性球形红细胞增多症

E. 急性粒细胞白血病

88. 骨盆骨折由于解剖位置的关系，易于出现并发伤，下列叙述错误的是

A. 骨盆壁与多处静脉丛相邻，骨折后可伴有这些静脉的出血

B. 骶管内为马尾，骶骨骨折可损伤骶神经

C. 坐骨神经从闭孔穿出时，可因耻骨骨折而伤及

D. 坐骨支骨折可刺破直肠形成开放性骨折

E. 后尿道损伤多为耻骨骨折引起

89. 关于脊髓休克的叙述，下列错误的是

A. 脊髓突然失去高位中枢的调节，进入暂时的无反应状态

B. 脊髓休克急性期损伤平面以下呈弛缓性瘫痪

C. 完全性损伤时，反射恢复后屈肌反射往往增强

D. 反射恢复的顺序是由近及远、由高至低

E. 脊髓休克期的长短与年龄有关，小儿较成人短

90. 关于膝关节结核的X线表现，下列叙述错误的是

A. 胫骨前脱位

B. 合并混合性感染时可有骨硬化

C. 关节间隙变窄

D. 髌上囊肿胀

E. 局限性骨质疏松

91. 关于前列腺增生的叙述，下列正确的是

A. 根据前列腺大小，即可判断梗阻程度

B. 残余尿量与梗阻程度成正比

C. 都需要手术治疗

D. 凡前列腺增生者，直肠指诊都可以触及增大的前列腺

E. 男性老年患者如无排尿困难即可排除前列腺增生

92. 腹腔镜前列腺癌根治术后可能出现的早期并发症不包括

A. 尿失禁　　B. 尿漏

C. 直肠损伤　　D. 出血

E. 尿道狭窄

93. 胸部吸吮性伤口见于
    A. 闭合性气胸　　 B. 开放性气胸
    C. 张力性气胸　　 D. 血气胸
    E. 多发性肋骨骨折

94. 下列哪项征象无法提示存在进行性血胸
    A. 血红蛋白、血细胞比容值持续下降
    B. 血压逐渐下降，脉搏逐渐增快
    C. 补液后血压不升或升高后又迅速下降
    D. 胸腔闭式引流 >200ml/h，持续 3 小时
    E. 中心静脉压升高至 12cmH$_2$O

95. 桡神经损伤后最主要的表现是
    A. 手腕下垂
    B. 不能主动伸指间关节
    C. 不能主动伸掌指关节
    D. 手背桡侧感觉消失
    E. 拇指不能外展

96. 桡动脉穿刺前最需要进行的检查是
    A. 皮试　　　 B. Allen 试验
    C. 结核菌素试验　　 D. 术前 4 项检测
    E. 血常规

97. 手术器械和敷料最常用的灭菌方法是
    A. 紫外线照射
    B. 化学消毒液浸泡
    C. 高压蒸汽灭菌
    D. 甲醛熏蒸法
    E. 煮沸灭菌

98. 关于心包穿刺术的位置，下列正确的是
    A. 左腋中线与心浊音界交界
    B. 左胸第 5 肋间锁骨中线外，心浊音界内 2cm，垂直胸壁
    C. 剑突与左肋弓交界处，垂直胸壁
    D. 剑突与左肋弓交界处，30° 向上偏右
    E. 左胸第 5 肋间锁骨中线外，心浊音界内 2cm，30° 向上

99. 胸外伤、大量血胸诊断明确，应首先选择的治疗措施是
    A. 胸腔闭式引流术
    B. 开胸探查术
    C. 输血、输液观察病情变化，不需特殊处理
    D. 胸腔穿刺术
    E. 开放引流术

100. 腹腔镜操作中引起脏器损伤最常见的原因是
    A. 电刀损伤　　 B. 撕剥损伤
    C. 分离损伤　　 D. 钳夹损伤
    E. 牵拉损伤

101. 诊断性胸腔镜手术的适应证，不包括
    A. 胸部外伤　　 B. 纵隔肿瘤
    C. 孤立性肺结节　　 D. 近肺门处肺结节
    E. 胸膜疾病

102. 髋臼骨折合并髋关节中心性脱位者，可采用的治疗是
    A. 骨牵引
    B. 皮牵引
    C. 手法复位及石膏外固定
    D. 介入疗法（髂内动脉造影及栓塞）
    E. 骨盆兜悬吊牵引法

103. 关于清创过程，下列操作错误的是
    A. 用肥皂水和自来水刷洗伤口周围皮肤两遍
    B. 用 2.5% 碘酒和 75% 乙醇消毒创面和周围皮肤
    C. 剪除失活的组织和被污染的皮缘
    D. 清除伤口内的全部异物
    E. 用 1% 苯扎溴铵和 3% 过氧化氢溶液清洗清创后的创面和周围皮肤

104. 用于治疗老年人腹股沟直疝的最常用方法是

A. 疝囊切除术　　B. 疝修补术

C. 保守治疗　　D. 疝环填补术

E. 疝成形术

105. 关于骨巨细胞瘤的叙述，下列正确的是

　　A. 为最常见的良性骨肿瘤，但具有侵袭性生长倾向

　　B. X 线检查和动脉瘤性骨囊肿难以区别，动脉造影可以鉴别

　　C. 常见于儿童及青少年

　　D. X 线检查主要表现为溶骨性破坏，少数具有成骨及钙化

　　E. 手术行彻底的囊内切除是治疗的首选方法

106. 造成髌骨横行骨折的原因可能是

　　A. 骨骼疾病　　B. 肌肉拉力

　　C. 积累劳损　　D. 直接暴力

　　E. 间接暴力

107. 肱骨下 1/3 骨折，患肢腕不能背伸，各指掌指关节不能主动伸直。其原因是

　　A. 正中神经损伤

　　B. 伸腕肌损伤

　　C. 尺神经损伤

　　D. 桡神经损伤

　　E. 肘关节脱位

108. 患者，男性，34 岁。因上消化道大出血入院。入院后输血 2000ml，突然出现全身抽搐。查体：BP 135/90mmHg，两瞳孔等大等圆，对光反射正常。检验结果：血清钾 3.8mmol/L，血清钠 150mmol/L，动脉血 pH 7.4，最可能的诊断是

　　A. 高钾血症　　B. 低钾血症

　　C. 高钙血症　　D. 低钙血症

　　E. 高钠血症

109. 患者，男性，40 岁。胸背部多处被刀刺伤。查体：左前胸见 3.0cm×1.5cm 伤口，可听见气体进出声；背部右侧肩胛骨处可见两处 2cm 长的伤口，可探及骨质。首要进行的处理措施是

　　A. 清创术

　　B. 吸氧，摄胸片

　　C. 迅速封闭前胸伤口

　　D. 剖胸探查

　　E. 胸腔穿刺排气

110. 患者，男性，44 岁，因胃溃疡行胃大部切除术。术后出现顽固性呃逆，首先应考虑

　　A. 腹膜后血肿刺激腹腔神经丛

　　B. 术后肠粘连

　　C. 手术造成膈神经损伤

　　D. 粘连引起胃扭转

　　E. 膈下感染

111. 患者，男性，67 岁，排尿困难 4 年余。直肠指诊发现前列腺结节，经直肠前列腺穿刺活检证实为前列腺癌，盆腔 MRI 提示发生盆腔淋巴结转移，全身骨扫描未见阳性病灶。该患者可以选择的治疗方法不包括

　　A. 口服雌激素

　　B. 双侧睾丸切除术

　　C. 皮下注射 LHRH 类似物

　　D. 根治性前列腺切除术＋盆腔淋巴结清扫术

　　E. 双侧睾丸切除术＋口服抗雄激素制剂

112. 患者，男性，63 岁，自诉近期排尿不畅，超声检查前列腺大小约 4.91cm×3.82cm×3.79cm，PSA 在正常范围。最可能的诊断为

　　A. 前列腺癌　　B. 前列腺囊肿

　　C. 前列腺炎　　D. 前列腺增生

　　E. 膀胱炎症

113. 患者，男性，29 岁。阑尾炎穿孔术后持续发热半个月。右上腹及右肋缘下疼痛，并向右肩部放射，X 线胸片提示右侧胸腔积液。患者应考虑诊断为

A. 右膈上脓肿　　　B. 腹腔感染

C. 右膈下脓肿　　　D. 高位肠间脓肿

E. 右肺部感染

114. 患者，男性，45 岁。因暴饮暴食后上腹疼痛 8 小时入院，主诉有明显的腹胀、恶心、呕吐。查体：全腹压痛、反跳痛，上腹部最为明显。腹腔穿刺出淡粉红色浑浊液体，血、尿淀粉酶升高明显。该患者最可能诊断为

A. 溃疡病穿孔

B. 急性阑尾炎

C. 急性坏疽性胆囊炎

D. 急性肠梗阻

E. 急性胰腺炎

115. 患者，女性，51 岁，胃溃疡病史 10 年。1 周前剧烈腹痛，急诊诊断胃溃疡穿孔，行胃次全切除术。术后第 5 日出现发热，最高体温 38.2℃，伴下腹痛，有里急后重感。最简便易行又具有诊断意义的检查是

A. 粪便常规

B. 腹部 B 超检查

C. 腹部立位 X 线检查

D. 腹腔穿刺

E. 血常规

116. 患者，男性，83 岁。因凌晨 3 点左右突发腹痛，伴恶心、呕吐急诊。自述有慢性支气管炎、肺气肿、冠心病病史 10 余年。2 个月前曾住院进行治疗。查体：生命体征平稳；中上腹压痛，局限性肌紧张，轻度反跳痛；中腹部及下腹部软，无压痛。腹部 X 线平片示膈下游离气体。

根据患者情况，目前宜采取的处理措施为

A. 急诊胃镜检查

B. 急诊剖腹探查

C. 腹腔诊断性穿刺

D. 采用腹腔镜微创治疗

E. 禁食、胃肠减压、保守治疗、严密观察病情变化

117. 患者，男性，49 岁。胃镜检查发现胃小弯侧 1.2cm×1.0cm 浅表溃疡，病理诊断为胃腺癌。手术切除，标本病理示病变累及黏膜下层，小弯侧有 2 个淋巴结转移。患者应考虑诊断为

A. 中期胃癌　　　B. 晚期胃癌

C. 进展期胃癌　　D. 小胃癌

E. 早期胃癌

118. 患者，男性，40 岁。被重物砸伤下腹部，查体：耻骨联合处压痛，挤压试验阳性，膀胱胀满，橡皮导尿管插入一定深度未引出尿液，导尿管尖端见血迹。此时应考虑

A. 导尿管插入方法不对

B. 导尿管插入深度不足

C. 导尿管阻塞

D. 骨盆骨折合并尿道断裂

E. 骨盆骨折合并膀胱损伤

119. 患者，男性，32 岁，因外伤造成 L_1 椎体压缩性骨折合并截瘫。骨折 1 周后出现体温升高，最可能的原因是

A. 骨折后血肿吸收热

B. 泌尿系统或呼吸道感染引起的发热

C. 肌肉瘫痪产热少

D. 脊髓损伤造成中枢调节功能减弱

E. 自主神经功能紊乱

120. 患者，男性，17 岁。左肱骨髁上骨折已

行手法复位，石膏托外固定。如果 X 线
检查诊断为桡骨远端骨折，无明显移位。
治疗方法宜采取

A. 皮肤牵引

B. 石膏外固定

C. 外固定支架固定

D. 外展架固定

E. 钢板内固定

121. 患者，女性，60 岁，不慎摔倒，左髋部
着地后剧痛，不能站立。检查见左下肢
缩短，外旋 90°畸形。其最可能的诊断是

A. 左股骨转子间骨折

B. 左股骨颈骨折

C. 左股骨颈头下型骨折

D. 左髋关节脱位

E. 股骨干骨折

122. 患者，男性，35 岁。车祸导致左肩部疼
痛、活动受限，来医院就诊。拍片检查
提示：左锁骨骨折，位置尚好。常用的
固定措施是

A. 外展架　　　　B. 石膏

C. 钢板内固定　　D. 夹板

E. "8" 字绷带

123. 患者，男性，59 岁。近 2 个月出现间歇
性无痛肉眼血尿，腰部隐痛，触诊腰部
有肿块。患者首先考虑为

A. 肾癌　　　　　B. 肾母细胞瘤

C. 膀胱癌　　　　D. 前列腺癌

E. 睾丸癌

124. 患者，男性，73 岁。体检胸片发现：右
肺下叶周围型结节，大小约 2.5cm ×
2.0cm。最佳的确诊方法是

A. 胸部 CT 检查

B. 纤维支气管镜检查

C. 胸壁肺穿刺活检

D. 开胸探查

E. 胸腔镜手术探查

125. 患者，男性，40 岁，胸部挤压伤后出现
咯血，严重呼吸困难。查体：颈部可扪
及皮下气肿，考虑诊断为

A. 肺爆震伤　　　B. 张力性气胸

C. 闭合性气胸　　D. 肺挫伤

E. 多根多处肋骨骨折

126. 患者，男性，25 岁。夜间骑自行车，头
朝下跌于壕沟，出现四肢不全瘫。X 线
检查显示齿状突骨折伴半脱位，此时在
治疗上最先采取的措施是

A. 吊带牵引　　　B. 环枕固定术

C. 颅骨牵引　　　D. 石膏固定

E. 切开复位内固定

127. 患者，男性，39 岁，左侧肋骨骨折 3 小
时。查体：呼吸困难，烦躁不安，BP
85/60mmHg，脉搏细速，气管向右侧偏
移，颈静脉怒张，颈部皮下气肿，胸廓
饱满，左侧呼吸音消失。胸片如下图所
示，应考虑诊断为

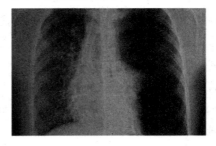

A. 连枷胸　　　　　B. 闭合性气胸

C. 开放性气胸　　　D. 张力性气胸

E. 心脏压塞

128. 患儿男，6 岁。经常咳嗽、气促，不爱玩
耍，活动后乏力。体检：发育落后，胸
骨左缘第 2、3 肋间闻及 3 级收缩期杂音，
无震颤，传导范围小，P₂ 亢进伴固定分
裂。胸片：右房、右室增大，肺动脉段

突出，肺野充血。最可能的诊断是

A. 房间隔缺损   B. 室间隔缺损

C. 动脉导管未闭   D. 法洛四联症

E. 肺动脉瓣狭窄

129. 患者，男性，39 岁。被击伤右胸 4 天，胸痛，深呼吸加重，无明显发绀。X 线胸片示：右侧第 3、4 肋骨骨折，无移位，肺压缩不足 30%。治疗方案应为

A. 胸腔穿刺抽气

B. 镇静止痛，保守治疗

C. 胸腔闭式引流

D. 吸氧，输液

E. 患侧加压包扎固定

130. 患者，男性，60 岁。大量饮酒后摔倒，腹部移动性浊音阳性，导尿管试查通畅，经导尿管注射 100ml 盐水，引出 40ml。应考虑诊断为

A. 肾损伤   B. 膀胱破裂

C. 前尿道损伤   D. 后尿道损伤

E. 输尿管损伤

131. 患者，男性，70 岁，患慢性冠状动脉供血不足 30 余年，伴心房纤颤 10 余年。2 小时前突然出现左下肢剧烈疼痛，开始时为大腿上部侵袭性痛，触痛明显，足背动脉搏动消失，检查发现大腿上部可触及一较明显变温带，足趾活动困难。最可能病变部位在

A. 腹主动脉   B. 股动脉

C. 髂总动脉   D. 髂股静脉

E. 股深静脉

132. 患者，男性，35 岁。发现腹壁包块 2 个月。查体：右上腹部可及一直径 2.5cm 的皮下包块，与皮肤无粘连，质硬，较固定，边界不清，无触痛。最可能的诊断是

A. 皮样囊肿   B. 腱鞘囊肿

C. 皮脂腺囊肿   D. 硬纤维瘤

E. 表皮样囊肿

133. 患者，男性，40 岁。脑出血，出血量不到 30ml，意识清楚。治疗首先应该采取的措施是

A. 立即手术钻孔清理血块

B. 继续观察

C. 甘露醇治疗

D. 抗生素预防治疗感染

E. 止血药

134. 患者，女性，40 岁。盆腔术后 1 周出现恶心，呕吐，腹胀，立位腹部平片示腹腔胀气，有多个液平面。可能的诊断是

A. 绞窄性肠梗阻   B. 肠套叠

C. 高位肠梗阻   D. 低位肠梗阻

E. 肠穿孔

135. 患者，男性，44 岁，脑外伤，一侧瞳孔缩小，头颅 CT 示左额顶颞部新月形高密度影。最可能的诊断是

A. 脑内血肿

B. 急性硬膜下血肿

C. 慢性硬膜下血肿

D. 急性硬膜外血肿

E. 脑疝

136. 患者，男性，35 岁，腹部撞击伤后 3 小时出现腹痛。查血压 75/45mmHg，心率 102 次/分，血红蛋白 90g/L。目前最恰当的诊断措施为

A. X 线腹部立位平片

B. 腹部 B 超

C. 诊断性腹腔穿刺

D. 选择性动脉造影

E. 查血淀粉酶

137. 患者，男性，35 岁。发生右下胸部撞击

伤 3 小时。检查：神志清，血压 75/60mmHg，心率 110 次/分，血红蛋白 72g/L，右侧腹部压痛，有肌紧张及反跳痛。下列处理最恰当的是

A. 密切观察，一旦血压下降，即剖腹探查

B. 输血的同时，考虑立即剖腹探查

C. 输血、输液并观察

D. 应用抗生素治疗

E. 观察

138. 患者，男性，35 岁。右上腹撞伤致剧烈腹痛半小时。检查：血压 82/45mmHg，脉率 130 次/分，呼吸 25 次/分。神志清，面色苍白，胸廓无畸形，呼吸音清，心律齐，无病理性杂音。腹膨隆，腹式呼吸减弱，全腹压痛，以右上腹为甚，伴肌紧张及反跳痛，肝区叩痛（+），肝浊音界无缩小，肠鸣音减弱，腹穿见不凝血。Hb 81g/L，WBC 15×10^9/L，中性粒细胞 0.81。该患者最可能的诊断是

A. 肾破裂　　　B. 胃十二指肠穿孔

C. 肝破裂　　　D. 脾破裂

E. 小肠破裂

139. 患者，男性，49 岁，上腹隐痛，便潜血阳性，钡餐见胃窦小弯侧黏膜纹理紊乱，胃壁僵直。首先考虑是

A. 慢性胃炎　　B. 胃溃疡

C. 胃癌　　　　D. 胃淋巴瘤

E. 萎缩性胃炎

140. 患者，男性，50 岁，经胃镜和病理活检确诊为胃癌。术中探查发现胃窦部直径 4cm 的肿块，肿物已经侵出浆膜层，并与肝左外叶及横结肠形成局部浸润，胃大弯和胃小弯侧淋巴结肿大。此时最适合的手术方式是

A. 立即关腹，术后应用联合化疗

B. 行联合脏器切除术

C. 行单纯胃大部切除术

D. 行全胃切除术

E. 行横结肠切除术

141. 患者，男性，44 岁。上腹部不适 3 年，胃镜检查为胃窦癌。术中探查为胃窦癌，约 4cm×4cm 大小，可活动，左肝外叶有一转移结节约 2cm。手术方法最恰当的是

A. 胃、空肠吻合术

B. 不做任何处理，关腹

C. 姑息性胃大部切除，腹腔放置化疗药物

D. 姑息性胃大部切除，行动脉置管化疗

E. 根治性胃大部切除，左肝外叶局部切除术

142. 患者，男性，64 岁。患胃溃疡多年，近年来上腹痛发作频繁且无规律，体重减轻，营养不良，胃钡餐透视见龛影。该患者最需要进行的检查是

A. 腹部 B 超

B. 胃酸测定

C. 胃镜和病理学检查

D. 粪便潜血试验

E. ERCP

143. 患者，女性，48 岁，胃大部切除术后第 7 天由流质饮食改为半流质饮食，进食后出现上腹部膨胀感和溢出性呕吐，胃肠减压引出大量液体后症状缓解。引起此症状可能的原因不包括

A. 吻合时胃肠壁翻入过多

B. 胃切除范围不够

C. 逆行套叠堵塞吻合口

D. 胃肠吻合口开口过小

E. 胃肠黏膜水肿较重

144. 患者，男性，69 岁，上腹不适伴腹胀 1 个月。胃镜检查为胃癌。术中检查发现胃窦部 5cm×5cm×6cm 肿块，与胰腺浸润固定，肝脏左外叶可及单个转移结节。恰当的处理为

    A. 胃癌根治术加左肝外叶切除

    B. 胃癌扩大根治术

    C. 肿瘤局部切除

    D. 关腹后化疗

    E. 胃空肠吻合后化疗

145. 患者，男性，37 岁。行毕 Ⅱ 式胃大部切除术（输入段对小弯术式）后 2 周，出现上腹部胀痛的症状，多出现在进食后半小时左右，伴有恶心和呕吐，呕吐物为胆汁样液体，不含食物；吐后症状明显减轻。查体：患者消瘦，轻度脱水表现，上腹部轻压痛，未闻及振水音。下列哪项是引起上述症状最可能的原因

    A. 吻合口梗阻

    B. 输出段梗阻

    C. 急性完全性输入段梗阻

    D. 倾倒综合征

    E. 慢性不完全性输入段梗阻

146. 患者，男性，59 岁，近 1 年来出现上腹不适，与饮食无关，口服抗酸药后症状无缓解，体重下降 5kg。为明确诊断应选的检查是

    A. CT 检查　　　　B. 腹部 B 超

    C. 纤维结肠镜　　　D. 胃镜

    E. 上消化道造影

147. 患者，男性，35 岁。两年前因胃溃疡穿孔行修补术，1 年后溃疡复发并穿孔行毕 Ⅰ 式胃大部切除术。术后半年又因胃溃疡穿孔行残胃部分切除并改行毕 Ⅱ 式胃大部切除术，术后上腹仍烧灼样痛，服用 H_2 受体拮抗剂，疼痛仍不缓解。此时应考虑

    A. 溃疡恶变

    B. 十二指肠后壁穿透性溃疡

    C. 吻合口溃疡

    D. 空肠溃疡

    E. Zollinger – Ellison 综合征

148. 患者，女性，48 岁，近 2 个月来有不明原因的少量脓血黏液便及稀软便，5～6 次/天，腹胀，有时可闻及亢进肠鸣音。左下腹可扪及一质硬、固定、椭圆形包块。诊断应考虑为

    A. 溃疡性结肠炎　　B. 慢性痢疾

    C. 过敏性结肠炎　　D. 结肠息肉

    E. 乙状结肠癌

149. 患者，男性，45 岁。排便次数增多 3 个月余，大便不成形，间有脓血便，并伴有明显的里急后重。经内科药物治疗 1 个月，上述症状无好转，体重减轻 3kg。最可能的诊断是

    A. 急性菌痢　　　　B. 过敏性结肠炎

    C. 乙状结肠癌　　　D. 结肠息肉

    E. 肠结核

150. 患者，男性，53 岁。脓血便半年余，纤维结肠镜发现距肛门 11cm 处直肠前壁有一肿物，直径 1cm，基底宽，病理证实为直肠息肉恶性变。手术方式应选择

    A. 经肛门局部切除术

    B. 腹会阴联合直肠癌根治术

    C. 经腹直肠癌切除术

    D. 乙状结肠造瘘术

    E. 骶后径路局部切除术

151. 患者，男性，39 岁。肛门右侧胀痛、排便时疼痛加剧伴发热 4 天。查体：肛门右侧红肿，指压痕（＋）。应采取的处

理是

A. 静脉滴注抗生素

B. 减少活动，卧床休息

C. 坐浴热敷

D. 镇痛

E. 穿刺有脓后切开引流

152. 患者，男性，49 岁。慢性肝病 11 年，普查发现 AFP 800μg/L。首先应进行的检查是

A. 选择性肝动脉造影

B. 肝脏核素扫描

C. 腹部平片

D. 腹部（肝脏）B 超或 CT

E. 腹腔镜探查术

153. 患者，男性，45 岁，3 小时前起床突感头晕、心悸，右上腹部剧痛入院。查体：贫血貌，右上腹有压痛、反跳痛，血压 70/50mmHg，体温 36.9℃，血红蛋白 80g/L，白细胞 10.2×10^9/L。最可能诊断为

A. 胃、十二指肠溃疡穿孔

B. 肠伤寒穿孔

C. 胆囊炎穿孔

D. 肝癌破裂出血

E. 慢性胰腺炎急性发作

154. 患者，男性，46 岁。右上腹疼痛 1 年。行 B 超检查示：肝左外叶有一直径 10cm 占位，边界不清，门静脉左支内可见癌栓。首选的治疗方案是

A. 全身化学治疗

B. 肿瘤局部放射治疗

C. 手术治疗

D. 介入治疗

E. 中医治疗

二、A3/A4 型题

（155 ～ 158 题共用题干）

患者，男性，39 岁。腹痛，腹胀 5 个月，

不能进食 2 天入院。查体：上腹部膨隆，压痛。腹部 CT 检查：上腹部囊状包块。临床诊断：急性胰腺炎伴假性囊肿形成。

155. 手术中于胃体打孔置硅胶管一端到空肠，另一端从皮肤引出体外，其目的是

A. 胃肠减压　　　　B. 肠外营养

C. 补充液体　　　　D. 肠内营养

E. 引流消化液

156. 术后患者情况良好，营养支持一般开始于

A. 术后当天　　　　B. 术后第 1 天

C. 术后 3 天　　　　D. 肛门排气以后

E. 肛门排便以后

157. 每天肠内营养液达到多少以后，可以停止肠外营养

A. 50ml/h，24 小时总量大于 1000ml

B. 100ml/h，24 小时总量大于 1500ml

C. 100ml/h，24 小时总量大于 2000ml

D. 150ml/h，24 小时总量大于 2000ml

E. 150ml/h，24 小时总量大于 2500ml

158. 术后第 10 天，肠内营养液 24 小时总量大于 2000ml，连续 2 天少尿。最可能的原因是

A. 肠内营养的并发症

B. 血容量不足

C. 肠内营养液搭配不当

D. 肾衰竭

E. 肠内营养液滴速过慢

（159 ～ 161 题共用题干）

患者，男性，39 岁。摔倒后右手支撑地面，随后腕部出现肿痛，活动障碍。检查：右鼻烟窝部压痛明显。

159. 患者最可能的诊断是

A. 腕三角骨骨折

B. 腕舟骨骨折

C. 桡骨茎突骨折

D. 腕大多角骨骨折

E. 第一掌骨骨折

160. 初步确诊后应采取的治疗方案为

A. 切开复位内固定术

B. 短臂石膏外固定

C. 手法复位弹力绷带外固定

D. 应用外固定支架

E. 骨牵引后理疗

161. 此骨折常见的并发症为

A. 骨关节感染　　B. 畸形愈合

C. 缺血性骨坏死　　D. 骨化性肌炎

E. 神经血管损伤

(162～164 题共用题干)

患者，男性，58 岁，车祸致双下肢广泛软组织挫伤。入院查心率 106 次/分，血压 113/64mmHg，急行手术清创。

162. 术中的最佳输液原则是

A. 扩容以纠酸

B. 扩容、碱化尿液

C. 输血

D. 输血浆代用品

E. 输葡萄糖

163. 术后第 2 天患者尿量减少至 25ml/h，经补液不见好转。为进一步明确诊断，下列哪项检查最有价值

A. X 线检查

B. 血尿素氮、肌酐检查

C. 血常规检查

D. 动脉血气分析

E. 尿常规及细菌培养

164. 此时最先需要采取的治疗措施是

A. 吗啡镇痛

B. 扩容、补碱

C. 使用利尿药

D. 严格控制补液量

E. 用大剂量抗生素控制感染

(165～166 题共用题干)

患者，男性，32 岁。因急性化脓性阑尾炎合并穿孔、弥漫性腹膜炎入院。行阑尾切除术后自行要求转院，在术后 5 小时转至市医院。

165. 作为接诊医师，首先应注意的内容为

A. 手术是否顺利

B. 患者血常规及体温变化

C. 腹部体征的恢复情况

D. 术后是否已给予大量抗生素

E. 脉搏、血压及精神状态

166. 患者术后第 3 天起，持续发热，有时呃逆，右上腹痛。查体：右肺底呼吸音弱，胸部 X 线检查：右膈活动受限，肋膈角少量积液；白细胞 20×10^9/L。首先应考虑为

A. 右侧胸膜炎　　B. 肺不张

C. 右下肺炎　　D. 膈下脓肿

E. 门静脉炎、肝脓肿

(167～168 题共用题干)

患者，男性，47 岁。左下肢酸胀沉重，小腿出现"蚯蚓状"团块 4 年。查体：左小腿可见明显的静脉曲张，内踝处皮肤增厚，有色素沉着。Trendelenburg 试验阳性，Pratt 试验阳性。

167. 患者可诊断为

A. 大隐静脉瓣膜功能不全

B. 小隐静脉瓣膜功能不全

C. 深、浅静脉间交通支瓣膜功能不全

D. 深静脉瓣膜功能不全

E. 大隐静脉瓣膜功能不全及深、浅静脉间交通支瓣膜功能不全

168. 治疗宜采取

    A. 股静脉瓣膜成形术

    B. 硬化剂局部注射

    C. 弹性绷带包扎

    D. 高位结扎术

    E. 高位结扎加静脉剥脱、交通静脉结扎术

（169～170 题共用题干）

患者，男性，65 岁。5 个月前发现腹部搏动性肿物入院治疗。超声及 CTA 提示：腹主动脉瘤，最大直径为 6.0cm，累及右髂总动脉，瘤径 1.5cm。患者有 3 年冠心病病史，2 年前行冠脉支架植入术，目前偶有活动后心悸不适感。

169. 患者最适合的治疗方法是

    A. 保守治疗

    B. 腔内修复治疗

    C. 腹主动脉瘤切除，人工血管重建术

    D. 先行冠脉造影

    E. 同期行腹主动脉瘤切除，人工血管重建＋冠脉旁路移植术

170. 为了制订治疗方案，不需进行的检查为

    A. 超声心动图

    B. 肝功能检查

    C. CTA 测量腹主动脉瘤各径线

    D. 双下肢动脉无创血管检查

    E. 冠脉 CTA 明确冠脉情况

（171～173 题共用题干）

患者，男性，58 岁。右侧腹股沟区肿块，站立过久肿块出现，平卧消失，无痛，有时肿块可进入阴囊。查体：右侧肿块直径约 8cm，可回纳，压内环腹压增加时，肿物不出现，透光试验阴性。

171. 患者可初步诊断为

    A. 可复性腹股沟直疝

    B. 可复性腹股沟斜疝

    C. 难复性腹股沟直疝

    D. 难复性腹股沟斜疝

    E. 右侧睾丸鞘膜积液

172. 患者应采取的治疗措施为

    A. 疝成形术

    B. 手术疝囊高位结扎

    C. 手术疝囊高位结扎及修补

    D. 手术修补

    E. 鞘膜切除反转术

173. 出院时进行的康复指导，不恰当的是

    A. 出院后注意休息

    B. 防止感冒、咳嗽

    C. 多饮水、多吃蔬菜，防止便秘

    D. 随诊

    E. 1 个月后可从事重体力劳动

（174～175 题共用题干）

患者，女性，34 岁。半年前对其小儿断乳，发热 1 个月，左乳皮温高，经"消炎"治疗后自觉左乳胀大，变硬。就诊时扪及左乳有多个结节。触诊：左乳硬，皮肤较光滑，表面触及小硬结。钼靶 X 线片：病侧乳腺可见大片状密度增高影，其中布满不定型的泥沙样钙化影，局部皮肤红肿呈"橘皮样"改变，红肿面积超过乳房面积 1/3，腋下可见肿大淋巴结影。

174. 患者最可能诊断为

    A. 导管原位癌   B. 乳腺脓肿

    C. 炎性乳癌   D. 急性乳腺炎

    E. 乳腺肉瘤

175. 经粗针穿刺病理诊断为乳腺癌，但未见真皮淋巴管癌栓。首选的治疗方法是

    A. 改良根治术

    B. 改良根治术＋腋窝淋巴结清扫术

    C. 保乳术

    D. 放疗

E. 化疗

（176～177 题共用题干）

患者，男性，57 岁，咳嗽、发热 2 周，近 3 天胸闷不适加重，出现右侧胸痛。胸部 X 线提示右肺下野可见致密影。超声考虑右侧中等量胸腔积液，内有分隔。

176. 为迅速做出诊断，下列检查最有价值的是
    A. 观察血常规动态变化
    B. 胸部 CT 检查
    C. 检查痰液，细菌培养加药敏试验
    D. 胸腔穿刺，积液进行生化、常规检查
    E. 支气管镜检查

177. 该患者胸腔穿刺仅抽出约 50ml 脓性液体，下一步最佳的治疗是
    A. 反复穿刺，抽脓液
    B. 胸腔穿刺灌洗抗生素
    C. 开胸探查
    D. 开胸清理脓腔
    E. 经肋床胸腔闭式引流术

（178～179 题共用题干）

患者，女性，49 岁。曾行子宫切除术，现瘢痕处皮肤红，并有不可回纳的肿物，伴发热、呕吐及腹胀。

178. 患者可诊断为
    A. 皮肤感染
    B. 切口嵌顿性疝
    C. 皮肤过敏
    D. 切口绞窄性疝
    E. 切口肿瘤

179. 在各种常用的腹部切口中，最常发生切口疝的是
    A. 下腹部腹直肌旁切口
    B. 上腹正中切口
    C. 左侧旁正中切口
    D. 肋缘下斜切口

E. 下腹部横切口

三、案例分析题：以下提供若干个案例，每个案例下设若干道考题。根据题目所提供的信息，在每道考题下面的备选答案中选出全部正确答案，其中正确答案有 1 个或几个。答题过程是不可逆的，即进入下一问后不能再返回修改所有前面的答案。

（180～183 题共用题干）

患者，男性，56 岁，体重 54kg，上腹胀痛伴呕吐 4 天，呕吐物为隔日所进食物，量约每次 1200ml。查体：血压 105/60mmHg，皮肤干燥，眼球下陷，上腹部隆起，可见胃型和胃蠕动波，血清钠 128mmol/L。

180. 患者目前存在的水代谢紊乱是
    A. 轻度等渗性脱水
    B. 中度等渗性脱水
    C. 重度等渗性脱水
    D. 轻度低渗性脱水
    E. 中度低渗性脱水
    F. 重度低渗性脱水
    G. 轻度高渗性脱水
    H. 中度高渗性脱水
    I. 重度高渗性脱水

181. 目前最可能合并的电解质与酸碱平衡紊乱是
    A. 低钾低氯性碱中毒，低钠血症
    B. 低钾高氯性碱中毒，低钙血症
    C. 低钾高氯性酸中毒，高钙血症
    D. 高钾低氯性碱中毒，低钙血症
    E. 高钾低氯性碱中毒，高钙血症
    F. 高钾低氯性酸中毒，高钙血症

182. 造成上述水电解质紊乱最可能的原因是
    A. 急性胃肠炎
    B. 闭袢性结肠梗阻
    C. 麻痹性肠梗阻
    D. 上消化道大出血
    E. 幽门梗阻

F. 完全性低位小肠梗阻

183. 为纠正目前患者的脱水，应该遵循的治疗原则包括

    A. 积极治疗原发病

    B. 输注速度先慢后快

    C. 补液总量力争1次完成

    D. 每天补充钠生理需要量9g

    E. 静脉补充含盐溶液或高渗盐水

    F. 治疗当天给予累积损失量的1/2

    G. 可根据以下公式计算补钠量，即 $(142-128) \times 54 \times 0.6$

（184~187题共用题干）

患者，女性，56岁，2小时前左股部突发肿物，局部疼痛，直立时疼痛加重，弯腰时疼痛减轻来诊。查体：左腹股沟韧带下方有一肿块，约 $2cm \times 2cm$ 大小，有触痛，平卧后肿块不能回纳。

184. 应首先考虑为

    A. 左侧腹股沟斜疝

    B. 耻骨旁疝

    C. 左侧嵌顿性股疝

    D. 左侧淋巴结炎

    E. 马鞍疝

    F. 左侧腹股沟直疝

185. 为明确诊断，需要做的是

    A. 生化检查   B. 胃肠造影

    C. 病理检查   D. 血钙水平

    E. 止血与血栓试验 F. 超声检查

186. 确诊本疾病前，需要鉴别的疾病包括

    A. 腹股沟斜疝

    B. 深静脉血栓

    C. 脂肪瘤

    D. 腹股沟淋巴结肿大

    E. 大隐静脉曲张

    F. 腰大肌脓肿

187. 患者若确诊为嵌顿性股疝，需要进行的治疗应为

    A. 手法复位   B. 急诊手术

    C. 注射噻替派   D. 局部热敷

    E. 择期手术   F. 抗感染

（188~191题共用题干）

患者，女性，40岁。3天前因突发中腹部疼痛伴血便入院。自述腹痛为阵发性，伴恶心、呕吐。呕吐物为胃内容物，起病后曾排黏液血便3次。患者在1个月前开始腹痛，反复发作，伴黏液血便，腹痛发作时，自感有"气块"在腹内窜动。查体：消瘦，贫血貌，腹稍膨隆，全腹软，无局限性压痛及肌紧张，下腹正中可扪及肿块，约 $10cm \times 6cm$ 大小，质韧，轻压痛，上下可以推动，肠鸣音活跃，音调稍高。

188. 患者最可能诊断为

    A. 克罗恩病   B. 慢性肠套叠

    C. 直肠癌伴梗阻   D. 右半结肠癌

    E. 卵巢囊肿蒂扭转 F. 急性胃肠炎

189. 有助于诊断的检查有

    A. 钡灌肠X线造影

    B. 腹部立位X线平片

    C. 选择性肠系膜上动脉造影

    D. 纤维结肠镜检查

    E. 小肠胶囊镜检查

    F. 腹部超声检查

190. 患者入院后腹痛逐渐加重。下列处理措施较为妥当的有

    A. 给予空气灌肠

    B. 给予山莨菪碱镇痛

    C. 按急诊做术前准备

    D. 胃肠减压同时氧气驱虫

    E. 禁食、胃肠减压

    F. 输液

191. 术后第3天，腹腔引流管引流出肠液样液体，约50ml。查体：体温37.5℃，腹

肌软，无压痛、反跳痛，肠鸣音弱。血 WBC $11.2 \times 10^9/L$。对患者正确的处理是

A. 经引流管造影

B. 进食流质饮食

C. 剖腹探查，行瘘口修补

D. 保持引流管通畅

E. 继续禁食，胃肠减压、输液

F. 经引流管注入黏合剂后拔除引流管

（192～195 题共用题干）

患者，男性，38 岁，因车祸撞伤左胸部 1 小时入院，主诉胸痛伴呼吸困难，并进行性加重，间断咳鲜红色血痰。查体：呼吸 38 次/分，脉搏 128 次/分，血压 90/40mmHg，患者面色苍白，嘴唇发绀，烦躁不安，气管右移，广泛皮下气肿，左外侧胸部皮下可及骨擦感，胸壁局限血肿，左侧呼吸音消失，右肺呼吸音尚清。

192. 根据患者上述症状、体征，可能的诊断有

A. 肋骨骨折

B. 肺爆震伤

C. 创伤性休克

D. 心脏压塞

E. 肺裂伤

F. 张力性气胸

G. 气管/支气管损伤

H. 创伤性窒息

193. 下列处理中，应立即采取

A. 急诊纤维支气管镜吸痰

B. 吸氧，补液，抗休克

C. 固定肋骨骨折

D. 气管切开，气管插管

E. 急诊左侧开胸探查

F. 左侧胸腔闭式引流

G. 心包穿刺

H. 左侧胸腔镜探查

194. 该患者闭式引流切口位置可选择

A. 左侧锁骨中线第 2 肋间

B. 左侧锁骨中线第 4 肋间

C. 左侧腋中线第 2 肋间

D. 左侧腋前线第 2 肋间

E. 左侧腋中线第 7 肋间

F. 左侧腋后线第 9 肋间

G. 左侧腋后线第 8 肋间

H. 左侧胸骨旁第 4 肋间

195. 完善检查后，该患者气管及双侧支气管未发现异常，左肺复张良好，左侧胸腔内有中等量凝固性血胸，纵隔居中，左侧第 7 肋骨单处骨折，其余未发现明显异常。接下来应进行的是

A. 左侧胸腔闭式引流术

B. 左侧开胸探查术

C. 左侧肋骨骨折外固定术

D. 左侧胸腔开放引流术

E. 左侧胸腔穿刺术

F. 胸腔镜左侧胸腔探查术

G. 左侧肋骨骨折内固定术

H. 加压吸氧，积极抗感染、对症治疗

（196～198 题共用题干）

患者，男性，29 岁，骶髂部被撞伤后疼痛 1 小时入院。查体：体温 36.5℃，脉搏 110 次/分，呼吸 22 次/分，血压 85/60mmHg。患者神志清楚，表情淡漠，口唇苍白。头颅、胸、腹部检查未见异常。直肠指检肛门括约肌收缩有力。右侧腹股沟和骶髂关节处压痛，骨盆挤压分离试验（＋）。双下肢感觉、运动、血运均正常。

196. 急诊应重点检查的项目是

A. 血常规检查

B. 骨盆 X 线检查

C. 骨盆 MRI 检查

D. 导尿和尿常规检查

E. SPECT 检查

F. DSA 检查

197. 检查见右侧耻骨上、下支骨折伴骶髂关节完全性脱位，右侧骨盆向上移位 2cm。导尿和尿常规检查结果无异常。目前应考虑的诊断是

A. 骨盆骨折，Tile A 型

B. 骨盆骨折，Tile B 型

C. 骨盆骨折，Tile C 型

D. 轻度失血性休克

E. 中度失血性休克

F. 重度失血性休克

198. 该患者入院以来一直进行抗休克治疗，经快速输注平衡液和红细胞悬液 2500ml，血压略有上升后便开始下降。该患者目前应采取

A. 紧急转入 ICU 救治

B. 继续进行液体复苏

C. 紧急手术后腹膜止血

D. 紧急动脉造影并进行髂内动脉栓塞

E. 紧急剖腹探查

F. 紧急进行骨盆骨折切开复位内固定

G. 紧急进行骨盆外固定支架固定

(199~201 题共用题干)

患者，男性，66 岁，主诉 3 小时前晨练后突然剧烈头痛（左侧顶部为甚，持续性胀痛及跳痛，无恶心、呕吐），右侧肢体活动不灵活，言语不能，无意识障碍及肢体抽搐发作。查体：血压 205/120mmHg，无发热。该患者既往有高血压病史 10 余年，平时血压维持在（160~180）/（100~110）mmHg，未经系统治疗。无糖尿病、肝炎、结核病病史。家族中有高血压病史。

199. 该患者最可能诊断为

A. 帕金森病

B. 高血压脑出血

C. 脑血栓形成

D. 蛛网膜下腔出血

E. 脑膜炎

F. 自发性硬脑膜下血肿

G. 颅内占位性病变

200. 该患者进行查体时，最可能出现的阳性体征是

A. 眼底可见动脉硬化

B. 失语

C. 嗜睡

D. 右侧中枢性面、舌瘫

E. 右侧肢体肌力 3 级

F. 听觉障碍

G. 共济失调

201. 下列可提示严重颅内压增高的表现是

A. 一侧肢体偏瘫　　B. 烦躁不安

C. 嗜睡　　　　　　D. 一侧瞳孔散大

E. 去脑强直　　　　F. 共济失调

G. 肌张力降低

(202~204 题共用题干)

患者，男性，80 岁，因进行性排尿困难 6 个月入院。前列腺特异性抗原（PSA）120ng/ml，直肠指诊提示：前列腺明显增大、质硬。

202. 为明确诊断应选择的检查项目是

A. 尿脱落细胞学检查

B. 膀胱镜检查

C. 腹部增强 CT

D. 盆腔增强 MRI

E. 穿刺活检

F. 复查血 PSA

G. 全身骨扫描

203. 患者穿刺活检证实为前列腺癌。穿刺后第 1 天，出现发热，体温最高 38.6℃，伴有排尿困难。急诊查尿白细胞（＋＋＋），血白细胞计数 12×10^9/L。此时应进行

A. 留置导尿管

B. 行膀胱造瘘

C. 行肾穿刺造瘘

D. 血液透析

E. 进行抗生素治疗

F. 进行去势治疗

G. 行泌尿系统超声检查

204. 患者诉近日没有食欲，有时恶心。对其进行全身骨扫描，结果提示多发骨转移。行泌尿系统超声检查，结果示双肾重度积水伴双侧输尿管全程扩张，双侧输尿管下段受累。血肌酐检查：205μmol/L。

对该患者的进一步处理为

A. TURP

B. 内分泌治疗

C. 全盆腔放疗

D. 根治性手术切除

E. 多西他赛化疗

F. 行肾盂造瘘术

G. 双膦酸盐治疗

模拟试卷答案与解析

一、A1/A2 型题

1. B 选项 A、E，医疗事故是指医疗机构或其医务人员在医疗活动中，违反医疗卫生管理法律、行政法规、部门规章和诊疗护理规范、常规，过失造成患者人身损害的事故。医疗纠纷是指医患双方因诊疗活动引发的争议。选项 B，医疗事故的责任人只能是医疗机构及其医务人员。选项 C，医疗机构发生医疗事故的，由卫生行政部门根据医疗事故等级和情节，给予警告；情节严重的，责令限期停业整顿直至由原发证部门吊销执业许可证，对负有责任的医务人员依照刑法关于医疗事故罪的规定，依法追究刑事责任；尚不够刑事处罚的，依法给予行政处分或者纪律处分。选项 D，根据对患者人身造成的损害程度，医疗事故分为四级，包括：一级医疗事故、二级医疗事故、三级医疗事故、四级医疗事故。

2. A 《中华人民共和国民法典》规定，患者在诊疗活动中受到损害，医疗机构或者其医务人员有过错的，由医疗机构承担赔偿责任。

3. A 《突发公共卫生事件应急条例》规定，突发事件应急工作，应当遵循预防为主、常备不懈的方针，贯彻统一领导、分级负责、反应及时、措施果断、依靠科学、加强合作的原则。

4. A 循证医学作为一种医学实践方法，最终目的是改善和评估临床医疗，它的定义是：整合患者价值、临床医生的专业技能和最好证据，并将三者完美结合以制定出患者的

治疗措施。因此三要素是医生技能、患者需要和最佳证据。

5. D 循证医学认为要将最好的研究证据、医师的临床实践、患者的价值和期望三者之间进行完美的结合，其倡导的理念推动了循证教育学的产生，在实践性、人文性、合作性三个方面对教育学的发展具有重要启示。

6. C 研究对象随机分组的目的是将研究对象随机分配到试验组和对照组，以使比较组间具有相似的临床特征和预后因素，即两组具备充分的可比性。

7. C 医学伦理学的基本原则是指在医学实践活动中调节医务人员人际关系及医务人员、医疗卫生保健机构与社会关系的最基本出发点和指导原则，也是衡量医务人员职业道德水平的最高尺度。医学伦理学的基本原则包括不伤害原则、有利原则、尊重原则和公正原则。

8. E 医学伦理学的基本原则包括尊重、不伤害、有利和公正。不伤害原则是指医务人员在整个医疗行为中，无论动机还是效果，均应避免对患者造成伤害。不伤害原则是底线原则，是对医务人员的最基本要求。

9. D 涂擦消毒剂时，应由手术区中心部向四周涂擦。如为感染部位手术，或为肛门区手术，则应从手术区外周涂向感染处或会阴肛门处。已经接触污染部位的药液纱布，不应再返擦清洁处。手术区皮肤消毒范围要包括手术切口周围 15cm 的区域。

10. B 灭菌是指杀灭一切活的微生物，

包括芽孢。消毒则是指杀灭病原微生物和其他有害微生物，但并不要求清除或杀灭所有微生物，因此选项 B 叙述有误。

11. D 在手术过程中，同侧手术人员如需调换位置，一人应先退一步，背对背地转身到达另一位置，以防触及对方背部非无菌区。

12. C 有效循环血容量的急剧降低是引起休克的主要原因，当有效血容量最开始减少时，休克处于代偿期时，由于交感神经兴奋，外周血管收缩，通常收缩压没有明显的下降，而脉压变小是此期血压最明显的变化。

13. B 幽门梗阻所引起的持续呕吐丢失大量胃液，可造成低氯低钾性碱中毒。

14. E 溃疡大出血是溃疡基底血管被腐蚀破裂所致，大多数为动脉出血。大出血的溃疡一般位于胃小弯或十二指肠后壁，因此胃溃疡出血的来源常为胃左右动脉及其分支，而十二指肠溃疡出血多来自胰十二指肠上动脉或胃十二指肠动脉及其分支。

15. E 手术大单两侧和足端应超过手术台 30cm，可提高手术无菌的安全性。

16. A 小肠破裂口平行于肠管的长轴并非单纯修补禁忌，只要采用横缝，即可不至于将肠管缝窄。其余几项均为切除指征。

17. D 急性完全性单纯性肠梗阻的患者，首先采取胃肠减压、纠正水电解质紊乱和保持酸碱平衡、抗感染等基础疗法为主的非手术治疗。选项 D，可先采取非手术治疗。

18. B 粘连性肠梗阻的全身情况：肠梗阻早期多无明显改变，晚期可出现体液丢失的体征。发生绞窄时可出现全身中毒症状及休克。

19. E 盆腔位阑尾炎时，阑尾刺激直肠，出现里急后重症状，而腹痛症状不明显。

20. C 皮质类固醇可用于感染性休克和其他较严重的休克。其作用主要如下：①阻断 α 受体兴奋作用，使血管扩张，降低外周血管阻力，改善微循环。②保护细胞内溶酶体，防止溶酶体破裂。③增强心肌收缩力，增加心排血量。④增进线粒体功能和防止白细胞凝集。⑤促进糖异生，使乳酸转化为葡萄糖，减轻酸中毒。

21. C 血栓性浅静脉炎全身反应症状比较轻，局部症状比较明显，典型的表现为局部突然呈现网状和柱状的红肿条状物，皮肤温度升高，有明显的疼痛和触痛。疼痛可于 2 ~ 4 周内减弱或消失。

22. A 深静脉血栓形成的因素有：①血液淤滞状态：血小板与血管内膜接触机会增多，血小板就有可能沉积、黏附在血管内膜上，构成血栓形成的核心，如长时间制动、卧床者（手术后、偏瘫、截瘫患者）。②血液高凝状态：创伤、手术后、大面积烧伤、妊娠、肿瘤、长期口服避孕药及血液中凝血因子的异常等。③静脉壁损伤：有机械损伤、化学损伤、感染性损伤等，如静脉输注刺激性药物，外伤和感染均可造成静脉壁损伤，静脉壁损伤后所发生的各种改变，都可引起局部血小板黏附、聚集，纤维蛋白及血细胞沉积，最后形成血栓。

23. A 脾动脉瘤的病因：①脾动脉瘤中 30% 发生于门静脉高压症脾大的患者，可能与其高血流动力学引起脾动脉扩张有关。②多次妊娠与脾动脉瘤的发生有密切关系，可能与妊娠时雌激素和局部血流动力学改变引起脾动脉中层缺损相关。③引起脾动脉瘤的其他原因有动脉粥样硬化、肌纤维发育异常、胰腺炎、创伤等。

24. E 低镁血症常见于：①长期禁食、

厌食或长时间肠外营养而没有补充镁；②严重腹泻、长期胃肠减压引流、肠瘘以及短肠综合征等导致经胃肠道丢失镁；③大量应用利尿剂及某些肾脏疾病，导致经肾排出镁增多而重吸收减少；④高钙血症可使肾小管对镁及磷酸盐重吸收减少；⑤糖尿病酮症酸中毒、甲状腺功能亢进以及严重甲状旁腺功能减退均使肾小管对镁重吸收减少。肾衰竭是高镁血症最常见的病因，多见于急、慢性肾衰竭少尿或无尿时，选项 E 错误。

25. B 电解质在细胞内液和细胞外液中的分布有显著不同，细胞内液阳离子以 K^+ 为主，阴离子有蛋白质、HPO_4^{2-} 等；细胞外液阳离子以 Na^+ 为主，阴离子有 Cl^- 和 HCO_3^-、蛋白质等，其中 Cl^- 是最重要的。Cl^- 和 HCO_3^- 二者除保持体液的张力外，对维持酸碱平衡有重要作用。

26. C 阑尾的神经由交感神经纤维经腹腔丛和内脏小神经传入，由于其传入的脊髓节段在第 10、11 胸节，所以当急性阑尾炎发病开始时，常表现为脐周的牵涉痛，属内脏性疼痛。炎症加重累及浆膜及壁腹膜时，则由体神经传入疼痛信号，疼痛就较明确地定位于右下腹。

27. C 阑尾为一管状器官，远端为盲端，近端开口于盲肠，位于回盲瓣下方 2～3cm 处。阑尾系膜呈三角形或扇形，其内含有血管、淋巴管和神经。阑尾系膜短于阑尾长度，这使阑尾蜷曲。阑尾系膜内的血管，主要由阑尾动、静脉组成，经由回肠末端后方行于阑尾系膜的游离缘。阑尾动脉系回结肠动脉的分支，是一种无侧支的终末动脉，当血运障碍时，易导致阑尾坏死。阑尾静脉与阑尾动脉伴行，最终回流入门静脉。

28. D 直肠肛管淋巴引流以齿状线为界，分上、下两组：上组在齿状线以上，有三个引流方向。向上沿直肠上动脉到肠系膜下动脉旁淋巴结，这是直肠最主要的淋巴引流途径；向两侧经直肠下动脉旁淋巴结引流到盆腔侧壁的髂内淋巴结；向下穿过肛提肌至坐骨肛管间隙，沿肛管动脉、阴部内动脉旁淋巴结到达髂内淋巴结。下组在齿状线以下，有两个引流方向：向下外经会阴及大腿内侧皮下注入腹股沟淋巴结，然后到髂外淋巴结；向周围穿过坐骨直肠间隙沿闭孔动脉旁引流到髂内淋巴结。上、下组淋巴网有吻合支，因此，直肠癌有时可转移到腹股沟淋巴结。

29. D 外痔主要临床表现是肛门不适、潮湿不洁，有时有瘙痒。结缔组织外痔（皮赘）及炎性外痔常见。如果发生急性血栓形成时，可伴有肛门剧痛，称之为血栓性外痔，疼痛的程度与血栓大小及与肛门括约肌的关系相关。

30. B 肛门指诊是简单而重要的临床检查方法，对于及早发现肛管、直肠癌意义重大。70% 的直肠癌可通过肛门指诊发现。

31. C 急性肾衰竭少尿期时，可出现高钾血症，当血钾高于 6.5mmol/L 时，随时可导致心搏骤停，因此，应严格控制血钾的摄入。

32. D 除心脏本身的病变外，休克、缺氧、严重水电解质平衡和代谢紊乱、中毒及呼吸系统疾病等均可导致心搏骤停，现场抢救并及时判断诱发心搏骤停的原因，给予及时纠正，自主循环可能能够恢复。

33. C 急性出血为输血的主要适应证，特别是严重创伤和手术时出血。失血量低于总血容量20%（500～800ml）时，一般首选输注晶体液、胶体液或少量血浆增量剂，不输全血或血浆。目前主张成分输血，不主张输全血，先输注红细胞加强血液供氧，再输注血浆。

34. A 创伤性休克早期，机体通过过度通气进行代偿，发生呼吸性碱中毒，因此损伤后早期会出现碱中毒。

35. E 糖皮质激素能抑制多种炎症介质的释放和稳定溶酶体膜，缓解 SIRS。但应用限于早期，用量宜大，可达正常用量的 10 ~ 20 倍，维持时间不宜超过 48 小时。否则有发生急性胃黏膜损害和免疫抑制等严重并发症的危险。

36. C 面部"危险三角区"主要指面部的上唇周围和鼻部区域，发生于这一区域的疖，由于挤压或挑刺可导致逆行性感染，造成海绵状静脉窦炎，引起颅内感染。主要表现为颜面部进行性肿胀，伴头痛、寒战、高热、甚至昏迷。

37. D 手部化脓性感染可以放置引流物，不会影响手部功能。选项 A，手部化脓性感染的手术应用神经阻滞麻醉即可。选项 B、C、E 均为促进康复的措施。

38. E 乙级愈合指愈合处有炎症反应，如红肿、硬结、血肿、积液等，但未化脓。切口化脓属于丙级愈合。

39. E 心脏直视手术时，如果患者存在永存左上腔静脉而术前未发现，术中未予插管引流，则心脏内可出现从左上腔回流的静脉血，呈暗红色。选项 A、B，动脉导管未闭和主动脉瓣反流的回血往往是氧合的鲜红色的血。选项 C，肺静脉畸形引流无其他合并畸形不会有回流增多的发生。选项 D，肺动脉闭锁如体肺侧支形成会有鲜红色的回血。

40. C 临床常用的防治急性脑水肿和降低颅内压的措施包括脱水、低温和应用肾上腺皮质激素。

41. C 重症烧伤患者营养支持是为了供给细胞代谢所需要的能量与营养底物，维持组织器官结构与功能，通过营养素的药理作用调理代谢紊乱，调节免疫功能，增强机体抗病能力，从而影响疾病的发展与转归。增加患者脂肪合成不是重症烧伤患者营养支持的目的。

42. C 进流质饮食应在胃肠功能恢复（肛门排气）后开始。

43. C 外科手术前准备的根本目的是要对患者全身情况充分了解，尤其是主要脏器的功能状况，如心、肺、肝、肾等，以评估患者对麻醉和手术的耐受力，对耐受力良好者术前进行一般准备，就可以手术；对耐受力不良者，术前除一般准备外，还应行特殊准备，以保证手术安全顺利。

44. D 切口裂开的预防：在良好麻醉、腹壁松弛条件下缝合切口，避免强行缝合造成腹膜等组织撕裂；在依层缝合腹壁切口时，注意组织对合良好，对腹壁张力较大者可加用腹壁全层减张缝合；及时处理腹胀；患者咳嗽时，最好平卧，双手按压伤口两侧，以减轻腹内压增高对伤口的冲击；腹部伤口加压包扎也有一定的预防作用。

45. C 颈、胸部手术后，多采用高半坐位卧式，以便于呼吸及有效引流。施行颅脑手术后，如无休克或昏迷，可取 15° ~ 30° 头高脚低斜坡卧位。腹部手术后，多取低半坐位卧式或斜坡卧位，以减少腹壁张力。脊柱或臀部手术后，可采用俯卧或仰卧位。腹腔内有污染的患者，在病情许可情况下，尽早改为半坐位或头高脚低位，以便体位引流。休克患者，应取下肢抬高 15° ~ 20°，头部和躯干抬高 20° ~ 30° 的特殊体位。肥胖患者可取侧卧位，有利于呼吸和静脉回流。

46. D 下列情况需要预防性应用抗生素：①涉及感染病灶或切口接近感染区域的手术；②肠道手术；③操作时间长、创伤大的手术；④开放性创伤，创面已污染或有广泛软组织损伤，创伤至实施清创的间隔时间较长，或清创所需时间较长以及难以彻底清创者；⑤癌肿手术；⑥涉及大血管的手术；⑦需要植入人工制品的手术；⑧脏器移植术。选项 D，甲状腺腺瘤是良性肿瘤，且组织部位一般较为清洁，无需预防性使用抗生素。

47. C 肺不张常发生在胸、腹部大手术后，多见于老年人、长期吸烟和患有急慢性呼吸道感染者。预防措施主要是：①手术前锻炼深呼吸。腹部手术练习胸式呼吸，胸部手术练习腹式呼吸。②减少肺泡和支气管内的分泌液。患者有吸烟习惯者，手术前 2 周应禁止吸烟。③手术后避免限制呼吸的固定和绑扎。④协助排出支气管内分泌物。⑤防止手术后呕吐物的吸入。

48. B 按照手术的时限性，外科手术可分为 3 种：①急诊手术：例如外伤性肠破裂，在最短时间内进行必要的准备后立即手术；在胸腹腔内大血管破裂等病情十分急迫的情况下，必须争分夺秒地进行紧急手术。②限期手术：例如各种恶性肿瘤根治术，手术时间虽可选择，但不宜延迟过久，应在尽可能短的时间内做好术前准备。③择期手术：例如良性肿瘤切除术及腹股沟疝修补术等，可在充分的术前准备后选择合适时机进行手术。病情稳定、控制良好的胃溃疡短时间内没有生命危险，可以在充分术前准备后进行，属于择期手术。

49. B 尿潴留时间过长，导尿时尿液量超过 500ml 者，应留置导尿管 1~2 日，有利于膀胱壁逼尿肌收缩力的恢复。

50. B 低渗性脱水的病因：①大量消化液丢失而只补充水，这是最常见原因。如大量呕吐、长期胃肠减压引流导致大量含 Na^+ 消化液丢失而只补充水或仅输注葡萄糖溶液。②液体在第三间隙集聚：如腹膜炎、胰腺炎形成大量腹水、肠梗阻导致大量肠液在肠腔内集聚、胸膜炎形成大量胸水等。③长期连续应用排钠利尿剂如呋塞米、依他尼酸（利尿酸）、噻嗪类等。肾上腺功能不全，醛固酮分泌不足，肾小管对 Na^+ 重吸收减少。此外，肾实质性疾病或肾小管中毒等均可引起 Na^+ 排出增加。④经皮肤丢失：如大量出汗、大面积烧伤等均可导致体液和 Na^+ 大量丢失，若只补充水则可造成低渗性脱水。

51. D 慢性淋巴细胞性甲状腺肿为慢性疾病，确诊后若立即手术容易使患者进入甲状腺机能低下状态。慢性淋巴细胞性甲状腺肿可长期服用甲状腺素片治疗，疗效多较佳。

52. D Buerger 试验即肢体抬高试验，是诊断血栓闭塞性脉管炎的方法，下肢先抬高 45°后下垂，肤色由白变红即为阳性，提示患肢有严重的供血不足。

53. C 血栓闭塞性脉管炎主要侵害下肢的中小动静脉，以动脉为主，病变呈节段性分布。

54. C 判断大隐静脉曲张患者能否手术治疗的关键是看其深静脉是否通畅，当深静脉回流受阻时，浅静脉会代偿扩张迂曲。如将浅静脉剥脱，将加重下肢静脉血回流障碍。选项 A，Pratt 试验即交通支瓣膜功能试验，用以确定功能不全的交通支的具体部位。选项 B，Trendelenburg 试验用来检查大隐静脉及深浅两组静脉间交通支的瓣膜功能。选项 C，Perthes 试验即深静脉通畅试验，用于检查深静脉是否通畅，Perthes 试验阳性代表深静脉阻塞，常见于深静脉血栓形成，为大隐静脉高位结扎的禁忌证。选项 D，Buerger 试验又称肢体抬高试验，用以检查动脉闭塞性疾病。选项 E，毛细血管充盈试验用以检查动脉供血情况，当动脉狭窄或阻塞时，其远端毛细血管充盈缓慢。

55. A 肠内营养（EN）是指通过胃肠道途径提供营养的方式，符合生理状态。肠内营养具有能维持肠道结构和功能的完整，费用低，使用和监护简便，并发症较少等优点，因而是临床营养支持首选的方法。选项 B，应根据患者的具体情况选择，尽管肠外营养不断完善，但仍不能完全替代肠内营养。选项 C，肠瘘、短肠综合征等应考虑行肠外营养。选项 D、E，肠外营养比肠内营养有更多的并发症，如代谢并发症、静脉导管相关并发症等，而且长期肠外营养可使消化道黏膜萎缩、变薄。

56. D 关节腔穿刺液可用枸橼酸抗凝，草酸盐抗凝影响积液结晶的检查，不宜使用。

57. E 开放性关节损伤即皮肤和关节囊破裂，关节腔与外界相通，其处理原则是清创、关节制动和抗感染。关节囊如果长期开放，将发生粘连，造成关节僵直。

58. B 斜疝疝囊颈位于腹壁下动脉外侧，直疝疝囊颈位于腹壁下动脉内侧。

59. A 在腹外疝中，最常见的疝内容物为小肠，其次是大网膜。

60. C 胃右移、横结肠下移，胃大弯有锯齿形压迹是脾破裂的 X 线征象。出现气液平面说明有游离气体，是胃肠道破裂的证据。

61. E 当腹腔诊断性穿刺未抽出液体时，不能排除内脏损伤的可能，可能是由于内脏损伤产生包裹性血肿，或是出血量少，穿刺部位暂不能抽到血液。

62. A 淋巴转移是胃癌的主要转移途径，典型者晚期可出现锁骨上淋巴结肿大，通常位于左侧。

63. D 因良性疾病行胃大部切除术后 5 年以上，残胃出现原发癌称为残胃癌，发生率约 2%。

64. A 根据肠梗阻发生的部位，可分为低位和高位肠梗阻。低位肠梗阻以腹胀为主要症状，呕吐出现晚而次数少，并可吐粪样物。高位肠梗阻以早期呕吐为主要表现，腹胀不明显。此外，麻痹性肠梗阻呈溢出性呕吐，而绞窄性肠梗阻呕吐物为血性。

65. B 患者已明确诊断为急性阑尾炎，直肠指诊发现直肠前壁有触痛，并有波动感，故考虑诊断为急性阑尾炎伴盆腔脓肿形成。

66. C 临床上，大多数急性阑尾炎继发于阑尾管腔梗阻，最开始的症状是克服梗阻导致的阵发腹痛，因内脏神经反射原因，表现为上腹痛。恶心、呕吐一般在腹痛开始后数小时，待阑尾炎症状加重后，疼痛局限在阑尾局部，形成典型的转移性右下腹疼痛。

67. E 阑尾易发生坏死，是因为阑尾动脉为终末动脉，易发生血运障碍，导致局部水肿、缺血、坏死。

68. D 进行直肠及乙状结肠镜检时，进镜手法是在直视肠腔下进镜，适当交替给气与吸引，调节角度钮与旋转镜身，保持循腔进镜，操作要领是少注气、细找腔，去弯取直、变换角度，运用进进退退，钩拉旋转辅助手法，使镜身顺利循腔推进，尽快到达回盲部，切忌盲目硬插造成穿孔。

69. C 贲门周围血管离断术即将其周围四组血管全部离断，包括：冠状静脉、胃短静脉、胃后静脉和左膈下静脉。

70. D 断流术时，只有彻底切断包括易忽略的高位食管支及异位高位食管支，同时结扎、切断与静脉伴行的同名动脉，才能彻底阻断门奇静脉间的反常血流。

71. D 稳定性骨折包括：横行骨折，压缩骨折，嵌插骨折，青枝骨折，裂缝骨折等。不稳定性骨折包括：斜形骨折，螺旋形骨折，粉碎性骨折，多段骨折。

72. B 肱骨外科颈骨折经复位后可用超肩小夹板或 U 形石膏外固定。

73. C 3 岁以下儿童采用垂直悬吊皮肤牵引。在牵引过程中，要定时测量肢体长度和进行床旁 X 线检查，了解牵引力是否足够。若牵引力过大，导致过度牵引，骨折端出现间隙，将会发生骨折延迟愈合或不愈合。

74. D 维生素 A 过多，会使破骨细胞的作用过强，使骨干变细，骨皮质变薄，骨的脆性增加，不利于骨折愈合。

75. B Colles 骨折特征性体征是餐叉样畸形，Colles 骨折常伴有远侧骨折断端向桡、背侧移位，近侧向掌侧移位。

76. B 新鲜肩关节前脱位，局麻下手法复位，绝大部分均能成功。复位后将患肢置于体侧，三角巾托起 3 周，以利于脱位同时损伤的软组织愈合，减少复发性脱位的机会。固定期间应做手和腕的功能练习。

77. A CT 检查为目前诊断肾细胞癌最可靠的影像学方法。

78. A 肾癌出现血尿提示肿瘤已侵入肾盂、肾盏，是晚期表现。病变初期可无任何症状，多经体检发现。

79. A 间歇无痛肉眼血尿为肾肿瘤的血尿特点。

80. D 法洛四联症根治手术常见并发症为低心排血量综合征、灌注肺、残余室间隔缺损和三度房室传导阻滞。

81. B TIPS 即经颈静脉肝内门腔静脉分流术，在肝静脉与门静脉之间建立人工分流通道，使门静脉血流直接分流到下腔静脉，从而降低门静脉压力，主要用于肝硬化食管胃底静脉曲张破裂出血。其主要并发症有肝昏迷、肝性脑病，这主要是体内血氨增加对脑功能产生的影响。还可并发颈部血肿、心包填塞、腹腔内出血等。可用球囊导管扩张穿刺道。选项 B，穿刺点为右侧颈内静脉。

82. D 断流手术操作相对容易，对患者损伤小，有较好的即刻止血效果。但断流手术可导致门静脉系统的压力上升，易重新形成侧支通路，因此术后再出血率较高。由于胃肠道淤血，胃黏膜病变出血发生率升高。

83. D 继发性腹膜炎多是由于腹腔内空腔脏器的穿孔、外伤等引起的腹壁或内脏破裂所致，因此，大多数的继发性腹膜炎都需要手术治疗，选项 D 正确。常规的静脉滴注抗菌药物、胃肠减压和营养支持均属于保守治疗，仅适合于病情较轻及后续的治疗，选项 A、B、C 错误。腹腔灌洗为手术治疗的措施之一，但并不全面，选项 E 错误。

84. D 对于胆囊结石，当结石较小时，有可能排入胆总管，当结石嵌顿于此处，就可能导致急性梗阻性化脓性胆管炎。当结石较大时，难排入胆总管，临床上常无症状或症状较轻。

85. A 选项 A，氢氧化铝常作为胃黏膜保护剂，不会引起急性胰腺炎。选项 B，利尿药氢氯噻嗪可引起低血钾，使细胞功能紊乱，胰腺血液循环障碍，胰管内分泌物浓稠，胰腺引流不畅而发生胰腺炎。选项 C，硫唑嘌呤多用于类风湿关节炎、系统性红斑狼疮等自身免疫性疾病，用药期间均可能诱发胰腺炎。选项 D，酒精可引起胰液分泌增加，胰液排泄不畅，胰管内压升高，腺泡破裂导致胰腺炎。选项 E，促肾上腺皮质激素引起胰腺分泌物浓稠、胰管上皮增生，使胰管阻塞、胰液流出困难，导致胰腺炎。

86. C 对于疑诊急性胰腺炎的患者，血、尿淀粉酶不高不可排除该诊断。首先，发病最初几小时或已发病数天的患者，淀粉酶值可能尚未上升或已恢复正常。其次，对于一些重症胰腺炎，由于胰腺腺泡细胞大量破坏，淀粉酶生成减少，淀粉酶值也不高。

87. E 脾切除术的适应证包括三个方面，即脾破裂、血液或造血系统疾病及脾脏本身的病变。其中血液造血系统疾病包括遗传性球/椭圆形红细胞增多症、蚕豆病、地中海贫血、自身免疫性溶血性贫血、原发免疫性血小板减少症、慢性粒细胞/淋巴细胞白血病、多毛细胞白血病以及霍奇金淋巴瘤。

88. C 选项 C，坐骨神经从梨状肌孔穿出，可因坐骨支骨折而损伤，耻骨骨折可伤及闭孔神经或股神经。

89. D 脊髓休克是脊髓遭受创伤后功能抑制的状态，小儿较成人短，休克期过后，反射逐渐恢复，顺序是由低到高、由远及近。休克后期神经系统查体常能提示脊髓损伤的程度，如伸肌很早出现痉挛，提示损伤是不完全性的，屈肌很早出现痉挛则表明是完全性损伤。

90. A 早期处于滑膜结核阶段，X 线平片上仅见髌上囊肿胀与局限性骨质疏松。病程较长者可见到进行性关节间隙变窄和边缘性骨侵蚀。至后期，骨质破坏加重，关节间隙消失，严重时出现胫骨向后半脱位。无混合感染时骨质疏松十分严重；窦道形成出现混合感染时则表现为骨硬化。

91. B 选项 A，无法根据前列腺的大小判断梗阻的严重程度。选项 B，残余尿量和梗阻的严重程度成正比。选项 C，轻度前列腺增生的患者可选择用药物治疗。选项 D，轻度的前列腺增生的患者无法在直肠指诊时触及。选项 E，老年男性患者前列腺增生可无排尿困难。

92. E 选项 E，尿道狭窄属于前列腺癌根治术后的远期并发症，其他各项均属于腹腔镜前列腺癌根治术后可能出现的早期并发症。

93. B 开放性气胸伤员出现明显呼吸困难、鼻翼扇动、口唇发绀、颈静脉怒张。伤侧胸壁可见伴有气体进出胸腔发出吸吮样声音的伤口，称为胸部吸吮性伤口。气管向健侧移位，伤侧胸部叩诊鼓音，呼吸音消失，严重者可发生休克。胸部 X 线检查可见伤侧胸腔大量积气，肺萎陷，纵隔移向健侧。

94. E 选项 A、B、C、D 四项均可提示存在进行性血胸。选项 E，中心静脉压升高通常是由于右心衰或心脏压塞所致，不是进行性血胸的表现。

95. C 典型的肱骨中、下 1/3 交界处骨折引起桡神经损伤后，表现为腕下垂，不能伸掌指关节，虎口区麻木等。若为桡骨头脱位则仅致桡神经深支损伤，此时伸腕功能和手部感觉正常，患者最主要的表现为不能伸掌指关节。

96. B 桡动脉穿刺置管前，应先做 Allen 试验，Allen 试验阴性，表示尺动脉通畅；Allen 试验阳性，说明尺动脉堵塞，则不宜做桡动脉穿刺。

97. C 高压蒸汽法适用于大多数医用物品，包括手术器械、消毒衣巾及布类敷料等的灭菌。

98. B 左胸第 5 肋间锁骨中线外，心浊音界内 2cm，垂直胸壁；或剑突与左肋弓交界处，针与胸壁呈 30°角，向上稍偏左，是常用的心包穿刺的位置和进针方法。

99. A 胸腔闭式引流术的适应证为：①中、大量气胸、开放性气胸、张力性气胸；②经胸腔穿刺术治疗，伤员下肺无法复张者；③需使用机械通气或人工通气的气胸或血气胸者；④拔除胸腔引流管后气胸或血胸复发者；⑤剖胸手术。胸外伤易引起开放性气胸，且伴大量血胸，故需要闭式引流。

100. A 腹腔镜术中内脏损伤是常见的并发症，其发生率尚不清楚，约 0.1% ~ 0.5%。受损脏器多为空腔脏器，少数为实质性脏器。原因包括：穿刺造成损伤、有真性注气困难时仍行套管锥穿刺、手术器械使用不当、未把握好中转开腹手术指征和时机等。其中术中电刀误通电、混淆通电、手术操作时手眼足配合不佳使电刀误接触邻近器官，引起脏器损伤的机会较多。

101. D 近肺门处肺结节不应采用胸腔镜手术，常采取支气管镜探查术。

102. A 髋臼骨折并发髋关节中心性脱位，股骨头内移较明显时，需要骨牵引，必要时辅助以侧方牵引。

103. B 选项 B，乙醇不能清洗创面，应该避免直接在伤口上使用。

104. B 老年人出现腹股沟直疝原则上应手术治疗，由于直疝无明显疝囊颈和疝囊，常采取疝修补术。

105. B 选项 A，骨巨细胞瘤属于潜在恶性或介于良恶性之间的溶骨性肿瘤。选项 C，好发年龄为 20 ~ 40 岁，女性多于男性。选项 B、D，X 线主要表现为骨端偏心位溶骨性破坏，而无骨膜反应，病灶骨皮质膨胀变薄，呈肥皂泡样改变。动脉瘤性骨囊肿 X 线主要表现为膨胀性囊状透亮区，境界清晰，内有骨性间隔。选项 E，骨巨细胞瘤以手术治疗为主，采用切除术加灭活处理，再植入自体或异体骨，但易复发。

106. B 间接暴力、直接暴力往往不是横行骨折的常见原因；积累劳损、骨骼疾病很少累及髌骨。髌骨横行骨折的原因是肌肉牵拉。

107. D 肱骨干的后面中段有由内上向外下斜行的桡神经沟，为桡神经所通过。因而，肱骨下 1/3 骨折最易损伤桡神经。桡神经损伤后，出现垂腕，掌指关节不能伸直，拇指不能外展等表现。

108. D 低钙血症时神经肌肉兴奋性升高，出现口周和指（趾）尖麻木及针刺感、手足抽搐、腱反射亢进、Chvostek 征阳性，严重时可导致喉、气管痉挛、癫痫发作甚至呼吸暂停。患者入院后输血 2000ml，并出现全身抽搐，最可能出现了低钙血症。输血量较大时，需要注意补充钙剂，防止低钙血症。

109. C 患者查体左前胸伤口可听见气体进出声，说明存在开放性气胸。开放性气胸急救处理要点是立即将开放性气胸变为闭合性气胸，赢得挽救生命的时间。

110. E 胃大部切除术后出现顽固性呃逆，该并发症多因膈肌受刺激引起，上腹部手术后出现，考虑膈下感染的可能。

111. A 前列腺癌伴有盆腔淋巴结转移，且不伴有骨转移，宜行药物去势治疗或前列腺癌根治性切除术 + 盆腔淋巴结清扫术，术后行辅助内分泌治疗或辅助放疗。如果雄激素去除治疗无法使睾酮浓度控制到理想水平，需行外科去势治疗，即双侧睾丸切除术。口服雌激素较少应用于前列腺癌的初始治疗，选项 A 错误。

112. D 患者为老年男性，排尿不畅，超声检查前列腺增大，PSA 在正常范围，考虑为前列腺增生。

113. C 阑尾炎穿孔后脓液沿右结肠旁沟到右膈下形成脓肿，脓肿刺激通过膈神经反射引起右肩部疼痛，并通过刺激胸膜引起胸腔积液。

114. E 该患者有暴饮暴食病史、明显的腹胀，上腹部压痛最为明显，而且血、尿淀粉酶均明显升高，应考虑诊断为急性胰腺炎。

115. D 患者有胃溃疡病史 10 年，溃疡穿孔后行胃次全切除术，术后出现发热，伴有下腹痛，考虑出现腹腔内感染。同时伴有直肠刺激有里急后重感，怀疑盆腔内有积液，可行 B 超等检查，但最有诊断意义的检查应当是腹腔穿刺，明确腹腔病变情况。

116. E 腹部 X 线透视或腹部平片，若见膈下游离气体影，提示消化道穿孔。由于患者体征相对局限，且患者高龄、近期内有严重影响手术的基础疾病发作，保守治疗是目前的首选。故患者应采取的处理措施为禁食、胃肠减压、保守治疗、严密观察病情变化。

117. E 仅侵及黏膜下层的胃癌为早期胃癌，与有无淋巴结转移无关。

118. D 患者挤压试验阳性证明有骨盆骨折；膀胱胀满，证明膀胱未破裂，且积有尿液，此时导尿未引出尿液且尖端有血迹，考虑有尿道损伤。

119. B 患者外伤 1 周后突发体温升高，考虑是感染导致的发热。

120. B 桡骨远端骨折无移位，仅予以固定即可。

121. A 股骨转子间骨折典型的临床表现是外伤后患髋疼痛，多数不能站立行走，下肢外旋畸形明显，可达 90°，患肢缩短。

122. E 成年人无移位的骨折：以 "8" 字石膏绷带固定 6 ~ 8 周，并注意对石膏的塑型以防发生移位。有移位的骨折：均应在局部麻醉下先行手法复位，之后再施以 "8" 字石膏绷带固定。

123. A 肾癌的典型临床表现为间歇性无痛血尿，腰部钝痛或隐痛，腹部肿块，此为肾癌的 "三联征"。该患者出现间歇性无痛肉眼血尿，腰部隐痛，触诊腰部有肿块，因此首先考虑为肾癌。

124. E CT 无法得到病理学诊断，穿刺可引起出血、气胸等严重并发症且阳性率低，开胸探查创伤大，因此电视胸腔镜手术是确诊周围型肺结节的最佳方法，可在术中冷冻病理活检，若为恶性，可行肺癌根治术。

125. B 患者胸部挤压伤后出现严重呼吸困难，颈部可扪及皮下气肿，为张力性气胸的典型表现，因此应考虑为张力性气胸。

126. C 齿状突骨折伴半脱位一般多采用非手术治疗，即颅骨牵引或者颌枕带牵引。

127. D 张力性气胸亦称为高压性气胸，气管、支气管及肺损伤处或者胸壁伤口处形成单向活瓣，吸气时胸廓扩大，胸膜腔内压变小，空气进入胸膜腔；呼气时胸膜腔内压升高，压迫活瓣使之关闭，致使胸膜腔内空气越积越多，内压持续升高，导致胸膜腔压力在短时间内高于大气压，使患侧肺完全被压缩萎陷，气管、纵隔向健侧显著移位，使健侧肺同时受压，腔静脉回流障碍，心率快、血压低、颈静脉怒张。胸腔内的高压，驱使气体经支气管、气管周围疏松结缔组织或壁层胸膜裂伤处，进入纵隔或胸壁软组织，形成纵隔气肿或面、颈、胸部甚至全身的皮下气肿。患侧胸廓饱满，肋间隙增宽，叩诊呈鼓音，呼吸运动幅度减低，呼吸音消失。由病例可知患者骨折后出现呼吸困难，烦躁不安，血压低，脉搏细速，气管向右侧偏移，颈静脉怒张，颈部皮下气肿，胸廓饱满，左侧呼吸音消失。胸片可见左侧肺完全压缩萎陷，肺野透亮度增强，气管偏向右侧，符合张力性气胸的临床表现。

128. A 患儿胸骨左缘第2、3肋间闻及3级收缩期杂音，P_2亢进伴固定分裂，胸片示右房、右室增大，肺野充血，最可能诊断为房间隔缺损。

129. B 患者骨折无移位，肺压缩不足30%，可判断是闭合性肋骨骨折伴少量气胸，处理方式一般是保守治疗的同时镇静止痛，最后处理合并症。选项A、C，患者少量气胸，肺压缩不足30%，无需特殊处理。选项D，吸氧、输液为一般对症处理方式。选项E，患者骨折无移位不用加压包扎固定。

130. B 当膀胱充盈时，若下腹部遭撞击、挤压极易发生膀胱损伤。可见于酒后膀胱过度充盈，受力后膀胱破裂。患者腹部移动性浊音阳性，导尿管试查通畅，且注水试验表明患者为膀胱破裂。

131. C 患者有房颤史，突发左下肢剧烈疼痛伴足背动脉搏动消失，考虑诊断为动脉栓塞。髂总动脉栓塞者变温带约在大腿上部，股动脉栓塞者变温带约在大腿中部，腹主动脉末端栓塞者变温带约在双侧大腿和臀部，腘动脉栓塞者变温带约在小腿中部。

132. D 硬纤维瘤以腹壁多见。为坚硬、无痛、无移动性、与周围组织界限不清的肿物，生长缓慢，无包膜而呈浸润生长。切除后易复发，且可恶变。

133. C 脑出血后意识清楚，出血量少于

30ml的非脑干位置的出血多采取保守治疗。脑出血首要治疗为降低颅内压，控制脑水肿，应立即给予甘露醇。

134. D 患者盆腔术后呕吐，腹胀，腹部平片提示腹腔胀气，有多个液平面，最可能的诊断为低位肠梗阻。

135. B 患者脑外伤后CT示左额顶颞部新月形高密度影，考虑诊断为急性硬膜下血肿。头颅CT高密度、新月形影为其特征性表现。

136. C 患者有明确的腹部外伤史，目前血压较低，考虑为腹腔实质性脏器破裂出血，应行腹腔穿刺，如抽出不凝血，则诊断明确。

137. B 患者有明确的右下胸部外伤史，目前出现血压下降，血红蛋白显著偏低，伴右侧腹部压痛，肌紧张，反跳痛，而肝脏是右上腹外伤导致内脏破裂的最常见器官，故考虑诊断为肝破裂。此时最恰当的处理是控制出血，积极输血及补液纠正休克，同时考虑立即行剖腹探查，止血并修复肝损伤。

138. C 患者有明确的右上腹外伤史，目前出现血压下降，血红蛋白显著偏低，伴全腹压痛（以右上腹为甚），肌紧张，反跳痛，腹穿见不凝血，考虑为内脏破裂出血。而肝脏是右上腹外伤导致内脏破裂的最常见器官，故考虑诊断为肝破裂。

139. C 胃癌起病多隐匿，有下列情况即应想到早期胃癌：①消化不良：以往健康，突然出现顽固性消化不良症状，且病情进展较快，体重明显下降，后期幽门梗阻致恶心、呕吐。②胃痛：过去无胃痛史，突然出现疼痛，或过去有胃痛史，疼痛由节律性变为持续性，进食后加重，抗酸剂多不奏效。③出血：有呕吐、黑便，甚至贫血。X线钡餐可见胃壁僵硬、胃腔狭窄及黏膜皱襞的改变。

140. B 患者术中发现肿物已经侵出浆膜层，并与肝左外叶及横结肠形成局部浸润，胃大弯和胃小弯侧淋巴结肿大，考虑为胃癌晚期伴转移。当胃癌侵犯周围脏器时，在肿瘤可以切除的情况下，应行肿瘤扩大根治术，故对该患者可行联合脏器切除术。

141. E 患者胃窦癌伴左肝外叶转移灶，为晚期胃癌。对于部分晚期胃癌，特别是肝脏单个转移结节，应采取积极的手术方法，尽量切除肿瘤及转移灶，手术应选择根治性胃大部切除＋左肝外叶局部切除术。

142. C 患者既往有胃溃疡病史，近期发作频繁，体重减轻，胃钡餐透视见龛影，考虑为胃溃疡恶变，需行胃镜和病理学检查以明确诊断。

143. B 患者在胃大部切除术后出现进食后上腹部膨胀感和溢出性呕吐，胃肠减压引出大量液体后症状缓解，考虑为胃空肠吻合口排空障碍。可能原因有胃肠吻合口开口过小、逆行套叠堵塞吻合口、吻合时胃肠壁翻入过多、胃肠黏膜水肿较重等，但与胃切除范围不足无关。

144. E 患者胃癌伴胰腺、肝脏转移，属晚期胃癌，肿瘤固定已无法切除，但胃窦部肿物巨大，易引起幽门梗阻，因此应行姑息性手术，即胃空肠吻合术以避免梗阻，术后行化疗。

145. E 患者行毕Ⅱ式胃大部切除术（输入段对小弯术式）后 2 周出现梗阻表现，考虑为慢性不完全性输入段梗阻。因为慢性不完全性输入段梗阻多发生于毕Ⅱ式胃大部切除术后，特别是输入段对小弯术式。其原因是输入段过长扭曲或过短而牵拉成角，造成输入段内的胆汁、胰液和十二指肠液不易排空，潴留到一定程度后可克服梗阻而导致患者呕

吐大量胆汁样液体。典型临床表现为毕Ⅱ式胃大部切除术后（输入段对小弯术式），进食后 30 分钟左右出现上腹部胀痛或绞痛，伴恶心、呕吐大量胆汁样液体，不含食物，呕吐后症状明显减轻甚至消失。

146. D 患者近来出现腹部不适，与饮食无关，口服抗酸药后症状无缓解，伴体重明显下降，考虑为胃癌，需行纤维胃镜加活组织病理检查以明确诊断。

147. E 患者胃溃疡穿孔，经三次手术，其中两次胃切除（毕Ⅰ式和毕Ⅱ式）手术，仍有溃疡病发作症状，服用抑酸药无效，提示为复发性、顽固性溃疡，考虑胃泌素瘤（Zollinger – Ellison 综合征），即卓 – 艾综合征，常见于胰腺来源。

148. E 患者在体表乙状结肠位置发现一可触及肿块，且固定，近来大便习惯及性状改变，应考虑为乙状结肠癌。

149. C 患者有排便习惯和大便性状改变，经内科治疗无好转，体重减轻，考虑乙状结肠癌，可行结肠镜及活检确诊。

150. C 患者肿瘤距肛门 11cm 处，直径 1cm，基底宽，需采用 Dixon 手术即经腹直肠癌切除术，切缘距肿瘤远端 2cm 以上。

151. E 患者目前无自限倾向，切开引流处理为有效的治疗方法。

152. D 患者 AFP 已超过 400μg/L，考虑原发性肝癌的可能，行 B 超或 CT 检查有助于进一步确诊。

153. D 患者为中年男性，右上腹突发剧痛，呈贫血貌，且有休克体征，考虑为肝癌破裂出血。胆囊炎穿孔不会引起突发血压下降。

154. C 肝癌的治疗是以手术切除为主的综合治疗，手术切除主要适用于癌肿局限且未

超过半肝、一般情况良好、肝功能代偿良好的患者。门静脉左支内癌栓不能作为手术切除的禁忌证。

二、A3/A4 型题

155. D 肠内营养的途径有口服和经导管输入两种。其中经导管输入包括鼻－胃管、鼻－十二指肠管、鼻－空肠管和胃－空肠造瘘管。术中于胃体打孔置硅胶管一端到空肠，另一端从皮肤引出体外，其目的是输入肠内营养。

156. B 胃肠手术后第 1 日即可开始营养支持。

157. C 当肠内营养达到 100ml/h，24 小时总量大于 2000ml 即可停止肠外营养。

158. B 术后 10 日患者所需营养远远大于 2000ml，少尿的原因很可能是血容量不足。

159. B 腕舟骨骨折表现为腕背部肿胀、疼痛，腕关节活动障碍，鼻烟窝有明显压痛。腕舟骨骨折多在伤后 2 周，X 线片才能显示。

160. B 患者考虑为腕舟骨骨折，腕舟骨骨折的治疗采用短臂石膏外固定法。

161. C 腕舟骨骨折最常见的并发症是腕舟骨的缺血性骨坏死。

162. B 患者下肢广泛软组织挫伤，存在挤压综合征的风险。对于挤压伤的治疗除了及早解除重物压力、伤肢制动、开放伤口和活动性出血者应止血外，还应饮用碱性饮料。饮用碱性饮料不仅可以利尿，还可以碱化尿液，避免肌红蛋白在肾小管中沉积，若患者不能进食，可静脉滴注，所以对于该患者，最佳输液治疗原则是扩容、碱化尿液，选项 B 正确。输血及输血浆代用品主要用于发生休克的患者，而该患者血压为 113/64mmHg，未发生休克，所以选项 C、D 均错误。患者不存在酸中

毒的表现，所以选项 A 错误。输葡萄糖主要用于发生低血糖及高血钾的患者，而该患者未有低血糖及高血钾的临床表现，所以选项 E 错误。

163. B 术后第 2 天患者尿量减少至 25ml/h，经补液不见好转，应行血尿素氮、肌酐检查以进一步明确肾功能情况。

164. D 患者尿量减少至 25ml/h，且经补液仍不见好转，考虑肾功能受损，此时最需要采取的治疗措施是严格控制补液量，加强液体管理。

165. E 该患者为急性化脓性阑尾炎合并穿孔、弥漫性腹膜炎患者，阑尾切除术后应密切观察患者脉搏、血压及精神状态。

166. D 腹膜炎或腹部手术后的患者，经治疗体温持续下降或下降数日后又逐渐上升，热型常呈弛张热，有时伴呃逆、胸痛、腹胀及恶心，应考虑膈下脓肿。查体可见肝浊音界扩大，下肺呼吸音减弱。白细胞计数增多，中性粒细胞比例显著升高。X 线检查可见患侧膈肌抬高，活动度受限或消失，肋膈角模糊或有积液；含气脓肿可出现气液平面，左膈下脓肿可见胃受压推移改变。该患者阑尾切除术后第 3 天起，持续发热，右上腹痛，白细胞计数增多，X 线片示右膈活动受限，肋膈角少量积液，可考虑诊断为膈下脓肿。

167. E Trendelenburg 试验用来测定大隐静脉瓣膜的功能，可发现有无合并交通支瓣膜功能不全。Pratt 试验用于发现功能不全的交通静脉。Trendelenburg 试验阳性，Pratt 试验阳性，患者可诊断为大隐静脉瓣膜功能不全及深、浅静脉间交通支瓣膜功能不全。

168. E 手术治疗是本病的根治方法。确定下肢静脉曲张能否手术，必须明确深静脉是否通畅。①高位结扎和剥脱曲张的大、小隐静

脉。若术后出现出血不止，紧急处理方法是令患者平卧，抬高患肢，加压包扎。②结扎功能不全的交通支静脉。③还有以激光、射频或电凝法治疗静脉曲张的方法。

169. B 腹主动脉瘤是最常见的动脉扩张性疾病，瘤体破裂是其最严重的后果。腹主动脉瘤腔内修复术利用植入的人工血管在瘤腔内重建新的血流通道，因此隔绝了腹主动脉高压血流对瘤壁的冲击。同时在瘤壁与人工血管之间继发血栓及机化，从而防止了动脉瘤的增大与破裂。

170. B 为了制订治疗方案，需要进行的检查有超声心动图、CTA 测量腹主动脉瘤各径线、双下肢动脉无创血管检查、冠脉 CTA 以明确冠脉情况。不必行肝功能检查。

171. B 可复性腹股沟斜疝决定性的症状是腹股沟区有一肿块突出，开始时患者仅在站立、劳动、行走、跑步或剧烈咳嗽时出现，平卧后突出的肿块可自行回复，消失不见（即可复性疝）。再根据有时肿块可进入阴囊，压内环腹压增加时，肿物不出现，透光试验阴性可确诊。

172. C 腹股沟斜疝常用的术式如下。①疝囊高位结扎术：适用于儿童、疝囊较小、腹壁肌肉发育健全者。也是疝修补术或疝成形术的基本步骤之一。②疝修补术：适用于腹壁缺损不十分严重的患者。是治疗腹股沟疝最常用的方法，在疝囊高位结扎后加强腹壁，其修补法主要有加强腹后壁的 Bassini 法和加强前壁的 Ferguson 法。③无张力疝修补术。可复性腹股沟斜疝应采取的治疗措施为疝囊高位结扎术及修补。

173. E 出院时进行的康复指导：出院后注意休息，防止感冒、咳嗽，多饮水、多吃蔬菜，防止便秘，随诊。

174. C 通过乳腺钼靶 X 线检查可初步诊断为乳腺癌。乳腺癌肿瘤侵犯导致皮肤淋巴管堵塞而引起局部皮肤红肿，使皮肤呈"橘皮样"改变，形成典型的"橘皮征"。患者乳房皮温升高，变硬且红肿面积超过乳房面积 1/3，考虑为炎性乳癌。

175. E 经粗针穿刺病理诊断为乳腺癌，但未见真皮淋巴管癌栓，对炎性乳癌首选的治疗方法是化疗。

176. D 根据超声检查结果考虑胸腔积液，胸腔穿刺抽出积液即可确诊。

177. E 该患者胸腔穿刺仅抽出 50ml 液体，超声提示胸腔中等量积液，内有分隔，可诊断为多房性脓胸，这种情况下宜选择经肋床胸腔闭式引流术，用手指或器械分离间隔，使多房变为单房，以利于引流。开胸手术创伤大，目前不是适宜的选择。

178. D 腹壁切口疝是发生于原腹部手术切口部位的疝，是腹腔内组织、器官经由手术切口处的缺损或薄弱区突出于体表所形成的腹壁包块。腹壁切口疝的症状及体征：①腹壁切口有肿块突出，在患者站立、行走、用力时更为明显，平卧时则消失。②小的切口疝无其他症状，较大的切口疝有牵拉感，伴食欲缺乏、恶心、便秘、腹部隐痛等表现。③切口瘢痕处肿块，小者数厘米，大者可达 20cm 以上，可见肠型和蠕动波。肿块复位后，可触及腹肌裂开所形成的疝环边缘。有时疝内容物为小肠，可见蠕动波且能听到肠鸣音。根据题中叙述可考虑为切口疝。患者伤口处肿物不可回纳，且合并发热、呕吐、腹胀等血运障碍表现，故可诊断为切口绞窄性疝。

179. A 腹部切口疝一般多见于纵切口。腹部纵切口除腹直肌外，切断了所有横行走向的腹壁各层肌肉、筋膜、腹膜、鞘膜组织纤维；在缝合后，又容易受到肌肉的横向牵引力而易裂开。即使是腹直肌，也因切断肋间神经而有损其强度。因此，应尽量少用腹直肌旁切口，代之以横切口、正中切口或旁正中切口。

三、案例分析题

180. E 中度低渗性脱水的血清 Na^+ 在 $120 \sim 130mmol/L$。患者表现为乏力、头昏、手足麻木，但无口渴感。恶心、呕吐、尿量减少，尿比重低。

181. A 患者呕吐，胃液大量丢失时可伴有 Cl^-、K^+ 的丢失和细胞外液容量减少，造成低钾、低氯。低血氯时，HCO_3^- 增多以补偿，低血钾时由于 K^+ 向细胞外转移而 H^+ 移入细胞内，细胞外液容量减少时由于醛固酮分泌增多而促进 Na^+ 重吸收，促使 H^+ 和 K^+ 排出，这些均能引起代谢性碱中毒。此外，患者尚有低钠血症。

182. E 幽门梗阻是由于幽门附近的胃十二指肠溃疡愈合后的瘢痕挛缩所致。临床突出的症状是严重呕吐，呕吐物为隔日宿食，不含胆汁，可导致患者严重营养不良和水电解质紊乱。上腹部可见胃型及蠕动波，有振水音。该患者符合此诊断，应首先考虑幽门梗阻。

183. AEG 低渗性脱水的治疗原则：①积极去除或控制原发疾病。②轻度或中度低钠血症首选等渗盐水纠正，按临床分度经验性补充累积缺失钠量及液体量并补充每日生理需要量。③重度低钠血症可选用高渗盐水并结合胶体溶液，迅速恢复机体有效循环血量。④补钠量计算，公式法：补钠量（g）= [$142mmol/L$ − 实测血清钠（$mmol/L$）] × 体重（kg）×0.6（女性为0.5）；一般首日补钠量控制在累计损失量的 $1/3 \sim 1/2$，并加上当日生理需要量。⑤长期严重营养不良，低蛋白

血症患者宜同时补充血浆蛋白。⑥补钠初期目标水平宜使血清钠维持于 $130 \sim 135mmol/L$，速度不宜过快，血钠上升速度不超过 $12 \sim 15mmol/L$（即平均血清钠上升速度为 $0.5 \sim 1mmol/L$），切忌高钠血症致细胞脱水。

184. C 患者应首先考虑为左侧嵌顿性股疝。股疝多见于中年以上的经产妇女，疝块一般不大，呈半球形隆起，位于腹股沟韧带下方卵圆窝处。早期易回纳，由于疝块外有较多的脂肪组织，疝块并不完全消失。股疝肿块应位于腹股沟韧带内下方，耻骨结节的外下方，而腹股沟疝肿块则位于腹股沟韧带上方。题中患者肿块发生于左腹股沟韧带下方，且平卧后肿块不能回纳，可诊断为左侧嵌顿性股疝。

185. F

186. ACDEF 需要与股疝进行鉴别的疾病有腹股沟斜疝、脂肪瘤、大隐静脉曲张、腹股沟淋巴结肿大、腰大肌脓肿。

187. B 股疝容易发生嵌顿及绞窄，因此择期病例诊断后应及时手术；对于急诊病例，手法复位困难且风险较高，也应选择手术治疗。故早期手术治疗是股疝唯一有效的方法。

188. B 患者最可能诊断为慢性肠套叠。肠套叠的典型表现为腹痛、呕吐、血便及腹部包块，腹痛为阵发性，多在起病 $8 \sim 12$ 小时排出血便，为黏稠的果酱样大便或血与黏液混合的胶冻状便。成人肠套叠表现为慢性反复发作腹痛与腹部包块，多与器质性疾病有关，尤其是肠道息肉和肠道肿瘤。

189. ABCD 有助于诊断的检查有钡灌肠X线造影、腹部立位X线平片、选择性肠系膜上动脉造影和纤维结肠镜检查等。钡剂灌肠X线检查可见钡剂在套叠处受阻，受阻端钡剂呈"杯口状"，甚至呈"弹簧"状阴影。可采用纤维结肠镜来诊断，同时可取活检，有助于确

定病理性质。

190. BCEF 成人肠套叠或肠套叠发病大于 24～48 小时临床疑有肠坏死者，应进行手术治疗，妥当处理方法为给予山莨菪碱镇痛的同时按急诊做术前准备，禁食、胃肠减压、输液以纠正水、电解质紊乱。

191. DE 腹腔引流不畅时可能有堵塞，可经引流管造影确认。该患者肠鸣音弱，肠蠕动尚未恢复，应继续禁食、胃肠减压、输液。吻合口瘘有腹膜刺激表现，但该患者无明显吻合口瘘表现，应先继续观察引出液，无需剖腹检查和堵瘘。

192. ACEFG 车祸伤，有骨擦感可能诊断肋骨骨折；血压低可能诊断创伤性休克；左侧呼吸音消失伴气管右移、皮下气肿，可诊断张力性气胸，胸痛伴呼吸困难，间断咳鲜红色血痰，同时应考虑肺裂伤及气管/支气管损伤。

193. BF 该患者出现休克、张力性气胸，可危及生命，应立即纠正休克、行左侧胸腔穿刺排气或闭式引流来减轻胸腔压力，改善症状。

194. AE 气胸闭式引流位置通常选择锁骨中线第 2 肋间，胸腔积液通常选择腋中线第 6 或第 7 肋间，脓胸通常选择脓腔最低点。该患者目前最急需治疗气胸，因此可选择锁骨中线第 2 肋间。但考虑到患者车祸伤，有潜在合并胸腔出血的危险，也可选择腋中线第 7 肋间。

195. F 进行性血胸应及时开胸探查手术。凝固性血胸应待患者情况稳定后尽早手术，清除血块，并剥除胸膜表面血凝块和机化形成的纤维包膜。

196. ABD 患者入院时有休克症状，骨盆挤压分离试验阳性，高度怀疑为骨盆骨折并发失血性休克，应进行血常规检查和骨盆 X 线检查。由于骨盆骨折可能引起膀胱或尿道损伤，所以应进行诊断性导尿及尿常规检查。骨盆 MRI 检查、SPECT 检查和 DSA 检查不是应首先考虑的检查项目。

197. CE 患者右侧耻骨上、下支骨折伴骶髂关节完全性脱位，右侧骨盆向上移位 2cm，表示骨盆横向和纵向均不稳定，既有旋转移位，又有垂直移位，为 Tile C 型骨盆骨折。此外，失血性休克是骨盆骨折的严重并发症，从该患者的临床表现来判断，符合中度失血性休克的诊断。

198. ABDG 重度（Tile C 型）骨盆骨折应进入 ICU 监护治疗。血压经大量输血和补液仍未好转，表示仍有失血，应紧急进行动脉造影并进行单侧或双侧髂内动脉栓塞止血。骨盆骨折禁止打开腹膜后间隙止血。不稳定性骨盆骨折一般主张手术复位和内固定，但在血压未稳定时施行手术是危险的；骨盆外固定支架可在局部麻醉下操作，可简便、快速地稳定骨盆环，减少骨盆容积，利于控制出血。

199. B 高血压脑出血诊断要点是：①脑出血多发于 50 岁以上的高血压动脉硬化患者（男性多于女性）；②常在活动时或情绪波动时突然发病（睡眠时很少发病），可能与血压的升高有关；③病程进展迅速，很快出现意识障碍及偏瘫等完全性卒中的表现；④应及时行 CT 或 MRI 扫描证实。

200. ABCDE 高血压脑出血最常见的出血部位在基底节区，多累及内囊，常引起"三偏"综合征，即出血对侧肢体的中枢性偏瘫（上运动神经元瘫痪）、偏盲（病灶对侧同向性偏盲）和偏身感觉障碍（出血灶对侧偏身的感觉减退），若出血位于优势半球还可出现失语体征。

201. ACDE 严重颅内压增高可导致脑疝，可表现为进行性意识障碍；一侧瞳孔先刺激性缩小，随即散大，对光反射迟钝、消失；对侧肢体偏瘫（肌力较原发卒中导致者下降），浅反射减弱或消失，肌张力增高，深反射亢进，可出现病理反射阳性。晚期出现去皮质或去脑强直，危及生命。

202. DEFG 前列腺穿刺活检是病理确诊前列腺癌的主要方法，盆腔 MRI、血 PSA 复查、全身骨扫描可为前列腺癌诊断和分期提供帮助。

203. EG 前列腺穿刺后继发细菌性前列腺炎，应进行抗生素治疗。超声检查是为了了解前列腺与其他泌尿系器官的情况。

204. BEFG 转移性前列腺癌的首选治疗方法为内分泌治疗。对于骨转移患者，可用双膦酸盐治疗骨破坏。双侧泌尿系统梗阻性肾积水严重影响肾功能，应行肾盂造瘘术。肿瘤负荷大，在内分泌治疗起效后可选用多西他赛化疗。